MEDICINA ALTERNATIVA

MANUAL CRISTIANO

Dónal O'Mathúna, Ph.D.,
y Walt Larimore, Doctor de Medicina

Este libro se creó para proporcionarle información acerca de varias condiciones médicas, tratamientos y procedimientos para su conocimiento en particular y además ayudarle a ser un consumidor mejor informado en cuanto a los servicios médicos y de salud. No está completo ni es exhaustivo, tampoco sustituye el consejo de su doctor. Para cualquier condición médica en particular de usted o su hijo, debe buscar el cuidado médico con prontitud. Bajo ninguna circunstancia se deben administrar medicinas de cualquier índole sin antes averiguarlo con su médico.

Nos hemos esforzado en asegurar la exactitud de la información que este libro contiene a la fecha de su publicación. Los autores y la editorial explícitamente declinamos cualquier responsabilidad en cuanto a efectos adversos que resultaran del uso o aplicación que informamos en este libro.

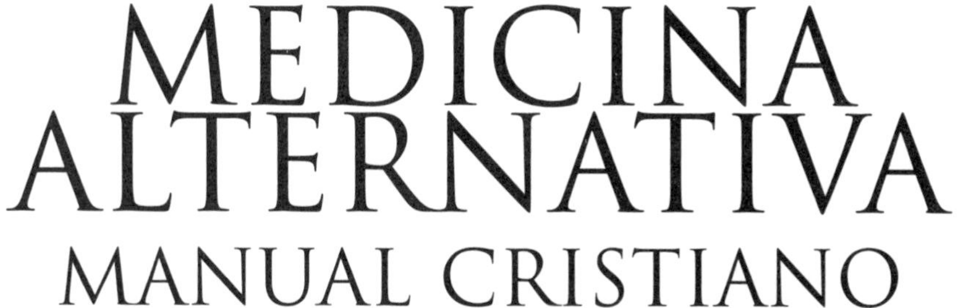

Dr. Dónal O'Mathúna y Dr. Walt Larimore

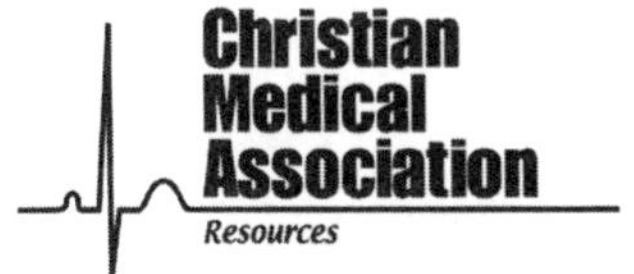

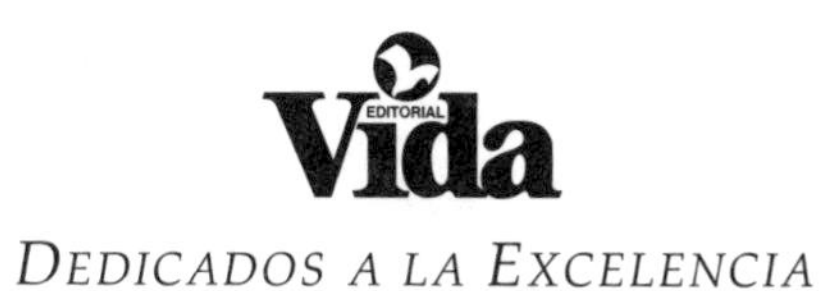

La misión de Editorial Vida es proporcionar los recursos necesarios a fin de alcanzar a las personas para Jesucristo y ayudarlas a crecer en su fe.

Miami, Florida 33166

Este libro fue publicado en inglés con el título:
Alternative Medicine
por *Zondervan Publishing House*

Traducción: *Elizabeth Fraguela M.*

Diseño de interior: *Art Services*

ISBN 0-8297-3558-5

Categoría: *Vida cristiana / Salud*

Impreso en Estados Unidos de América
Printed in the United States of America

03 04 05 06 07 08 ◆ 07 06 05 04 03 02 01

A los padres de Dónal

Mamá, tú modelas el verdadero amor en el constante cuidado de papá en su enfermedad.
Papá, tu fortaleza y valor constituyen un potente ejemplo para todos nosotros.

Contenido

Capítulo 12: Terapias alternativas populares 161

Capítulo 13: Remedios herbarios, vitaminas y suplementos dietéticos 309

Capítulo 14: Eficacia de las terapias: Enumeradas por enfermedades o síntomas 491

Índice temático bíblico 505

Prólogo

Dr. David Stevens

¿Ha notado que mientras más aprendemos acerca de la salud, más complicadas suelen ser nuestras vidas?

El conocimiento científico se incrementa en proporción logarítmica. Más conocimiento significa más opciones. Decidir, especialmente tocante a algo tan importante como es la salud, produce ansiedad y estrés.

No solo tenemos que elegir, sino también evaluar la confiabilidad de cada mensajero y la validez de cada mensaje. ¿Cuál es el verdadero motivo del mensajero? ¿Son motivos lucrativos o altruistas? ¿Han verificado otros la evidencia?

Ayude a los cristianos a discernir la verdad y tome decisiones que honren a Dios

Los creyentes todavía tienen otra tarea. Deben evaluar sus decisiones a la luz de "¿qué haría Jesús?"

Con la explosión del conocimiento de la salud y su cuidado, viene un sinnúmero de asuntos éticos y espirituales. Algunos son obvios como el aborto, el suicidio con ayuda médica y la clonación humana.

Otras cuestiones no son tan obvias. ¿Cómo quiere Jesús que me enfrente al cáncer u otra enfermedad que amenaza con la muerte? ¿Debo elegir mi tratamiento basándome solo en lo que creo que me ayuda, o existen implicaciones espirituales que impactarían esas decisiones? ¿Es mi deber buscar siempre algún tratamiento? ¿Qué quiere decir "morir bien"? ¿Cómo debemos prepararnos, mis seres queridos y yo, para mi defunción?

Tal vez piense que hay más preguntas que respuestas. La mayoría de los cristianos así lo creen. Como médico que soy y luego de haber cuidado y aconsejado a miles de pacientes, comprendo la confusión. Usted quiere y necesita un experto de confianza que lo ayude.

Es por eso que la Asociación Médica Cristiana se ha unido a Zondervan/Editorial Vida para producir una serie de materiales acerca de la salud. Materiales confiables. Uno o más expertos elegidos cuidadosamente escribirán cada número. Expertos que además están eminentemente calificados para guiarle. Brindarán una excelente información científica en un lenguaje comprensible.

Pero más importante aun es que nuestros autores presentarán y evaluarán sus opciones desde el punto de vista cristiano. Entonces usted podrá tomar decisiones que honren a Dios.

¿Qué es la Asociación Médica Cristiana?

La Asociación Médica Cristiana (AMC) es un *movimiento* de médicos cristianos. Este ministerio se fundó en 1931 para ayudar a los profesionales cristianos que cuidan de la salud a integrar su fe personal con la práctica profesional.

Hoy la Asociación Médica Cristiana ayuda a miles de miembros a integrar su fe y práctica en hospitales, clínicas, prácticas privadas, en el campo misionero e instituciones académicas. En la actualidad 93% de las escuelas de medicina en los Estados Unidos tienen un capítulo AMC que ayuda a integrar la fe y profesión de los alumnos desde el primer día de clases. Nuestra meta es ayudar a los miembros a ser como Jesucristo, el Médico Divino.

La Asociación Médica Cristiana también auspicia conferencias, publica materiales y desarrolla posiciones sobre algunas de las cuestiones éticas más difíciles de nuestros días. Como voz de los médicos cristianos, la AMC testifica ante el congreso, somete escritos *amicus curiae* a la Corte Suprema, prepara anuncios para beneficio del público y concede entrevistas a los medios de comunicación locales y nacionales. También queremos cumplir con la obligación de brindar materiales educativos y otra información auxiliar a la iglesia.

¿Por qué este libro?

Uno de los asuntos más asombrosos del campo médico es cómo evaluar la medicina alternativa en dos áreas:

- ¿Podemos evaluar las terapias como eficaces, útiles o sin mérito alguno?
- ¿Qué sistemas médicos alternativos implican sistemas de creencias no cristianas?

Este libro le ayudará a definir qué es la medicina alternativa y le brindará un marco definitivamente cristiano para evaluar cada modalidad. Con un formato enciclopédico, los autores analizan docenas de medicinas y terapias alternativas, desde la reflexología hasta las hierbas buenas.

El libro ofrece evidencia de su valor. Y si esa evidencia no es clara, esta obra le brinda los hechos. Cuando un método es peligroso física o espiritualmente, el libro activa la alarma.

Es una creación de expertos en el campo de la medicina alternativa. Un comité de médicos, con una variada preparación y una vasta experiencia, revisó el manuscrito. El resultado es un libro que debe llegar a la biblioteca de cada cristiano.

Use esta obra para aprender acerca de los hechos, evaluar la evidencia y tomar decisiones sanas que honren a Dios.

Reconocimientos

Son muchas las personas que hicieron su aporte a la redacción de este libro. Estamos profundamente endeudados con la Asociación Médica Cristiana (AMC) por la iniciativa de unirse a nosotros en esta labor. Los doctores Dave Stevens y Gene Rudd, líderes de la AMC, observaron la necesidad, entre médicos y pacientes cristianos, de una obra como esta y participaron activamente en la realización de este proyecto. También agradecemos las muchas horas que el Dr. William Carr Peel dedicó a los asuntos administrativos relacionados con este libro y su valiosa perspectiva teológica acerca del contenido.

Agradecemos al comité de evaluación profesional, que organizó la AMC con médicos de cuidados primarios de prácticas privadas y medicina académica, que pasó incontables horas revisando los manuscritos. Este comité, que dirigió el Dr. Andy Sanders (Medicina interna, Augusta, Georgia), incluyó a la Dra. Ruth Bolton (Medicina general, Robbinsdale, Minnessotta), el Dr. John Mulder (Medicina general, Nashville, Teenesee) y el Dr. J. Scott Ries (Medicina general, Indianápolis). Estos médicos ofrecieron su tiempo para revisar el libro en detalles, evaluando el contenido. Ofrecieron sugerencias inapreciables, además de acertada percepción teológica.

Trabajar con Zondervan ha sido una experiencia excelente. Cindy Hays fue nuestro contacto, confidente, animadora, maestra, crítica y editora principal. Nos impresionó su empeño porque el texto fuera de la más alta calidad. Jane Haradine llegó para unirlo todo y llevarnos hasta el final. Su ayuda fue muy valiosa. Muchos otros de Zondervan hicieron sus aportes para dar forma final a esta obra. Como autores del primer libro, consideramos que no pudimos tener una editorial mejor. Nos impresionaron con su amenidad, profesionalismo y la eficiencia de todas las personas con quienes trabajamos en Zondervan.

Con el paso de los años, muchos otros nos han ayudado a ser lo que hoy somos. Ellos también hicieron sus contribuciones. La escuela de farmacia de la Universidad Trinity de Dublin, Irlanda, despertó el interés de Dónal en la evaluación científica de los remedios herbarios. Los doctores Desmond Corrigan, y A.I. "Sandy" Gray, aportaron sus primeras experiencias en la investigación que luego se desarrolló en la Universidad Ohio State bajo la dirección del Dr. Raymond Doskotch.

El interés de Walt por estudiar las medicinas naturales comenzó durante los años 1970 siendo socio del Hospital Queen, en Nottingham, Inglaterra. Los doctores David Metcalf y Derek Prentice fueron profesores y mentores valiosos. Este fundamento básico en la medicina natural se amplió durante el internado de medicina general en el Centro Médico Duke bajo la dirección de los doctores Terry Kane, Woody Warburton, Cristina Delatorre y Ann Moore. Walt tuvo su primer consultorio médico durante los años de 1980 en Bryson, un pueblecito de las *Great Smokey Mountains* en el estado de Carolina del Norte, donde las parteras y curanderos le enseñaron mucho como nuevo médico del pueblo. Walt, además, reconoce las instrucciones más recientes sobre el uso de las medicinas naturales que recibió de los médicos Andrew Weil, Earl Mindell, Joe Greadon, Teresa Greadon y especialmente Ellen Kahmi.

Dónal aprendió mucho de los hombres y mujeres que son colaboradores del *Xenos Christian Fellowship* en Columbus, Ohio. Dios usó a muchas iglesias y pastores para desarrollar la relación de Walt con Dios. Entre ellos están los pastores: Donald Tabb, Larry Miller, Mac Bare, Ken Hicks y Nathan Blackwell. Doug Patch (Dónal) y Bill Judge (Walt) cumplieron con 2 Timoteo 2:2 al demostrar el arte perdido del mentor. Sus oraciones y enseñanza son invaluables. Dónal aprendió mucho en el Seminario Teológico Ashland en Ashland, Ohio, especialmente del Dr. Luke L. Keefer, Jr., y el Dr. David W. Baker; Walt reconoce la enseñanza que recibió del Dr. R.C. Sproul, del Seminario Knox, y de los profesores y el personal del Seminario Reformado de Orlando, Florida.

Más recientemente, la participación de Dónal y Walt en el Centro de Bioética y Dignidad Humana en Bannockburn, Illinois, ha sido una fuente importante de ánimo y preparación, especialmente mediante el director, Dr. John Kilner. Se puede reconocer a muchos otros, pero nos limitamos a agradecer a Ann Schiele, Kip Sexton, Pat McKnight, y Cheryl Ney (todos en Columbus), y John Littell, José Fernández, Linda King, Amaryllis Sánchez, Leticia Romero, Vicki Roberson, Ned McLeod y especialmente John y Cleta Hartman (todos en Kissimmee, Florida).

Ambos estamos agradecidos a nuestros padres por habernos enseñado un respeto especial a Dios y enseñarnos la importancia de la autodisciplina. Para Dónal, las oraciones y ánimo de Marger Harman han sido factor relevante para imprimir este libro.

A diario damos gracias a Dios por el privilegio de tener a nuestros preciosos hijos, Dónal, Catrina, Conor y Peter, y por Walt, Kate y Scott. Agradecemos todas las bendiciones que traen a nuestras vidas y por sostenernos de tantas maneras durante el trabajo que esta obra exigía.

En especial queremos reconocer las oraciones, el amor, apoyo y ánimo de nuestras esposas, Cheri Lynn O'Mathúna y Barbara Shaw Larimore. Les agradecemos tantas cosas que hicieron y sacrificaron para hacer posible la redacción de este libro.

Por último, nuestra acción de gracias al Señor y Salvador, Jesucristo, por habernos elegido para servirle con esta obra. Nuestra oración más profunda es que este libro glorifique a Dios. Si lo que hemos escrito es verídico y de ayuda, la alabanza y la gloria pertenecen a él. Pero si hemos errado en cualquier cosa, aceptamos toda la responsabilidad.

Dónal O'Mathúna, Columbus, Ohio
Walt Larimore, Colorado Springs, Colorado
Febrero de 2001

Introducción

Escribimos esta obra porque tenemos dos creencias profundas en común, una tiene que ver con la fe, la otra con la ciencia.

Crecer en distintas partes del mundo nos ha dado experiencias diferentes. Nuestra educación y enseñanza profesional nos brindan perspectivas distintas. Pero nuestras vidas ahora tienen un propósito común que se basa en la relación que tenemos con Dios. Queremos servirle a él y a su pueblo con gratitud por las muchas bendiciones que recibimos de él. Nuestro Dios es tremendo y nuestra esperanza es que muchos lleguen a conocerlo y a experimentar su amor y gracia al igual que nosotros.

La segunda creencia que nos motiva es el aprecio que sentimos por la ciencia. Es posible que parezca contradictorio para los que han oído discusiones y antagonismos entre la ciencia y el cristianismo. Estamos conscientes de esos debates e incluso hemos participado en algunos de ellos. La ciencia es una herramienta vital que nos ayuda no solo a comprender la creación de Dios, sino también a aprender cómo utilizar los recursos que él nos ha dado para mejorar la salud y las vidas de las personas. Estamos en desacuerdo con quienes abusan de ella en un intento por negar la existencia de Dios o para apoyar alguna teoría no solo errónea, sino peligrosa.

¿Qué nos hizo comenzar a cuestionar la medicina alternativa?

Vimos pacientes tomando remedios herbarios y suplementos de los que había muy poca información (ni buena ni mala). Supimos de personas que se diagnosticaban y trataban con hierbas y suplementos dietéticos sin verse primero con un médico convencional. Vimos lo que costaban las demoras para buscar el tratamiento médico apropiado, el sufrimiento, los riesgos y hasta las muertes innecesarias. Nos encontramos con estudiantes y pacientes que aceptaban "terapias" sin conocer las raíces o implicaciones espirituales de ellas. Oímos de iglesias involucradas en controversias acerca de las diferentes opiniones de la medicina alternativa.

Pacientes e incluso profesionales de la salud ignoran dónde conseguir información de confianza acerca de la medicina alternativa. Aunque este tipo de información ahora es más fácil de obtener, nos damos cuenta que ninguna de las descripciones de las varias terapias incluyen una evaluación teológica que ayude a los cristianos a entender los riesgos espirituales.

Decidimos unir un solo recurso que combinara una información más precisa y actual de la medicina alternativa desde estas dos perspectivas importantes: la ciencia y el cristianismo. La valiosa ayuda que esperamos de la ciencia es determinar si una terapia es eficiente y segura. Buscamos en la Biblia las respuestas a cuestiones espirituales.

Nuestro objetivo es examinar las terapias alternativas, los remedios herbarios, las vitaminas y los suplementos dietéticos más populares. Hemos extraído información de la literatura médica y de informes publicados en los Estados Unidos y en muchos otros países. Hablamos de estas terapias con practicantes convencionales y alternativos para encontrar la mejor información acerca de la eficacia y seguridad de las terapias alternativas más comunes. Para compilar esta información de forma práctica y útil para el lector, desarrollamos categorías de tratamiento, herramientas para calificar los estudios que se han hecho y herramientas para calificar la eficacia de los tratamientos y remedios. Organizamos todo esto de manera que usted pueda encontrar rápidamente la información y nuestras recomendaciones en cuanto a cualquier terapia y suplemento herbario o dietético.

Describimos las investigaciones que se han hecho acerca de cada terapia o producto y ofrecemos consejos para entender lo que significan los resultados. También describimos los elementos fundamentales de la investigación y pruebas clínicas que se usan generalmente para evaluar terapias y para darles las herramientas necesarias para evaluar otras terapias futuras.

Evaluar la medicina alternativa desde el punto de vista cristiano implica mucho más que declarar cuáles dan resultado. Explicamos las cuestiones espirituales que fundamentan algunas terapias, sobre todo las contrarias a las creencias cristianas.

El cristianismo es mucho más que una lista de exigencias y prohibiciones. Nuestra lectura y estudio de la Palabra de Dios nos convencen de que Dios quiere influir en la manera en que su pueblo trata la salud y la curación. Le dejamos ver lo que encontramos durante nuestro estudio, mostrando versículo tras versículo para guiarlos en sus decisiones y ayudarlos a responder a los que distorsionarían su Palabra para fines propios. Ofrecemos guías para una consideración cristiana de la salud y la curación, tanto para la medicina convencional como para la alternativa.

Nos hemos esmerados en ser exhaustivos y estar al día. Pero sabemos que cuando llegue la hora de imprimir este libro, ya habrá nuevos estudios acerca de varias de las terapias que evaluamos. Estos estudios pueden contradecir nuestras conclusiones porque así es la naturaleza de las investigaciones, especialmente en un área tan controversial. Sin embargo, a pesar de esta limitación, creemos que nuestras evaluaciones brindarán, en su gran mayoría, una información confiable que será de valor durante muchos años.

Rogamos que este libro le sirva. Ore con nosotros para que Dios le guíe a medida que tome decisiones acerca de su salud y la de los que están bajo su cuidado.

Dónal O'Mathúna, Columbus, Ohio
Walt Larimore, Colorado Springs, Colorado
Febrero de 2001

PRIMERA PARTE

UN REPASO DE LA MEDICINA ALTERNATIVA Y CONVENCIONAL

1

Temas de la medicina alternativa

Los médicos que practican la medicina convencional en occidente a veces consideran que la medicina alternativa no está probada, carece de valor y quizás hasta es peligrosa, basados solo en anécdotas. Algunos ven la terapia alternativa, en el mejor de los casos, como ingenua, y en el peor, como fraudulenta.

Un practicante de la medicina alternativa puede ver a los médicos convencionales como muy enfocados en una enfermedad o porción del cuerpo hasta el punto de faltarles humanidad, compasión y preocupación por la persona integral. Al médico convencional se le ha llamado "amante del dinero" en combinación con las compañías farmacéuticas, con el propósito de llevarse todos los ahorros del paciente.

Un cuadro verdaderamente acertado de ambos lados es mucho más complicado. Pero es necesario entender los beneficios y peligros de la medicina alternativa antes de cometer un serio error.

¿Qué es la terapia alternativa?

La definición más sencilla de la terapia alternativa no la aceptan los dirigentes de la medicina de cualquier cultura. Aunque la definición de medicina alternativa puede variar, estas son algunas características y principios generales que la mayoría acepta.

- Las terapias alternativas son aquellos métodos para curar que muy dudosamente los médicos y los hospitales en los Estados Unidos proveerán a sus pacientes. Las instituciones médicas dominantes tienden a ver de mal gusto (o disgusto) ciertas terapias y las nombran "alternativas". La medicina alternativa asevera que los practicantes de la medicina convencional la han echado a un lado por razones políticas o lucrativas.
- Los practicantes de la medicina alternativa casi siempre destacan su manera global para los cuidados de la salud, tratamiento del cuerpo, la mente y el espíritu, apoyándose en métodos "naturales" no invasores para sanar con un énfasis en la prevención de enfermedades. Aunque la medicina convencional también puede ser global, con frecuencia los médicos no destacan ese hecho.
- Algunas terapias alternativas se refieren al espíritu en maneras ajenas al cristianismo. Excepto si entiende las raíces de una terapia en particular, usted tiene la

posibilidad de verse involucrado en una práctica con una teología peligrosamente diferente a las enseñanzas de Jesús o lo que él quiere para nosotros.

- Mucho de la medicina alternativa tiene poca evidencia científica calificada que apoye estas aseveraciones curativas. Sin embargo, como mostraremos, algunas terapias tienen un excelente apoyo científico, aunque los médicos convencionales de occidente aún no la usen. Otras terapias, probadas, pudieran confirmar el valor que reclaman tener. Sin dicha prueba nadie, ni siquiera un experto de la medicina alternativa, sabe con certeza si las terapias alternativas no probadas realmente han curado a alguien o no. Todo lo que sabemos es que los pacientes relatan la ayuda que recibieron o la remisión a largo plazo, o que se curaron después de usar algunas terapias alternativas no comprobadas.

Antes de comenzar un camino que lo llevará al mundo de la medicina alternativa, aunque solo sea para comprar remedios herbarios que le recomendó un amigo, necesita investigar las realidades de la medicina alternativa, tanto los costos y los riesgos que pueda encarar como los beneficios.

Nuestro propósito es señalar los beneficios, explicar los riesgos, anticipar sus preguntas y dar respuestas objetivas. Mostraremos cómo la medicina convencional se ha desarrollado a través de los siglos, cómo ha llegado a existir lo que normalmente llamamos "terapias alternativas", y el origen de las varias terapias y remedios. Además, veremos lo que puede significar el uso de esas terapias para los cristianos.

En la cuarta parte hablaremos de cada una de las terapias alternativas más populares disponibles en la actualidad en América del Norte. Esta sección enumera no solo lo que existe, sino que también informa acerca de los orígenes y su eficacia, y cualquier razón para precaver o preocuparse. Además, le daremos información detallada de los remedios herbarios, vitaminas y dietas suplementarias, ya que estas se usan como una forma de autoayuda a la venta sin muchas instrucciones en las tiendas de comida saludable, en la mayoría de las farmacias, supermercados y hasta en Internet. Aquí también podrá leer nuestras recomendaciones así como cualquier precaución y motivo de preocupación.

La medicina convencional se interesa en la medicina alternativa

A medida que se hacen más investigaciones, creemos que la medicina convencional y la alternativa llegarán a usarse en combinación. Algunos especialistas de terapia alternativa reconocen el potencial de un enfoque global en la medicina convencional contemporánea y trabajan en conjunto con los médicos para dar un cuidado de calidad. Y muchos practicantes de la medicina convencional reconocen que una o más terapias alternativas pueden beneficiar a sus pacientes si la usan en conjunto con la cirugía y los medicamentos.

Un creciente número de médicos, enfermeras y otros profesionales de la salud están incorporando lo mejor de ambos métodos en la que se llama "medicina integrada".[1] Cursos profesionales de educación médica continua, CME (por sus siglas en inglés), también están ofreciendo información sobre medicina alternativa. En efecto, algunos de los cursos más populares de CME para médicos, enfermeras y farmacéuticos enfocan específicamente la medicina alternativa. Las farmacias están disponiendo cada vez más de remedios alternativos, aunque las tiendas de productos naturales o comidas saludables, Internet y compañías que venden por correspondencia son los mayores proveedores de estas ventas. De acuerdo a un estudio en 1994, se almacenaron preparativos homeopáticos en 69% de las cadenas farmacéuticas y 3,000 en farmacias independientes, contando con una venta anual en ese tiempo de casi 100 millones de dólares.[2]

Aumenta el interés entre los cristianos

El interés entre los cristianos parece reflejar, y a veces exceder, esta tendencia general. Estaciones cristianas de radio tienen anuncios para remedios naturistas y suplementos nutritivos más comúnmente que los medios de comunicación secular. Se anuncian terapias alternativas específicamente "cristianas". Un empresario dijo haber descubierto la receta del maná y alegó que protegería a la gente de enfermedades igual que el maná original protegió a los israelitas en el desierto. Otra es la "dieta de Génesis 1:29" basada en la declaración de Dios que dice: "Yo les doy de la tierra todas las plantas que producen semilla y todos los árboles que dan fruto con semilla; todo esto les servirá de alimento". Los creyentes en esta dieta enseñan que la gente sería más saludable si comieran una dieta vegetariana.

Algunos cristianos dicen haber encontrado formas particulares para curar o aliviar el cáncer.[3] Un prominente autor cristiano ha escrito acerca de los beneficios que experimentó con una terapia alternativa para el cáncer disponible solo en Europa.[4] Con frecuencia oímos mencionar su caso para motivar a los cristianos a involucrarse en la medicina alternativa. Se han publicado investigaciones que estudian la oración y la fe religiosa en las principales revistas médicas. Aunque algo de lo que ellos denominan "oración" es muy diferente a la oración descrita en la Biblia, algunos cristianos ahora dicen que las investigaciones científicas apoyan el poder de la oración.

INS comienza a evaluar los tratamientos de la medicina alternativa

En 1992, el Instituto Nacional de Salud empezó a evaluar los tratamientos médicos alternativos, estableciendo la Oficina de Medicina Alternativa (que ahora se llama: Centro Nacional para la Medicina Alternativa y Complementaria). Esta ha dado concesiones a un número de universidades prominentes y centros médicos principales para estimular la investigación y la enseñanza de la medicina alternativa. En respuesta, muchas escuelas de medicina y enfermería han agregado cursos de terapias alternativas.

Por lo menos ocho revistas nuevas dedicadas a la medicina alternativa comenzaron a fines de 1990, con lectores compuestos principalmente por médicos y otros profesionales de la salud. Publicaciones bien establecidas y profesionales difunden cada vez más artículos acerca de la medicina alternativa. Algunas hasta han dedicado toda la publicación al tema, como el número de noviembre de 1998 del *Journal of the American Medical Association* [Revista de la Asociación Médica Americana].

Hasta los seguros médicos y compañías dedicadas al cuidado de la salud han comenzado a pagar algunas terapias alternativas. En efecto, a fines de 1998 un estimado de 58% de organizaciones importantes para mantener la salud (HMO, por sus siglas en inglés) pagaron algunos tipos de medicina alternativa.[5]

La medicina alternativa se ha convertido en un gran negocio

A pesar de los problemas y preocupaciones en cuanto a la medicina alternativa, los cuales aprenderá en este libro, los estadounidenses están gastando más y más dinero en ese tipo de medicina. Una encuesta que a menudo se cita informó que en 1990 gastaron entre $9.4 mil millones y $13.2 mil millones en terapias alternativas.[6] Cuando esta encuesta se repitió en 1997, los gastos aumentaron, de la noche a la mañana, entre $17.2 mil millones y $24.6 mil millones. En adición $5.1 mil millones se gastaron en medicina natural y $4.7 mil millones en libros, clases y equipos específicos de terapia, llevando el total de los gastos a más o menos entre $27 mil millones y $34.4 mil millones.[7] Además, los estadounidenses gastaron cerca de $12 mil millones anuales en dietas suplementarias, con un aumento anual de estas ventas cercano a un 20%.[8] Al escribir este libro, la industria ha llegado a ser aun más fuerte, muchos de los aumentos se relacionan al oleaje de la población ahora anciana y la población más joven que se enfoca cada vez más en el bienestar y en la búsqueda de soluciones fuera de las prácticas médicas convencionales.

El fabricante de solo una medicina natural, Metabolife 356®, un producto dietético, estimó en una revisión del mismo, ventas que en 1999 ascendieron a mil millones de dólares.[9] Este ensayo también notó que era imposible localizar cualquiera de los estudios publicados y revisados por profesionales contemporáneos como los que se requieren de las compañías farmacéuticas para indicar que un producto realmente opera y no hace daño.

Los riesgos de la medicina alternativa son reales y a veces peligrosos

A pesar de todo el interés en la medicina alternativa, la confianza absoluta en las terapias no probadas puede tener trágicos resultados, especialmente en los pacientes que usan esa clase de terapia antes de buscar ayuda convencional.

La cruel realidad por demorar el tratamiento convencional fue obvia en el caso de una mujer llamada Hazel (en este libro los casos son reales, los nombres y algunos de los detalles, como edad y sexo, se han cambiado para proteger la privacidad de los pacientes). Ella vino al consultorio luego de pasar casi 2 años probando una variedad de tratamientos de medicina alternativa para un dolor en el hombro. Su bursitis crónica era fácil y rápida de diagnosticar mediante solo una breve explicación, el examen físico y rayos X. Una inyección de un esteroide no absorbible en la bursa, un tratamiento convencional común y probado, y en quince minutos ella recuperó el uso completo de su hombro inmóvil. Hazel lloró al reconocer que durante todos esos meses había sufrido un dolor crónico innecesario mientras probaba terapias alternativas.

Una tragedia mayor le sucedió a Brenda. Por primera vez me involucré en su caso después que la trajeron a la sala de emergencia con unas convulsiones. Un MRI [Imagen de Resonancia Magnética, por sus siglas en inglés] (una prueba para hacer diagnósticos a través de imágenes) mostró que el cáncer se había extendido hasta el cerebro y los huesos. Brenda contó que durante más de un año estuvo preocupada con un bulto en uno de sus senos, pero pensó que solo era parte de su fibrosis, un mal molesto aunque no peligroso.

Brenda fue a una tienda de comida naturista y el dueño, bien intencionado, le recomendó unas terapias nutritivas y suplementos dietéticos. Brenda también vio a un practicante de medicina alternativa que, sin siquiera examinarla, le recomendó otras terapias. Pasaron los días, y las semanas, mientras el bulto seguía aumentando. Cuando al fin vi a Brenda, una muchacha de veinte y tantos años, ya no había ni curación ni un final feliz. Solo pude tratar de aliviar su dolor, culpa y sufrimiento, consolándola a medida que su familia, el personal y yo nos sentíamos impotentes viendo cómo su vida se desvanecía.

El resultado pudo ser el mismo con una terapia médica convencional antigua. Pero la literatura médica está llena de pruebas bien documentadas que dicen que detectar e intervenir a tiempo en el caso de cáncer del seno, con frecuencia tiene por resultado la curación. Es probable que Brenda muriera prematuramente porque puso su confianza y fe en terapias alternativas no probadas, sugeridas por personas no preparadas para dar un diagnóstico médico. Aunque ambos pacientes sinceramente creían en la medicina alternativa, estaban sinceramente equivocados.

Por desgracia, esta clase de historia es muy común. Una investigadora del Concilio de Investigación de la Medicina Complementaria en Londres, Inglaterra, visitó 29 tiendas de comida naturista, pidiendo consejo para sus repetidas dolores de cabeza.[10] Se escogieron los síntomas de forma tal que un profesional reconociera con facilidad que esto indicaba un tumor cerebral u otro problema serio. Los empleados de las tiendas naturistas le dijeron a la investigadora que la gripe, el azúcar baja en la sangre, la tensión, el tiempo o el exceso del empleo de su cerebro eran la causa de sus dolores de cabeza. Le recomendaron 42 terapias diferentes, entre las cuales no había relación alguna. Menos del 25% de las tiendas le aconsejaron ver a un médico.

En otro estudio en Hawai una investigadora visitó 40 tiendas naturistas diciendo que estaba recogiendo información acerca de remedios herbarios para su mamá, que padecía de cáncer del seno ya extendido por todo el cuerpo (metástasis).[11] En el 90% de las tiendas, los empleados le recomendaron varios productos para curar el cáncer, aunque tales aseveraciones están en contra de la ley. El remedio más popular fue el cartílago de tiburón, el cual casi la mitad de las tiendas recomendaron. Muy preocupante también es que casi la quinta parte de los empleados no recomendaban la terapia convencional contra el cáncer. Hablaremos acerca de la falta de pruebas en cuanto al cartílago de tiburón y la curación del cáncer.

Es justo señalar que los partidarios de la medicina alternativa cuentan muchas historias similares acerca de cómo un sistema médico convencional, grande e insensible ha dañado a pacientes. Citan historias farmacéuticas horrorosas: por ejemplo, recetar talidomide para quitar las náuseas a mujeres embarazadas, dando por resultado que las criaturas nacieran con serios defectos, incluyendo la falta de brazos o piernas o que estos fueran más cortos de lo normal. Cuentan cómo las vacunas masivas contra el virus de la influenza porcina han dado por resultado serias enfermedades e incluso la muerte. Narran cómo las personas dependen exageradamente del último sedante o tranquilizante. Notan cómo las drogas maravillosas como Viagra®, para el tratamiento de la impotencia, son vinculadas a los ataques cardiacos. Cuentan cómo cada año mueren personas por errores cometidos con medicamentos en los hospitales y por equivocaciones en las recetas. Y tienen razón. La medicina convencional no es perfecta. Es una empresa humana en la que los practicantes siempre están aprendiendo y a veces también comenten errores.

Lo que los defensores de la medicina alternativa pocas veces o nunca revelan a los que están buscando consejo son las Brendas y Hazel de su pasado, las que sufrieron e incluso murieron sin necesidad.

Con este libro queremos que usted llegue a ser astuto como una serpiente acerca de los riesgos y beneficios de la medicina convencional y alternativa. No queremos que siga preguntándole a los practicantes de la medicina convencional o alternativa: "¿Qué me recomiendas?" o "¿Qué crees que es mejor?" Queremos que aprenda a preguntar: "¿Qué evidencia tiene para apoyar su recomendación?" Queremos que aprenda con sabiduría a tener la información necesaria para tomar decisiones acerca de su salud. Jonathan Swift, el gran sátiro irlandés del siglo dieciocho, resumió nuestras preocupaciones perfectamente: "La mentira vuela, y la verdad viene cojeando detrás; de forma que cuando los hombres se desengañan ya es muy tarde: el chiste terminó y el cuento tuvo su efecto".

Falta la prueba de la eficiencia para las terapias alternativas

Cuando la verdad sale a relucir, que la mayoría de las terapias alternativas tienen poca o ninguna evidencia clínica convincente para apoyar su eficacia o seguridad, la mayoría de las personas con quienes hablamos se quedan pasmadas. La evidencia de que sí existe es a menudo ambigua o se basa en estudios seriamente defectuosos. En algunos casos "la prueba" de que una terapia es eficaz se basa en interpretaciones controversiales de teorías científicas. Para muchas terapias, la única evidencia es un grupo de informes anecdóticos, testimonio de los usuarios de la terapia.

Peor aun es la forma en que los medios de comunicación populares presentan los conceptos de la medicina alternativa. Tan pronto que una nueva terapia comienza a mostrar algunos resultados positivos en unas cuantas personas, los informes de los medios populares lo anuncian como si ya se hubiera probado. El hecho de que la idea pueda estar errada, y que la razón de los resultados positivos sea probablemente coincidencia, no se mencionan. En su lugar pregonan una cura de cáncer, de diabetes o algo similar que se basa en la evidencia muy preliminar y la suposición.

La Coenzima Q_{10} es un buen ejemplo de una campaña de los medios. La Coenzima Q_{10} una vez fue uno de los nuevos suplementos dietéticos más populares. Médicos e investigadores sabían que la Coenzima Q_{10} es un factor crítico para generar energía en todos los organismos vivientes. Además, sabían que los ancianos y los que padecen de unas cuantas enfermedades también tienen una reducción en los niveles de esa coenzima. Por lo tanto, varios practicantes de medicina alternativa razonaron que si una persona tomaba Coenzima Q_{10} como parte de un régimen de suplementos dietéticos nutritivos, tal vez prolongaría o detendría el proceso de envejecimiento y la persona estaría segura de gozar de una salud mejor.

Pronto comenzaron a pregonar esta teoría dándola por seguro. La Coenzima Q_{10} se convirtió en un suplemento nutritivo indispensable. Incluso algunos decían que podía combatir o reducir la severidad del SIDA. Entonces comenzaron los estudios cuidados y controlados a largo plazo. Mientras escribimos este libro, en la Universidad de California, Berkeley, el *Wellness Letter* [Informe de bienestar], correspondiente a abril de 2000 publicó que no hay pruebas para sostener esta teoría. Es verdad que la Coenzima Q_{10} es crítica para la energía y que a los ancianos y a muchos enfermizos les falta. Incluso puede beneficiar un poco a los enfermos cardíacos. Pero el suplemento no se asemeja en nada a "la fuente de la juventud" como lo anunciaron originalmente. Sin embargo, innumerables consumidores, incluidos muchos cristianos, perdieron millones de dólares debido a las reclamaciones prematuras acerca de la Coenzima Q_{10}.

A las terapias alternativas les falta la regulación adecuada

La mayoría de los países europeos regulan estrictamente las fábricas y la venta de hierbas y otros productos botánicos. En Alemania, la Agencia Federal de Salud estableció lo que llegó a conocerse como la Comisión E para evaluar la seguridad, eficacia y calidad de los productos herbarios. Aunque esa agencia no examina los productos herbarios, se requiere que los fabricantes sometan pruebas de la calidad, seguridad y eficiencia del producto. Toda licencia de producto debe renovarse cada 5 años. Procedimientos similares se deben seguir con las hierbas y drogas convencionales, aunque el tipo de evidencia que por lo general apoya la seguridad y eficacia de una hierba es diferente a la que requiere una medicina convencional.

Una vez establecida, la Comisión E funcionó independientemente de la Agencia Federal de Salud. Desde 1978 hasta 1994, la comisión revisó toda la literatura disponible respecto a la seguridad y eficiencia de 360 remedios herbarios. Estos informes técnicos se publicaron y ahora están disponibles en inglés.[12] En países que tienen regulaciones como estas, se asegura a los consumidores la consistencia y seguridad de lo que compran, y ellos tienen cierta confianza en las aseveraciones acerca de la sustancia.

Por desgracia, en los Estados Unidos esto no es así, ya que no existen esas normas o regulaciones. Al consumidor no solo le falta la garantía de lo que compra, en muchos casos ni siquiera está seguro de que realmente esté presente la cantidad de la hierba u otro ingrediente activo que la etiqueta indique.

- Algunos productos no contienen los ingredientes enumerados en las etiquetas.[13]
- Otros contienen químicas peligrosas o drogas que no se mencionan en la etiqueta.[14]
- Existen diferencias importantes en el mismo producto de diferentes fabricantes (o hasta del mismo fabricante).[15]
- Diferentes marcas de algunos productos contienen cantidades muy distintas de los ingredientes activos.[16]

Por ejemplo, el periódico *Los Angeles Times* comisionó un estudio para examinar el corazoncillo (St. John's wort),[17] una hierba conocida por su eficacia contra algunas formas de depresión general, desde leves hasta moderadas. Un reportero del periódico compró las 10 marcas más populares de varias tiendas, luego hizo que un laboratorio independiente examinara las pastillas.

Los resultados fueron asombrosos. Solo una tenía entre 90 y 110% de lo que indicaba la etiqueta (una norma aceptable para un producto que se compra sin receta, basado en las normas alemanas). Una de las pastillas fabricadas solo tenía un 20% de la cantidad del ingrediente activo que decía la etiqueta. Los otros 2 tenían una tercera parte *más* de lo que indicaba la etiqueta.

Las terapias alternativas a menudo se basan en culturas primitivas o tradicionales

Las culturas primitivas o tradicionales con las que muchas de estas terapias están asociadas se han visto a través de lentes románticos, sus estilos de vidas se perciben más saludables que los modernos y rápidos. Las medicinas, especialmente las hierbas, que durante siglos se usaron en esas culturas, según dicen, nunca hubieran obtenido aceptación si no hubieran sido eficaces. Así que, los proponentes de la medicina alternativa declararon válidas estas terapias. Algunos campeones de un producto sostendrán que el imperialismo occidental y las cruzadas cristianas misioneras suprimieron sus terapias. Es solo ahora, dicen, que se están redescubriendo y vendiendo en occidente.

Algunos de los que con más vigor apoyan la medicina alternativa ven muchas de las preocupaciones acerca de ella como los últimos suspiros de las dos instituciones dominantes de la cultura occidental: ciencia y cristianismo. Ellos declaran que la falta de investigación de estas terapias se debe a la parcialidad de la medicina occidental y al establecimiento farmacéutico. Declaran que la industria farmacéutica no investiga los remedios herbarios porque no puede obtener patentes para los productos y por lo tanto tampoco puede ganar tanto dinero de estos. Afirman que la medicina convencional solo se preocupa por retener el poder y la porción del mercado.

Los partidarios de la medicina alternativa abogan por darle la libertad al individuo para que este escoja la forma de cuidados de salud que quiera. Aseveran que se debe reconocer y promover la responsabilidad del pueblo para cuidar su salud dándole la mayor libertad al individuo en los asuntos de salud. Ellos sospechan del interés de normar la medicina alternativa que sostienen *Food and Drug Administration* [Administración de Alimentos y Medicinas] (FDA, por sus siglas en inglés), y el *Institute of Medicine* [Instituto de Medicina] (IOM, por sus siglas en inglés).

El ingrediente espiritual de algunas terapias es un problema para los cristianos

Para los cristianos, hay otra preocupación. Algunas terapias alternativas se basan en prácticas y rituales que durante mucho tiempo han formado parte de las tradiciones paganas o prácticas de otras religiones.

La espiritualidad es un concepto importante en la medicina alternativa. Por desgracia, la palabra *espiritualidad* puede significar una cosa para los cristianos y otra muy diferente para los que practican terapias como la medicina china tradicional o la medicina ayurvédica de la India. Ambas incorporan los remedios herbarios, la meditación y relajación, a medicinas de la tradición china que también usan la acupuntura y otras terapias. Cada sistema también tiene una cosmovisión muy distinta basada en ideas religiosas comúnmente aceptadas en esas culturas.

Algunos cristianos han expresado una preocupación válida de que algunas formas de la medicina alternativa sean un vehículo para promover sus perspectivas religiosas, muchas de las cuales se oponen al cristianismo, mientras que otras formas tal vez estén involucradas en prácticas ocultas. Los editores del *New Age Journal* [Periódico de la Nueva Era] ven el creciente interés en la medicina alternativa como el cambio más importante que está contribuyendo a redefinir la cultura americana.[18]

Uno de los dogmas centrales de muchos en el movimiento de la Nueva Era es que todo lo espiritual es bueno, que ninguna forma es mejor que otra.[19] Esto se opone al mensaje invariable de la Biblia que expone que muchos de los problemas que tiene la gente se originan, ya sea directa o indirectamente, en el conflicto entre las fuerzas espirituales del bien y del mal. Pablo escribió en Efesios 6:12: "Porque nuestra lucha no es contra seres humanos, sino contra poderes, contra autoridades, contra potestades que dominan este mundo de tinieblas, contra fuerzas espirituales malignas en las regiones celestiales".

Así que la "receptividad" que muchos proponen en la comunidad de la medicina alternativa podría exponer a las personas ante seres y prácticas espirituales cuya preocupación principal es perjudicar a la gente y alejarlas del amoroso Padre del universo. Aunque algunos dudan de la existencia de las fuerzas malignas espirituales, la Biblia describe a Satanás como "el padre de la mentira" (Juan 8:44). Y advierte a los cristianos que "Su enemigo el diablo ronda como león rugiente, buscando a quién devorar" (1 Pedro 5:8).

Los practicantes de las terapias alternativas con frecuencia hablan de la parte "espiritual" de lo que hacen. Algunos son cristianos devotos, mientras que otros creen en prácticas cuya cosmovisión es radicalmente diferente a las creencias que se basan en la Biblia. Ambos usan algunos de los mismos términos, pero el significado es muy diferente.

Por ejemplo, el Toque Terapéutico (véase la p. 301), en apariencias, parece relacionarse con la imposición de las manos. Los practicantes dicen que siguen esta tradición aunque quitan el contexto religioso de la práctica. Sin embargo, la enfermera que ayudó a desarrollar la práctica es budista y admite que los principios detrás del Toque Terapéutico son los tres principales de la enseñanza budista.[20]

Algunos practicantes de medicina alternativa creen que no pueden ayudar a sus pacientes sin presentarles uno u otro sistema de fe del oriente antiguo o de la Nueva Era. Esto resulta en un conflicto potencial para los cristianos. Tal vez ellos hayan oídos anécdotas de amigos acerca del chamanismo (véase la p. 173) que alivia el dolor de la artritis sin medicinas, el Toque Terapéutico que apresura la curación de una quemadura severa, y Reiki (véase la p. 282) para aliviar una condición crónica de la salud. Las historias son positivas. No se dice nada acerca del lado espiritual del tratamiento. Pero, ¿son seguros?

Algunos pastores tal vez digan que muchas de esas terapias son opuestas a la enseñanza bíblica. Hasta quizás adviertan que algunas lleven a involucrarse en el ocultismo. Pero otros enseñan que a la postre todas las curaciones provienen de Dios. Estos recalcan que a Jesús se le llama el "Gran Médico". Señalan, además, que en sus días, la gente habría considerado a Jesús como un sanador alternativo. Ambas perspectivas no pueden ser correctas.

¿Qué hacer al considerar una terapia alternativa?

En medio de estos debates, la mayoría de la gente, incluso médicos, están confundidos y frustrados. Las personas con problemas de salud no quieren debates filosóficos ni políticos; lo que quieren es alivio. Solo quieren saber qué pueden hacer. Los cristianos también quieren agradar a Dios con sus acciones, basar sus creencias en su palabra, la Biblia, y reflejar su carácter en las decisiones que toman.

Todos debemos preocuparnos por nuestra salud. Debemos saber por qué usamos las terapias o remedios que empleamos. Necesitamos saber que un remedio en particular no es solo eficaz sino razonablemente seguro, que la etiqueta en la botella es precisa y confiable. Necesitamos saber el costo, riesgo y beneficios de la opción que se nos ofrece. Las recomendaciones y experiencias de ciertas personas pueden ser parte importante de cualquier evaluación, pero no es suficiente.

Todos debemos investigar las declaraciones hechas acerca de los remedios que aplicamos a nuestro cuerpo, las terapias que permitimos que se nos practiquen y los practicantes en que ponemos nuestra confianza. "¿Acaso no saben que su cuerpo es templo del Espíritu Santo, quien está en ustedes y al que han recibido de parte de Dios? Ustedes no son sus propios dueños; fueron comprados por un precio. Por tanto, honren con su cuerpo a Dios" (1 Corintios 6:19-20). Reúna información objetiva pasada, considere las opciones, y tome una decisión luego de informarse tanto como le sea posible.

Esta investigación debe hacerse creamos en la medicina alternativa o en la convencional. Sin embargo, con ambas formas de cuidado médico, vemos personas que creen a ciegas en alguien o algo sin más razón que las casualidades que los llevó a cierto practicante.

Además, debemos evaluar los remedios desde una perspectiva de inversión o mayordomía. Estamos limitados en la cantidad de tiempo y dinero que tenemos. No debemos botar ni malgastar nuestro dinero. Los cristianos, especialmente, están llamados a ser mayordomos responsables de estos recursos. Jesús preguntó: "Por eso, si ustedes no han sido honrados en el uso de las riquezas mundanas, ¿quién les confiará las verdaderas?" (Lucas 16:11).

Los cristianos, por tanto, debemos evaluar si nuestro interés en la medicina alternativa lo motivan los valores de nuestra cultura o razones piadosas. Este libro intenta ayudarle a tomar esas decisiones.

Notas

1 Grandinetti, Deborah A., "'Integrated Medicine' Could Boost Your Income" ["Medicina integrada", pudiera estimular sus ganancias], *Medical Economics* 74, no. 18, 8 de septiembre de 1997, pp. 73-99.

2 McDermott, June H., June E. Riedlinger, y Edward Chapman, "What Pharmacists Should Understand About Homeopathic Remedies" [Lo que los farmacéuticos deben entender acerca de los remedios homeopáticos], *American Journal of Health-System Pharmacy* 52, noviembre de 1995, pp. 2442-45.

3 Frahm, Anne E., con David J. Frahm, *A Cancer Battle Plan: Six Strategies for Beating Cancer from a Recovered "Hopeless Case"* [Un plan para la batalla del cáncer: Seis estrategias para combatir el cáncer desde una recuperación de "un caso sin esperanza"], Piñon Press, Colorado Springs, Colorado, 1992.

4 Burkett, Larry, con Michael E.Taylor, *Damaged But Not Broken: A Personal Testimony of How to Deal With the Impact of Cancer* [Dañado pero no roto: Un testimonio personal de cómo enfrentar el impacto del cáncer], Moody, Chicago, 1996.

5 Blecher, Michele Bitoun, "Gold in Goldenseal" [Oro en el botón de oro], *Hospitals & Health Networks* 71, no. 20, 20 de octubre de 1997, pp. 50-52.

6 Eisenberg, David M., Ronald C. Kessler, Cindy Foster, Frances E. Norlock, David R. Calkins, y Tho-

mas L. Delbanco, "Unconventional Medicine in the United States: Prevalence, Costs, and Patterns of Use" [Medicina no convencional en los Estados Unidos: Prevalecencia, precio y patrones de uso], *New England Journal of Medicine* [Revista de medicina de Nueva Inglaterra] 328, enero de 1993, pp. 246-52.

7 Eisenberg, David M., Roger B. Davis, Susan L. Ettner, Scott Appel, Sonja Wilkey, María Van Rompay, y Ronald C. Kessler, "Trends in Alternative Medicine Use in the United States" [Tendencias del uso de la medicina alternativa en los Estados Unidos], *Journal of the American Medical Association* 280, no. 18, 11 de noviembre de 1998, pp. 1569-75.

8 Weber, Joseph, y Sandra Dallas, "Cure? Well ... Profit? Sure" [¿Cura? Bien ... ¿Y da ganancias? Seguro], *Business Week*, 23 de October de 1995, pp. 58-59; Cowley, Geoffrey, "Herbal Warning: Health-Food Stores Have Built a New Natural-Drug Culture. How Safe Are Their Wares?" [Advertencia herbaria: Las tiendas de comidas saludables han fabricado una nueva cultura de medicinas naturales. ¿Es segura su mercancía?], *Newsweek*, 6 de mayo de 1996, pp. 60-68.

9 Barrette, E.P., "Metabolife 356 for Weight Loss" [Metabolife 356 para perder peso], *Alternative Medicine Alert* 3, no. 1, enero de 2000, pp. 1-6.

10 Vickers, A.J., R.W. Rees, y A. Robin, "Advice Given by Health Food Shops: Is It Clinically Safe?" [Advertencia dada por las tiendas de comidas saludables: ¿Es clínicamente segura?] *Journal of the Royal College of Physicians of London* 32, no. 5, septiembre-octubre de 1998, pp. 426-28.

11 Cook Gotay, Carolyn, y Daniella Dumitriu, "Health Food Store Recommendations for Breast Cancer Patients" [Recomendaciones de las tiendas de comida saludable para pacientes con cáncer del seno], *Archives of Family Medicine* 9, no. 8, agosto de 2000, pp. 692-99.

12 Blumenthal, Mark, ed., *The Complete German Commission E Monographs, Therapeutic Guide to Herbal Medicines* [Monografías completas de la Comisión E Alemana, guía terapéutica para la medicina herbaria], American Botanical Council, Austin, Texas, 1998.

13 Parasrampurra, J., K. Schwartz, y R. Petesch, "Quality Control of Dehydroepiandrosterone Dietary Supplement Products" [Control de calidad de los productos suplementarios dietéticos dehidroepiandrosterona], *Journal of the American Medical Association* 280, no. 18, 11 de noviembre de 1998, p. 1565.

14 Angell, Marcia, y Jerome P. Kassirer, "Alternative Medicine —The Risks of Untested and Unregulated Remedies", [Medicina alternativa: Los riesgos de los remedios sin probar y no regulados]. *New England Journal of Medicine* 339, no. 12, 17 de septiembre de 1998, pp. 839-41.

15 Gurley, B.J., P. Wang, y S.F. Gardner, "Ephedrine-type Alkaloid Content of Nutritional Supplements Containing *Ephedra sinica* (Ma-huang) as Determined by High Performance Liquid Chromatography" [Índice del alcaloide tipo efedrina de los suplementos nutritivos que contienen efedra sinica (Ma-huang) como determinó la cromatografía de máxima calidad], *Journal of Pharmaceutical Sciences* 87, no. 12, diciembre de 1998, pp. 1547-53.

16 "Herbal Roulette" [Ruleta herbaria], *Consumer Reports*, noviembre de 1995, pp. 698-705.

17 Monmaney, Terence, "Remedy's U.S. Sales Zoom, But Quality Control Lags" [Remedios de EE.UU., explosión de ventas, pero falta de control de la calidad], *Los Angeles Times* (31 de agosto de 1998), del sitio Internet.

18 Adolph, Jonathan , "The New Age is Now: Twenty Ideas, Books, and Records That Have Redefined Our Culture" [La Nueva Era es ahora: Veinte ideas, libros y grabaciones que redefinieron nuestra cultura], *New Age Journal* suppl., 1995, pp. 27-40.

19 Newport, John P., *The New Age Movement and the Biblical Worldview: Conflict and Dialogue* [El movimiento de la Nueva Era y el punto de vista bíblico: Conflicto y diálogo], Eerdmans, Grand Rapids, 1998.

20 Calvert, Robert, "Dolores Krieger, Ph.D. and her Therapeutic Touch" [La doctora Dolores Krieger y su Toque Terapéutico], *Massage 47*, enero-febrero, 1994, pp. 56-60.

2

Una mirada retrospectiva a la medicina convencional

Hoy, en los Estados Unidos, vivimos en una sociedad que espera que la mayoría, si no todas, de nuestras infecciones y fracturas, cánceres y traumas así como dolores y molestias, se arreglen mediante la medicina moderna y que sea rápido y... ¡muchas gracias!

Nuestra medicina convencional, la occidental, se ha desarrollado desde el médico de campo con poca preparación que visitaba las casas hasta los especialistas actuales en centros médicos sofisticados con recursos asombrosos que pueden diagnosticar y tratar una miríada de dolencias y accidentes. La expectativa de vida ha aumentado. Las enfermedades que hace 50 años eran mortíferas, hoy son curables. Para otros, todavía no hay cura, pero los progresos en la medicina han hecho posible manejar con efectividad estas enfermedades de forma que la duración de la vida se extiende hasta casi llegar al promedio de una vida normal. Muchas veces damos por sentado las curas de la medicina moderna.

Para entender mejor dónde está la medicina convencional actual, cómo llegó a este punto y cómo se pudiera haber desviado, debemos mirar atrás para ver cómo empezó y progresó. Por muchas razones es una triste historia de cómo los médicos de antaño se esforzaban por sanar una miríada de enfermedades. Es una historia de errores, teorías equivocadas, mala información y juicios erróneos, pero también es una historia de brillantez, de avances y éxitos.

Los que proponen la medicina alternativa quisieran que usted creyera que la medicina convencional desconoce las terapias que se han usado durante cientos y miles de años. Un breve viaje a través de la historia de la medicina revelará el resto de la historia: Cuántas de las antiguas teorías, que una vez creyeron ser parte de una medicina convencional, se descartaron hace años; lo inútil que son los innumerables remedios antiguos que se alaban y recomiendan tanto como curas en la medicina alternativa de hoy.

Aunque la gente siempre anhelaba encontrar curas, es solo en historias recientes que realmente podríamos esperar curaciones *confiables* de la medicina. Durante gran parte del tiempo los únicos recursos médicos disponibles eran el consuelo de un galeno preocupado o curaciones y remedios hechos de hierbas locales. Alguna gente se recuperaba, sus cuerpos se sanaban naturalmente, no importa qué tratamiento (o falta del mismo) recibieran. No se podía ayudar a algunos de los pacientes por lo que morían en la comodidad del cuidado amoroso de la familia y del "doctor" al que se llamaba en momentos de enfermedad. Ese cómodo pasaje a la muerte era una clase de curación; y en cierta forma fue el precursor de los hospicios para las enfermedades terminales. Algunas personas con cuerpos desfigurados por la enfermedad, mejoraban después de tratamientos que ahora sabemos son científicamente inútiles. Creían que el tratamiento los curaría y se recuperaban.

Los muchos beneficios del "efecto del placebo"

Este tipo de recuperación se llama el "efecto placebo". Este efecto juega un papel importante y a veces beneficioso en todas las formas de cuidado médico y quirúrgico. Algunos casos médicos han llegado a la conclusión de que la historia de la medicina es mayormente una de efecto placebo. Esto ayuda a explicar por qué, aun hoy, la gente informa sentirse mejor después de recibir un tratamiento en particular. Así que, si la persona se siente mejor, ¿es porque realmente la ayudaron? ¿O su "mejoría" es una impresión temporal que no tiene nada que ver con la curación de la enfermedad? Todo depende de la enfermedad. Y del tratamiento.

Los placebos, y sus efectos, se han definido de varias maneras. Un placebo es cualquier píldora o inyección o intervención, o una parte de cualquier intervención, que da por resultado algún beneficio en un paciente sin que el tratamiento en sí ejerza un efecto específico y conocido en el cuerpo. Quizás el paciente se mejore porque el médico le dio esperanzas. O el paciente cree que la "píldora" o "inyección" ofrece una cura, aunque no sea así.

En 1801 se publicó un antiguo estudio que demostró el impacto del efecto placebo. Un médico competente y respetado de Nueva Inglaterra, Elisha Perkins (1741-1799), declaró que el uso de la vara metálica (llamado tractores de Perkins)[1] aliviaba muchas enfermedades. Perkins afirmó que su vara metálica funcionaba debido a las propiedades magnéticas del metal. Él tocaba la parte afectada del cuerpo de una persona e informaba que era un gran éxito. Perkins estaba tan convencido de la eficiencia de sus tractores que fue a Nueva York a curar gente durante una epidemia de fiebre amarilla, pero contrajo la enfermedad y murió. La reputación de los tractores sobrevivió en un Instituto Perkineano que se fundó en Inglaterra.

Otro médico, John Haygarth, que dudaba del éxito que se informó de Perkins y su vara de metal, ideó un experimento que ahora llamaremos "un estudio del placebo controlado". Haygarth hizo tractores de madera, los pintó para que parecieran metálicos, haciéndolo un placebo, o tratamiento "fingido". Luego trató a 5 pacientes reumáticos alternando el tratamiento, un día usaba la vara metálica de Perkins (lo que las investigaciones actuales llamarían "intervención de la prueba"), y al próximo día su vara de madera (el placebo). Los pacientes, que creían que los estaban frotando con la vara de Perkin, informaron sentir el mismo alivio con la vara de madera que con la de metal.

El experimento de Haygarth fue una demostración del efecto placebo. Los pacientes mejoraron, no por frotarse con los tractores de Perkin, sino por el complejo dinámico que hizo el efecto del placebo. "Los factores curativos ... fueron la imaginación y la fe del paciente y del médico. La fama del médico ... fue otro factor que contribuyó a la fe del paciente; es decir, mientras más importante es el médico, más posibilidades hay de que el tratamiento sea eficaz".[2] El de Haygarth no es solo uno de los ejemplos más antiguos del estudio del placebo controlado, sino también uno de los ejemplos de lo que ahora llamamos el "estudio ciego sencillo", en el que los pacientes no saben cuál tratamiento están recibiendo, pero el médico o investigador sí.

El efecto del placebo positivo prevalece mucho más, incluso hoy, que lo que muchos profesionales al cuidado de la salud o laicos desean admitir. Los efectos del placebo se han observado con medicinas, hierbas y otras plantas, cirugía, procedimientos médicos, compuestos inactivos, sicoterapia y pruebas diagnósticas. En 1938 un médico escribió: "Entonces, la gran lección de la historia médica es que el placebo siempre ha sido una práctica médica normal, que solo ocasionalmente y en grandes intervalos fue algo realmente servible, como la cura del escorbuto con frutas frescas que se introdujo en la práctica de la medicina".[3]

Sin embargo, el término "placebo" a menudo tiene una connotación negativa. Muchas personas piensan que los placebos son falsificaciones inútiles que se dan para engañar a los pacientes haciéndolos pensar que están adquiriendo algo que les ayudará cuando el médico no puede encontrar razón para sus síntomas. Se considera que los placebos se deben recetar para gente con enfermedades sicosomáticas (enfermedades que están "solo en la cabeza"), como un pacificador. (La palabra *placebo* viene del verbo latín que significa "agradar".) Si el paciente mejora con el placebo, entonces el efecto de este resulta y el problema queda resuelto. ¿O no es así?

El efecto nocivo del "placebo"

Lo que por lo general no se menciona fuera de los círculos científicos es la situación opuesta, a la que llamaremos el [efecto] "nocivo", en la que el paciente tiene una reacción negativa o mala al placebo. Traemos esto a colación para ayudarlo a comprender lo impredecible que puede ser la reacción de una persona al tratamiento.

Así es cómo funciona el "nocivo" en la investigación: Imagine a un grupo de pacientes, en un estudio controlado, con la misma enfermedad e iguales expectativas de recuperación. La mitad del grupo toma un nuevo medicamento que se conoce por apresurar la recuperación. La otra mitad toma un placebo. Nadie, ni siquiera los médicos, saben quién está tomando qué, pero a todos los participantes se les dice que se recuperarán con rapidez si reciben el nuevo medicamento.

¿Qué pasa? La mayoría de los participantes que toman el nuevo medicamento mejoran notablemente más rápido que los que ingieren la píldora placebo. Exactamente lo que se espera. Algunos de los que tomaron el placebo mejoraron, tal vez hasta tan dramáticamente como los que recibieron el nuevo medicamento. Estos se beneficiaron del "efecto del placebo". Pero algunos de los que tomaron el placebo empeoran, un "efecto nocivo". Tienen una reacción adversa al placebo aunque los ingredientes inactivos de la píldora no pueden producir efectos físicos. Una revisión a más de 100 investigaciones encontró que casi 1 de cada 5 personas que han recibido placebos tiene reacciones adversas o nocivas.[4]

El efecto del placebo es verdadero. Trae alivio, al menos temporalmente. La gente piensa que las píldoras que están tomando los ayudan porque se sienten mejor. Ahora, la investigación puede hacer notar la diferencia. Los estudios recientes se han diseñado para evaluar si una terapia es eficaz o no, o si solo parece funcionar como resultado del efecto del placebo. Es importante conocer la diferencia si usted está considerando algún tratamiento.

La mayoría de los remedios antiguos tienen pocos efectos

Los médicos de las culturas antiguas desarrollaron una larga lista de medicinas que se prepararon y a menudo estaban disponibles para usarse solo mediante una receta. Había por lo menos 370 medicinas diferentes que los médicos usaron en Mesopotamia, la región oriental de la antigua Israel. Grecia tenía entre 200 y 400 medicinas diferentes. Escritos chinos antiguos describen el uso de más de 2,000 hierbas, metales y minerales en más de 16,000 diferentes preparaciones. En la antigua India se usaron 600, el médico romano, Pliny, tenía una lista escrita de 1,000 y 280 en los escritos del médico grecorromano, Galeno, cuyas teorías tenían un efecto profundo en el campo de la medicina.

Prácticamente todas las sustancias orgánicas e inorgánicas conocidas se han usado como medicina en algún momento de la historia. Muchas sustancias extrañas también se han empleado extensamente en remedios. Por ejemplo, el cuerno del unicornio se usaba para las fiebres, venenos, y para restaurar las fuerzas. Durante siglos se creyó que procedía del legendario unicornio, el cuerno realmente era el colmillo en espiral de una ballena narval.[5]

En la antigua Babilonia, las inflamaciones en la cabeza se trataban afeitando a las personas hasta que saliera sangre y luego cubrían el área inflamada con estiércol hirviendo.[6] En India, se usaba mucho la meditación, ayunar, vomitar, los purgantes, la efusión de sangre, los enemas y casi 600 remedios de hierbas.[7]

En Egipto, el Papyrus de Eber, de 1500 a.C. recomendaba tratar a la gente con tierra; excremento de mosca; sangre de lagartija, gatos y otros animales; cráneo humano rayado; pelo de cabra; dientes de puerco y orine y heces de dieciocho criaturas diferentes, incluso humanos.[8] "El polvo de momias egipcias" era otro remedio popular que se creía eficaz para curar heridas y una gran variedad de enfermedades. Si las momias en verdad se usaban, deben haber sido extremadamente tóxicas, ya que el arsénico era un ingrediente principal en el proceso para embalsamar de los egipcios.[9] Además, los rituales y sacrificios religiosos se incorporaban en muchas prácticas de curaciones antiguas.

Una lista de medicinas autorizadas, llamadas "farmacopea", publicada en Francia en 1608 y reimpresa en 1637, describió remedios hechos de gusanos, lagartijas, hormigas, culebras y escorpiones. E incluyen algunas recomendaciones sorprendentes:

> Referente a las partes de los animales, nuestros médicos están seguros de que están dotados de muchas y admirables virtudes ... rayar la cabeza de un hombre muerto antes de enterrarse ... el cerebro de los antílopes ... los intestinos del lobo ... los genitales del venado ... grasa de hombre ... sangre humana ... las uñas de los pies del alce ... las escamas de muchos peces. Por último, ya que los excrementos de los animales mencionados también tienen virtudes particulares, no es impropio que el farmacéutico los mantenga en sus farmacias, especialmente el estiércol de chivo, perro, cigüeña, pavo real, paloma, almizclera, algalia.[10]

A pesar del gran número de preparaciones que se usaban para tratar una variedad de enfermedades, los estudios modernos no han podido probar que la vasta mayoría de estas terapias tengan cualquier tipo de efecto fisiológico directo. Cualquier beneficio positivo (y debió haberlos) probablemente se debió al efecto del placebo.

Esta conclusión no es exactamente un hallazgo reciente. Celsus, un romano del siglo primero, dijo que cientos de los remedios que los médicos recetaban no tenían más beneficio que "un cuerpo sano, o buena suerte".[11] Él creía que la cirugía era el único tratamiento confiable de que se disponía en sus días. Pliny reunió 20,000 factores de los escritos médicos del primer siglo y llegó a la conclusión de que la gente iba a los médicos debido a "la dulzura seductora de la ilusión".[12] De acuerdo a su teoría, los médicos no tenían nada que ofrecer excepto su presencia cuidadosa. Creía que muchos médicos de sus días usaban terapias que en verdad eran "experimentos", poniendo a los pacientes, por consecuencia, en peligro.

La mala influencia de Galeno en la medicina perduró 1500 años

Pero el médico grecorromano Galeno (alrededor de 131-200 d.C.) tuvo una influencia muy grande en la medicina. Durante siglos hubo pocos cambios gracias a él. Sus escritos dominaron la práctica médica durante 1500 años. Por qué Galeno se hizo tan venerado no es muy claro, pero en parte se debió a su confianza en aseveraciones como esta: "He seguido mi práctica hasta la vejez, y hasta ahora no me he desviado ni en tratamientos ni en pronósticos como muchos otros médicos de tanta fama. Si uno desea ganar fama mediante los tratamientos y no mediante la habilidad de la lengua, todo lo que necesita es ... aceptar lo que he podido establecer mediante celosas investigaciones".[13]

Galeno enseñó que había cuatro "humores" que correspondían a los líquidos principales del cuerpo: sangre (del hígado), flema (de los pulmones), bilis amarillas (de la vesícula) y bilis negras (del bazo).[14] Una persona es saludable si esos líquidos están equilibrados o enferma si le carece. La creencia en la teoría de Galeno explica por qué las prácticas médicas más comunes de aquella época eran efusión de sangre y purgas. Supuestamente esto restauraba "el balance" entre los humores. Purgas, eméticos y enemas se utilizaban con la creencia de estar deshaciendo del cuerpo humores que causaban enfermedades.

También trataban a los pacientes con remedios escogidos por su influencia sobre todos o la mayoría de los humores. Estos remedios casi siempre eran mezclas de muchas hierbas diferentes, partes de animales y minerales frecuentemente compuestos de acuerdo a recetas secretas. Uno de los más famosos fue Teriac, que originalmente se llamaba "mithridatum".[15] Esta confección tenía de 33 a 100 ingredientes y los más importantes de ellos eran la carne de víboras, galera, vino y opio. Por lo menos demoraba 6 meses mezclarlos y prepararlos, y luego se usaban para casi todas las enfermedades conocidas. Galeno estaba tan convencido de que esa era la mejor medicina disponible que escribió un libro entero acerca de ella, asegurando así que durante siglos nadie dudara de la medicina. En 1745 al fin probaron que el Teriac era ineficaz, excepto como fuente de opio en dosis altamente variables. Sin embargo, se incluyó en los libros de texto de farmacia hasta los años 1870 y aun se podía comprar en Austria en los años 1940.

Daños que hizo la medicina convencional antigua

Las culturas antiguas usaron ciertas hierbas que la medicina convencional halló que contenían ingredientes terapéuticos activos. Pero algunos eran peligrosos. Galeno recomendó Poleo [nombre popular de la *Mentha pulegium*] para inducir los abortos, sin embargo esta hierba puede ser mortífera.[16] Esparcir heces sobre las heridas abiertas fue otro tratamiento que podía causar infecciones y no curar.

Los tratamientos que con frecuencia se usaron a través de la historia también eran peligrosos. Estos incluyen la deshidratación por causa de escupir, enemas, vómito o efusión de sangre. Ahora reconocemos el peligro de la deshidratación en cualquier paciente y hacemos precisamente lo opuesto, dando suero para la hidratación. Actualmente los pacientes sobreviven los problemas que en el pasado, usando tratamientos que deshidrataban, hubieran dado por resultado la muerte.

La mayoría de los médicos antiguos estaban haciendo lo mejor que podían de acuerdo a los limitados conocimientos de su época. Después que el actor John Wilkes Booth le disparó al presidente Abraham Lincoln, el tratamiento que este recibió ha motivado la pregunta si fue la bala o los médicos que lo mataron. Inconsciente, le dieron brandi y agua para tomar. Luego dos médicos insertaron sus dedos sin esterilizar hasta donde fue posible en la herida por detrás de la cabeza del presidente con la esperanza de extraerle la bala. Como no pudieron, insertaron sondas (que tampoco estaban esterilizadas) hasta casi veinte centímetros en el cerebro del presidente. En esa época estos métodos eran comunes, hasta que hubo una comprensión científica de los gérmenes y las infecciones.

A pesar de lo crudo que parecen estos métodos, es inútil alegar que los médicos mataron al presidente. Una autoridad llegó a la conclusión: "No era posible que Lincoln sobreviviera a esta herida, aun en tiempos modernos, y ... es notable que sobreviviera nueve horas después del disparo".[17]

En algunos casos, las terapias ineficaces eran mejores para los pacientes simplemente porque evitaban aplicar otros tratamientos que eran más perjudiciales. George Washington murió en el año 1799 con 57 años después de pasar un catarro y una angina (un acceso en las amígdalas). El siguiente informe de su tratamiento ejemplifica lo peor de la práctica médica sin preocupación alguna por la eficiencia comprobada. "En 12 horas quitaron desde 2.5 hasta 2.8 cuartos de sangre, seguido de una dosis moderada de calomelano o calomel americano, una inyección de 5 gramos de calomel, 5 a 6 gramos de emético de tártara, frecuentes inhalaciones de vapor de agua con vinagre, la aplicación de ampollas en sus extremidades y una cataplasma de salvado y vinagre aplicado a su garganta que ya tenía una ampolla".[18] Es probable que esta cantidad de efusión de sangre causara deshidratación, que ligada a los otros remedios, apresuraron la muerte del presidente George Washington.

Tarde en el siglo diecinueve, el muy respetado médico Oliver Wendell Holmes declaró: "Si toda la materia médica [una lista de remedios, sus propiedades y su preparación], *tal y como la empleamos ahora*, se pudiera hundir hasta el fondo del mar, sería de gran beneficio para la humanidad y peor para los peces".[19]

Al contemplar estos tratamientos del pasado nos maravillamos pensando cómo la gente pudo creer que le eran de ayuda. Hacían lo que hacemos: depender de la palabra de los "expertos". Convocaban conferencias oficiales para considerar las preparaciones y méritos de algunos remedios en particular. Se preocupaban por la manera en que a veces se adulteraron y falsificaron las preparaciones. Los comerciantes del siglo diecisiete en Copenhague trajeron los mejores zoólogos de la época para identificar lo que estaban vendiendo por cuerno de unicornio. Resultó que era dientes en forma de espiral que se encontraban en ciertas especies de ballenas.[20]

Cuando Franz Mesmer se trasladó a París para practicar su forma de hipnotismo y curación magnética, la Academia Real Francesa de Medicina nombró un comité para evaluar sus declaraciones. Este comité, que incluía a Benjamín Franklin, publicó su informe en 1784, concluyendo que los efectos de la terapia de Mesmer se debían a lo que hoy denominamos el efecto del placebo. El informe encontró que los efectos observados se explicaban mejor "por los toques del operador [es decir, el terapeuta], la imaginación excitada del paciente y el instinto involuntario de imitación".[21] Las pruebas que dirigió el comité usaron mujeres que informaron que sentían la energía magnética que el practicante del mesmerismo enviaba. Sin embargo, con los ojos vendados las mujeres no podían saber correctamente cuando era que el mesmero mandaba energía magnética ni a qué parte de su cuerpo la dirigía. Estos estudios formaron los principios de lo que más tarde se llamarían los métodos ciego sencillos y ciego doble de las investigaciones clínicas.[22]

La medicina convencional ha dependido de las investigaciones médicas básicas así como de pruebas y experiencias clínicas, exigiendo evidencias de la eficiencia de un tratamiento, al cambiarse de los días simples del médico de campo hasta los centros médicos sofisticados de la actualidad que pueden reemplazar un corazón dañado, curar una infección peligrosa y reparar cuerpos lisiados y enfermizos.

La medicina convencional también reconoce sus limitaciones. Todavía hay enfermedades para las cuales no hay cura, síntomas para los cuales no hay alivio. La medicina no lo puede arreglar todo.

Los médicos, si practican suficiente tiempo, encontrarán lo inexplicable: El paciente que es demasiado saludable para morir y sin embargo muere joven; el hombre al que solo le quedan semanas para vivir, y sin embargo, años después está bien de salud. Algunos lo harán todo bien, según entendemos, viviendo una vida saludable y de todas formas morirán jóvenes. Otros lo harán todo mal y vivirán muchos años. No sabemos por qué.

Como ve, en este breve repaso, la medicina convencional no es una ciencia exacta. Ha sido un largo camino de pruebas y errores, teorías, exámenes y cambios para llegar a donde estamos en la actualidad.

Notas

1 Quen, Jacques M., "Elisha Perkins, Physician, Nostrum-Vendor, or Charlatan?" [Elisha Perkins, ¿médico, vendedor de panacea o charlatán?], *Bulletin of the History of Medicine* 37, [Boletín de la historia de la medicina] 1963, pp. 159-66.

2 Shapiro, Arthur K., y Elaine Shapiro, *The Powerful Placebo: From Ancient Priest to Modern Physician* [El poderoso placebo: Desde el antiguo sacerdote hasta el médico moderno], Johns Hopkins University Press, Baltimore y Londres, 1997, p. 127.

3 Houston, W.R., "Doctor Himself as Therapeutic Agent" [Los doctores mismos como agentes terapéuticos], *Annals of Internal Medicine* 11 [Anales de la medicina interna], 1938, pp. 1416-25.

4 Turner, Judith A., Richard A. Deyo, John D. Loeser, Michael Von Korff, y Wilbert E. Fordyce, "The Importance of Placebo Effects in Pain Treatment and Research" [La importancia de los efectos placebos en tratamientos e investigaciones dolorosos], *Journal of the American Medical Association* 271 [Revista de la Asociación Médica Americana], mayo 1994, p. 1611.

5 Shepherd, Odell, *The Lore of the Unicorn* [La leyenda del unicornio], Houghton-Mifflin, Boston, 1930.

6 Shapiro y Shapiro, *op. cit.*, p. 3.

7 *Íbid.*, p. 9.

8 *Íbid.*, p. 4.

9 Shapiro, Arthur K. y Elaine Shapiro, "The Placebo: Is It Much Ado about Nothing?" [El placebo: ¿Se-

rá mucha bulla y pocas nueces?] en *The Placebo Effect: An Interdisciplinary Exploration* [El efecto placebo: Una exploración interdisciplinaria], Harvard University Press, Cambridge, MA, 1997, p. 15.

10 Cita en Francis R. Packard, "Gui Patin and the Medical Profession in Paris in the Seventeenth Century" [Gui Patin y la profesión médica en París en el siglo diecisiete], *Annals of Medical History* 4, no. 3, 1932, p. 232.

11 Celsus, citado en Guido Majno, *The Healing Hand: Man and Wound in the Ancient World* [La mano que cura: Hombre y herida en el mundo antiguo], Harvard University Press, Cambridge, MA, 1975, p. 355.

12 Pliny, citado en Majno, *íbid.*, p. 348.

13 Galeno, citado en Henry E. Sigerist, *The Great Doctors: A Biographical History of Medicine* [Los grandes doctores: Una historia biográfica de la medicina], Books for Libraries, Freeport, NY, 1933, p. 76.

14 Shapiro y Shapiro, *op. cit.*, pp. 6-7.

15 Paulshock, Bernadine Z., "William Heberden, M.D., and the End of Theriac" [Doctor William Heberden y el fin de Teríaca] *New York State Journal of Medicine* 82 [Revista de medicina del estado de New York 82] no. 11, octubre de 1982, pp. 1612-14.

16 Anderson, Ilene E., Walter H. Mullen, James E. Meeker, Siamak C. Khojasteh, Shimako Oishi, Sidney D. Nelson, y Paul D. Blanc, "Pennyroyal Toxicity: Measurement of Toxic Metabolite Levels in Two Cases and Review of the Literature" [Toxicidad del poleo: Medidas de los niveles del metabolito tóxico en dos casos y repaso de la literatura], *Annals of Internal Medicine* 124, abril de 1996, pp. 726-34.

17 Lattimer, John K., *Kennedy and Lincoln: Medical and Ballistic Comparisons of Their Assassinations* [Kennedy y Lincoln: Comparaciones médicas y balísticas de los asesinatos], Harcourt Brace Jovanovich, New York, 1980, p. 47.

18 Shapiro y Shapiro, *op. cit.*, 25.

19 Holmes, Oliver Wendell, *Medical Essays, 1842-1882* [Ensayos médicos, 1842-1882], Houghton Mifflin, Boston, 1891, p. 203.

20 Shepherd, *op. cit.*, 261.

21 Citado en Frank Podmore, *From Mesmer to Christian Science: A Short History of Mental Healing* [Desde Mesmer hasta la Ciencia Cristiana: Una breve historia de la curación mental], University Books, New Hyde Park, NY, 1963, p. 59.

22 Ted J. Kaptchuk, "Intentional Ignorance: A History of Blind Assessment and Placebo Controls in Medicine" [Ignorancia intencional: Una historia de evaluación ciega y control del placebo en la medicina], *Bulletin of the History of Medicine* 72, no. 3, 1998, pp. 389-433.

SEGUNDA PARTE

DIOS, SALUD, CURACIÓN Y EL CRISTIANO

3

Principios cristianos de la salud

"Ser saludable lo es todo".

"Lo más importante en la vida es su salud".

Si alguien está atravesando un mal momento o una crisis económica, le decimos: "Bueno, por lo menos tienes salud".

Abundan los dichos acerca de la buena salud. Al hablar de salud, mucha gente piensa en el bienestar físico, pero la tendencia actual es a una visión mucho más amplia, una visión "global" que reconoce las diferentes influencias en nuestra salud y curación: factores físicos, mentales, emocionales, relacionales y espirituales, tanto para la prevención como para el tratamiento. Ahora sabemos que muchos factores no físicos juegan una función importante en el desarrollo de ciertas enfermedades y en mantenernos saludables.

Una perspectiva más amplia de lo que significa ser saludable

¿Cómo definimos la salud? Una definición de la salud se incluyó en la constitución de la entonces recién formada Organización Mundial de la Salud, por el año 1948.

> Salud es un estado total de bienestar físico, mental y social y no una simple ausencia de enfermedad o dolencia. El disfrute de la más alta calidad de salud alcanzable es uno de los derechos fundamentales de cada ser humano sin distinción de raza, religión, creencia política, económica o condición social.[1]

Treinta y seis años más tarde, en 1984, la Organización Mundial de la Salud agregó "espiritualidad" a la lista de factores involucrados en la salud.[2]

Admitir que la salud incluye factores sociales, emocionales y espirituales nos permite implicar muchos valores diferentes en nuestra definición de salud. Esto tiene muchas ventajas, sin dejar de considerar que es el más realista para la buena salud.

Pero esto también crea problemas. Por ejemplo, si se señala que una persona tiene relaciones enfermizas, ¿quién define lo que esto significa? Tal vez los padres digan que no es saludable que sus hijos anden con ciertos niños del vecindario. Como adultos, quizás deseáramos definir "relaciones enfermizas" de acuerdo al número de amigos que alguien tiene, o al historial de matrimonios, o al alcance de los compromisos de una persona en organizaciones sociales. Pero, ¿cuál, si alguno, de estos criterios es válido?

Las cosas se tornan aun más lóbregas al tratar los asuntos espirituales. ¿Qué forma de espiritualidad se necesita para ser saludable? ¿Debe ir uno a la iglesia cada semana? ¿Dos veces a la semana? ¿Varias veces durante la semana? ¿Se debe orar todos los días? ¿Leer la Biblia? ¿Caminar por el bosque y disfrutar la creación de Dios? O al caminar, ¿es válido darle todo el crédito a la naturaleza? ¿O qué si se le da todo el crédito por su salud a los espíritus que usted cree que habitan en los árboles y animales?

Esta perspectiva más amplia de la salud impacta muchos aspectos de los cuidados de ella. Ahora los hospitales ofrecen cursos para los que van a casarse y para los que van ser padres. La asombrosa popularidad de Viagra® representa, en parte, una extensión del bienestar de la salud que incluye la satisfacción sexual. Se nos dice que también nos hacen más saludable los productos para reducir las arrugas, vencer la calvicie y mejorar el desempeño deportivo.

Esto también nos lleva al área gris del envejecimiento y la habilidad natural. ¿Somos más saludables si la piel nos hace parecer más jóvenes que la edad que tenemos? ¿O somos enfermizos si necesitamos aparentar ser más jóvenes de lo que somos?

Claro está, la manera de definir la salud tiene profundas consecuencias espirituales, sicológicas, sociales y hasta financieras, que van más allá del tema del bienestar biológico. Un filósofo de medicina lo describe así:

> Si la salud y la enfermedad no son más que conceptos socialmente determinados, culturalmente mediados e individualmente subjetivos, entonces hay muy pocas posibilidades, si alguna, de colocar la medicina sobre bases científicas firmes o de encontrar consensos entre expertos y pacientes en cuanto a las limitaciones propias del cuidado médico.[3]

Esta amplia perspectiva no significa que la salud física se deba descuidar. Es importante y buena. Se puede y se debe disfrutar y apreciar. La enseñanza de la Biblia y los milagros de Jesús muestran que Dios se ocupa del cuidado de la salud física de la gente. Uno de los ejemplos más conocidos del amor bíblico es el del buen samaritano (Lucas 10:30-37). Él se ocupó por completo del hombre herido, incluso sus necesidades relacionales y financieras. Pero primero el samaritano vendó las heridas del hombre, se las curó con aceite y vino y luego lo llevó a donde pudiera descansar y recuperarse físicamente.

¿Qué dice la Biblia respecto a la salud?

El Antiguo Testamento usa una cantidad de términos hebreos para reflejar un amplio concepto de "salud como un todo". La obediencia a Dios y la humildad ante él se asocian a menudo con promesas de salud y bendición: "No seas sabio en tu propia opinión; más bien, teme al SEÑOR y huye del mal. Esto infundirá salud a tu cuerpo y fortalecerá tu ser" (Proverbios 3:7-8; véase además Deuteronomio 30:15-16).

Algunas de las leyes del Antiguo Testamento reflejan la preocupación de Dios por la salud de su pueblo y cómo esperaba que usaran medios naturales para mejorar la salud. Obedecer algunas de estas leyes daría por resultado fomentar la salud de la misma forma que hoy lo hacen las regulaciones para la salud pública. Por ejemplo, a los israelitas se les prohibía comer carne que ahora sabemos era propensa a propagar enfermedades. Tenían que poner en cuarentena a cualquiera que mostrara posibles señales de enfermedades infecciosas, exactamente como hoy usamos ciertas "técnicas de aislamiento" para prevenir que se propague la infección (Levítico 11; 13; 14).

La clara enseñanza del Antiguo Testamento es que la buena salud depende de vivir de acuerdo a la voluntad de Dios. Esto produce *tsedeq,* lo cual significa justicia, o tener una correcta relación con Dios, lo que da por resultado tener una vida larga y saludable.

Esta descripción multidimensional de la salud también aparece en el Nuevo Testamento, mostrándonos diferentes aspectos de ella en varios contextos. Un principio que se enfatiza es que los humanos son más que un ser físico; somos personas complicadas con dimensiones tanto físicas como emocionales, relacionales, morales y espirituales. A continuación encontrará algunos de los pasajes en los cuales se describe este principio a través de la Biblia:

- Las emociones están vinculadas a la salud, como en Proverbios 17:22: "Gran remedio es el corazón alegre, pero el ánimo decaído seca los huesos".
- La moral de nuestras acciones influye nuestra salud: "Porque el que come y bebe sin discernir el cuerpo, come y bebe su propia condena. Por eso hay entre ustedes muchos débiles y enfermos, e incluso varios han muerto" (1 Corintios 11:29-30).
- Nuestra vitalidad espiritual está vinculada a nuestra salud: "Querido hermano, oro para que te vaya bien en todos tus asuntos y goces de buena salud, así como prosperas espiritualmente" (3 Juan 2).

El punto de vista bíblico sobre la salud también se puede expresar como estar bendito, lo cual fue un tema en el Antiguo Testamento, y se describe con más claridad en el Sermón del Monte (Mateo 5:3-12; Lucas 6:20-26). Dios bendice, no rechaza, al pobre, manso, oprimido y humilde. Este aspecto de la salud toma en consideración el papel de los valores y creencias en nuestra perspectiva de la salud.

La gente puede recibir bendición, y por consecuencia salud, a pesar de las circunstancias indeseables. Un cuadriplégico puede ser bendecido y justo ante Dios y "saludable" en la comprensión bíblica de la salud. Las bendiciones describen el bienestar general de las personas que están pobres, en luto o perseguidas. De muchas maneras, de acuerdo a la Biblia, nuestra salud depende de la vida interior, la cual Dios desea cuidar y promover.

Sin embargo, a veces necesitamos dar prioridad a diferentes aspectos de la salud. La Biblia describe situaciones en las cuales hasta la salud física se debe sacrificar para aumentar la espiritual. Jesús nos dice: "Por tanto, si tu ojo derecho te hace pecar, sácatelo y tíralo. Más te vale perder una sola parte de tu cuerpo, y no que todo él sea arrojado al infierno" (Mateo 5:29-30). El objetivo de este pasaje es demostrarnos cómo ordenar las prioridades, no es para tomarlo literalmente. No estamos diciendo que los cristianos deben descuidar su salud física. En la mayoría de las situaciones fomentarla es completamente compatible con promover la salud espiritual. Pero a veces, es necesario hacer una elección.

Habrá momentos cuando, por el bienestar de nuestra salud espiritual, tengamos que tomar una decisión difícil para no dedicarse a algún aspecto sanitario. Jesús resume este principio: "¿De qué sirve ganar el mundo entero si se pierde la vida? ¿O qué se puede dar a cambio de la vida?" (Mateo 16:26).

El meollo de todas estas ideas radica en la declaración de que Jesucristo vino a ofrecer una salud definitiva a la gente en forma de una vida aquí en la tierra que fuera plena, satisfactoria y significativa, vinculada a la promesa de una vida eterna libre de enfermedad, libre de pecado y libre de lágrimas. "Yo he venido para que tengan vida, y la tengan en abundancia" (Juan 10:10).

La buena salud no debe ser nuestro dios ni la meta final

Si alguien minimizara la importancia de lo espiritual, o no creyera en la eternidad, entonces esta vida es todo lo que hay, y mantener la vida física y la salud se convertiría en el enfoque más importante.

Muchos de los desarrollos más recientes y controversiales en la medicina convencional (clonar, ayudar al suicidio, bebés procesados en un tubo de ensayo) se ha originado porque algunos creen que el propósito de la vida es crear vida en sí, y no solo *cualquier* vida, sino una que de acuerdo a las normas humanas se juzga de valor o de una calidad adecuada.

Para muchos, este enfoque es mantener una cierta calidad de vida física durante tanto tiempo como sea posible. Así que, algunos sostienen que la cirugía cosmética, las píldoras para la impotencia, el Viagra, los "tratamientos" médicos para la calvicie y las arrugas son importantes para mantener una cierta calidad de "salud". Cada uno de estos tal vez tenga un uso legítimo en casos específicos, pero su popularidad es un resultado natural de la idea de que el propósito de la vida es promover la vida en sí misma.

Aquellos que solo se enfocan en la salud persiguen cualquier factor espiritual, relacional, emocional o físico que contribuya a alcanzar sus metas. Si se dijera que la religión y la espiritualidad ayudan a la gente a vivir más, o a tener una vida más saludable, todos desearían probarlas.

A alguien con una mentalidad así, no le importa que las creencias se basen en verdades. Para estos individuos, el propósito de la vida permanece enraizado en el aquí y el ahora, el período del nacimiento hasta una muerte física sin dolor y libre de sufrimientos.

Para muchos en el movimiento de la Nueva Era, esta actitud hacia la vida se toma un paso más allá. La salud involucra autorealización. "El individuo autorealizado es más feliz, saludable y creativo".[4] Los métodos que permiten que la autorealización ocurra involucran maneras de ponerse en contacto con el lado intuitivo de uno, el ser interior. Varias formas de meditación, por consecuencia, asumen un papel importante. La salud de uno en esta vida viene a ser de importancia central.

> Uno solo es responsable de los sentimientos propios. Solo usted puede juzgar sus valores, [Carl] Rogers dijo ... Dentro de los parámetros de la experiencia, cualquier cosa que se conciba que contribuya al crecimiento humano, ya sea científicamente verificado o no, es admisible, y fue admisible.[5]

Esta clase de ideas fundamenta la aceptación del pensamiento de la Nueva Era para las terapias alternativas. Al definir ampliamente la salud como el bienestar, y que la prueba más importante sea cómo la gente se siente después de una terapia, casi cualquier cosa se podría incluir como "terapia".

Aunque el uso de las terapias alternativas puede ser diferente a las medicinas y tecnología que otros buscan, el propósito fundamental es el mismo. El propósito principal en la vida es la buena salud. Por lo tanto, de acuerdo a esta perspectiva, el individuo debe buscar cualquier cosa que le mejore la salud.

Esta creencia realmente hace más difícil aceptar la enfermedad, limitaciones, envejecimiento y muerte. Cuando lo más importante en la vida es estar físicamente saludable, la falta de salud puede ser devastadora, y llevar a la gente aun a desvirtuar su propio valor, importancia y propósito. La misma identidad de la gente puede afectarse con la enfermedad si esta les impide tener lo que consideran más importante en la vida: buena salud. Esto tal vez explique parcialmente por qué la gente gasta enormes cantidades de recursos para mantener sus cuerpos "saludables" y luego demandan ayuda para el suicidio cuando consideran que sus vidas ya no tienen más valor.

El problema de vivir en un mundo que idolatra la salud física

Los problemas surgen cuando aceptamos ciegamente la perspectiva de nuestra cultura en cuanto a la salud. Los cristianos deberían preocuparse especialmente por la inversión de tiempo y dinero en cosas de valor artificial en lugar de en las que verdaderamente tienen valor.

- La cirugía plástica y la implantación de senos por razones puramente cosméticas se basan en puntos de vista cambiables acerca del atractivo físico.
- Dar a niños saludables, que no tienen la estatura promedio, hormonas para ayu-

darlos a ser más altos se basa en el valor artificial que la sociedad asigna a la altura.
- Las drogas que aumentan el desempeño deportivo se basan únicamente en el valor cuestionable de ganar las competencias mientras se minimiza el verdadero beneficio de los deportes.

Ganar se ha convertido en lo más importante. Hace más de veinte años las encuestas revelaban que algunos atletas estaban dispuestos a hacer cualquier cosa con tal de ganar una medalla de oro. En 1997, *Sports Illustrated* [Deportes ilustrados] preguntó a casi 200 atletas olímpicos o aspirantes a las olimpiadas de EE.UU. si durante 5 años estuviesen dispuestos a tomar una droga que les hiciera posible ganar el campeonato mundial aunque luego la droga los matara.[6] ¡Más de la mitad contestaron que sí la tomarían!

La medicina se ha usado para facilitar una forma de "salud" que se basa en elecciones personales y valores culturales cuestionables. Sin embargo, no podemos ignorar el hecho de que la gente que no son estrellas del deporte, que son menos hermosas, o más bajitas que el promedio, sí sufren por no tener rasgos que la sociedad valora. Su dolor es verdadero, pero el problema es el prejuicio.

La respuesta no es motivarlos para que sigan "tratamientos" médicos. La respuesta es comprender que su sufrimiento lo causa un valor artificial, y luego rechazar ese valor, tal y como Dios rechaza otras formas de descriminación: "Ya no hay judío ni griego, esclavo ni libre, hombre ni mujer, sino que todos ustedes son uno solo en Cristo Jesús" (Gálatas 3:28).[7]

¿Qué valor debemos concederle a la salud?

La salud es buena por las razones que Dios expresa. Debemos hacer el máximo por nuestra salud física, emocional, relacional y espiritual, pero en sí eso no es el fin de la vida. La dedicación a la salud física se debe balancear con otros valores. Tener buena salud es algo por lo cual podemos glorificar a Dios y servir a otros. Vimos esto en el gran mandamiento de Jesús (Mateo 22:36-40), pero Pablo también lo expresa cuando les dice a los cristianos: "Fueron comprados por un precio. Por tanto, honren con su cuerpo a Dios" (1 Corintios 6:20).

En el sistema de Dios, a veces hay buenas razones para sacrificar la salud y hasta nuestras vidas. Jesús tocó a los leprosos y a otros "intocables" de sus días por el valor mayor de su salud espiritual. Médicos, enfermeras y otros, todavía imitan a Jesús cuando cuidan personas con enfermedades infecciosas. Los que van a misiones en países que disponen de muy pocos cuidados de salud hacen igual elección para ellos mismos y sus familias. Debemos admirarlos. Son personas que saben que la vida representa algo más que la salud física.

La fe devota ayuda, pero no garantiza buena salud

¿La devoción religiosa lo ayuda a vivir una vida saludable? Tras esta pregunta se encuentra la presunción de que a "la gente buena" no debía pasarle cosas malas. Esa "gente buena", si está viviendo para Dios y hace las cosas como él quiere, debía tener algunos beneficios de una vida más larga y saludable aquí en este mundo.

Dios, en su palabra, nos da una guía general para tener un estilo de vida saludable. Aquellos que siguen sus consejos tenderán a cosechar los beneficios de la salud, así como seguir las instrucciones del manual del automóvil hará que este ruede mejor.

Pero toda la atención del mundo a esas instrucciones no nos protegen de otros errores o malicias, que dan por resultado carros destrozados, cuerpos destruidos y relaciones torcidas. Tampoco podemos aislarnos de sucesos, como árboles que se caen y huracanes o enfermedades genéticas.

Aunque deseáramos que fuera de otra manera, Dios nunca nos prometió una salud perfecta. La iglesia no debe portarse como si él lo hubiera hecho, prometiendo impartir su sanidad a cierta hora del domingo. Pero tampoco la iglesia debe ignorar cómo Dios obra mediante mecanismos naturales para sanar.

Algunas religiones, incluso las que están activamente involucradas en la medicina alternativa, declaran ofrecer completa salud a sus miembros. Evaluar la salud de los creyentes en esas religiones podría ofrecer una evidencia importante acerca de la verdad o falsedad de esas religiones (como se hizo con la Primera Iglesia de Cristo, Científica, o Científicos Cristianos).[8] Por eso, es importante examinar en detalle lo que dice la Biblia acerca de la sanidad, y si Dios promete sanar a los cristianos.

Los estudios científicos parecen apoyar la idea de que la religión es un factor importante para la salud. Numerosos estudios muestran una correlación positiva entre involucrarse en prácticas religiosas y la salud de la gente. Un investigador lo expone de esta manera: "Una gran proporción de la información de datos empíricos que se publica sugiere que la consagración religiosa puede jugar un papel beneficioso previniendo enfermedades mentales y físicas, mejorando cómo la gente se enfrenta a las enfermedades físicas y mentales, y facilitando la recuperación de las enfermedades".[9]

Una encuesta nacional de adultos en 1991 halló que la frecuencia con la que la gente ora y asiste a los servicios religiosos impacta significativamente su estado de salud, a pesar de la edad.[10] Mientras más involucrada esté la gente en la religión, mejor puntuación tiene en varias medidas de salud. Este beneficio es mayor si el individuo no solo está participando activamente en servicios y programas en una comunidad religiosa, sino cuando su fe religiosa es parte importante de quien es la persona. Una fe poderosa no solo influye en la comprensión de la persona respecto al significado de la vida, también sirve como una guía para vivir.[11]

El beneficio de la fe no es tan dramático para los fieles que adoran a solas, como para quienes se involucran en cultos religiosos por radio o televisión.[12] Otras personas usan la religión para autojustificarse y socializar, como una forma de obtener un estatus o seguridad personal, eso hace la religión más utilitaria y orientada a la persona.[13]

Los estudios sobre el impacto de la religión en la salud no son uniformemente positivos. Y un pequeño número de investigadores encontró que no hay correlación entre la fe y la salud, y en algunos casos, hasta encontraron un efecto negativo.

Desde una perspectiva científica, muchos de esos estudios tienen limitaciones importantes.[14] Algunos de los estudios estaban pobremente diseñados, a menudo debido a la obvia complejidad de la religión y la salud. La mayoría usaron preguntas sencillas como: "¿Asiste usted a la iglesia?" para medir la religiosidad de la persona.

A pesar de estas limitaciones, las investigaciones parecen indicar que aquellos que pocas veces asisten a los servicios religiosos o tienen muy poca fe, presentan un mayor riesgo para las enfermedades y dolencias.

Los investigadores médicos también encontraron que la oración tiene un efecto beneficioso para sanar.[15] La Biblia enumera varios casos donde Dios, en respuesta a la oración, intervino directamente para sanar. Dos ejemplos son el rey Ezequías (2 Reyes 20:5) y el centurión que le pidió a Jesús que sanara a su sirviente (Mateo 8:5-13).

Estos beneficios de fe para la salud en general son importantes; y mientras más profunda y más interna es esa fe, mayores son los beneficios. Las investigaciones científicas lo han demostrado aunque no sean capaces de probar *por qué* la gente se beneficia de la fe religiosa. Esto también es un asunto de fe.

Se le ha dicho a los cristianos que esperen sufrir

Aunque la fe puede mejorar nuestra salud, no debemos asumir que nuestras vidas pueden, o estarán, libres de problemas. En efecto, la Biblia les dice a los cristianos que esperen sufrimiento y que no se sorprendan por el mismo. "Porque a ustedes se les ha concedido no sólo creer en Cristo, sino también sufrir por él" (Filipenses 1:29; véase además 1 Tesalonicenses 3:4; 1 Pedro 4:12).

Debemos consolarnos y motivarnos unos a otros sabiendo que nuestro destino está seguro en los brazos del Señor, incluso si encaramos el sufrimiento y la muerte (1 Tesalonicenses 4:13—5:11).

Algunos consideran que la enfermedad y el sufrimiento reflejan la debilidad de la fe del individuo, pero esto no se comprueba en la información bíblica. El Nuevo Testamento menciona por nombre un número de los primeros líderes de la iglesia, personas que podemos asumir que tenían una fe poderosa, y se enfermaron. Todos murieron. Según la historia nos cuenta, cada uno de ellos, que curaba por fe, se enfermó y murió, y algunos de ellos siendo jóvenes.

La fe que mueve montañas no es "una gran fe", sino pequeñas cantidades de fe, una fe del tamaño de un grano de mostaza, una de las semillas más pequeñas que se conocen (Mateo 17:20). En efecto, Jesús dramáticamente curó a los que declararon tener fe aunque fuera una muy pobre. El hombre cuyo hijo estaba poseído de un demonio no parece tener mucha fe cuando le preguntó a Jesús:

"Si puedes hacer algo, ten compasión de nosotros y ayúdanos.
"¿Cómo que si puedo? Para el que cree, todo es posible.
"¡Sí creo! exclamó de inmediato el padre del muchacho. ¡Ayúdame en mi poca fe!"

Marcos 9:22-24

La profundidad de la fe no era tan importante como lo era en quien pusieron su fe: Jesús. Esto contrasta directamente con el punto de vista popular que dice que no importa en qué se tenga fe, sino tenerla.

Notas

1 World Health Organization [Organización Mundial de la Salud], *Constitution*, disponible en http://ecco.bsee.swin.edu.au/studes/ethics/ WHO-constitution.html (consultado el 23 de marzo de 2001).

2 Vere, Duncan y John Wilkinson, "What Is Health? Towards a Christian Understanding" [¿Qué es la salud? Hacia una comprensión cristiana], en Ernest Lucas, ed., *Christian Healing: What Can We Believe?* [Curación cristiana: ¿Qué podemos creer?], Lynx, Londres, 1997, pp. 59-84.

3 Caplan, Arthur L., "The Concepts of Health and Disease" [Los conceptos de la salud y las enfermedades], en *Medical Ethics* [Ética médica] ed. Veatch, Robert M., Jones and Bartlett, Boston, 1989, pp. 60-61.

4 Newport, John P., *The New Age Movement and the Biblical Worldview: Conflict and Dialogue* [El Movimiento de la Nueva Era y la cosmovisión bíblica: Conflicto y diálogo], Eerdmans, Grand Rapids, 1998, p. 118.

5 *Íbid.*, p. 119.

6 Bamberger, Michael y Don Yaeger, "Over the Edge" [Sobre los límites], *Sports Illustrated* 86, no. 15, 14 de abril de 1997, pp. 60-70.

7 O'Mathúna, Dónal P., "The Case of Human Growth Hormone" [El caso del crecimiento de la hormona humana], en *Genetics and Ethics: Do the Ends Justify the Genes?* [Géneticas y Éticas: ¿El fin justifica los genes?], ed. John F. Kilner, Rebecca D. Pentz, y Frank E. Young, Eerdmans, Grand Rapids, 1997, pp. 203-17.

8 Simpson, William Franklin, "Comparative Longevity in a College Cohort of Christian Scientists" [Longevidad comparativa en un grupo de cristianos colegas científicos], *Journal of the American Medical Association* 262, [Revista de la Asociación Médica Americana], no. 12, septiembre de 1989, pp. 1657-58; Andrew Skolnick, "Christian Scientists Claim Healing Efficacy Equal If Not Superior to That of Medicine" [Científicos cristianos que afirman la eficacia de la sanidad igual si no superior a esto de la medicina], *Journal of the American Medical Association* 264, no. 11, septiembre de 1990, pp. 1379-81.

9 Matthews, Dale A., Michael E. McCullough, David B. Larson, Harold G. Koenig, James P. Swyers, y Mary G. Milano, "Religious Commitment and Health Status: A Review of the Research and Implications for Family Medicine" [Compromiso religioso y condición de la salud: Un repaso de las investigaciones e implicaciones para la medicina familiar], *Archives of Family Medicine* [Archivos de la Medicina de la familia] 7, no. 2, marzo-abril de 1998, pp. 118-24.

10 Ferraro, Kenneth F., y Cynthia M. Albrecht-Jensen, "Does Religion Influence Adult Health?" [¿La religión puede influenciar la salud del adulto?] *Journal for the Scientific Study of Religion* 30 [Revista para el estudio científico de la religión] no. 2, 1991, pp. 193-202.

11 McBride, J. LeBron, Gary Arthur, Robin Brooks, y Lloyd Pilkington, "The Relationship Between a Patient's Spirituality and Health Experiences" [La relación entre la espiritualidad de un paciente y las experiencias saludables], *Family Medicine* 30, no. 2, febrero de 1998, pp. 122-26.

12 Mitka, Mike, "Getting Religion Seen as Help in Being Well" [El hacerse religioso visto como una ayuda para el bienestar], *Journal of the American Medical Association* 280, no. 20, diciembre de 1998, pp. 1896-97.

13 Allport, Gordon W. y J. Michael Ross, "Personal Religious Orientation and Prejudice" [Orientación religiosa personal y prejuicios], *Journal of Personality and Social Psychology* 5 [Revista de la personalidad y la sicología social] no. 4, abril de 1967, pp. 432-43.

14 Levin, Jeffrey S. y Harold Y. Vanderpool, "Is Frequent Religious Attendance *Really* Conducive to Better Health?: Toward an Epidemiology of Religion" [¿La frequente asistencia religiosa *realmente* mejora la salud?] *Social Science & Medicine* 24, [Ciencia social y la medicina] no. 7, 1987, pp. 589-600.

15 Mitka, *op. cit.*, pp. 1896-97.

4

Explicaciones cristianas de la enfermedad y el sufrimiento

Una enfermedad fatal ataca a individuos jóvenes, sinceramente religiosos y activos en su fe. Debido a eso a veces la gente se pregunta: "¿Por qué a las personas buenas les pasan cosas malas?"

Su pregunta básica es: ¿Por qué? O, ¿por qué a mí, Dios?

El pecado causa algunas enfermedades

Podemos decir, en un sentido, que a la postre el pecado origina todas las enfermedades porque el sufrimiento humano viene de la caída y el pecado de Adán y Eva (Génesis 2:15-17; Romanos 1:28-32). Pero la mayoría de la gente no cree que la causa de la enfermedad sea el pecado. La relación entre pecado y enfermedad no es la sencilla relación causa y efecto. La Biblia no proclama que el pecado siempre derive en enfermedad. Pero donde el pecado y la enfermedad se relacionan explícitamente, se dice que Dios "causó" o "permitió" la enfermedad específica.

La Biblia enseña que la desobediencia a Dios puede derivar en la enfermedad que a la postre es de origen sobrenatural. "Si no obedeces al SEÑOR tu Dios ni cumples fielmente todos sus mandamientos y preceptos que hoy te ordeno ... El SEÑOR te infestará de plagas, hasta acabar contigo en la tierra de la que vas a tomar posesión. El SEÑOR te castigará con epidemias mortales, fiebres malignas e inflamaciones, con calor sofocante y sequía, y con plagas y pestes sobre tus cultivos. Te hostigará hasta que perezcas" (Deuteronomio 28:15,21-22).

En varios casos que la Biblia describe, se puede decir que la enfermedad representa un juicio específico debido a pecados específicos.

- Cuando los israelitas no obedecían a Dios, él prometió: "Yo mismo los castigaré con un terror repentino, con enfermedades y con fiebre que los debilitarán, les harán perder la vista y acabarán con su vida" (Levítico 26:16).
- Luego que Miriam y Aarón cuestionaron la autoridad de Moisés, Dios afligió a Miriam con lepra (Números 12:9-10).
- Los pecados de Jorán, rey de Judá, hicieron que Dios lo juzgara: "El SEÑOR herirá con una plaga terrible a tu pueblo, a tus hijos, a tus mujeres y todas tus

posesiones. Y a ti te enviará una enfermedad en las entrañas, hasta que se te salgan los intestinos" (2 Crónicas 21:14-15).

El mismo Jesús relacionó directamente el pecado y la enfermedad cuando curó al hombre en el estanque de Betesda (Juan 5:1-15). Básicamente le otorgó el perdón con la sanidad, aunque su énfasis era el hecho de que solo Dios hacía ambas cosas. Cuando Jesús despidió a este hombre curado, hizo la relación más clara entre el pecado y la enfermedad, advirtiendo: "Mira, ya has quedado sano. No vuelvas a pecar, no sea que te ocurra algo peor" (Juan 5:14). La clara implicación es que si el hombre pecaba de nuevo (tal vez en alguna forma específica bien conocida por el hombre) le vendría algo peor que 38 años de parálisis.

Este incidente quizás haya dejado a los discípulos (y lectores del Evangelio de Juan) preguntándose si cada enfermedad es resultado de un pecado. Algunas personas así lo creyeron en ese tiempo, y otras lo han promulgado a través de la historia.

Juan advierte que el pecado hasta puede resultar en la muerte de una persona: "Si alguno ve a su hermano cometer un pecado que no lleva a la muerte, ore por él y Dios le dará vida. Me refiero a quien comete un pecado que no lleva a la muerte. Hay un pecado que sí lleva a la muerte, y en ese caso no digo que se ore por él" (1 Juan 5:16). Dos creyentes, Ananías y Safira, murieron instantáneamente a causa de un pecado específico (Hechos 5:1-11). Algunos creyentes de Corinto se enfermaron y murieron a causa de sus pecados (1 Corintios 11:27-34).

En la actualidad, cuando alguien se enferma seriamente, tiene un accidente trágico o recibe la noticia de que su enfermedad será fatal, es común preguntar: "¿Por qué? ¿Qué mal he hecho?"

Realmente, no se trata de una sencilla relación de causa-efecto entre el pecado y la enfermedad. Dios se relacionó con la antigua nación de Israel en maneras muy distintas a las que se relaciona hoy con la gente. Israel aceptó un pacto con Dios, mediante el cual sabían que podían recibir la bendición de Dios si lo obedecían, como también recibir enseguida un castigo si lo desobedecían. Dios les dijo: "Hoy te doy a elegir entre la vida y la muerte, entre el bien y el mal" (Deuteronomio 30:15).

La iglesia cristiana actual no tiene un pacto con Dios como este. Sabemos por experiencia que Dios no hace que la gente se enferme cada vez que peca. También sabemos que Dios no solo tiene la habilidad sino el derecho de castigar el pecado infligiendo enfermedad o muerte, incluso hoy.

Pero la enfermedad se puede relacionar con el pecado en otra modalidad menos directa. La culpa que la mayoría de las personas experimenta después de pecar puede derivar en un estado debilitante que le lleve a enfermarse. La mayoría de las religiones destacan la importancia de la confesión y el perdón y ofrecen la forma de obtenerlo. El peso de la culpa puede ser muy pesado, solo se compara con el alivio del perdón de Dios. El rey David recuenta su experiencia en el Salmo 32:3-5:

Mientras guardé silencio,
mis huesos se fueron consumiendo
por mi gemir de todo el día.
Mi fuerza se fue debilitando
como al calor del verano,
porque día y noche
tu mano pesaba sobre mí.
Pero te confesé mi pecado,
y no te oculté mi maldad.
Me dije: "Voy a confesar mis transgresiones al SEÑOR",
y tú perdonaste mi maldad y mi pecado.

Parte de la curación general que está a la disposición a través de Jesucristo es el perdón total y completo del pecado, lo cual brinda a la persona un alivio tanto de la penalidad del pecado como de la culpa del mismo. El perdón no se puede ganar guardando reglas o celebrando ritos. El perdón, así como sus beneficios de sanidad, es un regalo de Dios. "Porque por gracia ustedes han sido salvados mediante la fe; esto no procede de ustedes, sino que es el regalo de Dios, no por obras, para que nadie se jacte" (Efesios 2:8-9). Creemos que esto es un aspecto importante de la relación entre la sanidad y la confesión de Santiago 5:14-16 (véase Oración por sanidad, p. 264).

Los demonios causan algunas enfermedades

La espina en el cuerpo de Pablo es un recordatorio de otra causa de enfermedades (2 Corintios 12:7-10). Pablo declara que la espina era un mensajero de Satanás.[1] Está especialmente claro en los Evangelios de Mateo y Lucas que la enfermedad puede ser una fuente demoniaca.

En estos casos, la oración puede llevar al exorcismo de los demonios, o de sus efectos, y dar por resultado una completa curación. A Jesús se le preguntó por qué él, y no los discípulos, podía expulsar demonios de un niño que estaba sordo y mudo, y además curarlo. Su respuesta fue: "Esta clase de demonios sólo puede ser expulsada a fuerza de oración" (Marcos 9:29).

Algunos cristianos declaran que todas las enfermedades tienen un origen demoniaco, y que por consecuencia, toda enfermedad se puede curar mediante la oración. Se basan en que si las enfermedades provienen de Satanás, y la curación de Dios, la oración expresada con fe siempre guía a la curación. Su creencia es que si la gente ora insistentemente y no se cura, es porque les falta fe.

El Nuevo Testamento *no* pinta un cuadro de actividad demoniaca que cause *todas* las enfermedades. Se hace una clara distinción entre las enfermedades de origen demoniaco y las de otras causas. Por ejemplo:

Jesús recorría toda Galilea, enseñando en las sinagogas, anunciando las buenas nue-

vas del reino, y sanando toda enfermedad y dolencia entre la gente. Su fama se extendió por toda Siria, y le llevaban todos los que padecían de diversas enfermedades, los que sufrían de dolores graves, los endemoniados, los epilépticos y los paralíticos, y él los sanaba.

Mateo 4:23-24

[Jesús] Reunió a sus doce discípulos y les dio autoridad para expulsar a los espíritus malignos y sanar toda enfermedad y toda dolencia.

Mateo 10:1

También de los pueblos vecinos a Jerusalén acudían multitudes que llevaban personas enfermas y atormentadas por espíritus malignos, y todas eran sanadas.

Hechos 5:16

Creemos que, después de un discernimiento cuidadoso y oración, si se cree que los demonios han causado una enfermedad, los cristianos deben tener la seguridad de que el poder de Dios traerá curación. El poder de Dios es mayor que el de cualquier demonio. Al referirse a los espíritus malignos, Juan motiva a los creyentes primitivos: "Ustedes, queridos hijos, son de Dios y han vencido a esos falsos profetas, porque el que está en ustedes es más poderoso que el que está en el mundo" (1 Juan 4:4).

Esto estimula el tema de si los demonios pueden influir a los creyentes. Algunos cristianos enseñan que los demonios pueden poseer a los verdaderos creyentes y solo se curarán después que les saquen los demonios. Un estudio de varios pasajes del Nuevo Testamento por John Christopher Thomas, un erudito de tradición pentecostal, concluye que en ninguna parte del Nuevo Testamento se describe a un creyente poseído por un demonio o necesitado de exorcismo.[2]

Sin embargo, los demonios pueden oprimir a los creyentes, una situación que causa sufrimientos importantes. Por ejemplo, la curación de la suegra de Simón es similar en algunas formas a la reprensión de los espíritus malignos (Lucas 4:38-41). Aun así está muy claro que no fue un exorcismo. Por lo tanto, la gente puede sufrir a manos de los demonios sin estar poseídos. Hay información muy clara de que Satanás estuvo involucrado en la aflicción de Pablo con la espina en su cuerpo, sin embargo, Pablo no estuvo poseído por los demonios (2 Corintios 12:7-10).

Volvemos a otro pasaje del evangelio para ver una advertencia importante en cuanto al exorcismo de los demonios. Jesús nos advierte que después de sacar un demonio de una persona, este puede tratar de volver a reposeerla.

Cuando un espíritu maligno sale de una persona, va por lugares áridos, buscando descanso sin encontrarlo. Entonces dice: "Volveré a la casa de donde salí." Cuando llega, la encuentra desocupada, barrida y arreglada. Luego va y trae a otros siete espíritus más malvados que él, y entran a vivir allí. Así que el estado postrero de aquella persona resulta peor que el primero. Así le pasará también a esta generación malvada.

Mateo 12:43-45; también véase Lucas 11:24-26

Para prevenir esto, el vacío que creó el exorcismo debe llenarse con el verdadero Espíritu, el Espíritu Santo que mora en todos los que se convierten en verdaderos cristianos.

Sin embargo, ustedes no viven según la naturaleza pecaminosa sino según el Espíritu, si es que el Espíritu de Dios vive en ustedes. Y si alguno no tiene el Espíritu de Cristo, no es de Cristo. Pero si Cristo está en ustedes, el cuerpo está muerto a causa del pecado, pero el Espíritu que está en ustedes es vida a causa de la justicia. Y si el Espíritu de aquel que levantó a Jesús de entre los muertos vive en ustedes, el mismo que levantó a Cristo de entre los muertos también dará vida a sus cuerpos mortales por medio de su Espíritu, que vive en ustedes.

Romanos 8:9-11

Estos pasajes tienen implicaciones importantes para lo que se llama "ministerios de liberación", curaciones mediante la liberación de los demonios. Aunque los ministerios de liberación tienen una función definitiva en la iglesia, se debe dudar seriamente de aquellas congregaciones que se enfocan principalmente en la liberación de la posesión de demonios de los cristianos.

El erudito pentecostal Thomas nota que, ya que solo un 10% de las enfermedades que el Nuevo Testamento describe se atribuye a los demonios, "parecería sabio evitar la tentación de asumir que en la mayoría de los casos Satanás o los demonios causen enfermedades ... La actual especialización en exorcismo de algunas iglesias, como mínimo, está mal dirigida".[3]

Por otra parte, una de las tácticas más efectivas de Satanás en el mundo occidental ha sido convencer a la gente de que él no existe. Los que no creen en su existencia tendrán pocas dudas acerca de probar ciertas prácticas espirituales. Luego de bajar sus defensas, se abrirán a las terapias que pueden ser espiritualmente peligrosas.

Muchos cristianos contemporáneos, con quienes hablamos, parecen sorprenderse cuando saben que es posible experimentar una curación instantánea que no proviene de Dios.

Algunas enfermedades tienen causas puramente físicas

Aunque reconocemos que tanto los demonios como Dios pueden y causan enfermedades, no debemos minimizar las fuentes físicas de la enfermedad, como los virus, bacterias, cáncer, factores genéticos, como también comer en exceso y falta de ejercicio y los factores ambientales que envenenan nuestros cuerpos.

Opuesto a los que dicen que todas las enfermedades son un castigo de Dios o el resultado de la posesión de demonios, muchos relatos bíblicos de curación simplemente declaran que la persona estaba enferma. A veces las enfermedades y muertes sencillamente son resultado de crímenes y accidentes. Otras veces la gente sufre por estar en el lugar equivocado en el momento erróneo.

En aquella ocasión algunos que habían llegado le contaron a Jesús cómo Pilato había dado muerte a unos galileos cuando ellos ofrecían sus sacrificios. Jesús les respondió:"¿Piensan ustedes que esos galileos, por haber sufrido así, eran más pecadores que todos los demás? ¡Les digo que no! De la misma manera, todos ustedes perecerán, a menos que se arrepientan. ¿O piensan que aquellos dieciocho que fueron aplastados por la torre de Siloé eran más culpables que todos los demás habitantes de Jerusalén? ¡Les digo que no! De la misma manera, todos ustedes perecerán, a menos que se arrepientan".

Lucas 13:1-5

Los que sufrieron no eran peores pecadores que quienes escaparon. Por el contrario, Jesús a menudo simplemente curó a las personas, sin mencionar pecado o demonios.

Enfermedades de orígenes desconocidos

En algunos casos tal vez nunca sepamos con seguridad el origen real (u orígenes) de una enfermedad o tragedia en particular. La pregunta constante "¿por qué?" o "¿por qué yo?" puede hacer más difícil aceptar el consuelo que Dios nos quiere dar en medio del sufrimiento. Inmediatamente antes del pasaje sobre la curación, Santiago, en 5:11, nos recuerda el ejemplo de Job: "En verdad, consideramos dichosos a los que perseveraron. Ustedes han oído hablar de la perseverancia de Job, y han visto lo que al final le dio el Señor. Es que el Señor es muy compasivo y misericordioso". No obstante, en medio del terrible sufrimiento que Job soportó, nunca supo por qué le vinieron estas tragedias. Pocas veces lo entendemos.

Vivir en un mundo caído causa algunas enfermedades

El pecado original derivó en la caída de la humanidad. Cuando el pecado entró al mundo, los humanos cambiaron, no solo espiritualmente, sino mental, emocional y físicamente. Con la entrada del pecado, los humanos perdieron intimidad con Dios y se alejaron de él (espiritualmente). Esto dio por resultado una progresión de la salud a la enfermedad (física), de la plenitud al vacío (emocional y sicológico) y de la armonía a la anarquía (social).

La separación espiritual de Dios, las enfermedades físicas, la disfunción sicológica y el desorden social encuentran su origen en el pecado. A menudo se refieren a esto como el "juicio general", el juicio de Dios contra el pecado de toda la gente.

Cuando el Nuevo Testamento menciona gente enferma, raramente asocia la enfermedad con el pecado o los demonios. La implicación clara, por lo tanto, es que muchas enfermedades son de origen natural y existen simplemente porque la gente vive en un mundo caído. Nosotros hasta podemos obtener alguna esperanza de los conocimientos de que el mundo no es como Dios quiere que sea, y que él nos promete un futuro mejor.

Sabemos que toda la creación todavía gime a una, como si tuviera dolores de parto. Y no sólo ella, sino también nosotros mismos, que tenemos las primicias del Espíritu, gemimos interiormente, mientras aguardamos nuestra adopción como hijos, es decir, la redención de nuestro cuerpo. Porque en esa esperanza fuimos salvados. Pero la esperanza que se ve, ya no es esperanza. ¿Quién espera lo que ya tiene? Pero si esperamos lo que todavía no tenemos, en la espera mostramos nuestra constancia.

Romanos 8:22-25

Algunas enfermedades preparan el escenario para una demostración del poder de Dios

Dios puede y usa las enfermedades con algunos propósitos especiales. En el Evangelio de Juan, los discípulos encontraron a un hombre ciego, que le dio a Jesús la oportunidad de enfrentarse con esta creencia acerca del pecado y la enfermedad.

A su paso, Jesús vio a un hombre que era ciego de nacimiento. Y sus discípulos le preguntaron:

Rabí, para que este hombre haya nacido ciego, ¿quién pecó, él o sus padres?

Ni él pecó, ni sus padres —respondió Jesús—, sino que esto sucedió para que la obra de Dios se hiciera evidente en su vida.

Juan 9:1-3

Aunque aceptamos con facilidad que los talentos y habilidades que poseemos son un don de Dios por los cuales lo glorificamos, nuestras incapacidades y flaquezas son oportunidades similares por las que podemos glorificar a Dios. Dios le declaró a Moisés: "¿Y quién le puso la boca al hombre? ... ¿Acaso no soy yo, el SEÑOR, quien lo hace sordo o mudo, quien le da la vista o se la quita?" (Éxodo 4:11). Dios tiene el derecho de hacer con nosotros lo que desee, igual que un alfarero le da forma a su creación (véase Romanos 9:20-21).

Dios dejó a Pablo ciego después del encuentro con Jesús en el camino a Damasco (Hechos 9:8-9). ¿Por qué? Aun cuando esto pudo haber sido en parte un castigo por los pecados pasados de Pablo, lo obligó a tomar un tiempo para considerar lo que aprendió en el camino. Su curación subsecuente en las manos de alguien a quien había jurado perseguir también debe servir como una importante evidencia de que Dios estaba detrás del cristianismo (Hechos 9:17-19).

Por lo general, no podemos determinar "por qué" Dios permite o causa las enfermedades, pero casi siempre el cristiano puede determinar "qué" está haciendo Dios mediante la enfermedad. La salud y los asuntos bíblicos no hacen que el cristiano se pregunte "¿Por qué Dios me hace esto?" sino "¿Qué está haciendo Dios en esta situación?" La primera reacción que a menudo sale a relucir es "¡Si Dios me amara, no debiera permitir que esto me sucediera!" La segunda indica una creencia y confianza de que lo que un Dios amante permite que pase sucede para el bien. Esta es la que guarda mejor relación con lo que dijo Pablo en Romanos 8:28: "Sabemos que Dios dispone todas las cosas para el bien de quienes lo aman, los que han sido llamados de acuerdo con su propósito".

El caso de Jim es un buen ejemplo. Jim creció en una iglesia tradicional de una pequeña localidad, igual que su padre y su abuelo. Ir a la iglesia todos los domingos era lo que todos hacían en su pueblo natal.

El ministro era agradable, aunque su ministerio y sus sermones nunca guiaron a Jim a considerar algo que fuera más allá de la religión el domingo por la mañana, como la necesidad de una relación personal con Dios.

Tal vez el pastor tampoco tenía dicha relación y por eso no guió a Jim. El ministro había ido al seminario por las mismas razones que los cristianos entran a otras profesiones. Como pastor podía ayudar a otras personas, tener un trabajo respetable y ganar un buen sueldo. Su deseo era *servir* a otros, no *inspirarlos*. El pastor y Jim coexistían.

La religión y la fe no estaban en la mente de Jim el día en que, por insistencia de su esposa, fue a su primera visita médica de rutina luego de más de veinte años. Durante el examen, el médico de la familia de Jim le encontró algo duro en la próstata. Otros exámenes confirmaron que era una forma de cáncer potencialmente mortal. De acuerdo con el especialista en cáncer, la cirugía radical ofrecía la mejor opción para curar a Jim. Las alternativas, una espera vigilante, hierbas y vitaminas, o terapia de radiaciones, podrían de acuerdo a los consultantes, dar por resultado que el cáncer se regara por otras partes del cuerpo. Jim estaba horrorizado.

Recordó una lección de la escuela dominical sobre el libro de Santiago que enseñaba que las personas enfermas vieran a los ancianos de la iglesia para que oraran y los ungieran con aceite. Él no pensaba que esas cosas harían daño. Así que habló con el pastor. Para su sorpresa, el pastor se echó a reír.

"Jim", le dijo el ministro, "no hemos hecho ese tipo de servicios de curaciones durante más de un siglo. Sabemos que la mayoría de esos milagros que narra la Biblia fueron inventos de los seguidores de Cristo después que murió. ¿Por qué debemos perpetuar estos mitos?"

Jim salió profundamente dolido y desencantado. Él no había pedido un milagro. Todo lo que quería era el amor y las oraciones de los seguidores cristianos, y su pastor ni siquiera le ofrecía esperanza.

La noche antes de la cirugía, Jim durmió a intervalos. Luego dijo que su único consuelo fue saber que el médico de la familia era un hombre en quien confiaba, y estaría ayudando en la cirugía.

La próxima mañana, en el área preoperatoria, mientras Jim esperaba que lo llevaran al salón de operaciones, se puso muy nervioso pensando en la operación, casi horrorizado acerca de los posibles resultados. Quería clamar a Dios... quería orar... pero no sabía cómo hacerlo.

En medio de esta crisis emocional, llegó el médico de la familia de Jim, vestido con su uniforme verde para operar. "Jim", le dijo, "sé que la cirugía puede asustar. A la mayoría de nosotros nos motiva a hacernos preguntas acerca de Dios. Cada vez que he llevado pacientes al salón de operaciones han querido de alguna forma hablar con Dios y pedirle su protección y sanidad. A veces tienen cosas importantes por las cuales reconciliarse. Así que, ¿tendrías algún inconveniente en que yo orara brevemente contigo?"

Jim se quedó sin habla. Nunca había visto la religión así... llevándose a cabo en un lugar de trabajo. Movió afirmativamente su cabeza. ¿Inconveniente? ¡De ninguna manera!

A medida que el médico comenzó a orar, Jim alcanzó a agarrarle la mano. Mientras el médico continuaba orando, Jim sintió una paz inesperada y algo que no recordaba sentir desde hacía mucho tiempo, le corrían lágrimas por sus mejillas. Se vio apretando la mano del médico durante la oración.

Después de orar, Jim secó sus lágrimas, sintiéndose algo avergonzado. El médico le preguntó si tenía alguna otra pregunta.

—Solo una —replicó Jim—. No se lo dirá a nadie, ¿verdad?

—¿Decir qué, Jim? —preguntó el médico—. ¿Que oramos?

—No —replicó Jim—. ¡Que le agarré las manos!

Durante los días siguientes a la operación, el pastor de Jim pasó por el cuarto a visitarlo. Hablaron brevemente. Fue un gesto agradable, pero nada más. La visita del pastor no lo ayudó espiritualmente. Y ahora, por primera vez en su vida adulta, Jim reconoció que necesitaba guía espiritual. Y la consiguió del médico de la familia, quien le sugirió que comenzara a buscar lo que la Biblia decía en cuanto a la salud, la oración y la recuperación. Las palabras del médico tenían significado y esperanza, y para un paciente de cáncer no había medicina más dulce. Debido a su crianza, Jim siempre se creyó cristiano. Pero durante su recuperación física, reconoció que no tenía ninguna relación personal con Dios. El médico de Jim sugirió que leyera el Evangelio de Juan. Los versículos 12 y 13 del capítulo 1 lo impactaron grandemente:

> *Mas a cuantos lo recibieron* [a Jesús], *a los que creen en su nombre, les dio el derecho de ser hijos de Dios. Éstos no nacen de la sangre, ni por deseos naturales, ni por voluntad humana, sino que nacen de Dios.*

Jim reconoció que nunca había experimentado el nacimiento espiritual que aquí se describe. Después de terminar de leer el evangelio, supo que quería tener una relación personal con Dios. Oró pidiendo perdón, agradeció a Dios el sacrificio de Jesús en la cruz que pagó la penalidad de sus pecados. Imaginó a Jesús frente a la puerta y lo invitó a entrar (Apocalipsis 3:20).

La relación de Jim con Dios surgió a medida que crecía espiritualmente. Aprendió cómo orar y cómo comenzar a curarse, no solo física, sino espiritualmente. Jim supo, en lo profundo de su corazón, que sin el cáncer, su vida espiritual no habría comenzado. Reconoció que el cáncer, tan amenazador como era, se había convertido en la oportunidad para recibir el don muy especial de la salvación de Dios, un salvador muy especial de almas. Prometió ayudar a otros hombres en sus luchas, tanto con el cáncer como con la búsqueda de una relación personal con Dios.

Dios podía haber curado el cáncer de Jim milagrosamente, pero no lo hizo así. Por el contrario, permitió que Jim luchara con su cáncer para producir la curación final: la restauración espiritual de la relación de Jim con Dios.

No creemos que Dios estuviese satisfecho si hubiera visto a Jim siguiendo todo tipo de curación, indiferente a su precio espiritual.

Dios puede usar la enfermedad para guiar a él a la gente que aún no lo conoce, y como un medio de disciplina para algunos que lo conocen y lo adoran. La forma en que reaccionamos ante las enfermedades o desórdenes que Dios nos causa o permite es muy importante para él. De acuerdo a la Biblia, él usa esas experiencias (enfermedades y perjuicios) para refinar o purificar a su pueblo.

> *Así que nos regocijamos en la esperanza de alcanzar la gloria de Dios. Y no sólo en esto, sino también en nuestros sufrimientos, porque sabemos que el sufrimiento produce perseverancia; la perseverancia, entereza de carácter; la entereza de carácter, esperanza. Y esta esperanza no nos defrauda, porque Dios ha derramado su amor en nuestro corazón por el Espíritu Santo que nos ha dado.*
>
> Romanos 5:2-5

Notas

1 Thomas, John Christopher, *The Devil, Disease and Deliverance: Origins of Illness in New Testament Thought* [El diablo, la enfermedad y la liberación: Orígenes de las enfermedades en el pensamiento del Nuevo Testamento], Sheffield Academic Press, Sheffield, 1998, pp. 63-64.

2 *Íbid.*, p. 301.

3 *Íbid.*, p. 317.

5

Cómo procurar la buena salud, principios básicos

Tom, un maestro de cocina en New York, trabajaba por lo menos 60 horas a la semana para el dueño de un restaurante de primera clase en Manhattan. Le encantaba su trabajo y estaba muy complacido porque tanto el empleador como los sofisticados comensales que iban al restaurante apreciaban sus habilidades.

Pero el trabajo era extenuante. Le dolía el cuerpo debido al constante manejo de vasijas grandes, calderos y otros implementos de la cocina comercial. Comía con propiedad cuando debía, pero a menudo estaba tan ocupado que dejaba de comer. Nunca desayunaba para poderse quedar unos minutos extras en la cama.

Tom sabía que necesitaba cambiar, cuidarse mejor, así que cuando lo emplearon de cocinero privado de una familia rica, dejó el restaurante. Pronto Tom estaba comiendo regularmente, descansando y caminando todas las tardes durante un buen rato. Comenzó a sentirse mejor que nunca. Sus dolores y fatigas disminuyeron notablemente, aunque no desaparecieron.

Los amigos le sugirieron un surtido de vitaminas y suplementos herbarios. Eran todos naturales, "seguros", le dijeron, disponibles en cualquier tienda de alimentos naturales. Tom pensó que podían ayudarlo, pero decidió ver primero a un médico para tener la opinión de un experto. El médico alabó los cambios del modo de vivir de Tom, pero consideró que los síntomas eran preocupantes. Y tenía razón. Unos exámenes exhaustivos revelaron que Tom estaba sufriendo la primera etapa de la esclerosis múltiple.

Ese temprano diagnóstico quizá prolongó la vida de Tom. La esclerosis múltiple es mucho más fácil de tratar al principio. Tom aumentó los ejercicios, mejoró la dieta y el descanso regular para fortalecerse antes de la larga lucha que le esperaba. Había una buena oportunidad de vivir una vida rica y plena, el progreso de la enfermedad sería lo suficientemente lento como para darle un margen tolerable al cual adaptarse. Para sorpresa de Tom, su médico le sugirió que tomara algunos de los suplementos nutritivos que le recomendaron sus amigos.

Si Tom hubiera intentado ser su propio médico, tratándose al principio con los suplementos nutritivos, la esclerosis múltiple le habría progresado sin tratamiento al punto de no poderse tomar como una ligera fatiga, y el potencial para su futuro hubiera sido mucho menos prometedor.

¿Qué requiere mantenerse saludable?

La buena salud, para la mayoría de las personas, es uno de los aspectos más deseables en la vida. Cualquiera que haya experimentado enfermedades crónicas o incapacidades durante un largo tiempo diría que si tuviera que decidir entre ser rico o saludable, escogería lo último.

Realmente esto lo verifican todos los días millones de personas que gastan miles de millones de dólares en todo tipo de cosas, desde remedios herbarios hasta balnearios termales, rayos láser de alta tecnología y cirugías. La gente decide permanecer en trabajos que les desagrada debido a los beneficios médicos.

Los proveedores de cuidados de salud convencionales, al igual que los practicantes de medicina alternativa, consideran que están en el negocio para hacer que usted se mantenga saludable. Los motivos de ambos grupos, por lo general, brindan los mejores cuidados a pacientes que deciden venir a verlos.

Pero Dios también juega un papel en la curación, aunque a menudo ha sido descuidado. A través de los años, con los grandes éxitos y adelantos de la ciencia médica, la gente ha relegado a la iglesia el cuidado de las necesidades espirituales mientras que la medicina se ocupa de cuidar la sanidad física. En general, solo cuando la medicina no puede hacer nada más, entonces es que la gente se vuelve a Dios pidiendo un milagro. Y cuando no lo reciben, dudan de Dios y hasta se alejan de él otra vez.

Raras veces se le da crédito a Dios por las enfermedades que cura la medicina, pero sí se le culpa por las enfermedades que la medicina no cura. ¿Cuán a menudo hemos oído a personas preguntándose por qué Dios les manda a algunos cáncer o SIDA?

Los éxitos de las curaciones de Dios también incitan a la duda. Historias de personas que aparentemente se curaron hacen que otros, algunos con la misma enfermedad, se pregunten: "Si Dios pudo sanar a este, ¿por qué no a mí?"

Mucha gente espera que la medicina tenga una cura para todo. Cuando un médico no puede curar un mal, van a otro. Y a otro. Buscan entre las terapias alternativas, creyendo que los libros y anuncios que ofrecen esperanza, los van a curar. Algunos exigen que la naturaleza, la medicina o Dios les quite todas las incomodidades y limitaciones, hasta aquellas que la mayoría aceptan como un proceso normal de envejecimiento. Buscan la última cura milagrosa o novedad para extender las expectativas de la vida, para "engañar a la muerte", "vivir más tiempo" y "parecer más joven".

Nuestras modernas dolencias misteriosas

A principios del siglo veinte, los médicos encararon el desafío de tratar muchas enfermedades que no tenían cura. La influenza tomó vidas de millones de estadounidenses. La neumonía, diarrea, varicela, paperas y fiebre escarlata fueron amenazas mortíferas para niños cuyas posibilidades de llegar a la vida adulta, en algunas comunidades, solo eran de un 50%. El cáncer, en cualquiera de sus formas, por lo general era una sentencia de muerte. Las enfermedades del corazón garantizaban que muchos hombres no llegarían a sus 50 años. Y el hospital era el lugar donde la gente iba para morirse.

A principios del siglo veintiuno, quizás se argumente que el mayor desafío que encara la sociedad es el problema de los síntomas en búsqueda de una enfermedad. Las compañías farmacéuticas y las que hacen remedios herbarios se están enriqueciendo con la venta de productos para contrarrestar los desórdenes para dormir, mejorar la aptitud y relajar la tensión nerviosa por razones que quizás no tengan relación alguna con las enfermedades físicas. La fatiga, letargo y sentido de vacío espiritual tienen más probabilidades de reducir su actuación en el trabajo e interferir con las relaciones personales que ningún otro mal biológico.

El ajetreo y la tensión contribuyen a tener síntomas de enfermedades

¿Qué hay detrás de estos síntomas vagos? Un factor contribuyente es que la gente emplea más horas en el trabajo. A los empleados asalariados se les pide que trabajen horas extras ya que las corporaciones recortan el número de empleados para disminuir los gastos y aumentar las ganancias. Trabajos que una vez fueron por horas ahora son por sueldo ya que a un asalariado no se le paga por el tiempo extra que trabaje. El trabajo adicional no requiere compensación adicional. Los trabajos de servicios, en los que el salario sigue siendo por hora, a menudo pagan a los trabajadores un poco más que el sueldo mínimo. La mayoría de esos obreros son forzados a laborar en un segundo trabajo para poder pagar sus gastos.

Trabajar largas horas lleva a una serie de complicaciones. Pocas parejas que trabajan tienen un descanso adecuado durante la semana. Para hacer *algo* diferente de la labor regular diaria, robamos media hora, una hora, o hasta más del sueño que necesitamos para ver televisión, jugar en la computadora, o emplear más tiempo con los hijos (haciendo que ellos también permanezcan despiertos).

La mayoría de la gente no duerme lo suficiente y este es un factor que se refleja en las estadísticas de accidentes en carreteras. Las agencias que aplican la ley constantemente advierten que los choferes muy cansados que se duermen mientras manejan tal vez sean un problema tan grande como los que conducen borrachos.

La interacción familiar, que una vez fuera un aspecto esencial y de disfrute en la vida diaria, se ve cada vez más como una intrusión en otras actividades que ahora se consideran más importantes. Desayunar juntos, o cenar por la tarde, ahora es un suceso semanal en los mejores casos. Los requisitos de los trabajos para los padres y adolescentes, actividades extracurriculares, los deportes, ejercicios, música, etc., traen por consecuencia que la mayoría de la familia escasamente pase más de unos minutos al día juntos, y esos pocos minutos a menudo están llenos de tensión. La tendencia es estar listos para la próxima actividad, no para estar juntos en familia.

Los cristianos activos en sus iglesias agregan una lista de otras actividades a sus horarios. Un enfoque apropiado a nuestra salud espiritual y la de nuestros seres queridos nos compromete a realizar actividades que pueden aislar a los miembros de la familia. Los cultos de la iglesia, estudios bíblicos, programas de jóvenes, retiros de fines de semana y servir a los necesitados pueden dar por resultado aun menos tiempo con los seres queridos que también necesitan nuestro apoyo espiritual y ánimo. Todo esto es importante, pero necesitamos un equilibrio.

Algunos adultos añaden a su tensión la combinación de muchas actividades que no están relacionadas entre sí. Hubo un tiempo cuando los padres asistían a los programas atléticos de sus hijos, dramas en la escuela, y programas navideños con nada más en sus mentes que disfrutar la diversión y motivar a sus hijos. Hoy es difícil asistir a una de estas actividades sin ver a los adultos usando teléfonos celulares, computadoras portátiles y otros artículos electrónicos. Los terrenos para practicar el fútbol, el béisbol y otros deportes a menudo tienen a los padres usando las computadoras portátiles en sus carros o en las gradas. De vez en cuando dan una mirada, saludando vagamente en la dirección donde están sus hijos o hijas, tratando de dar la impresión de estar atentos, aunque no engañan a nadie, especialmente a sus hijos.

Nuestro criterio no es que cualquiera de estas actividades sea mala en sí. Tampoco estamos diciendo que estar ocupados es malo. Los evangelios dicen que Jesús tenía un horario muy ocupado durante su ministerio público. Pablo cubrió cientos de kilómetros en sus viajes misioneros, predicando con frecuencia, discipulando a muchos, y aceptando las cargas de mucha gente que lo preocupaban (2 Corintios 11:28-29). Los siervos cristianos a través de la historia han vivido vidas activas y han hecho mucho por el progreso del reino de Dios.

Pero algo está mal cuando la primera cosa que todos comentan en ese día es lo ocupado y tensos que están. El problema no es estar ocupados, sino cómo balancear nuestras actividades con tiempos de recuperación. El problema tiene menos que ver con lo que estamos haciendo, y más con la actitud mental con la cual abordamos nuestras actividades. Si no hacemos esto correctamente, las consecuencias pueden ser serias.

El exceso de actividad nos puede llevar directamente a sufrir problemas de salud. La ocupación excesiva también impacta negativamente nuestras importantes relaciones con Dios, con los cónyuges, con los hijos y con aquellos pocos amigos de verdad que necesitamos. Esta falta de interacción crítica con otros puede afectar nuestra salud. Los médicos saben que un toque amoroso combinado con un tiempo placentero acompañado de los seres queridos por lo general reduce la tensión, baja la presión arterial y puede tener un efecto positivo en el sistema inmune.

Si usted es un padre que ha abrazado a un niño enfermo cuando él o ella se despierta asustado, con fiebre y confundido, ha experimentado cómo el latido del corazón se vuelve más lento y la respiración más relajada como producto del sencillo hecho de sentirse querido. El niño aún está enfermo, pero los síntomas parecen mejorar mientras él o ella dormita en sus brazos.

El efecto negativo de un sentido de aislamiento

El aislamiento también tiene un impacto negativo. Muchos de nosotros estamos aislados de los miembros de la familia, vivimos en diferentes ciudades, diversos estados y hasta distintos países. Hemos perdido el antiguo modelo de relación con los vecinos. El aislamiento comenzó inocentemente con la proliferación de la televisión que se llevó a la gente de sus portales. Alcanzó un nuevo nivel con el invento de la casetera. Por vez primera, usted podría caminar por la calle usando audífonos, disfrutando de la música o de un libro grabado en una cinta. Su audífono señala que está perdido en una diversión que solo usted puede oír, y por lo tanto, la cortesía social de reconocerle en el camino no es necesaria. Lo que solía ser algo rudo se convirtió en algo aceptable.

Poco a poco abandonamos otras formas de conversación casual. ¿Cuándo fue la última vez que se regocijó con un vendedor porque aceptaron a su hija en la universidad o su hijo la convirtió en abuela? ¿Cuándo fue la última vez que extendió sus simpatías a una persona con quien se encuentra a menudo en el supermercado y que perdió a su cónyuge? ¿Cuándo fue la última vez que vio a alguien ofrecer conmiseración y un remedio casero antiguo familiar al que está sufriendo de un catarro y anda dando vueltas por los pasillos de la farmacia del vecindario?

Estos eran los desconocidos de la vida diaria, el encuentro momentáneo que brindaba un alivio a los problemas, un sentido de comunidad, un aviso de que, aunque brevemente, somos importantes en la vida de alguien más. Para algunos ancianos que viven solos, esta tenue comunidad puede ser el incentivo para levantarse de la cama y salir a la caminata diaria. Ese sentido de comunidad es la razón por la cual algunos lamentaron la pérdida de las viejas tiendas con una cafetería igual que lamentarían la pérdida de un ser querido. Los meseros de mucho tiempo, el hombre y la mujer que se detenían para tomar café y comer una rosquilla, todos ellos se convertían en una especie de familia. Tenían conversaciones casuales y todos sentían tener cierto valor.

Los grandes centros comerciales con el área de tiendas de comida vienen a ser una especie de sustituto. Pero se requiere un carro u ómnibus para llegar al centro. No es parte de un paseo casual en el vecindario. Los cafés parcialmente llenan este vacío, pero por desgracia, crean un ambiente que en parte aporta a la tendencia antisocial que pudieran detener. Muchos agregan terminales de computadoras para alquilar con acceso a Internet. Así los clientes tienen la ilusión de comunidad mientras se concentran exclusivamente en la pantalla, inconscientes de sus prójimos.

Cómo afecta la invasión de las computadoras a la salud

Y esto nos lleva a otro reto para nuestra salud física y emotiva: el uso continuo de la computadora. En solo pocos años, Internet pasó de ser un vínculo entre colegios, universidades y agencias del gobierno, todos ocupados en investigaciones, a ser una herramienta importante para los negocios, comunicación interpersonal, entretenimiento y pasatiempo. Los individuos que han escapado de la computadora en los trabajos (una cantidad que disminuye rápidamente) tienen una en la casa para tener acceso a Internet y la correspondencia electrónica.

Para algunos trabajadores, una computadora gratis para el uso en el hogar es un beneficio de su trabajo. En apariencia el computador que provee la empresa ayuda a mejorar las habilidades técnicas de los empleados y sus familias. En la práctica, estas computadoras entran seductivamente en el hogar, y las horas de trabajo se extienden al tiempo de ocio.

Las computadoras no solo fomentan nuestro aislamiento, sino que también han creado problemas de salud. Algunas se colocan sobre escritorios que no se hicieron para ellas. Los teclados y la almohadilla del ratón a menudo están mal puestas, dando por resultado dolor e incapacidad por el síndrome del túnel carpiano, que ahora es la incapacidad más común en los lugares de trabajo. Para compensar el mal ángulo del teclado y, en muchos casos, del monitor, estamos propensos a agregar una mala postura que aumenta el riesgo del dolor de cintura, dolor de hombros y cuello, dolor de cabeza y otras incomodidades similares.

Otros problemas que se añaden es la luz de la habitación que es incandescente normal o bombillos fluorescentes. Estamos privados de la luz de todo el espectro que encontramos en el exterior por el mediodía y que estimula la producción en el cuerpo de un tranquilizador natural y hormonas cerebrales que mejoran nuestro ánimo. Si pasa todo el día en el interior de su casa sin la luz del sol, mirando la pantalla de su computadora, usted se puede sentir deprimido sin saber la razón. Es probable que se sienta emocionalmente mejor si sale afuera a caminar rápido por lo menos durante quince a veinte minutos.

El uso de las computadoras también ha alterado nuestros hábitos alimenticios casi de la misma manera que al principio la televisión cambió el horario de las comidas. La novedad de la televisión guió a muchas familias a convertir el enfoque de su vida en mirar la televisión. La hora de la comida se acompañaba de los programas de noticias por televisión. Y como muchos televisores se colocaban en la sala o sala de estar, las comidas se hacían cerca del aparato. Los miembros de la familia comían en platos encima de mesitas individuales y se dejaba de conversar para ver la televisión.

Pronto la preparación normal de la comida llegó a ser una molestia que requería mucho tiempo, dándole lugar a lo que los estadounidenses llaman *TV dinner* (una comida congelada lista para calentar e ingerir, contiene carne, vegetal, papas y postre). La calidad nutritiva era dudosa, pero la conveniencia era innegable.

Los restaurantes de comida rápida o para llevar a la casa están ofreciendo otro ahorro de tiempo que ha tenido un impacto negativo en la dieta. Entre 1978 y 1995, la gente en los Estados Unidos triplicó el porcentaje de calorías que se obtiene de las comidas rápidas, y casi duplicaron el porcentaje que se tiene en un restaurante en general.[1] Los restaurantes pueden servir una comida saludable, pero lo que la gente ordena tiene más grasa, sodio, azúcar refinada y calorías que lo que se cocina en casa. Las dietas con las comidas nutritivas se sabotean al excederse en las bebidas con cafeínas y meriendas, pasteles, papitas fritas y helados. El azúcar y la cafeína son estimulantes que permiten a la gente trabajar durante más horas de lo que es saludable, aumentando el riesgo de las enfermedades del corazón, hipoglucemia, diabetes y obesidad.

Internet, por otra parte, ha creado la ilusión de amistad y comunidad. Podemos escribir mensajes instantáneos y mantener una forma de comunicación personal en salones de conversación y correo electrónico, todo sin vernos cara a cara. Usted no puede ver una sonrisa o una lágrima. No puede recibir un abrazo ni agarrar una mano, dar o recibir un beso ni caminar juntos en silencio. La verdadera interacción se pierde. Se ha ido el sentido de comunidad y cuidado que puede reducir la presión sanguínea, disminuir los latidos del pulso y desencadenar lo que se ha llamado la "reacción relajadora".

La participación en una verdadera comunidad da por resultado una vida más larga, sin importar otros factores como la dieta y el ejercicio. En 1983, un estudio de los residentes del condado Alameda, en California,[2] mostró que la gente que come bien y hace ejercicio con regularidad, aunque básicamente estén solos, con frecuencia vive menos años que aquellos que tal vez no cuiden tanto de su cuerpo, pero sin embargo sienten que alguien los necesita, los quiere y los ama como parte de una comunidad. Quizás sentimos esto instintivamente, pero dejamos que la cultura popular nos lleve a un modo más aislado de vivir y trabajar.

Pudiéramos seguir y seguir con este tema de cómo el modo de vivir contribuye a los hábitos que no son saludables. Debido a la calidad del aire que circula en los aviones, los viajeros frecuentes saben que más a menudo experimentan dolores de cabeza y padecen de los virus transmitidos por el aire. Los trabajadores sedentarios que son deportistas activos los fines de semana saben que el lunes les dolerán los músculos. Los que anochecen viendo películas, esperan estar cansados a la mañana siguiente.

Los médicos están viendo que las quejas comunes están relacionadas con estos cambios del modo de vivir. Los pacientes dicen que están cansados. Muchos tienen dolor de cabeza o dolor crónico de espalda. La depresión se menciona con frecuencia, y muchos admiten que sus relaciones son tirantes. Muchos visitan al médico para pedirle pastillas para dormir o un antidepresivo. Otros buscan estimulantes. Y hay los que quieren un tranquilizante. Algunos temen tener el Síndrome de Fatigas Crónicas y Disfunción Inmune, el Síndrome de Fibromialgia o el principio de la enfermedad del corazón o cáncer. Si un médico les pregunta acerca de su vida espiritual, se sonríen, un poco avergonzados, y dicen que el domingo es su único día para descansar, a no ser que los hijos tengan un juego de pelota, fútbol o un...

¿Cómo se puede cambiar el modo de vivir?

Quizás usted se vea en esta situación. Es probable que la haya visto en amigos y compañeros de trabajo. Se pregunta qué puede hacer. Habrá oído que alguien se alivió con una medicina en particular, un suplemento herbario, acupuntura o algún otro tipo de cuidado para la salud. Lo que tal vez no haya oído es que todas esas terapias, convencionales y alternativas, quizás ayuden a que la gente evite encarar su verdadera necesidad, y en algunos casos, aumenten los riesgos de la salud. Estos remedios pueden traer alivio momentáneo pero tal vez sea necesario cambiar algo más fundamental. La persona realmente puede tener un problema médico que no está cuidando. Hasta el modo de vida quizás aumente los problemas médicos que ya existen.

Antes de ver cómo analizar su modo de vivir para determinar si hay algo adverso que le está afectando su salud, considere los siguientes principios.

Primero, no haga daño

Quizás la historia clásica del hombre que no prestó atención a los consejos médicos es la del corredor y autor James Fixx. El autor pertenece a una familia de hombres con un historial de muerte por enfermedades del corazón cuando tenían poco más de cuarenta años. Todos padecían de sobrepeso y falta de ejercicio, así que Fixx decidió ser la excepción.

Cambió su dieta y comenzó a correr. Al principio solo podía pasar un par de casas antes de quedarse sin aliento y tener que seguir caminando. Después de un rato podía correr desde un extremo al otro de la calle antes de quedarse sin aliento. Mejoró su estado físico y adelgazó. Comenzó a escribir libros que fueron éxitos de ventas, enseñando a otros cómo hacer lo que él hacía.

Además, dejó de seguir consejos médicos pese a que debido a su herencia genética corría un gran riesgo de tener problemas cardíacos. Cuando empezó a experimentar una leve incomodidad en el pecho mientras corría, su médico le recomendó hacerse exámenes para determinar si necesitaba medicina, cirugía o ambas para tratar su problema del corazón. Su pronóstico, con tratamiento, fue excelente.

En lugar de ser fiel a las citas, Fixx decidió vencer el dolor corriendo. La mayoría de los atletas experimentan cierta incomodidad al empezar a esforzarse. Luego el cuerpo comienza a producir betaendorfina, un calmante natural que les permite continuar su actividad sin más problemas. Los corredores de largas distancias saben que una vez que pasa "el dolor" y "entran en la zona" se sentirán mejor y podrán continuar unos cuantos kilómetros más. Este fenómeno se llama "euforia del corredor".

Las betaendorfinas son una reacción natural a la incomodidad. No son un medicamento natural producido que puede curar el mal que está en el cuerpo. Lo más que hace es enmascarar la seriedad de los síntomas.

Fixx aparentemente creía que sus betaendorfinas naturales podrían tratar sus dolores de pecho y continuó corriendo. Encontraron su cuerpo a un lado de la carretera. Murió de un ataque al corazón, como los otros hombres de su familia, cuando tenía un poco más de 40 años. La parte triste de la historia es que si Fixx hubiera combinado su admirable nuevo modo de vivir con un programa de medicamentos apropiados, creado en forma exclusiva para su dañado corazón, su vida se hubiera prolongado dramáticamente.

Antes de hacer algún cambio, excluya la posibilidad de cualquier problema médico

¿Qué quiere decir esto para usted? Antes de comenzar cualquier cambio en su modo de vida, especialmente con cualquier terapia alternativa o remedios, vea a su médico para saber si existe cualquier problema, tenga síntomas o no. Un diagnóstico temprano y un tratamiento correcto pueden ser la diferencia entre la vida y la muerte. Ese examen médico inicial debe incluir lo siguiente:

- Hacerse un análisis médico para saber si tiene algún problema de salud que se deba tratar de maneras convencionales.
- Examinar su modo de vida para determinar si está creando o contribuyendo a sentir cualquier "síntoma" o dolencia.
- Informarle al médico (uno en quien confíe) su modo de vivir completo: ejercicios, dieta y factores de tensión no comunes (divorcio, pérdida de un ser querido, pérdida del trabajo, un nuevo matrimonio o hijo).
- Pida a su médico que revise todos los medicamentos recetados tanto como las vitaminas, suplementos, productos herbarios y medicamentos comprados sin receta, que está tomando.
- Hable con su farmacéutico acerca de posibles interacciones entre medicamentos y suplementos nutritivos que tome, incluso cualquier producto que no tome con frecuencia y compre sin receta.

Examine su modo de vivir

Analizar su modo de vivir puede ser tan importante para su salud y bienestar como hacerse un examen con un médico periódicamente. La falta de descanso, de ejercicio adecuado a la luz del día, una dieta deficiente, preocupación con su trabajo, presiones familiares y amistosas, y hasta eclesiásticas, pueden tener un efecto negativo en su salud.

Mientras planea hacer cambios en su modo de vivir, hágase las siguientes preguntas. No hay respuestas correctas o incorrectas. Estas preguntas están hechas para hacerle concentrar en asuntos que pueden impactar su nivel de tensión y que están afectando su salud. Algunas tal vez no se apliquen a usted. Otras pudieran ser la clave.

1. ¿Cuál es el tiempo promedio que invierte diariamente caminando afuera durante las horas del día? Se incluye caminar a y desde un área de parqueo, o desde la parada del transporte público si la distancia es por lo menos un kilómetro. Se incluye una actividad durante el almuerzo, excepto si hace pausas regulares viendo las vidrieras de una tienda o entra y sale de tiendas para ver la mercancía brevemente. Lo ideal es caminar a diario, por lo menos, durante 20 minutos ininterrumpidos durante las horas del día.
2. ¿Sube regularmente por las escaleras en el trabajo? Si está en un piso alto del edificio, ¿sube caminando por lo menos un tramo de las escaleras? Puede caminar un tramo y luego seguir en el elevador o tomar el elevador hasta un piso antes del suyo. También puede caminar un tramo desde su oficina, tomar el elevador para bajar al lobby. Como quiera que lo haga, subir caminando por lo menos un tramo de escaleras mejora su sistema cardiovascular.
3. ¿Qué tipo de luz tiene en el trabajo y en la casa? ¿Es brillante o suave? ¿Tiene bombillos con luz de todo el espectro o los tradicionales fluorescentes o incandescentes? Si es lo último, haga arreglos para cambiar las bombillas por otras que despidan luz de todo el espectro o agregue una luz a su escritorio que use dichos bombillos.
4. ¿Puede abrir ventanas en su trabajo o labora en un edificio que está sellado y recicla el aire? Los edificios sellados, aunque tengan aire filtrado y reciclado, pueden causar problemas de salud que no ocurren en edificios con aire fresco.
5. ¿Cuántas horas a la semana pasa mirando televisión? ¿Durante cuánto tiempo usa una computadora de cualquier manera, desde el trabajo, la Internet hasta usar una unidad de disco DVD para disfrutar una película?
6. ¿Vive solo o tiene una relación emocionalmente insatisfactoria?
7. ¿Siente que su cónyuge, otros miembros de la familia, amigos o compañeros de trabajo lo aman o necesitan?
8. ¿Disfruta las actividades con otros? Esto puede incluir asistir a servicios religiosos y programas, como un estudio bíblico, clubes sociales, ligas atléticas. ¿Es participante regular o solo ocasional?
9. ¿Cuántas veces a la semana ingiere comidas rápidas? Se incluye alimentos en restaurantes de comida rápida, meriendas y comidas empacadas.
10. ¿Cuántas veces a la semana come frutas frescas y vegetales?
11. Cuando sale a almorzar en un restaurante o cafetería, ¿se concentra en los sandwiches y cosas fritas u ordena ensaladas y almuerzos especiales que incluyan un vegetal y una carne sin grasa, ave o pescado?
12. ¿Está cuidando a algún ser querido con una enfermedad crónica como Alzheimer?

13. ¿Tiene una inquietud financiera que le preocupa no poder manejar?
14. ¿Tiene un empleo que le requiere trabajar muchas horas extras?
15. ¿Trabaja en más de un empleo, ya sea de tiempo completo o medio tiempo?
16. ¿Asiste regularmente a servicios religiosos donde se siente parte de la congregación?
17. ¿Participa en actividades espirituales con otros, como estudios bíblicos, grupos de oración, programas de comidas?
18. ¿Se ha mudado recientemente, ha cambiado de trabajo (o retirado), tiene una enfermedad, o ha perdido a un ser querido?
19. ¿Cuánto sueño profundo obtiene durante una noche normal?
20. En una semana, ¿cuántas veces se levanta por las mañanas sintiéndose cansado?
21. ¿Toma varios vasos de agua durante el día (excepto refrescos, café y otras bebidas), o regularmente siente sed, como si tuviera algodón en su boca?
22. ¿Se mantiene posponiendo actividades que le causan placer porque cree que debe usar ese tiempo en algo de más utilidad?
23. ¿Tiene algún local para usted en el hogar o en el trabajo? Esta es un área donde tal vez tenga flores o cuadros, momentos personales o una colección especial, trabajos manuales de los hijos, cosas que lo hagan sonreír, le recuerden a un ser querido, o lo ayuden a relajarse.
24. ¿Cuán a menudo tiene un tiempo de meditación con el Señor, y cuán a menudo toma tiempo para leer la Biblia y orar a solas?
25. ¿Se siente sobrecargado de obligaciones hacia los demás? ¿Siente que debiera decir "no" más a menudo, pero no lo acaba de hacer?
26. ¿Sirve a otros de manera ordinaria? Esto es importante entre amistades y familias y aquellos que no conocemos. Cuando usted sirve a otros, ¿agradece o resiente tener esa oportunidad?
27. ¿Es usted su autocrítico más severo, o se tiene un aprecio saludable por ser una persona única y especial a los ojos de Dios?
28. ¿Ve la vocación que Dios tiene para su vida, y los dones y talentos que le ha dado que traen propósito a su vida?
29. Cuando pasa tiempo con su cónyuge o hijos, ¿se alegra de estar con ellos o le preocupa su muy ocupado horario? ¿Qué dirían ellos?
30. ¿Usted tiene algún amigo que conozca sus mayores anhelos y temores más profundos? ¿Sabe cuáles son? ¿Sabe alguien el problema de carácter que Dios está obrando en su vida en la actualidad? ¿Lo sabe usted?

¿Reconoce otras áreas que están impactando negativamente su bienestar físico, espiritual y emocional? Considere cómo puede modificar su modo de vivir para mejorar su calidad de vida. Si está cansado(a), ¿puede dormir más? Si tiene sobrepeso, ¿puede modificar su dieta y hacer más ejercicios? Para la mayoría de la gente, un cambio solo en la manera de vivir traerá por resultado algunas mejorías en su salud.

Pero si además necesita alguna forma de tratamiento médico agresivo, no cometa el error que James Fixx, y tantos otros como él, han cometido. Para cualquiera con un problema médico, los cambios en el modo de vivir deben ser parte de un tratamiento apropiado, recetado por un médico.

Una mirada a lo que ofrecen las alternativas

Usted ha visto a su médico, y no le encuentran ningún problema. Ha cambiado su dieta, evitando comer grasas y agregando más vegetales y frutas, más granos completos. Ahora camina cuatro veces a la semana. Y se ha convertido en un miembro activo de la iglesia, tiene nuevos amigos a quienes ve con frecuencia.

Pero se pregunta si hay algo más que debe hacer. La medicina alternativa parece tener mucho que ofrecerle. Se oye acerca de las megadosis de vitaminas y remedios herbarios que la gente está tomando para prevenir una lista de dolencias, del "terapeuta" que ayudó a un hombre con dolor de espalda.

En los próximos capítulos encontrará algunas advertencias y guías importantes. Nuestro repaso específico de las varias terapias y remedios están en la cuarta parte del libro.

Notas

1 Liebman, Bonnie, y David Schardt, "Diet & Health: Ten Megatrends" [Dieta y Salud: Diez megaasuntos], *Nutrition Action Health Letter* 28, no. 1 [Noticiero de acción de nutrición saludable], enero-febrero 2001, pp. 4-12.

2 Berkman, Lisa F., y Lester Breslow, *Health and Ways of Living: The Alameda County Study* [Salud y maneras de vivir: El estudio del condado La Alameda], Oxford University Press, New York, 1983.

TERCERA PARTE

EVALUACIÓN DE LA MEDICINA ALTERNATIVA

6

Lo que debe saber acerca de las alternativas

Mary, una secretaria del presidente de una gran tienda por departamentos, comenzó a tener dolores de espalda que al parecer no tenían una razón en particular, aunque reconoció que tenía una mala postura cuando estaba trabajando en la computadora. Los dolores de espalda empeoraron después que el hombre que Mary pensó le propondría matrimonio rompió la relación. Además, ella comenzó a trabajar horas extras. Dormir se hizo difícil.

Mary fue a un nuevo centro de bienestar que le recomendó una mujer de la iglesia, quien le dijo que el centro había ayudado a un familiar suyo con artritis. Le recomendaron a Mary que hiciera algunos cambios sencillos en su área de trabajo y comenzara a caminar en el exterior, a la luz del día, para modificar su aptitud. Motivada con la mejoría, Mary probó una técnica de curación llamada Reiki que el centro dijo era similar a la imposición de manos, aunque más antigua. El practicante le dijo a Mary que su cuerpo tenía "bloqueo de energías" que él podía "abrir" usando sus manos para dirigirle la energía a ella. "Después de los tratamientos me sentí mejor, aunque luego reconocí que no estaba mejor que después de cambiar mi modo de vivir", dijo Mary.

"También pensé que este Reiki era algún tipo de práctica de la Nueva Era que no tiene nada que ver con Dios. Cuando se lo pregunté al practicante, me dijo que si quería creer que la energía de la vida universal era Dios, así podía creerlo. Esto no perjudicaría mi curación".

Mary no continuó los tratamientos. Temía que algunas prácticas fueran opuestas a las enseñanzas cristianas. La mujer que le recomendó el centro tenía un punto de vista diferente, y decía que si Mary se sentía mejor, el tratamiento debía ser bueno. "Después de todo", alegó, "sabemos que todas las curaciones vienen de Dios".

Todas las curaciones no son de Dios

La manera en que buscamos la salud y la curación es muy importante. Nuestra preocupación, como cristianos, es que hay formas erróneas (o hasta malignas) que las personas siguen y se curan. Queremos establecer que la curación que se logra por medios inapropiados no es buena, y a nuestra manera de pensar, es una curación que no proviene de Dios.

Esto es más importante cuando se trata del aspecto espiritual de algunas terapias alternativas. Creemos que algunas de estas pueden tener raíces espirituales que las hacen inapropiadas para los cristianos. Cualquier tipo de curación que ocurra por vía de estas terapias tiene un precio espiritual que no vale la pena pagar. Por lo tanto, desde una perspectiva bíblica, algunas formas de terapias son *siempre* incorrectas. Aun más, cualquier búsqueda de curación, incluso "buena curación", por razones equivocadas o motivos errados, puede ser errónea.

Antes de considerar cualquier terapia específica que creamos que la Biblia desaprueba, debemos notar que no todos los teólogos cristianos y los proveedores de cuidados de la salud concuerdan con nuestra interpretación de las Escrituras. El pueblo de Dios viene de diferentes tradiciones. Leen diversas traducciones de la Biblia. Llegan a conclusiones distintas acerca del significado de ciertas palabras en la traducción que leen. Hasta difieren en el significado de ciertas palabras que se usaron en el idioma original.

Así que creemos que es esencial que expliquemos nuestras ideas y demos las bases bíblicas de nuestro razonamiento. También ofrecemos, en la cuarta parte del libro, información sobre los orígenes de muchas terapias alternativas. Creemos que este conocimiento le ayudará a entender por qué algunos médicos, teólogos y pastores cristianos están tan preocupados acerca de ciertos aspectos de la medicina alternativa.

Preguntas que debe hacerse antes de seguir con terapias alternativas

Para los cristianos, no hay ningún beneficio físico que merezca seguir una terapia que viole las éticas bíblicas o traiga perjuicios espirituales. Aquí hay algunas preguntas que debe hacerse antes de decidirse a seguir con cualquier forma de terapia.

- ¿Qué creencias y valores espirituales fundamentan la terapia o creen los terapeutas?
- ¿Qué recursos financieros u otros se requieren de mí para obtener esta terapia?
- ¿Debo gastar mis bienes en terapias que no han sido probadas?

La gente que cree que su salud física y emocional, como ellos mismos las definen, constituyen lo más importante en la vida, está dispuestos a probar cualquier terapia. A menudo pasan por alto las preocupaciones médicas racionales y válidas acerca de las terapias específicas. Siguen con terapias inútiles y pociones, gastando grandes cantidades de dinero y tiempo con la esperanza de recuperar su salud.

Conozca el poder que hay detrás de la curación

Es importante conocer el origen de una terapia antes de decidirse a someterse a cualquier tratamiento. La medicina alternativa como un todo no tiene raíces con alguna tradición religiosa, pero algunas terapias sí están relacionadas. Una cantidad de ritos y tradiciones de sanidad son parte de la religión *wicca* (también llamada "brujería blanca"). Las religiones orientales a menudo ven la sanidad como algo que depende del movimiento de la "energía de la vida" mediante canales no físicos que coinciden con el cuerpo físico. La religión nativa americana usa hierbas como parte de su rito de sanidad religiosa. En varias religiones aborígenes los chamanes se contactan con seres espirituales o guías para obtener consejos sobre cómo tratar y curar a aquellos que cuida.

Parte del atractivo de la medicina alternativa es este énfasis en la naturaleza global de la salud y la sanidad, por las cuales muchos incluyen la aceptación de *todas* las cosas espirituales. Con este interés en la curación global viene la preocupación por la espiritualidad en la salud. La espiritualidad en la cultura actual tiende a querer decir diferentes cosas. De acuerdo a muchos, el significado de la espiritualidad "puede ser cualquier cosa que el individuo quiera que signifique". Lo que *es* importante, dice este nuevo método de cuidados de la salud, es que una persona esté sobre *algún* camino espiritual. Cuando se trata de curar, cualquier terapia se puede seguir por su beneficio potencial. Todo lo que importa es si funciona. Y si otros dicen que funciona, vale la pena probarlo.

Muchos en el campo de la medicina alternativa enseñan que "no hay tal cosa como la realidad objetiva". Para ellos un pecado capital es proclamar la objetividad. Esto conduce a hacer un fuerte énfasis en la "experiencia personal" como el factor decisivo para elegir lo que es preferible. Como declara el creador del Toque Terapéutico: "El Toque Terapéutico funciona ... Usted lo puede hacer; todos los que deseen pasar la disciplina del aprendizaje del Toque Terapéutico lo pueden hacer. Solo necesita probarlo para determinar por sí mismo la verdad de esta declaración. Así que, lo invito: PRUEBE".[1]

El problema que los cristianos *tendrían* con este método es que la Biblia nos dice que no nos comprometamos con ciertas prácticas. Algunas formas de curación yerran porque lo logran por vía de métodos prohibidos. No solo tienen ciertos ritos y prácticas que han sido secretos muy cuidadosamente mantenidos, sino que además en la Biblia Dios los condena constantemente. Se prohíben la adivinación, la nigromancia, los médium, el espiritismo, la brujería, la magia y la hechicería. La lista más completa de prohibiciones se encuentra en Deuteronomio 18:9-14, aunque cada práctica está prohibida en muchos otros pasajes. (Véase también 1 Corintios 10:18-21.)

Muchas de estas prácticas se han incorporado a ciertas terapias alternativas. La adivinación cubre una variedad de prácticas usadas para descubrir información por medios sobrenaturales (Levítico 19:26; 2 Reyes 21:6; Jeremías 14:14). También se incluye como adivinación la lectura de las cartas, lectura o interpretación de presagios, la bola de cristal y cualquier técnica que intente descubrir información que se transmita desde el reino espiritual mediante objetos naturales. La adivinación también implica intentos directos por comunicarse con el mundo espiritual con el fin de obtener información, como en el uso de guías de espíritus y chamanismo.

La astrología se basa en los mismos principios de la adivinación e Isaías la denuncia como una pérdida de tiempo.

¡Los muchos consejos te han fatigado!
Que se presenten tus astrólogos,
los que observan las estrellas,
los que hacen predicciones mes a mes,
¡que te salven de lo que viene sobre ti!
¡Míralos! Son como la paja,
y el fuego los consumirá.
Ni a sí mismos pueden salvarse
del poder de las llamas.
Aquí no hay brasas para calentarse,
ni fuego para sentarse ante él.

Isaías 47:13-14; véase también Jeremías 10:2

La nigromancia consiste en llamar a los espíritus de los muertos. En el movimiento de la Nueva Era a menudo llaman a esto "canalización". De nuevo Isaías es específico al denunciar estas prácticas, pero no porque no "funcionen", sino porque la nigromancia, como todas estas prácticas, demuestra una actitud de rebelión en contra de Dios al negarse a hacer las cosas a su manera: "Si alguien les dice: 'Consulten a las pitonisas y a los agoreros que susurran y musitan: ¿acaso no es deber de un pueblo consultar a sus dioses y a los muertos, en favor de los vivos?'" (Isaías 8:19). Los médium y espiritistas son aquellos que poseen la habilidad de comunicarse con los espíritus de los muertos (Levítico 19:31; 20:6,27; 1 Samuel 28; 2 Reyes 21:6; 1 Crónicas 10:13-14).

La brujería es el uso de la hechicería y encantos mágicos para obtener deseos a través de poderes sobrenaturales o síquicos.

"Y ahora tú, hijo de hombre, enfréntate a esas mujeres de tu pueblo que profetizan según sus propios delirios. ¡Denúncialas! Adviérteles que así dice el SEÑOR omnipotente: '¡Ay de las que hacen objetos de hechicería y sortilegios para atrapar a la gente! ¿Acaso creen que pueden atrapar la vida de mi pueblo y salvar su propio pellejo? Ustedes me han profanado delante de mi pueblo por un puñado de cebada y unas migajas de pan. Por las mentiras que dicen, y que mi pueblo cree, se mata a los que no deberían morir y se deja con vida a los que no merecen vivir.

"'Por tanto, así dice el SEÑOR omnipotente: Estoy contra sus hechicerías, con las que ustedes atrapan a la gente como a pájaros. Pero yo los liberaré de sus poderes mágicos, y los dejaré volar. Rescataré a mi pueblo de esos sortilegios, para que dejen de ser presa en sus manos. Así sabrán que yo soy el SEÑOR'".

Ezequiel 13:17-21; véase también 2 Reyes 21:6; Hechos 19:18-19

La hechicería es la capacidad de usar encantos mágicos, una habilidad que por lo general se obtenía a través de contactos con espíritus malignos. El profeta Miqueas trajo este mensaje de Dios a los que en sus días realizaban esas prácticas ocultas: "Pondré fin a tus hechicerías y no tendrás más adivinos" (Miqueas 5:12; véase también Gálatas 5:20).

Estas prácticas son condenadas porque alejan a la gente del verdadero Dios y la enredan en caminos falsos. El uso de la magia y los encantos para influir el futuro refleja falta de confianza en la bondad de Dios para realizar lo que mejor conviene en una situación dada. En lugar de tratar de manipular el futuro, estamos llamados a creer en la confiabilidad de Dios.

Las prácticas ocultas siempre deben evitarse. Lógico, se debe ejercitar un gran discernimiento antes de caer en terapias alternativas asociadas con el ocultismo e ideas de la Nueva Era.

Practicar actos espiritistas con buenas intenciones y obtener buenos resultados no excusa descuidar la fuente de poder que hay detrás de esos actos. La Biblia enseña con toda claridad que existen las fuerzas espirituales buenas y las malignas. Esta enseñanza es contraria a la Nueva Era y a los reclamos postmodernos. Las Escrituras declaran que las fuerzas espirituales malignas son poderosas y peligrosas y no debe aficionarse a ellas (Efesios 6:12; 1 Pedro 5:8; 1 Juan 4:4). En nuestra opinión es ingenuo y peligroso pensar o enseñar que Satanás no usaría su poder para sanar personas, especialmente si la sanidad es una señal tan importante del Mesías. Satanás utilizará hasta las "buenas obras" para engañar a la gente y alejarla de Dios. Jesús nos advierte: "Porque surgirán falsos Cristo y falsos profetas que harán grandes señales y milagros para engañar, de ser posible, aun a los elegidos" (Mateo 24:24; Marcos 13:22).

Personajes bíblicos condenados por seguir ciertas formas de curación

La Biblia reconoce la gran tentación inherente en la curación por los espíritus malignos y los curanderos ilícitos. El Antiguo Testamento describe un intenso conflicto entre métodos legítimos e ilegítimos para la curación y la espiritualidad. Un incidente en la vida del rey Ocozías, octavo rey de Israel, demuestra esto con claridad.

> *Después de la muerte de Acab, la nación de Moab se rebeló contra Israel. Ocozías, que se había herido al caerse por la ventana del piso superior de su palacio en Samaria, despachó a unos mensajeros con este encargo: "Vayan y consulten a Baal Zebub, dios de Ecrón, para saber si voy a recuperarme de estas heridas." Pero el ángel del SEÑOR le dijo a Elías el tisbita: "Levántate y sal al encuentro de los mensajeros del rey de Samaria. Diles: 'Y ustedes, ¿por qué van a consultar a Baal Zebub, dios de Ecrón? ¿Acaso no hay Dios en Israel?' Pues bien, así dice el SEÑOR: 'Ya no te levantarás de tu lecho de enfermo, sino que ciertamente morirás.'" Así lo hizo Elías.*
>
> 2 Reyes 1:2-4

En contraste, el rey Ezequías de Judá se enfermó de muerte y el profeta Isaías le dijo que no se recuperaría. La respuesta de Ezequías fue diferente, dando por resultado que Dios lo sanara.

> *Ezequías volvió el rostro hacia la pared y le rogó al SEÑOR: "Recuerda, SEÑOR, que yo*

me he conducido delante de ti con lealtad y con un corazón íntegro, y que he hecho lo que te agrada." Y Ezequías lloró amargamente.

Entonces la palabra del SEÑOR vino a Isaías: "Ve y dile a Ezequías que así dice el SEÑOR, Dios de su antepasado David: 'He escuchado tu oración y he visto tus lágrimas; voy a darte quince años más de vida'".

Isaías 38:2-5; véase también 2 Reyes 20:2-6.

La interpretación de otro incidente ha motivado controversias acerca de la función de los médicos. El rey Asá era un monarca piadoso en Judá durante los primeros años de su reinado. Sin embargo, "En el año treinta y nueve de su reinado, Asá se enfermó de los pies; y aunque su enfermedad era grave, no buscó al Señor, sino que recurrió a los médicos. En el año cuarenta y uno de su reinado, Asá murió y fue sepultado con sus antepasados" (2 Crónicas 16:12-13).

Algunos concluyen que este pasaje de la Biblia condena el uso de los médicos y requiere que la gente busque solo la sanidad de Dios. Sin embargo, las Escrituras se refieren a los médicos y sus funciones para curar (Jeremías 8:22; Mateo 9:12), y Lucas, el autor de un evangelio y de los Hechos, era médico (Colosenses 4:14). Hasta el contexto del pasaje acerca de Asá deja claro que el problema principal de él no era el uso del médico sino la negativa de pedirle ayuda a Dios. Es más posible que los médicos en quienes confió Asá fueran gentiles que practicaban la curación mágica pagana.[2] El apoyo a esta interpretación es que inmediatamente después de la muerte de Asá, la Biblia alaba a su hijo, quien lo sucedió como rey, porque siguió a Dios y "no buscó a los baales" ni siguió las prácticas idólatras de Israel (2 Crónica 17:3-4). Los ejemplos bíblicos muestran la necesidad de discernir en cuanto a quién volvernos para la sanidad.

Las fuerzas para la "energía vital" pueden estar conectadas a la "magia médica"

Las terapias alternativas basadas en la "energía vital" usan principios como los que usualmente en la Biblia se consideran magia. Aunque esta es difícil de definir concisamente, las prácticas mágicas tienen algunas cosas en común. La magia incluye técnicas o ritos específicos por los cuales la gente intenta manipular poderes sobrenaturales para satisfacer sus necesidades inmediatas.[3] Los que practican la medicina energética dicen que pueden manipular una fuerza sobrenatural usando ciertas técnicas para curar o relajar a un individuo.

Los cristianos que usan, promueven o apoyan la medicina energética debieran reflejar sobre la naturaleza incompatible e irreconciliable de la curación mágica frente a la curación divina. Muchos encantamientos mágicos que usan términos cristianos han sobrevivido desde los primeros siglos de la iglesia y se caracterizan por tener los mismos rasgos que se encuentran en la magia actual. Como notó cierta autoridad: "Nunca hay nada humilde acerca de la petición dirigida a agentes sobrenaturales".[4] En la magia se demanda una curación. "En la magia un rito se ejecuta y si es correcto en todos los detalles, el resultado deseado debe derivarse excepto si se encuentra con una magia más fuerte".[5] El enfoque es en los deseos actuales del individuo, y no en ninguna meta a largo plazo ni en las necesidades de la comunidad.

La magia y el ocultismo pueden causar daño

Con frecuencia, la magia no funciona, pero aun así puede causar daño. Se pierde mucho tiempo, tiempo que podía usarse para buscar remedios probados y eficaces. Mientras tanto, el cáncer sigue desarrollándose. La diabetes y la alta presión arterial no se atienden y continúan haciendo daño.

¡Un problema aun mayor surge cuando las prácticas mágicas sí funcionan! Asociadas desde hace tiempo a las tradiciones ocultistas, muchas de esas prácticas pueden llevar a la gente a todo tipo de enredo con las fuerzas ocultas del maligno. Kurt Koch, un teólogo cristiano y una autoridad en ocultismo, cuenta muchas historias de personas que se han curado con terapias alternativas desconociendo sus conexiones con el ocultismo. Un joven fue a una iridóloga que le diagnosticó su enfermedad y le sugirió algunos tratamientos.[6] (Véase Iriología, p. 232.) Pronto este joven se recuperó por completo de su enfermedad. Pero notó algunos cambios preocupantes. Cada vez que trataba de entrar a una iglesia, experimentaba dolores físicos. Lo mismo sucedía cada vez que trataba de leer la Biblia o cantar un himno cristiano. Con rapidez cayó en una depresión severa, comenzó a abusar de las drogas, y al fin sufrió un completo desequilibrio emocional. Realmente, no todos los iridólogos (o practicantes alternativos en general) están conectados con el ocultismo, pero en este caso particular sí.

Reconocemos que esta historia tiene todas las limitaciones de los testimonios que se describen en alguna otra parte de este libro. Pero encaja en el patrón de historias en que la gente inadvertidamente recibe una curación ocultista y paga por ella con su salud emocional y espiritual.

Sospeche de cualquier practicante que acertadamente le diagnostique enfermedades por medios "extraordinarios", o que sepan cosas acerca de otros mediante alguna intuición "asombrosa". Esos poderes vienen de otra parte. Es muy probable que sean sobrenaturales. Es necesario tener gran precaución y discernimiento para asegurarse de que no sean poderes ocultos.

El área gris de la medicina alternativa para los cristianos

Las terapias alternativas se practican en diferentes maneras por diferentes personas. Cuando Julie, una cristiana que sintió el llamado para enseñar a otros algunas terapias alternativas, practica el Toque Terapéutico, ora a Dios y le pide que sane. Cree sinceramente que está en contacto con el poder de Dios y que él la usa para ministrar a quienes trata. Sin embargo, muchos otros adiestrados en la misma técnica piden una energía de vida universal para curar.

La meditación se puede practicar como una forma para obtener guía espiritual general, para alcanzar paz con uno mismo, para relajarse o comunicarse con guías espirituales. ¡La meditación la enseñan tanto practicantes del ocultismo como la Biblia! ¿Cómo discernir cuál es cual? ¿Cómo podemos saber si una terapia alternativa viola los mandamientos bíblicos para evitar influencias espirituales inapropiadas?

Principios bíblicos en los cuales basar decisiones

Las Escrituras nos dan algunos principios claros y confiables sobre cómo decidir en estas áreas. Primero, la mayoría de los pasajes anteriores que condenan las prácticas ocultas vienen del Antiguo Testamento. La mayoría de los teólogos enseñan que los cristianos no se rigen por muchas de las leyes del Antiguo Testamento, como las que se relacionan con la adoración en el templo de Dios.

¿Quiere esto decir que las prohibiciones de adivinación y magia no se aplican más a los cristianos? Pablo dice con claridad que los sucesos descritos en el Antiguo Testamento siguen siendo herramientas importantes para enseñar a los cristianos. "Todo eso sucedió para servirnos de ejemplo, a fin de que no nos apasionemos por lo malo, como lo hicieron ellos ... Todo eso les sucedió para servir de ejemplo, y quedó escrito para advertencia nuestra, pues a nosotros nos ha llegado el fin de los tiempos" (1 Corintios 10:6,11).

Deberíamos aprender de las narraciones del Antiguo Testamento. Se denuncian las prácticas ocultas usando el lenguaje más fuerte posible. En ninguna parte del Nuevo Testamento se nos dice que estas prácticas ahora son permitidas o que Dios ha cambiado su perspectiva en cuanto a ellas. Las prohibiciones de las prácticas ocultas del Antiguo Testamento permanecen vigentes. Los recuentos del Antiguo Testamento en cuanto a los israelitas dirigiendo estas prácticas siguen siendo para su vergüenza y detrimento y permanecen como ejemplos para nosotros de las cosas que no se deben practicar bajo ninguna circunstancia, aunque la intención sea sanar.

El segundo principio general que se encuentra en 1 Corintios 10 es que los cristianos de ninguna forma deben involucrarse en sacrificios hechos a ídolos o demonios. "No, sino que cuando ellos ofrecen sacrificios, lo hacen para los demonios, no para Dios, y no quiero que ustedes entren en comunión con los demonios. No pueden beber de la copa del Señor y también de la copa de los demonios; no pueden participar de la mesa del Señor y también de la mesa de los demonios" (1 Corintios 10:20-21).

Cualquier terapia alternativa que involucre contacto con algún espíritu que no sea Dios, está prohibida. Chamanismo, Reiki, canalización, adivinación y cualquier otra "terapia" que intente traer conocimientos o curación de otros espíritus o guías espirituales se debe evitar.

La homeopatía y los remedios naturistas, ¿están espiritualmente corrompidos?

Algunos homeópatas y herbolarios invocan varios espíritus cuando preparan sus remedios. Los cristianos deben evitar visitar a estos tipos de practicantes, o usar sus remedios particulares. Pero, ¿qué sucede si un cristiano usa uno de estos remedios? ¿Se "contaminan" espiritualmente? Creemos que los cristianos no necesitan temer que un remedio preparado por un homeópata o herbolario esté de alguna forma contaminado con espíritus malignos, a pesar de lo que se haya usado en la preparación.

Llegamos a esa conclusión porque las Escrituras nos proveen guía sobre este mismo asunto que encaró la iglesia primitiva. En aquellos días, la carne se sacrificaba a los ídolos en templos paganos y luego se vendía en el mercado. Entre los cristianos se debatía si comer esa carne involucraba a la persona en actividades ocultistas (Romanos 14; 1 Corintios 8; 10). Pero Pablo dijo: "Coman de todo lo que se vende en la carnicería, sin preguntar nada por motivos de conciencia, porque 'del Señor es la tierra y todo cuanto hay en ella'. Si algún incrédulo los invita a comer, y ustedes aceptan la invitación, coman de todo lo que les sirvan sin preguntar nada por motivos de conciencia" (1 Corintios 10:25-27).

Algunos homeópatas creen que espiritualmente ellos vitalizan sus preparativos a medida que los preparan. Dana Ullman, presidente de la Fundación de Educación e Investigación Homeopática, escribió: "Los homeópatas conceptualizan una 'fuerza viva' o 'fuerza vital', que describen como el proceso de autocuración del organismo que es inherente, fundamental e interconectado. Esta fuerza bioenergética es similar a lo que llaman los chinos 'chi', los japoneses le dicen 'ki', los yogis llaman 'prana', los científicos rusos llaman 'bioplasma' y los protagonistas de Guerra de las galaxias llaman 'la fuerza'. La teoría de la homeopatía dice que este proceso bioenergético es sensible a las medicinas homeopáticas submoleculares. Se cree que la resonancia de la microdosis afecta la resonancia de la fuerza de la vida de la persona".[7]

Algunos creen que los remedios herbarios son eficaces debido a la naturaleza espiritual que dicen reside en ellos. Rosemary Gladstar, una herbolaria, dice que ella decide cuáles hierbas usar examinando primero al paciente: "Luego oro y dejo que el espíritu de la hierba me guíe".[8]

Solo porque algunos usen las agujas de acupuntura para manipular la energía vital no significa que automáticamente los cristianos dejen la acupuntura. Un remedio puede ser aceptable si los componentes físicos se pueden separar del sistema de creencias que existe detrás, análogo a cómo Pablo separó la carne de la idolatría.

También debemos recordar que Pablo estaba hablando de comida, no de remedios y terapias. Cuando aplicamos estos versículos a la medicina alternativa, debemos asegurarnos que los asuntos sean análogos en todos los particulares importantes. La libertad de usar remedios podría, creemos nosotros, aplicarse solo a quienes involucran asuntos físicos. Existe la base física para algunos beneficios, independientemente de si los componentes pasaron por alguna ceremonia espiritual. La carne que fue sacrificada en una ceremonia pagana todavía tiene valor nutritivo, y esto se puede considerar similar al que toma un remedio herbario o usa una aguja de acupuntura. Solo se deben usar los remedios con beneficios demostrados (y evitando cualquier tipo de adivinación, nigromancia, médiums, espiritismo, brujería o hechicería). Los beneficios físicos de todos los remedios son mejor evaluados por el criterio científico.

Los principios desarrollados aquí tienen una aplicación diferente cuando hablamos de terapias alternativas que no incorporan materiales físicos. Los conocimientos de los detalles precisos de la terapia son necesarios. Las terapias alternativas como chamanismo y Reiki pueden "resultar" porque se comunican con guías espiritistas, y por lo tanto, de acuerdo a la Palabra de Dios, no se deben usar bajo ninguna circunstancia.

Otras terapias, especialmente de meditación y alteración de la conciencia, no son muy claras. Aquí incluimos algunas cosas como la meditación, yoga, visualización e imágenes guiadas. Estas algunas veces se usan para relajarse, pero otras veces son métodos para comunicarse con el "ser interior" o algún ser espiritual. Esto a veces se ve como una fuente de curación y otras veces como una manera de obtener percepción y guía en los asuntos relacionados a la salud. Antes de probar cualquiera de estas clases de prácticas, investíguelas con cuidado. Descubra a qué tipo de enseñanza se estará exponiendo. Pregunte a otros asistentes exactamente de qué se trata la sesión. (Véase el tema bajo cada terapia en el capítulo 12.)

Busque la guía en la Biblia, no en voces interiores

Al investigar una terapia alternativa, muchos le dirán que debe seguir sus instintos y oír la voz interior que lo guíe. Guiarse por intuición y voces internas se ha convertido hoy en algo más popular que la guía mediante la razón y evidencia objetiva. El postmodernismo ha contribuido a esta aceptación con su noción de que todos creamos nuestra propia realidad, que cualquier cosa que pensemos está bien. Los cristianos tal vez se sientan atraídos con estas ideas debido a nuestra creencia de que Dios nos revela su voluntad a través de las Escrituras y el Espíritu Santo. Si los cristianos creen que el Espíritu Santo los guía a practicar ciertas terapias, ¿debemos dudarlo? Si durante una meditación o visualización alguien siente muy fuertemente que Dios le está diciendo que cierto practicante lo puede ayudar a curarse, ¿debemos decir algo más?

De nuevo, los cristianos deben buscar la guía en la Biblia. El Antiguo Testamento dice con claridad que cualquiera que dijera tener un mensaje de Dios, es decir, ser un profeta, debía ser probado "Tal vez te preguntes: '¿Cómo podré reconocer un mensaje que no provenga del SEÑOR?' Si lo que el profeta proclame en nombre del SEÑOR no se cumple ni se realiza, será señal de que su mensaje no proviene del SEÑOR. Ese profeta habrá hablado con presunción. No le temas" (Deuteronomio 18:21-22).

Es apropiado, hasta necesario, evaluar las declaraciones. Esto es especialmente importante cuando se habla de la información recibida en un estado alterado de conciencia. Las actividades ocultas y ritos de sanidad siempre han usado una variedad de maneras para inducir estados de meditación y estados alterados de conciencia. Mediante la meditación, el ocultismo sostiene que los detalles concernientes a qué hacer durante un tratamiento de curación "pronto vendrán 'intuitivamente' al sanador. No tenga miedo de seguir su sentido de intuición en esta dirección".[9]

Un ocultista declaró que los estudiantes de brujería blanca no tienen éxito como sanadores cuando "dejan de seguir detalladamente lo que les dice su voz interior; dejan de hacer ciertas cosas cuando son llamados a hacerlas en sus momentos de meditación".[10]

El doctor Deepak Chopra, uno de los que dio a conocer la medicina alternativa, nos anima a "experimentar la manera fácil de cumplir con las intenciones evitando el uso del ego y la mente racional".[11] El doctor Larry Dossey, otro autor popular, nos motiva a confiar en lo que sentimos que debemos hacer para ayudarnos aunque nuestra mente inconsciente nos guíe a "violar los valores más queridos en la vida consciente, tales como nuestro código moral y ético".[12]

Para fundamentar estas ideas hay tres creencias medulares que contradicen la clara enseñanza bíblica:

- La autonomía personal es de valor supremo.
- Los humanos son buenos innatamente.
- Los humanos son potenciales o realmente divinos.

Dentro de la cosmovisión que se aferra a estas creencias, las prácticas de meditación nos sanan al iluminarnos acerca de nuestra verdadera naturaleza. La Meditación Transcendental (MT), que es el fundamento de numerosas terapias alternativas, declara que: "Al nivel de la Conciencia Transcendental ya somos divinos".[13] Todos nuestros problemas surgen, de acuerdo a la MT, porque no nos damos cuenta de esto. "Aunque somos 100% divinos, no sabemos que lo somos".[14] La MT usa mal el Salmo 46:10 proclamando que la declaración de Dios acerca de sí mismo se aplica a toda la gente. Citamos al fundador de la MT, el Maharishi Mahesh Yogi: "Cristo dijo: 'Estad quietos y sabed que yo soy Dios'. Estad quieto y sepa que usted es Dios y cuando sepa que usted es Dios comenzará a vivir la divinidad, y al vivir la divinidad no hay razón para sufrir, absolutamente no hay razón para sufrir. El hombre no nació para sufrir".[15]

Aparentemente, este "profeta" no conoce las enseñanzas de la Biblia. Pablo enseñó: "Tú también, con el poder de Dios, debes soportar sufrimientos por el evangelio" (2 Timoteo 1:8). Pedro nos enseñó: "Queridos hermanos, no se extrañen del fuego de la prueba que están soportando, como si fuera algo insólito" (1 Pedro 4:12).

Chopra declara que la persona saludable es la que cree y afirma: "Yo me conozco como el potencial inmensurable de todo lo que era, es y será ... No hay otro yo en todo el universo. Yo soy un ser y no estoy en ninguna parte y estoy en todas partes al mismo tiempo. Soy omnipresente, omnisciente; soy el espíritu eterno que anima todo lo que existe".[16]

De acuerdo a la Biblia nada está más lejos de la verdad. Hay un Dios, un Creador, que es completamente distinto de su creación. "Porque hay un solo Dios y un solo mediador entre Dios y los hombres, Jesucristo hombre" (1 Timoteo 2:5). Usar la meditación para vincularnos con nuestra voz interior es fundamentalmente errado debido a la enseñanza bíblica acerca de la naturaleza humana. Los humanos no somos ni divinos ni perfectos: "Nada hay tan engañoso como el corazón. No tiene remedio. ¿Quién puede comprenderlo?" (Jeremías 17:9).

La humanidad a través de las edades ha buscado la autopercepción mediante varias prácticas de meditación y estados alterados de la conciencia. Era muy común durante los tiempos del Antiguo Testamento, y las Escrituras constantemente lo condenan. Por lo menos existen tres razones para rechazar estas prácticas.

1. Pueden llevar a la gente al contacto con el reino demoniaco, lo cual es espiritual y físicamente peligroso.
2. El conocimiento que pudiera obtener en estos estados no es confiable. Los falsos profetas de Israel decían tener información confiable a través de visiones, éxtasis, sueños y estados alterados de la conciencia. Las Escrituras denominan la información que se obtiene de estos "profetas que sueltan la lengua y hablan por hablar" como "falsas esperanzas", "mentiras y delirios de su mente", "sueños mentirosos" y "mentiras y presunciones" (Jeremías 23:16-32). Esta manera de obtener conocimiento lleva a la decepción, no a la verdad. "¡Ay de los profetas insensatos que, sin haber recibido ninguna visión, siguen su propia inspiración! ¡Ay Israel! Tus profetas son como chacales entre las ruinas ... Sus visiones son falsas, y mentirosas sus adivinaciones" (Ezequiel 13:3-6).
3. La tercera razón para rechazar la percepción que ganamos de nuestra intuición y ser interior es moral. En sus raíces, las creencias de la Nueva Era mantienen que la naturaleza humana es buena y perfecta, y en efecto divina. De acuerdo a estas perspectivas, un estudiante de magia blanca "tiene que aprender a acertar en las cosas como lo vea y sepa ... Tiene que depender de sí mismo"[17] La Biblia mantiene que la dependencia en sí misma es la raíz de los problemas de la humanidad.

Cuídese del impacto que sus decisiones puedan tener en otros

Los cristianos tienen que preocuparse por más cosas que su libertad de elegir; deben considerar el impacto que sus decisiones causan en otros y cómo interpretarán sus acciones. Si un cristiano utiliza una terapia o remedio vinculado al ocultismo, su ejemplo hará que otros lo sigan. En 1 Corintios 8:12, Pablo usa un lenguaje muy fuerte para condenar tales acciones llamándolas un pecado "contra Cristo".

Siempre se debe considerar el impacto de cómo los demás ven nuestra participación en estas prácticas. Nuestro testimonio del poder de Cristo se puede perjudicar ante los ojos del mundo si desesperadamente perseguimos remedios ineficaces o espiritualmente peligrosos.

Notas

1 Krieger, Dolores, *Accepting Your Power to Heal: The Personal Practice of Therapeutic Touch* [Aceptar su poder para sanar: La práctica personal del Toque Terapéutico], Santa Fe, NM, Bear & Company, 1993, p. 8.

2 Amundsen, Darrel W., y Gary B. Ferngren, "Medicine and Religion: Pre-Christian Antiquity" [Medicina y religión: Antigüedad precristiana], en *Health/Medicine and the Faith Traditions: An Inquiry into Religion and Medicine* [Salud-Medicina y las tradiciones de la fe: Una investigación en la religión y la medicina], ed. Martin E. Marty y Kenneth L. Vaux, Fortress, Filadelfia, 1982, pp. 53-92.

3 Kee, Howard Clark, "Magic and Messiah" [Magia y el Mesías], en *Religion, Science, and Magic: In Concert and In Conflict,* [Religión, ciencia y la magia: En concierto y en conflicto], ed. Jacob Neusner, Ernest S. Frerichs, and Paul Virgil McCracken Flesher, Oxford University Press, New York, 1989, pp. 121-41.

4 *Íbid.,* p. 126.

5 Ferguson, John, citado en Kee, *op. cit.*, p. 123.

6 Koch, Kurt E., *Occult ABC* [ABC Oculto], Kregel, Grand Rapids, 1986, p. 104.

7 Ullman, Dana, *Discovering Homeopathy: Medicine for the 21st Century,* [Descubrimiento de la homeopatía: La medicina para el siglo 21], rev. ed., North Atlantic, Berkeley, CA, 1991, p. 15.

8 Gladstar, Rosemary, *Herbal Remedies for Children's Health* [Remedios herbarios para la salud de los niños], Storey, Pownal, VT, 1999, p. 24.

9 Ramacharaka, Yogi, *The Science of Psychic Healing* [La ciencia de la sanidad síquica], Yogi, Chicago, 1909; Powell, A.E., *The Etheric Double: The Health Aura of Man* [El doble etérico: El aura de la salud del hombre], 1925; reimpreso, Theosophical Publishing House, Wheaton, ILL, 1969, p. 70.

10 Bailey, Alice A., *A Treatise On White Magic* [Un tratado de la magia blanca], 6ta. ed., Lucis, New York, 1963, p. 586.

11 Chopra, Deepak, *Ageless Body, Timeless Mind: The Quantum Alternative to Growing Old* [Cuerpo sin edad, Mente sin tiempo: La alternativa cuántica para envejecer], Harmony, New York, 1993, p. 99.

12 Dossey, Larry, *Healing Words: The Power of Prayer and the Practice of Medicine* [Palabras saludables: El poder de la oración y la práctica de la medicina], HarperSanFrancisco, New York, 1993, p. 61.

13 Yogi, Maharishi Mahesh, *Meditations of Maharishi Mahesh Yogi* [Meditaciones de Maharishi Mahesh Yogi], Bantam, New York, 1968, p. 177.

14 *Íbid.*, p. 177.

15 *Íbid.*, p. 178.

16 Chopra, Deepak, *Escaping the Prison of the Mind: A Journey from Here to Here* [Escapar de la prisión de la mente: Un viaje desde aquí hasta aquí], New World Library, San Rafael, CA, 1992, audiocasete.

17 Bailey, *op. cit.*, p. 586.

7

La medicina alternativa y los niños

El creciente interés de los adultos en la medicina alternativa se extiende hasta los niños y los consultorios de pediatras y galenos en general. Si un padre toma equinacea, un remedio popular para prevenir el catarro (que consideramos no estar científicamente probado aunque a mucha gente no le haga daño en apariencia), ¿se le debe dar a un niño con rinitis? ¿Es mejor el aceite de ajo para los oídos que los productos comerciales hechos específicamente para niños? ¿Qué de la acupuntura para infantes con parálisis cerebral? ¿Y qué de la terapia megavitamínica para niños que padecen desórdenes por deficiencia de atención (ADD, por sus siglas en inglés) o por hiperactividad (ADHD, por sus siglas en inglés)?

Una encuesta de la Academia Americana de Pediatras reporta que el 93% de los pediatras miembros informaron que los padres de los pacientes les preguntaban sobre las terapias alternativas.[1] Un estudio realizado en una clínica pediátrica para pacientes externos en el hospital de una universidad en Canadá halló que 11% de los niños fue tratado por practicantes de medicina alternativa (principalmente quiroprácticos y homeópatas).[2] Esta encuesta no evaluó el interés general, ya que muchas terapias alternativas no incluyen visitas a los practicantes. En otros estudios les preguntaban a los padres que tenían hijos con enfermedades crónicas o recurrentes si eran capaces de utilizar terapias alternativas. Tantos como el 70% de estos padres dijeron que usaban estas terapias además de las convencionales.[3]

Los remedios herbarios aumentan algunos riesgos en los niños

La doctora Kathi J. Kemper, profesora asociada de pediatría en *The Center for Holistic Pediatric Education and Research* [Centro para la Educación e Investigación de la Pediatría Holística] en la Escuela de medicina de Harvard, publicó numerosos artículos sobre el uso de la medicina alternativa en infantes. En particular, se preocupaba por los niños que se someten a cirugía después de tomar remedios herbarios. Ella observó que algunos remedios herbarios aumentan las hemorragias durante la cirugía.[4]

Otra preocupación se basaba en la interacción entre los remedios herbarios populares y las medicinas esenciales para mantener la vida. Por ejemplo, el corazoncillo, el antidepresivo enormemente popular que ha probado ser efectivo para personas con depresiones relativamente leves, puede ser una amenaza potencial para la vida cuando se usa con ciertos medicamentos para el tratamiento de SIDA y otras condiciones.[5]

Los padres usan terapias alternativas y remedios herbarios para sus hijos por las mismas razones que las emplean para ellos. Creen que son más baratos, menos dañinos y de poco riesgo en cuanto a reacciones negativas. Lo que con frecuencia olvidan es que la razón por la que funcionan los remedios herbarios, cuando así es, es porque alteran la química del cuerpo. Un producto que puede afectar la salud de un adulto sin hacerle daño puede ser perjudicial para un niño. El sistema inmunológico de un niño puede verse afectado. Este puede tener una reacción adversa. Tenemos poca información sobre las dosis y efectividad de los remedios herbarios en los adultos y menos aun en los niños.

Algunos procedimientos son casi siempre seguros para los niños

Probar algunos procedimientos puede ser inofensivo. Muchos practicantes consideran que la acupresión y la acupuntura son por lo general inofensivas en los pequeños, aunque es algo dudosa la efectividad para la condición que tenga el niño. Un estimado dice que la cantidad de infantes que los quiroprácticos trataron aumentó en 50% entre 1997 y 2000.[6] Mientras los adultos buscan atención quiropráctica para los problemas oseomusculares, los quiroprácticos tratan a niños con infecciones del oído, alergias, asma, cólicos, etc. Hay muy pocas pruebas aleatorias y controladas de la quiropráctica para cualquier condición pediátrica. Una de las primeras pruebas no mostró tener más beneficio que un placebo para infantes con asma.[7] Algunos quiroprácticos le dan muy poca importancia a los hallazgos de las investigaciones y esto también es causa de preocupación. Así que, por ejemplo, solo el 30% de los quiroprácticos en el área de Boston promueven la inmunización, que estudios de alta calidad apoyan por completo, mientras que el 70% recomendó hierbas y suplementos dietéticos con poco o ningún apoyo de las investigaciones.[8]

En contraste, la práctica de las artes marciales para ayudar a los niños a aprender autocontrol puede ser un método válido para algunos niños hiperactivos. La evidencia empírica es tan fuerte que muchos sistemas escolares sugieren esta forma de actividad física a los padres de niños que padecen de ADD o ADHD. [Nota: Aunque la mayoría de las escuelas tienen artes marciales como deporte o para autodefensa, algunas tienen instructores diestros en medicinas tradicionales chinas (véase Medicina china tradicional, p. 241). Esto puede exponer a los niños a una filosofía de la vida muy diferente a la enseñanza cristiana. Antes de matricular a un niño en cualquier tipo de clases de karate o judo, sería sabio que los padres observaran varias sesiones, tanto las exclusivas para niños como las de adultos, para oír y ver qué se enseña.]

La Universidad del Centro Médico de Arizona ha hecho experimentos sobre aspectos de la medicina alternativa para niños.[9] Aunque hasta el momento que se escribe este libro no hay conclusiones, algunas terapias están comenzando a mostrar resultados positivos. Por ejemplo, la hipnosis ha probado ser valiosa para relajar los músculos de niños con parálisis cerebral. Esto parece reducir o demorar el deterioro que viene inevitablemente con la enfermedad. Véase en el capítulo 12 lo relacionado al hipnotismo referente a las preocupaciones que tenemos acerca de la hipnosis en general.

En estos momentos, el campo de la pediatría en la medicina alternativa solo está comenzando a exponerse a los métodos científicos. Sin embargo, estamos presenciando la promoción activa de terapias alternativas para niños. Rosemary Gladstar es una herbalista que ha escrito muchos libros populares, uno de los cuales promueve los remedios herbarios para chicos.[10] Ella dice que esos remedios son inocuos para los pequeños y declara: "Contrario a lo que pudo haber oído o leído, mi experiencia ha sido que casi cualquier hierba que es inocua para el adulto lo es también para el niño siempre que se tome en cuenta el tamaño y peso del niño para adaptar la dosis".[11] Pero reconoce que las hierbas afectan a la persona de diferentes maneras y pueden causar serias reacciones adversas.

Gladstar basa sus declaraciones en sus años de experiencia usando remedios herbarios. Ella no se refiere a ninguno de los estudios científicos controlados para apoyar sus declaraciones. Por el contrario, señala que la "mayoría de los herbalistas se apoyan en años de experiencia y la intuición". Su punto acerca de la investigación científica se resume en la siguiente declaración: "Si se sabe que el uso humano de cierta planta ha sido seguro y eficaz durante miles de años, sería sabio cuestionar la validez y aplicación de las pruebas científicas que ahora se usan. Por lo general, hay cierta magia no identificada en la planta en forma de otra química o una sabiduría natural innata que permite que la medicina, cuando se toma por completo, funcione sin hacer daño y de manera beneficiosa".[12]

Después de examinar a un niño, Gladstar dice que ella "ora y deja que el espíritu de la hierba la guíe. Esto, desde luego, es balanceado con una verdadera comprensión de las hierbas que estoy usando, sumado a los muchos años de experiencia".[13] Tenemos dudas científicas acerca del método Gladstar, sobre todo cuando personas sin su experiencia utilizan hierbas para tratar a los chicos.

Su método también demuestra por qué los cristianos necesitan discernimiento espiritual y científico al investigar las terapias alternativas. El herbalismo enseña que el poder sanador de las hierbas viene tanto de los espíritus que residen en la naturaleza como de la química de las plantas. En contraste, la medicina herbaria se considera el método "secular" respecto a las hierbas: la idea de que dan resultado naturalmente mediante la química que contienen. Llevar a un niño a un herbalista lo expondría a enseñanzas que contradicen la Biblia y pueden exponerlos a actividades espirituales perjudiciales.

Algunos remedios que los niños nunca deben usar

También creemos que la confianza en la experiencia y la intuición puede conducir a daños físicos. Por ejemplo, Gladstar dice que los niños pueden usar "hierbas suaves" como borraja y regaliz u orozuz "sin que formen residuos o produzcan efectos secundarios", y también usar hierbas "fuertes" como consuelda y chaparra.[14] En el capítulo 13, hablamos sobre la evidencia clínica de que estas hierbas en particular hayan provocado serias reacciones en personas adultas. Creemos que esta es una fuerte evidencia de que jamás debe usarse con niños.

Los remedios homeopáticos (otra forma de medicina alternativa) se dan a los niños con mucha frecuencia. Un estudio demostró que ellos componen la tercera parte de los pacientes que consultan a homeópatas.[15] Antes que tengan 3 años de edad, la mayoría de ellos tendrán por lo menos una infección de oído. Algunos padres tratan con los remedios homeopáticos. Mientras que tres cuartas partes de las infecciones otales infantiles desaparecen por sí mismas, algunas infecciones progresan hasta llegar a condiciones más serias, la mayoría de las cuales se pueden curar eficazmente con antibióticos.

Dándole la más alta proporción de remisión espontánea a estas infecciones del oído, el uso de los remedios homeopáticos con frecuencia parece tener éxito, así que algunos sostendrán que la homeopatía puede curar infecciones del oído, pero una revisión de informes reportó que "no hay evidencia publicada que apoye esta declaración".[16] Esta revisión de todas las investigaciones relevantes descubrió solo dos estudios que incluían la homeopatía y las infecciones del oído. Aunque ambos estudios mostraron resultados positivos para los remedios homeopáticos, el diseño de la investigación hizo imposible confiar en los resultados. Estos estudios no eran ciegos ni tampoco se hicieron al azar. Uno comparó la homeopatía con la medicina convencional, pero los niños que usaban la medicina convencional tenían infecciones que ya había probado ser más difíciles de tratar. Los resultados de investigaciones más recientes y mejor diseñadas sobre la homeopatía para una variedad de otras condiciones tienden a encontrar que la homeopatía no es más eficaz que el placebo.[17] Investigadores de estos estudios también han notado "que pruebas más rigurosas tienen resultados menos prometedores".[18]

No se conoce mucho acerca de lo que da resultado en los niños

Pasarán muchos años antes de poder probar adecuadamente una amplia gama de terapias y remedios herbarios para asegurarse de que no hacen daño y son eficaces para usar con niños. Hasta entonces, los padres tendrán que limitar sus intentos por usar tratamientos alternativos a aquellos que no alteran la química del cuerpo, como la acupuntura y la acupresión. A los pequeños nunca se les debe dar remedios herbarios o megadosis de vitaminas creyendo que son más seguros que los fármacos. Aún sabemos muy poco acerca de lo que funciona, lo que no resulta, la preparación adecuada y la dosis propia para edades y peso del cuerpo de manera que sea posible confiar en productos potencialmente peligrosos como los remedios herbarios para niños.

Tampoco sabemos si el cuerpo de un chico en desarrollo reaccionará completamente diferente al de un adulto.

El método de Gladstar es simplemente tratar niños como adultos pequeños. Ella describe 2 "reglas" para calcular la dosis para niños basándose en sus edades y la dosis de un adulto.[19] Una que ella llama Regla de Young, calcula que a un niño de 4 años se le debe dar un cuarto de la dosis de un adulto. La segunda, ella la llama Regla Cowling, y dice que a un niño de 4 años se le dé un sexto de la dosis de adulto. Sin embargo, la recomendación para la dosis de la propia Gladstar dice que a un niño de 4 años se le debe dar menos de un veinteavo de la dosis de un adulto. Dicha inconsistencia revela lo poco que se sabe acerca de la dosis de los remedios herbarios para niños.

La medicina convencional ha aprendido mediante experiencias trágicas que el método de reducir la dosis adulta puede ser peligroso para los niños. El síndrome de Reye, una condición que puede causar incapacidad permanente o muerte, es solo un ejemplo. Hasta la década de 1980 cientos de niños en los Estados Unidos sufrieron esta enfermedad cada año.[20] ¿Culpable? La aspirina. Se descubrió un vínculo entre la aspirina y el síndrome de Reye que llevó a mucha publicidad desanimando el uso de la aspirina para chicos de 17 años de edad o más jóvenes. A fines de la década de 1990 solo se informaron 2 casos de síndrome de Reye al año. Ahora sabemos que el desarrollo de la química del cuerpo de los niños es muy diferente al de los adultos. Esta historia de éxito debe servir como advertencia en contra de dar a los niños cualquier medicina sin saber lo segura que pueda ser *para ellos.*

Los padres que consideren tratar a sus hijos con terapias alternativas deben recordar que muchos de esos practicantes tienen muy poca preparación convencional. En Massachusetts, la mitad de los homeópatas involucrados en un estudio no tenían preparación médica, y su capacitación en homeopatía oscilaba de 20 años a solo *3 semanas.*[21] Todos los practicantes debieran conocer sus limitaciones y cuándo buscar el consejo de otros. Los homeópatas de Massachusetts declararon que podían, en promedio, tratar a un niño durante 3 ó 4 meses antes de saber que la terapia no estaba dando resultado. Solo la mitad de los homeópatas no médicos referirían niños de 2 semanas con una fiebre de 39 grados a un médico, aunque cualquier recién nacido con una fiebre tan alta necesita que un médico lo vea de inmediato.

En este mismo estudio, menos de un tercio de los homeópatas recomendaron inmunizarse y casi el 10% se opusieron activamente a las vacunas. En Inglaterra, la razón más común que se da para no inmunizar a un niño es la recomendación que los padres reciben de un homeópata.[22] Aun cuando todas las vacunas tienen un pequeño riesgo de reacciones adversas, la falta de la misma implica un riesgo mayor. Los niños en los Estados Unidos que no estaban inmunizados contra el sarampión tuvieron de 22 a 35 veces más probabilidades de contraer la enfermedad que los que recibieron la vacuna.[23] Mientras más personas rehúsen vacunarse, la salud de la comunidad se verá más afectada negativamente. Durante las décadas de 1970 y 1980 la preocupación acerca de las reacciones de la vacuna *pertussis* llevaron a disminuir su uso, dando por resultado una mayor reaparición de la tosferina (también llamada *pertussis*). Esta infección puede ser muy seria en niños pequeñitos, motivo por el cual esos terapeutas alternativos que predican en contra de los programas de inmunización establecidos no tienen apoyo científico.

Hable con el médico de su hijo acerca de cualquier remedio alternativo, complementario o herbario que esté pensando darle. A la mayoría de los médicos que se preocupan por los niños les encantará conversar sobre este tema. En efecto, un estudio reportó que más de la mitad de los pediatras ya han tenido conversaciones de esta índole con los padres de sus pacientes.[24] Sin embargo, recuerde que a pesar de lo limitado de las pruebas de los productos alternativos vendidos a los adultos han habido muchas menos pruebas para el uso con niños. Y ya que estos no son solo versiones en miniatura de los adultos, la información sobre la dosis adecuada y la preparación tal vez no esté disponible.

Los riesgos son muy grandes para los niños

En general, creemos que la medicina alternativa no es apropiada para la vasta mayoría de los niños. Los riesgos potenciales son muy altos. Mientras no se hagan estudios que muestren que una terapia alternativa en particular es segura y eficaz para los chicos, en nuestra opinión, esa terapia se debe evitar.

De igual importancia es recordar que muchas enfermedades menores juegan un papel significativo al principio del desarrollo de la niñez. Estas desafían al cuerpo y ayudan a edificar el sistema inmunológico que necesitamos como adultos saludables. Debilite el sistema inmunológico del niño, y tendrá un adulto con una condición crónica que fácilmente se habría evitado dejando que una enfermedad menor siguiera su curso natural durante la niñez.

Notas

1 Informe por la Doctora Kathi J. Kemper, profesora asociada de pediatría en la Escuela de Medicina de Harvard, en *AMNews* [Noticias AM] (American Medical News) [Noticias médicas americanas] 27 de marzo de 2000.

2 Spigelblatt, Linda, Gisèle Laîné-Ammara, Barry Pless, y Adrian Guyver, "The Use of Alternative Medicine by Children" [El uso de la medicina alternativa para niños], *Pediatrics* 94, no. 6 [Pediatras], diciembre de 1994, pp. 811-14.

3 Sikand, Anju, y Marilyn Laken, "Pediatricians' Experience With and Attitudes Toward Complementary/Alternative Medicine" [La experiencia con los pediatras y las actitudes hacia la medicina complementaria alternativa], *Archives of Pediatric and Adolescent Medicine* 152, no. 11 [Archivos de medicina de pediatría y adolescencia], noviembre de 1998, pp. 1059-64.

4 Gardiner, Paula, y Kathi J. Kemper, "Herbs in Pediatric and Adolescent Medicine" [Las hierbas en pediatría y la medicina del adolescente], *Pediatrics in Review* 21, no. 2 [Pediatría en revisión], febrero de 2000, pp. 44-57.

5 Piscitelli, Stephen C., Asron H. Burstein, Doreen Chaitt, Raul M. Alfaro, y Judith Falloon, "Indinavir Concentrations and St John's Wort" [Concentraciones de indinavir y corazoncillo], *Lancet* 355, febrero de 2000, pp. 547-48; Ruschitzka, Frank; Meier, Peter J., Turina, Marko; Lüscher, Thomas F. y Noll, Georg "Acute Heart Transplant Rejection Due to Saint John's Wort" [Rechazo agudo de trasplante del corazón debido a corazoncillo], *Lancet* 355, febrero de 2000, pp. 548-49.

6 Lee, Anne C.C., Dawn H. Li, y Kathi J. Kemper, "Chiropractic Care for Children" [Cuidado quiropráctico para niños], *Archives of Pediatric and Adolescent Medicine* 154, no. 4, abril de 2000, pp. 401-7.

7 Balon, Jeffrey, Peter D. Aker, Edward R. Crowther, Clark Danielson, P. Gerard Cox, Denise O'Shaughnessy, Corinne Walker, Charles H. Goldsmith, Reic Duku, y Malcolm R. Sears, "A Comparison of Active and Simulated Chiropractic Manipulation as Adjunctive Treatment for Childhood Asthma" [Una comparación de la manipulación quiropráctica activa y simulada como un tratamiento adjunto para el asma de la niñez], *New England Journal of Medicine* 339, no. 15 [Revista de medicina de Nueva Inglaterra], octubre de 1998, pp. 1013-20.

8 Li, Lee, y Kemper, *op. cit.*, pp. 401-7.

9 *AMNews* (American Medical News), 27 de marzo de 2000.

10 Gladstar, Rosemary, *Herbal Remedies for Children's Health* [Remedios herbarios para la salud de los niños], Storey, Pownal, VT, 1999.

11 *Íbid.*, p. 10.

12 Gladstar, Rosemary, *Herbal Healing for Women* [Curación herbaria para mujeres], Fireside, New York, 1993, p. 25.

13 *Íbid.*, p. 24.

14 *Íbid.*, p. 11.

15 Lee, Anne C.C., y Kathi J. Kemper, "Homeopathy and Naturopathy: Practice Characteristics and Pediatric Care" [Homeopatía y naturopatía: Prácticas características y cuidados de pediatría], *Archives of Pediatric and Adolescent Medicine* 154, no. 1, enero de 2000, pp. 75-80.

16 Barrette, E.P., "Homeopathy for Acute and Chronic Otitis Media" [Homeopatía para otitis media crónica y aguda], *Alternative Medicine Alert* 3, no. 4 [Alerta de la Medicina alternativa], abril de 2000, p. 39.

17 Linde, Klaus, Michael Scholz, Gilbert Ramirez, Nicola Clausius, Dieter Melchart, y Wayne B. Jonas, "Impact of Study Quality on Outcome in Placebo-Controlled Trials of Homeopathy" [Impacto de la calidad del estudio sobre los resultados en las pruebas del placebo controlado de la homeopatía], *Journal of Clinical Epidemiology* 52, no. 7 [Revista de epidemiología], julio de 1999, pp. 631-36.

18 Linde *et al.*, "Impact of Study Quality" [Impacto de la calidad del estudio], pp. 631-36.

19 Gladstar, *op.cit.*, pp. 25-26.

20 Belay, Ermias D., Joseph S. Bresee, Robert C. Holman, Ali S. Khan, Abtin Shahriari, y Lawrence B. Schonberger, "Reye's Syndrome in the United States from 1981 through 1997" [Síndrome de Reye en los Estados Unidos desde 1981 hasta 1997], *New England Journal of Medicine* 340, no. 18, mayo de 1999, pp. 1377-82.

21 Lee and Kemper, *op. cit.*, pp. 75-80.

22 Simpson, Neil, Simon Lenton, y Robina Randall, "Parental Refusal to Have Children Immunised: Extent and Reasons" [Negativa de los padres para vacunar a los hijos: Extensión y razones], *BMJ* 310, enero de 1995, p. 227.

23 Feikin, Daniel R., Dennis C. Lezotte, Richard F. Hamman, Daniel A. Salmon, Robert T. Chen, y Richard E. Hoffman, "Individual and Community Risks of Measles and Pertussis Associated with Personal Exemptions to Immunization" [Riesgos individuales y comunitarios del sarampión y la tos ferina asociado con exenciones personales a la vacunación], *Journal of the American Medical Association* 284, no. 24, diciembre de 2000, pp. 3145-50; Daniel A. Salmon, Michael Haber, Eugene J. Ganga-

rosa, Lynelle Phillips, Natalie J. Smith, y Robert T. Chen, "Health Consequences of Religious and Philosophical Exemptions from Immunization Laws: Individual and Societal Risk of Measles" [Consecuencias en la salud de las exenciones religiosas y filosóficas de la ley de la vacunación: Riesgos individuales y sociales del sarampión], *Journal of the American Medical Association* 282, no. 1, julio de 1999, pp. 47-53.

24 Sikand and Laken, *op. cit.*, pp. 1059-64.

8

Los gurúes: ¿Fraude, charlatanería o sabiduría?

Evaluar la filosofía de un escritor popular en el campo de la medicina alternativa nunca es tarea fácil. La vasta mayoría de estos escritores son evangelistas fervientes de lo que creen es la verdad acerca de la sanidad y el bienestar. La mayoría son bien educados. Creemos que muchos de ellos son sinceros.

También pensamos que algunos yerran con franca sinceridad. Sus ideas son espiritualmente dudosas, médicamente poco confiables o ambas cosas. No es que traten de engañar a nadie. Se preocupan por sus pacientes y el público en general. Creen que la medicina convencional (y a veces un método de medicina alternativa particular) es ingenua o aun peligrosamente equivocada. Después de experimentar con diferentes formas de cuidado de salud, desarrollan un método que, cuando oyen las historias de los éxitos logrados que cuentan, parece ser excelente.

La popularidad es lo que separa a estos escritores (este tipo de practicante o consejero del cuidado de la salud) de otros que pueden tener en común algunas o todas esas creencias. Ellos escriben un libro popular o establecen una fuerte presencia en Internet. Su notoriedad les da credibilidad a los ojos de muchos. Sus palabras exponen casos tan convincentes que muchos lectores ciega y confiadamente prueban sus recomendaciones. Muchos no se preocupan acerca de lo que piensa el médico o de si las sugerencias se evaluaron en forma científica.

Quizás el practicante es carismático y ha acumulado un grupo de seguidores mediante apariciones en radio y televisión. Es fácil creer en alguien que parece muy sincero y compasivo, con una apariencia atractiva y hasta una voz placentera. Este tipo de expertos atraen sobre todo a los que han tenido una experiencia con un practicante de medicina convencional que, aun cuando tenga mucha habilidad y conocimientos, tiene un trato deficiente con los pacientes o no parece amable ni cariñoso.

También son vulnerables aquellos que tienen pocas esperanzas de curarse, a quienes se les ha dicho que no hay tratamiento. Quizás se han hecho daño en la columna vertebral y es alguien muy activo que ahora está limitado a vivir en una silla de ruedas. Un cáncer, por ejemplo, ataca el cuerpo de cierto hombre que ahora sabe que solo le quedan unos meses de vida. Una mujer joven, paralítica de nacimiento, sabe que no hay cirugía convencional que pueda arreglarle su cuerpo. También están los que sufren el síndrome de la fatiga crónica o fibromialgia o algún otro síndrome de dolor crónico para lo cual no hay cura o poco alivio.

La desesperación lleva a estas personas a probar cualquier cosa que ofrezca esperanza, un pequeño milagro, hasta un poco de alivio en su sufrimiento. "No tengo nada que perder", dicen. Sienten atracción hacia cualquiera que les ofrezca la promesa de un mañana mejor, no importa lo dudoso, caro o raro que sea, porque no pueden soportar el dolor o no están dispuestos a aceptar las limitaciones tan severas de su mundo físico.

Cuando la gente está desesperada, no le importa la evaluación objetiva de los remedios. Solo quieren ayuda. Y es entonces que están listos para ser presas del fraude, de charlatanes o aun de creyentes verdaderos en lo que está ciertamente equivocado. Estos términos no son fáciles de distinguir con claridad. La gente no está de acuerdo en cómo definir cada uno de ellos con precisión. Pero cualquier conversación sobre medicina alternativa seguro levantará en algún momento al menos uno de esos términos. Por lo tanto, necesitamos hablar de lo que por lo general significan y cómo usarlos.

El fraude médico usa tratamientos inútiles a conciencia

El fraude se aparta de otros términos cuando los practicantes usan un tratamiento médico que saben que es inútil. Buenos ejemplos de fraude médico son una variedad de aparatos electrónicos que se han usado a través de los años para "tratar" el cáncer, enfermedades del corazón, la artritis y otras condiciones. El tipo preciso de aparatos y las pretensiones varían, pero lo que a menudo tienen en común es una "caja" que parece científica. Los indicadores, relojes marcadores, luces e interruptores parecen funcionar, pero en realidad no hacen nada. Mientras más compleja parezca la caja y más conocedor luzca el practicante acerca de los aparatos, más confianza le da al paciente de que el tratamiento dará resultados.

En efecto, es seguro que muchos pacientes expuestos a dichos aparatos terminarán una sesión sintiéndose mejor. La razón: recibieron una atención concentrada de un individuo que parece interesarse en oír con cuidado sus quejas, se compadece de sus sufrimientos y le sugiere firmemente que se curará.

Los pacientes también oyen a otros que han recibido la terapia y dicen que funciona. Tal vez su pastor u otro líder respetado de la iglesia dice que la terapia es eficaz, hasta ha ayudado a un amigo o a un familiar cercano. Los comerciales en las estaciones locales de radio cristiana sugieren que cientos o hasta miles de personas han recibido ayuda con la terapia. Se hace una referencia a "estudios científicos" respetables que "prueban" que la terapia funciona. Libros, artículos de revistas y un sitio en Internet tal vez alaben la terapia, dándole esperanzas y entusiasmo al que sufre.

Pero cuando todo lo que dicen es falso, se trata de un fraude. Cualquier buen resultado se debe en parte al efecto del placebo, y en parte al sueño dorado de mejorar.

Aunque la mejoría o alivio sea verdadero, es solo temporal. La gente que ofrece la terapia sabe que el tratamiento por sí solo *no* resulta. Exageran los beneficios. Inventan algunos relatos acerca de personas que se han beneficiado. Desechan las historias de los que no han quedado satisfechos con el producto.

Lo que los charlatanes no saben que hace daño

Vemos la charlatanería, al nivel de la motivación del practicante, diferente al fraude. Este último ocurre cuando el practicante vende terapias consciente de que no hacen nada de lo que él afirma. Los charlatanes no saben que las terapias que están anunciando no funcionan. Usamos el término charlatán para describir lo que se puede considerar tontería médica, pero a veces también se refiere a la incompetencia profesional.

El problema con los charlatanes es que los gurúes parecen ser sabios expertos que presentan sus ideas al público, y creen lo que dicen. Por lo general no tratan de perjudicar a nadie. Creen con toda sinceridad que lo que hacen y recomiendan ayuda a los pacientes y tienen evidencias anecdóticas para apoyarlo. Nada de eso les resta responsabilidad para revisar la precisión de sus declaraciones. Es posible que alguien que sabía que el tratamiento era un fraude engañara a la persona que ofrece dicho tratamiento inútil. Los charlatanes están convencidos de que su tratamiento es bueno. Incluso cuando hay suficientes evidencias de que la terapia es inútil, siguen agarrados a su falsa creencia y la continúan ofreciendo. No quieren saber nada acerca de la evidencia que prueba que su terapia es inútil.

A menudo se inspiran en los genios malentendidos del pasado que pelearon contra lo establecido en cada paso del camino hasta que al fin lograron algunos avances radicales. Defraudaron a algunos al informar sus descubrimientos. Sin embargo, al final, estos genios mostraron tener la razón. Lo que se veía como raro e imposible en sus días, al cabo del tiempo se convirtió en "obvio" y rutinario. Muchos charlatanes se ven a sí mismos como herederos de los malentendidos y por último triunfos de estas figuras históricas.

Les encanta citar a Arturo Schopenhauer, el filósofo alemán del siglo diecinueve, que declaró:

> Todas las verdades pasan por tres etapas.
> Primero, las ridiculizan.
> Segundo, se oponen a ella con violencia.
> Tercero, se aceptan como autoevidencia.

En efecto, algunos de los charlatanes actuales pueden tener ciertas verdades que probarán ser útiles en la medicina del mañana. Pero creemos que un examen más concienzudo revelará la diferencia entre un avance médico y la mayoría de la charlatanería. Por ejemplo, en los años 1970 un profesional de la medicina anunció la idea de que una dieta saludable se determinaba comiendo solamente vegetales dispuestos de acuerdo al color. Planteó una elaborada teoría que él mismo siguió. Su salud era excelente, su vitalidad era la envidia de muchos hombres y mujeres más jóvenes. Durante un tiempo dio conferencias a selectos empleados de las grandes corporaciones, divisiones de IBM, General Motors y otras. En la casa, su esposa le preparaba un plato de vegetales con una cuidadosa atención en los colores verdes, rojo y otros.

Tomó la idea muy en serio. Estaba convencido de que si podía difundir bien su información, podría mejorar la salud de toda la gente, y así su teoría se convertiría en parte de una rama principal de la medicina. Aún no hay evidencias de estudios controlados que demuestren que su método nutritivo era bueno. Estamos seguros de que sus declaraciones satisfacen nuestra definición de charlatán.

Cómo detectar fraudes y charlatanes

¿Cómo saber si algo es un fraude? ¿O una charlatanería?

Primero, observe la declaración. Si algo parece demasiado bueno como para ser cierto, es probable que lo sea. O si alguien está ofreciendo un curalotodo, una panacea, una larga lista de dolencias con la garantía de que el mismo remedio lo curará todo, es casi seguro que es un fraude deliberado.

Un buen ejemplo de un anuncio "demasiado bueno como para ser cierto" es un folleto que recientemente se distribuyó vía correo que ofrecía información de viejos remedios.[1] En la cubierta del frente estaban las palabras "Lea esto o muera". La contraportada, en parte, declaraba: "Después de leer este boletín ... es probable que no muera de cáncer, ni de un ataque cardíaco, ni de una embolia, ni de diabetes, ni de ninguna enfermedad común". Las letras pequeñas prometían algo más: "Y estoy casi seguro de que nunca sufrirá artritis, osteoporosis, alta presión arterial, insomnio, cataratas, glaucoma, pérdida de memoria, Alzheimer, impotencia, depresión ni ninguna enfermedad viral de largo término". El folleto afirmaba que: "Durante un promedio de 50 años los médicos por lo general pasan por alto o suprimen los descubrimientos realmente importantes". La información en estos "descubrimientos realmente importantes" se ofrecía mediante una subscripción a un boletín que promete guiar a los lectores a las mejores fuentes para "tratamientos y curas eficaces para la mayoría de las enfermedades principales que atribulan a la humanidad". Algunos de los productos enumerados solamente se consiguen a través de un distribuidor exclusivo, de acuerdo al folleto.

¿Parece demasiado bueno para ser cierto? Es probable que lo sea. Los autores de dichos folletos a menudo juegan con ideas populares, aunque erradas, de que hay una conspiración para que el público no aprenda algunas formas sencillas para ser y mantenerse saludable. El folleto declara que aunque la gente a través del mundo haya encontrado maneras de detener "todas las enfermedades mortíferas y crónicas ... a usted todavía no le han dicho cuáles son las soluciones".

La implicación de esta clase de afirmación es que con frecuencia los médicos y las compañías farmacéuticas obtienen un beneficio financiero si usted permanece enfermo. Las realidades de la industria del cuidado de la salud parecería confirmar lo que ellos aseveran. Docenas de empresas fabrican medicinas y solo ganan dinero si la gente se enferma. Los médicos curan. A ellos, también, son los que más a menudo llamamos cuando hay enfermedades o heridas. Si no hay nada que curar, piensan los de la teoría de la conspiración, los médicos no tienen trabajo. Ni obtienen dinero.

Muchas personas aceptan este argumento. El pregón está vendiendo un sueño, una esperanza: no sufrir enfermedades hasta morirse de viejo. Así que ordenan y comienzan a usar una preparación "simple" y "natural". Muchas veces solo cuesta "unos pocos dólares" al mes, aunque algunos fraudes pueden ser muy caros. Es el dinero, razonan, que de todas formas costaría ir al "médico" o "institución médica". Además, esperan ahorrar dinero. Ya no necesitan pertenecer a un programa de salud privado ni comprar seguros. Si todos usaran este "producto milagroso", la industria multimillonaria para cuidados de la salud sencillamente se moriría.

Promesas como estas que no tienen sentido, son fraudes. No existe un producto que cure o prevenga todas las enfermedades. ¡Punto! Los promotores de dichas afirmaciones descubren que es una forma provechosa para ganar mucho dinero.

Para los oportunistas, el tiempo lo es todo

Los oportunistas y los fraudes por lo general hacen dinero a costa de la ignorancia y la fe ciega. Toman lo que aun no se ha probado y lo inflan como el último adelanto. Sacan informes de los periódicos más importantes sobre una nueva terapia prometedora en sus primeros pasos de pruebas científicas y la promueven como la respuesta a cualquier enfermedad que esté apareciendo en los medios de comunicaciones.

Por ejemplo, una situación ideal para el oportunista sería informes de que un remedio herbario parece detener el desarrollo de un tumor en los ratones. Estamos hablando acerca de las hierbas (que no tienen supervisión gubernamental), el cáncer (un temor universal) e investigaciones que sugieren que el remedio herbario ofrece alguna esperanza para las víctimas del cáncer. El tiempo es crucial. Los vendedores oportunistas dicen todo lo positivo del primer hallazgo y nada de lo negativo.

Tampoco mencionan que la prueba inicial no se repite. Esos informes de "resultados prometedores" con tanta seguridad quizá se conviertan en un error o tal vez nunca se pruebe en humanos.

Ellos no dicen que la idea de la hierba, o algún componente, que provee un preventivo no perjudicial para el cáncer es solo una teoría, una esperanza, basada en los hallazgos preliminares. Lo que aún falta son los estudios cuidadosos, primero con animales, luego con humanos. Al producto le falta años antes de que aparezca en revistas médicas confiables, otro hecho que los oportunistas desconocen. También dejan de mencionar que nadie conoce los efectos secundarios al tomar el remedio herbario, o lo que la medicina o droga o comidas pueda interrumpir, o ni siquiera quién pueda beneficiarse por tomar el producto y cómo.

El oportunista no da ninguna advertencia. No hay "aviso al consumidor".

Una vez que el producto está a la venta, el oportunista nombra a otros para que lo vendan también. Esos que la gente encuentra vendiendo tales productos sinceramente creen que hacen lo que afirman. Ellos lo creen y quieren que usted también lo crea. Pero esos vendedores a menudo llevan las señas delatadoras del charlatán: poca o ninguna preparación en medicina o ningún otro campo de los cuidados de la salud relacionado con lo que están vendiendo. Si usted pone su fe en ellos y sus remedios, y están equivocados, habrá cometido un error costoso, arriesgando su salud y despilfarrando su dinero.

Señales de advertencia respecto a los charlatanes y el fraude

¿Sospecha de un charlatán? ¿Fraude? ¿Cuáles son las señales de advertencia? Al evaluar una declaración médica, esto es lo que se debe buscar. No afirmamos que es una lista original como hemos oído de estos avisos por mucha gente a través de los años. Hemos modificado y combinado estas ideas y agregado algunas nuestras. Esperamos que a medida que evalúe un remedio nuevo, se aleje de los que se anuncian con los rasgos de lo que consideramos "anuncios de charlatanes".

1. Cuídese de productos y prácticas que se promueven como un "Avance importante", "Revolucionario", "Mágico" o "Milagroso". El verdadero valor de una terapia médica raramente es conocido hasta después de haberse usado durante muchos años. Únicamente después de que una gran cantidad de la población recibe la terapia se puede conocer el perfil del consumidor ideal. A menudo requiere años descubrir los efectos secundarios más comunes. Solo después de que mucha gente usa la terapia es que podemos saber con certeza si es verdaderamente eficaz.

La aspirina cabe en esta categoría como una medicina "milagrosa". Pregúntele a cualquier paciente de artritis que la haya probado. Sin embargo, a través de los años, desde que se introdujo en 1899, los médicos se percataron de que hasta un 25% de la población no podía usar la aspirina con seguridad. Esta puede causar serios problemas de hemorragia interna. Algunos pueden presentar reacciones alérgicas. Y para un reducido número de niños (hasta la edad de 17 años), el uso de la aspirina se asocia con el síndrome Reye, potencialmente fatal. El paso del tiempo ha permitido que los médicos normalicen la dosis de aspirina, entiendan quien puede y quien no puede usarla, y aprovechen sus propiedades antiinflamatorias, antipiréticas, analgésicas y anticoagulantes. Todavía estamos aprendiendo acerca de los beneficios (y peligros) de la aspirina. Solo recientemente los médicos comenzaron a recomendarla como preventivo ante ataques del corazón o en emergencias, después de llamar al 911 (número de teléfono para pedir auxilio en los Estados Unidos), cuando se sospecha que es víctima de un ataque cardiaco.

2. Tenga cuidado de las promociones que tratan de estimular una reacción emotiva en lugar de presentar una información clara que lo ayude a tomar una decisión basándose en hechos conocidos acerca del producto. Las estrategias de venta juegan con nuestras emociones para interesarnos en comprar el producto. Los promotores de productos para la salud que son cuestionables alaban las emociones de los vulnerables y los desesperados. Se le pregunta a la gente si ya no están cansados de las dietas de moda para entonces presentarle otra más. Declaraciones extravagantes asustan a la gente haciéndolos pensar que el agua, los aditivos de la comida o incluso el aire en sus hogares, los están envenenando. Y una vez que el anuncio lo asusta, usted está listo para probar cualquier cosa que digan que lo protegerá.

La culpa es otra emoción efectiva para pregonar una venta. Aquí repetimos una cita que se publicó en el folleto que mencionamos que se distribuyó por correo: "Déjame ser franco: El cáncer, las enfermedades del corazón, las embolias y demás enfermedades mortales ahora caen en la categoría de 'enfermedades para tontos'". La implicación es que si usted contrae alguna de estas enfermedades ¡es su culpa suya! ¡Si hubiera comprado estos productos antes!

3. Cuando solo las evidencias anecdóticas o testimonios se usan para apoyar declaraciones de la eficacia de un producto, cuídese. Citas de muchos clientes satisfechos, hasta médicos y enfermeras, adornan esos sitios cibernéticos, los anuncios de radio y televisión, así como de revistas y periódicos. Cuando una celebridad respalda un producto, lo hace para comunicar una evidencia aun más fuerte de que realmente funciona, a pesar de que el personaje no esté más calificado que usted para hablar acerca del producto.

4. Hasta los charlatanes y los fraudes dicen tener evidencias científicas que apoyan sus terapias. Cuídese de lo siguiente:

- Pocas o ningunas referencias dadas a los estudios de la investigación original.
- Estudios que solo hizo un investigador.
- Estudios hechos en instituciones desconocidas.
- Estudios que se informan en revistas pequeñas o virtualmente desconocidas.
- Estudios reportados hace décadas.
- Estudios que no se han repetido.
- Investigaciones de parte de alguien que tiene un interés económico o profesional en los resultados.

Cuando termine de leer este libro esperamos que sepa por qué estas son consideraciones importantes. Sin embargo, puede ser difícil encontrar algunos de los estudios y se requiere preparación para evaluarlos. Esa es una de las razones por las que hemos investigado y resumido los estudios originales de las terapias que evaluamos en la segunda mitad del libro. Si el material promocional solo dice "los estudios han mostrado", debe haber razones importantes por las cuales no están haciendo que sea fácil evaluar la investigación original.

5. ¿Es la información acerca de la terapia o producto enviada por un profesional sin credenciales correctas? El colmo de la charlatanería es alguien sin preparación adecuada dando consejos médicos. ¿Tienen los terapeutas o expertos una serie de credenciales desconocidas vinculadas a su nombre?

6. ¿Se usan palabras técnicas sin una clara definición? "Energía" es una de estas palabras. "Juan tiene más energías luego de solo 3 tratamientos". Dormir bien durante una noche le da más energías a cualquiera.

7. ¿Requiere el tratamiento que abandone cualquier ley o principio científico bien establecido? Esto a menudo es sutil en los charlatanes, obvio en el fraude. Por ejemplo, la cirugía síquica requiere que usted crea que una mano, sin abrir el primer corte, puede entrar al cuerpo humano, hacer cualquier cirugía que sea necesaria para quitar tumores u órganos, y luego retirarse sin dejar marcas, ningún lugar obvio donde la carne se separó. Ya que esto viola tantas leyes científicas, puede ser fraudulento. Si realmente funciona, entonces debe involucrar fuerzas sobrenaturales. Los cristianos deben tener por lo tanto un sinnúmero de preocupaciones espirituales.

8. ¿Declaran los promotores que las investigaciones fueron tan perfectas ("herméticas") que no hay necesidad de pruebas futuras? ¿No es posible un resultado diferente? La medicina no tiene un área 100% segura. Ni tampoco que siempre funcione para todos los pacientes.

9. ¿Se dice que el tratamiento es eficaz para una gran variedad de problemas fisiológicos no relacionados? Si algo realmente funciona, por lo general tiene un efecto limitado, una acción específica sobre una parte determinada del cuerpo. Si se dice que el tratamiento o producto lo cura todo, es muy probable que no cure nada (aunque puede ser un poderoso placebo).

10. ¿Es el producto un rápido y fácil arreglo para una condición complicada y frustrante? Un "favorito" se llama Ejercicio en una Botella para ayudar a la gente a perder peso y aumentar el desempeño atlético. Apela a nuestro deseo de encontrar respuestas fáciles, evitar la dificultad de cambios de modos de vivir necesarios para perder peso y estar en forma. Pero la idea de que usted puede beneficiarse de los ejercicios tomando una píldora es ridícula.

11. El proponente de la terapia ¿declara que lo critican injustamente? Se pinta como mártir, ¿dice que lo está crucificando el gobierno, el gremio médico o alguna otra organización interesada en que usted no se entere del descubrimiento? Un médico dice que le revocaron su licencia para silenciarlo. Averigüe los hechos. La verdadera razón para quitarle la licencia tal vez se deba a la charlatanería que estaba poniendo en peligro la salud y vida de los pacientes. Quizás fue censurado en interés del público, no en contra suya.

12. Cuando alguien cuestiona a un promotor, ¿es la respuesta un ataque al crítico, en lugar de responder las dudas? Los propulsores de una terapia con suficiente evidencia para respaldar sus declaraciones no necesitan atacar al crítico.

13. ¿Se usan las teorías de persecuciones y conspiraciones para atacar a los críti-

cos? Esto nos lleva de regreso a la idea de que de alguna forma la institución médica y farmacéutica estén protegiendo su territorio lucrativo.

14. ¿Es la preparación formal necesaria para dar la terapia que se ofrece solo en instituciones oscuras y privadas en lugar de en escuelas profesionales acreditadas? ¿Puede alguien, pagando una cuantiosa matrícula, convertirse en un practicante luego de solo unas horas o días?

15. ¿Los propulsores usan expertos en otras áreas para apoyar sus declaraciones médicas? Asegúrese de que el "experto" tenga alguna capacitación en medicina o campo relacionado al cuidado de la salud.

16. ¿Se motiva la terapia sencillamente porque algunos nativos en regiones remotas la han usado durante siglos? Quizás esto signifique que esa gente no tenía otro recurso. Si el mejor texto sobre el tema tiene décadas o siglos, probablemente usted encontrará que muchas de las ideas antiguas se desacreditaron hace mucho tiempo. La medicina evoluciona, solo piense en todo lo que se ha descubierto acerca de la nutrición durante las últimas décadas. El uso continuo nos añade conocimiento, descubre efectos secundarios desconocidos, refina las dosis y trae cambios.

17. ¿Emplean los promotores declaraciones básicamente ciertas aunque no se relacionen con la terapia? Los proponentes de terapias basadas en la energía como el Toque Terapéutico y Reiki a menudo mencionan el valor de los masajes y del contacto. Tanto el masaje como el toque tienen valor y ayudan, pero son irrelevantes aquí porque las terapias basadas en la energía dicen funcionar mediante energía no física que no requiere tocar.

18. Cuando se pide que demuestren una terapia o muestren un documento que pruebe sus declaraciones, ¿asigna el proponente cualquier falla al escepticismo o a la incredulidad de los observadores? Por ejemplo, un médico que aplica la kinesiología dice en un vídeo de una conferencia que su terapia no opera bien cuando están presentes los familiares escépticos del paciente. Él recomienda que los practicantes permitan que solo los "creyentes" en la aplicación de la kinesiología estén presentes durante sus sesiones. Reconocemos el papel de los factores sicológicos en la curación, pero una terapia eficaz debe funcionar crea la persona o no.

19. Cuando alguien expresa incertidumbre acerca de una terapia, ¿dice el proponente que la explicación de cómo opera la terapia es muy complicada y la mayoría no la entiende, o que solo los "iluminados" pueden entenderla? ¿Agregan que debemos aceptar muchas cosas sin entenderlas por completo? ¿Declaran que las investigaciones probarán la eficacia de la terapia tan pronto como se realice? En términos legales, el desconocimiento de la ley no es defensa. En términos científicos, la falta de los hechos nunca apoya una conclusión.

20. ¿Disimula el promotor la verdad con declaraciones vagas y engañosas? Una afirmación como esta: "Siete centros de investigaciones médicas han probado por completo esta terapia", omite agregar que la prueba demuestra que el producto es inútil. El "centro de investigación" debe ser legítimo, deben ser organizaciones indepen-

dientes cuyos descubrimientos hagan disponibles el producto para someterlos a revisiones independientes. Encontrará un buen ejemplo en nuestro tema sobre el piruvato (véase las pp. 443ss).

21. ¿El producto que está considerando requiere pagos por adelantado? Quizás nunca recibirá lo que compró ni tampoco le devuelvan su dinero.

22. ¿Garantiza el anuncio "la devolución de su dinero"? Los negocios fraudulentos generalmente cierran pronto y se mudan antes que usted tenga oportunidad de quejarse.

23. ¿Está la terapia solo a la disposición en otros países? Los países extranjeros pueden tener clínicas legítimas, pero también fraudulentas. Algunos países tienen regulaciones muy flexibles. A los médicos no se les requiere las mismas credenciales que se espera que tengan en los Estados Unidos. Antes de viajar, comuníquese con la autoridad local de la salud para saber dónde localizar la clínica.

24. Observe los conflictos de intereses. Los que brindan cuidados para la salud que recomiendan y venden productos tal vez no sean tan objetivos acerca de los productos como usted espera. Necesita tener tanta precaución con los médicos y enfermeras que venden imanes y hierbas como con el acupunturista que vende vitaminas. Esto es cierto tanto para la medicina convencional como para la alternativa. Si los practicantes le dicen que han descubierto un gran producto nuevo, y luego tratan de vendérselo, usted necesita una segunda opinión de alguien que no va a obtener ganancia de la venta.

25. ¿Es el término "natural" la ventaja principal del remedio? ¿Reclaman los proponentes que el producto es más seguro porque es natural? Eso no garantiza necesariamente nada. La naturaleza tiene muchos venenos fatales (como ciertos hongos), muy irritantes o que causan reacciones alérgicas (como el polen o hasta la leche, en algunas personas). Si algo natural tiene el potencial de curar, también tiene el de herir.

El doctor Stephen Barrett es un popular "delator de charlatanes", un autor reconocido nacionalmente, editor y abogado a favor del consumidor. Es experto en comunicaciones médicas, editor médico de la editorial *Prometheus Books* y asesor editorial de *Nutrition Forum*, un boletín que destaca la exposición de manías, falacias y charlatanería. Ha publicado 47 libros, incluido *The Health Robbers: A Close Look at Quackery in America* [Los ladrones de la salud: Una mirada cercana a la charlatanería americana]. Es miembro de la junta del Concilio Nacional para Información confiable de la Salud, consejero científico del Concilio Americano sobre Ciencia y Salud, y socio del comité para la investigación científica de reclamos paranormales (CSICOP, por sus siglas en inglés).

El Dr. Barrett normalmente no recibe piropos de la mayoría de los practicantes de medicina alternativa. Ellos afirman que él no tiene licencia para practicar la medicina (sin mencionar que mientras practicó la medicina, sí la tenía). Muchos creen que no aceptaba nuevas ideas; es un campeón preservando las formas anticuadas de la medicina convencional.

Creemos que él se acerca mucho más a la verdad que la mayoría de aquellos, por lo menos en el terreno científico. Su dirección electrónica es www.quackwatch.com, allí se puede ver la investigación más reciente sobre cualquier manía de la salud.

Los gurúes

Lo que hemos dicho hasta aquí se aplica principalmente para evaluar productos y anuncios. También debemos ver cómo analizar las declaraciones de los escritores que popularizan las ideas subyacentes al movimiento de la medicina alternativa. Para muchos, estos son los "gurúes" del movimiento, los hombres y mujeres cuyos libros se venden con rapidez a sus seguidores. Examinaremos dos de los más famosos gurúes de la medicina alternativa, los cuales apoyan sus ideas y aseveraciones con campañas intensas en los medios de comunicación que venden un método específico para el bienestar.

DR. DEEPACK CHOPRA

El popular Dr. Deepak Chopra se ha convertido en uno de los autores más prolíferos y populares de la medicina alternativa. Sus muchos libros incluyen algunos éxitos de ventas, y todos tienen títulos llamativos: *Creating Health* [Cree su salud], *Quantum Healing* [Sanidad Cuántica], *Perfect Health* [Salud Perfecta] y *Ageless Body, Timeless Mind* [Cuerpo sin edad, mente sin tiempo].[2] Más recientemente, se ha enfocado en la promoción del punto de vista religioso y espiritual que enfatiza su método para la salud.[3]

Chopra estudió medicina en la India, y en 1970 se mudó a los Estados Unidos donde se concentró en la endocrinología (el estudio de las hormonas que regulan gran parte del cuerpo). En 1985 lo nombraron jefe de personal de lo que ahora se llama Centro Médico Regional de Boston.

Aunque Chopra ha logrado muchos éxitos en la medicina, se desilusionó con la medicina occidental moderna. Todo lo que hizo como médico, ha dicho, era escribir recetas para aliviar síntomas: "La preparación médica no educa al médico para ayudar a los pacientes a hacer cambios que tengan un significado impacto en su salud".[4]

Chopra leyó acerca de la Meditación Transcendental (MT) y la puso en práctica (véase Meditación, p. 259). En una semana dejó de fumar y tomar whiskey. Comenzó a leer acerca de la medicina de su patria, llamada "Ayurveda" (véase Medicina ayurvédica, p. 238). Regresó a India para redescubrir sus "raíces" y pronto se involucró con Maharishi Mahesh Yogi, el hombre que introdujo la MT en occidente. Maharishi le pidió a Chopra que comenzara una compañía con él llamada Productos Internacionales Maharishi Ayur-Veda, Inc. Juntos distribuyeron remedios herbarios, tés, aceites y otros productos ayurvédicos (el guión les permite inscribir Ayur-Veda como una marca registrada). Poco después que Chopra renunciara a la posición que ocupaba en el hospital comenzó a dirigir una clínica de salud Ayur-Veda en Lancaster, Massachusetts, que pronto atrajo a ricos y famosos. Con todos estos éxitos, en 1989, Maharishi le confirió a Chopra el título "*Dhavantari* (señor de la inmortalidad), el preservador de la perfecta salud para el mundo".[5]

Durante ese tiempo, Chopra comenzó a escribir libros que vendía en grandes cantidades. Carismático y orador extremadamente persuasivo, pronto se encontró en el círculo de conferencistas destacados (cobrando 25,000 dólares por conferencia[6]) y apareciendo en televisión.

En 1993, Chopra renunció a todo lo relacionado con la organización MT y comenzó una clínica en California como parte de *Sharp Healthcare* [Cuidados de la salud Sharp]. Informaba cobrar a los clientes 4,000 dólares a la semana, es obvio que su enfoque estaba en los ricos y famosos.[7] La clínica de California cerró abruptamente en 1995, y desde entonces Chopra se ha limitado a escribir y hablar. Después de dejar la organización de la MT, el Maharishi quitó todos los materiales de Chopra de sus clínicas y borró todas las referencias a Chopra de los materiales Ayur-Veda.[8]

La filosofía de Chopra

Chopra provee un ejemplo importante de por qué los cristianos necesitan evaluar críticamente las declaraciones espirituales que hacen algunos sobre la medicina alternativa. Un análisis completo de esas afirmaciones podría llevarse todo este libro. Un grupo de médicos cristianos escribió un libro excelente acerca de este tema, incluida una evaluación detallada de la filosofía de Chopra.[9]

Nos parece que el enfoque de Chopra sobre la salud y la medicina se basa en su modernizada versión de Ayurveda y el hinduismo mezclado con algo de medicina convencional. Por esa razón, es difícil separar su enfoque de la salud de las creencias religiosas, así que las consideraremos juntas. Él predica que para estar saludable, primero la gente necesita iluminación. Chopra declara:

> Todos necesitamos curarnos en el más alto sentido haciéndonos perfectos en mente, cuerpo y espíritu. El primer paso es reconocer que esto es posible. Para crear salud usted necesita una clase nueva de conocimiento basado en un concepto más profundo de la vida. Aunque nuestro paquete de piel y huesos parece muy convincente, es una máscara, una ilusión, que disfraza nuestro verdadero ser el cual no tiene limitaciones.[10]

El método Chopra afirma que necesitamos reconocer que somos infinitos y todopoderosos. En sus propias palabras: "La verdad es: Estoy aquí, pero además estoy en todas partes. Usted está allí, pero también está aquí porque aquí es allí, y allí es dondequiera, y dondequiera es específicamente ninguna parte".[11] Y otra vez: "Todos tenemos el poder de hacer la realidad".[12] Una vez que llegamos a creer estas cosas, de acuerdo a Chopra, podemos crear la salud que tanto deseamos. Para él, la mente tiene un control completo sobre la materia. "La gente puede sencillamente llegar a ser feliz si reconoce que la fuente de cambio está dentro de nosotros. La responsabilidad de todas las enfermedades y todas las curas reside dentro de nosotros".[13]

Nos enfermamos, afirma Chopra, cuando nuestra mente y conciencia no están alineadas con lo que él llama la Conciencia Universal. "Las enfermedades son una señal de autocorrección para volver a alinear los patrones de toda la estructura".[14] En otras palabras, nos enfermamos cuando los pensamientos nos distraen de la forma en que realmente son las cosas. "Nuestra fisiología es la misma de la naturaleza".[15]

Chopra cree que la Conciencia Universal es todopoderosa, toda conocedora, perfecta y buena. De acuerdo a Chopra, nosotros también somos así: perfectos y todo conocedores. Si estamos enfermos, es porque no creemos lo que Chopra cree. Si lo creemos, estaríamos alineados con la Conciencia Universal. Deberíamos estar saludables si creyéramos que nuestra verdadera naturaleza es una de perfección y completo bienestar. La salud se manifestará, dice él, cuando podamos afirmar que "Me conozco como el potencial inmensurable de todo lo que era, es y será ... No hay otro yo que el universo completo. Soy un ser y estoy en ninguna parte y en todas partes al mismo tiempo. Soy omnipresente, omnisciente, soy el espíritu eterno que anima todo lo que existe".[16] En otras palabras, Chopra proclama que cada uno de nosotros somos Dios.

Chopra afirma que llegar a creer esto acerca de nosotros implica meditación y un regreso al hinduismo. La meditación es la manera en que restablecemos contacto con nuestro ser interior, el cual está alineado más cerca con la Conciencia Universal. Chopra no está de acuerdo con el enfoque occidental que dice que la meditación es solo una actividad mental. Él declara que "la meditación es una práctica espiritual".[17]

Estamos de acuerdo, y por tal motivo nos preocupa mucho la clase de meditación que se promueve. Para Chopra, la meditación permite a la gente "tranquilizarse hasta llegar a un estado silencioso de conciencia, más allá de los pensamientos, a un nivel experimental de unidad total con el universo. Experimentará el hecho de ser parte de un entero mayor".[18] Si asumimos que la Conciencia Universal nos ama y se preocupa por nosotros, sentiremos guía y dirección cuando meditamos. "Te conectarás con la mente cósmica, la voz que te susurra, aunque no verbalmente, en el espacio silencioso entre tus pensamientos. Esa es tu inteligencia interior y es el último y supremo genio que refleja la sabiduría del universo. Confía en esa sabiduría interna y todos tus sueños se harán realidad".[19]

Parte de lo que hace al sistema Chopra tan atractivo es su declaración de que la plenitud de nuestros sueños respecto a salud, prosperidad y felicidad son legítimos. En efecto, nuestro propósito en la vida es estar satisfechos. Él declara que cuando vivimos de acuerdo a sus *Siete Leyes Espirituales*, "experimentamos el éxtasis y exaltación de nuestro propio espíritu, lo cual es la última meta de todas".[20] Para ayudar a la gente a alcanzar esta meta, Chopra desarrolló un tratamiento especial en sus clínicas, llamado "tratamiento Pizzichilli".[21] Esto se trata de dos masajistas que durante dos horas dan masajes y bañan al paciente desnudo en aceite de ajonjolí caliente. ¡Nos pareció difícil determinar si esta práctica es terapia o autogratificación!

La meditación es central para el método de salud de Chopra, pero además recomienda otros productos y prácticas. Los remedios ayurvédicos son herbarios, pero se dan para estimular y balancear la energía (o *prana*) de la vida, la cual se describe más detalladamente bajo "Medicina energética" (véase Medicina energética, p. 245). "En términos ayurvédicos, ellos estimulan la inteligencia del cuerpo, lo cual es el último y supremo genio que refleja la sabiduría del universo".[22] Más métodos tradicionales ayurvédicos incluyen la importancia de la desintoxicación, el análisis de la personalidad, el diagnóstico del pulso, el descanso y ejercicio adecuado y la atención a las relaciones. (Véase la Medicina ayurvédica, p. 238.)

La inmensa popularidad de Deepak Chopra señala el supremo valor que muchos estadounidenses le dan a la comodidad y al placer personal. Su sistema literalmente ofrece el universo. Solo los ricos y famosos pueden pagar muchos aspectos de su método de salud y sanidad. Sin embargo, su entusiasmo por este servicio hace que todo el sistema sea más atractivo a las masas. Un editorial en la revista *Newsweek* venía acompañado de un artículo sobre Chopra que vale la pena leer. En el mismo, Wendy Kaminer señala que los "gurúes" como Chopra "siempre confirman la esencia de nuestra divinidad. Ellos lo guían con lisonjas ... Los gurúes a menudo nos dicen exactamente lo que queremos oír".[23]

Por desgracia, el método de salud de Chopra contradice el método bíblico. La Biblia enseña que los humanos no son "pequeños dioses", y nosotros no somos, por naturaleza, extensiones del Gran Dios. Las leyes espirituales de la Biblia son tajantemente opuestas a las de Chopra. Ambas no pueden ser ciertas.

La Biblia enseña que los humanos son seres caídos, creados por el único Creador verdadero. Romanos 3:23 dice que "pues todos han pecado y están privados de la gloria de Dios". Sí, somos extremadamente valiosos para Dios, y tenemos un gran potencial. El salmista agradece a Dios la forma en que hizo a la humanidad. "Pues lo hiciste poco menos que un dios, y lo coronaste de gloria y de honra; lo entronizaste sobre la obra de tus manos, ¡todo lo sometiste a su dominio!" (Salmo 8:5-6). Pero nuestro potencial no se desarrolla escuchando a nuestro ser interior ni cumpliendo nuestros sueños egoístas. Necesitamos oír la voz de Dios, la cual viene mediante su Palabra y su Espíritu Santo. Pero este mensaje no es tan atractivo para los humanos rebeldes como un masaje Pizzichilli. Tampoco es un camino fácil de seguir.

En contraste, como señala Kaminer en su editorial de *Newsweek*, Chopra y sus compañeros gurúes piden muy poco. "La paz espiritual e ilustración que los gurúes populares ofrecen no requieren una vida de disciplina. Solamente requieren que usted suspenda su juicio crítico, asista a sus conferencias y talleres y compre sus libros".[24]

Aunque esto sea más atractivo, cuestionamos su valor a largo plazo y la veracidad espiritual. El método de Chopra se salpica con suficiente buena información acerca de la dieta, dormir y las relaciones que aplicándolas a sus ideas traerán algunas mejorías a aquellos que no se cuidaron la salud.

Sin embargo, cuando encaran serias enfermedades, nos parece que su sistema tiene poco que ofrecer. Cuando se presiona a Chopra respecto al apoyo científico de sus remedios y terapias, admite: "Por el momento no estoy nada atado a la perspectiva científica. Me veo a mí mismo como un pordiosero en la calle que se divierte mucho escribiendo".[25] No obstante, él no olvida incluir su doctorado en los libros y continúa hablando a un creciente coro de aparentes adoradores estadounidenses entregados al consumismo y al posmodernismo.

Chopra es como muchos otros expertos de medicina alternativa. Consideramos que su enseñanza se debe rechazar por las razones científicas y espirituales que describimos a través del libro. Chopra parece creer sinceramente en sus métodos, teorías y senda espiritual. Él cree que utilizar Ayurveda y otras prácticas dará por resultado la mejor salud posible. Se ha hecho famoso y se supone que ha ganado una buena porción de riquezas con la promoción de sus ideas. Sin embargo, el discernimiento cristiano en la búsqueda del bienestar necesita reconocer que la popularidad, la fama y el éxito financiero no prueban que el poseedor tenga el secreto de la vida saludable. Tampoco indican una relación correcta con Dios.

Dr. Larry Dossey

Chopra no está solo como médico autor que ha descubierto "nuevas respuestas". Otros ofrecen un método semejante pero con un contexto cristiano. Larry Dossey es un médico que llegó a la prominencia pública mediante sus libros sobre oración y sanidad: *Healing Words* [Palabras que sanan], *Prayer Is Good Medicine* [La oración es una buena medicina] y *Be Careful What You Pray For... You Just Might Get It* [Cuidado con lo que pide en oración... Puede obtenerlo].[26] Se crió en un hogar cristiano fundamentalista en Texas, pero se apartó de su crianza religiosa y paulatinamente se hizo agnóstico.[27] Como médico, sin embargo, se vio confrontado por la confianza que muchos de sus pacientes tenían en la oración. Hizo un peregrinaje espiritual que lo llevó a contactar las religiones orientales. Aquí declaró encontrar aspectos universales de todas las religiones y vino a ver todas las religiones del mundo guiando a la gente básicamente en la misma dirección.

El enfoque de Dossey en la salud, oración y Dios

Dossey propone un enfoque llamado "medicina no local". De acuerdo a sus creencias, cada persona no tiene una mente individual confinada a su propio cerebro. En su lugar, Dossey cree que las mentes de cada uno se unen en una Conciencia Universal. Esto quiere decir que cada persona, mediante la oración u otros métodos de sanidad (o dañinos) a distancia, tales como telepatía, clarividencia o vudú, pueden afectar la mente del otro. Dossey admite que la evidencia científica no apoya su enfoque, pero esto se debe a que esas anomalías, sucesos no locales, "parecen no tener la posibilidad, ni siquiera en principio, de explicarse dentro del marco físico reduccionista de" la ciencia y la medicina actual.[28]

Para Dossey entonces la "actitud de oración" es más importante que la "oración" misma. Por *actitud de oración* quiere decir "un sentimiento de estar sencillamente a tono o alineado con 'algo mayor'. La oración tiende a seguir instrucciones que las grandes tradiciones religiosas han establecido; la actitud de oración no es así. Es un sentir de unidad con el todo, más que con los líderes específicos, tradiciones o libros sagrados".[29] De muchas maneras, Dossey entiende los problemas que tienen los cristianos cuando oran. Él dice que a veces llegamos a la presencia de Dios con una lista enorme de expectativas en lugar de llegar con la actitud humilde que Dios nos llamó a expresar. En *Healing Words,* Dossey escribe:

> La oración intercesora tiende a pedir resultados definidos, estructurar el futuro, "decirle a Dios qué hacer", como por ejemplo sacar el cáncer. Por otra parte, la actitud de oración, es aceptar sin ser pasivo, es agradecer sin darse por vencido. Es más desear permanecer en el misterio, tolerar la ambigüedad y lo desconocido. Honra el bien de cualquier cosa que pase, incluso el cáncer.[30]

Aunque el énfasis de Dossey en la actitud para orar parece ser superficialmente bíblico y sano, su última frase revela el punto en que difiere su teología de nuestro enfoque cristiano ortodoxo. Nos parece que Dossey ha rechazado la noción de un Dios personal cuya voluntad amorosa determina los resultados de la oración. Él declara que este enfoque bíblico de la oración proviene de uno del mundo, el cual "es ahora anticuado e incompleto" y constituye una "mitología únicamente patológica". Él reconoce que su perspectiva de la oración es "muy diferente" a la "antigua perspectiva bíblica de la oración" en la que se ofrecían peticiones a un Dios diferente a los humanos.[31]

En el enfoque de Dossey una Conciencia Cósmica dirige todas las cosas. Es interesante que Dossey se refiere a esta conciencia como amorosa, confiable, cuidadosa, benevolente, sabia y algo con lo que podemos comunicarnos. Todos estos son atributos personales, pero Dossey nunca parece admitirlos. Tampoco nos da una razón para explicar por qué debemos aceptar su descripción de la Conciencia. En su lugar, nos quedamos para tomar por fe que el universo es amoroso, que el cáncer, por ejemplo, es bueno.

En contraste, nos parece que la explicación bíblica es mucho más satisfactoria y razonable. La Biblia enseña que el universo (cosmos) no es amoroso, sabio ni benevolente. El universo no es como debiera ser, pero un día "la creación misma ha de ser liberada de la corrupción que la esclaviza, para así alcanzar la gloriosa libertad de los hijos de Dios. Sabemos que toda la creación todavía gime a una, como si tuviera dolores de parto" (Romanos 8:21-22). El cáncer, el dolor y el sufrimiento no están bien; son la trágica consecuencia de vivir en un mundo caído. No tenemos que, como Dossey ha escrito, "honrar el bien de cualquier cosa que suceda, incluso el cáncer".[32] Podemos lamentar la pérdida, sufrimiento y muerte que causa la enfermedad, censurar la existencia de tal sufrimiento, expresar nuestro dolor y volvernos al amoroso Creador de este mundo para obtener consuelo. Él no hizo al mundo para que fuera así, y promete en su Palabra que un día lo restaurará para que sea como debe ser. Por eso, Dios dice que podemos confiar en que él no nos abandonará en la enfermedad o incapacidad que encaremos.

Por último, Dossey parece sostener que la oración es una forma de lenguaje o energía. Es una manera que las mentes tienen para influirse mutuamente. Se niega a creer que un Dios personal es necesario para determinar qué resultados surgirán; las palabras solo necesitan hablarse o expresarse los pensamientos.

Tal vez queramos tener este tipo de oración poderosa que siempre funciona, pero motiva la posibilidad tenebrosa de que nuestros pensamientos también puedan dañar a la gente. De acuerdo a Dossey, hasta inadvertidamente "¡Dios te condena!" se convierte en un arma peligrosa. Este es el enfoque del libro de Dossey en la oración dañina.[33] Como tal, admite que su enfoque de la oración se ha convertido en uno mágico. Todos esos pensamientos negativos que albergamos hacia los demás, o cosas que decimos entre dientes, son expresiones de la Mente Cósmica que impactan a la gente contra las cuales ellas se dirigen.

Dossey es digno de admiración por plantear un tema como este tan controversial y poco placentero. Pero su conclusión es, para nosotros, completamente insatisfactoria y no bíblica. Dada su creencia en la oración que se asemeja a algo como una energía, independiente de nuestra voluntad o de la de Dios, él está forzado a concluir que estos pensamientos negativos sí "hieren" a otros. Él usa historias acerca de maldiciones vudúes como ilustraciones de esos efectos.

Por lo tanto, preguntamos por qué una persona no muere cuando la gente con malicia o inadvertidamente le dice: "¡Muérete!" La respuesta de Dossey es que los humanos "han desarrollado formas de protección en contra de los pensamientos negativos de los demás, una clase de 'sistema espiritual inmune' análogo a nuestro sistema inmune contra las infecciones".[34] Igual que la mayoría de las aseveraciones de Dossey, él mismo carece de evidencias que apoyen sus declaraciones. Tiene que inventar nuevas teorías para resolver los problemas de sus viejos planteamientos.

En contraste con este "ping-pong espiritual de palabras", nos tenemos que consolar con el hecho de que nuestros pensamientos no son tan poderosos. Dossey realmente presenta buenos puntos acerca del impacto de nuestras actitudes hacia los demás. A menudo la gente puede sentir las actitudes y sentimientos negativos que tenemos hacia ellos, los cuales pudieran ser potencialmente dañinos para ellos. Esto no se debe a alguna energía que emana de nuestra mente a la Mente Cósmica y a la de otra persona. Les hacemos daño porque estos pensamientos casi siempre llevan a la acción. "Porque del corazón salen los malos pensamientos, los homicidios, los adulterios, la inmoralidad sexual, los robos, los falsos testimonios y las calumnias" (Mateo 15:19).

Al menos, pensar negativamente respecto a otros nos distrae de enfocarnos en cómo pudiéramos amarlos y servirlos. "Preocupémonos los unos por los otros, a fin de estimularnos al amor y a las buenas obras" (Hebreos 10:24). En su lugar, Pablo nos insta a considerar "bien todo lo verdadero, todo lo respetable, todo lo justo, todo lo puro, todo lo amable, todo lo digno de admiración, en fin todo lo que sea excelente o merezca elogio" (Filipenses 4:8).

Nuestros pensamientos y palabras están filtrados a través de la Mente de Dios. David oró: "Examíname, oh Dios, y sondea mi corazón; ponme a prueba y sondea mis pensamientos" (Salmo 139:23; cf. Hebreos 4:12). Dios oye nuestras peticiones pero no actúa automáticamente para responderlas de la manera que a nosotros nos parece mejor. Él determina qué es lo más amoroso, justo y necesario en una situación dada. Y ve la totalidad de las opciones, no solo el panorama limitado que tenemos. Es por eso que no podemos predecir los resultados de la oración como podemos ver los efectos de una inyección o rayos X. La oración pertenece a la esfera espiritual, la cual está ocupada por muchos seres espirituales que son personales. Muchos de los métodos de investigación clínica se diseñaron para minimizar los efectos de la voluntad personal en las terapias. Mientras no encontremos formas de controlar la voluntad divina, no seremos capaces de crear un estudio adecuado para examinar completa y totalmente los efectos o eficacia de la oración (para saber más sobre las investigaciones de la oración, véase Oración por sanidad, p. 264).

El libro de Dossey ha hecho mucho por estimular la discusión, investigación e interés en la oración por sanidad. Como tal, sus contribuciones son bienvenidas. Sin embargo, los cristianos no pueden recibir sus ideas con los brazos abiertos. Sus creencias acerca de la oración, como él mismo lo admite, se basan en un enfoque completamente diferente de la realidad, las personas y Dios. Su descripción de la actitud de oración es muy perceptiva, pero no es tan satisfactoria para nosotros como la perspectiva bíblica. La proposición de Dossey sufre de un número de vueltas irónicas. Aunque rechaza al Dios de la Biblia, sigue deseando agarrarse a un "dios" que tiene muchos de los atributos divinos. Obviamente Dossey no quiere aceptar algunos aspectos del Dios bíblico. Pero no brinda evidencias que nos demuestren por qué debemos aceptar esos trozos de cristianismo que él quiere retener. Tampoco nos muestra por qué debemos aceptar la naturaleza ecléctica de su enfoque de la oración. Los cristianos que escogen ser expuestos a sus técnicas debieran leer sus libros con un ojo crítico, reconociendo que tiene buenos puntos, aunque su mensaje es fundamentalmente opuesto al de la Biblia.

Otros escritores sobre sanidad

Hay numerosos ejemplos de libros escritos acerca del bienestar y la sanidad espiritual. Algunos se parecen más a Chopra, con quien no estamos muy de acuerdo. Ellos usan algún buen sentido común médico para promover una forma de espiritualidad completamente opuesta a la espiritualidad cristiana. Por lo general, respaldan una variedad de productos que prueban ser muy lucrativos para ellos. Otros son más como Dossey, que usa sus credenciales médicas para hablar sobre asuntos espirituales. Se basan en conceptos cristianos bien establecidos, y los redefinen por completo. En cualquiera de los casos, los cristianos necesitan evaluar todo lo que se ha dicho a la luz de la revelación bíblica y la investigación médica sana.

Todos esos escritores, que se adhieren a un método de sanidad que está muy lejos de la base bíblica, se deben cuestionar de la misma manera que examinamos las terapias y remedios herbarios. En algunos casos su trabajo se debiera evitar porque requiere la aceptación de ideas y valores religiosos opuestos a los del cristianismo ortodoxo. En otros, caen en el dominio de la inseguridad médica, el fraude o la charlatanería. De cualquier manera, tenga tanto cuidado de los gurúes como de los charlatanes y los fraudes.

Reflexione en los siguientes pasajes y cómo se aplican a sus lecturas acerca de la salud. Creemos que nos llaman a comprometer nuestras mentes a pensar en forma crítica y bíblica cada vez que nuestra lectura se refiera a asuntos espirituales. Y, por supuesto, también debemos orar a medida que leemos sobre estos asuntos.

> *Que nadie los engañe con argumentaciones vanas, porque por esto viene el castigo de Dios sobre los que viven en la desobediencia. Así que no se hagan cómplices de ellos. Porque ustedes antes eran oscuridad, pero ahora son luz en el Señor. Vivan como hijos de luz (el fruto de la luz consiste en toda bondad, justicia y verdad) y comprueben lo que agrada al Señor. No tengan nada que ver con las obras infructuosas de la oscuridad, sino más bien denúncienlas, porque da vergüenza aun mencionar lo que los desobedientes hacen en secreto. Pero todo lo que la luz pone al descubierto se hace visible, porque la luz es lo que hace que todo sea visible.*
>
> Efesios 5:6-14

> *Cuídense de que nadie los cautive con la vana y engañosa filosofía que sigue tradiciones humanas, la que va de acuerdo con los principios de este mundo y no conforme a Cristo. Toda la plenitud de la divinidad habita en forma corporal en Cristo; y en él, que es la cabeza de todo poder y autoridad, ustedes han recibido esa plenitud.*
>
> Colosenses 2:8-10

> *Timoteo, ¡cuida bien lo que se te ha confiado! Evita las discusiones profanas e inútiles, y los argumentos de la falsa ciencia. Algunos, por abrazarla, se han desviado de la fe.*
>
> 1 Timoteo 6:20-21

Use el sentido común

Las enseñanzas espirituales acerca de la salud que ofrecen los gurúes se deben evaluar espiritualmente. Sus consejos relacionados con la salud se deben evaluar médica y científicamente. Con frecuencia sucede que a la postre, sus decisiones se reducirán al uso del sentido común. Con todas sus imperfecciones y limitaciones, los métodos científicos siguen siendo la mejor forma que tenemos para decidir si algo funciona o no. Gran cantidad de capítulos enfocan cómo usar mejor los resultados de estos estudios científicos. Aunque los científicos nunca dejan por completo sus perjuicios, miran la información y la evidencia empírica como esencial para descubrir la verdad. La promoción de productos de salud que depende de otros fundamentos debe permanecer cuestionable.

Notas

1 Williams, David G., *Read This Or Die* [Lea esto o muera], Mountain Home Publishing, Rockville, Md., n.d.

2 Chopra, Deepak, *Creating Health: Beyond Prevention, Toward Perfection* [Cree su salud: Más allá de la prevención, hacia la perfección], Mifflin, Houghton, Boston, 1985; *Quantum Healing: Exploring the Frontiers of Mind/Body Medicine* [Curación cuántica: Explorar las fronteras de la medicina de la mente-cuerpo], Bantam, New York, 1989; *Perfect Health: The Complete Mind/Body Guide* [Salud perfecta: La guía completa de la mente-cuerpo], Harmony, New York, 1990; *Ageless Body, Timeless Mind: The Quantum Alternative to Growing Old* [Cuerpo sin edad, Mente sin tiempo: La alternativa cuántica para envejecer], Harmony, New York, 1993.

3 Chopra, Deepak, *Everyday Immortality: A Concise Course in Spiritual Transformation* [Inmortalidad de cada día: Un curso conciso en transformación espiritual], Harmony, New York, 1999; *How to Know God: The Soul's Journey into the Mystery of Mysteries* [Cómo conocer a Dios: El viaje del alma por el misterio de los misterios], Harmony, New York, 2000.

4 Chopra, Deepak citado en Judith Graham, ed. *Current Biography Yearbook* [Anuario biográfico actual], H.W. Wilson, New York, 1995, pp. 91-96.

5 Skolnick, Andrew A., "Maharishi Ayur-Veda: Guru's Marketing Scheme Promises the World Eternal 'Perfect Health'" [Maharishi Ayur-Veda: Esquema del mercadeo del Gurú promete al mundo eterna 'salud perfecta'], *Journal of the American Medical Association* 266, no. 13, octubre de 1991, pp. 1741-50.

6 Leland, John, y Carla Power, "Deepak's Instant Karma" [Instante Karma de Deepak], *Newsweek*, 20 de octubre de 1997, pp. 52-58.

7 Pettus, Elise, "The Mind-Body Problems" [Los problemas de la mente-cuerpo], *New York*, 14 de agosto de 1995, pp. 28-31, 95.

8 *Íbid.*, p. 31.

9 Reisser, Paul, Robert Belarde, y Dale Mabe, *Examining Alternative Medicine* [Examinar la medicina alternativa], InterVarsity, Downers Grove, IL, 2001.

10 Chopra, Deepak, *Journey Into Healing: Awakening the Wisdom Within You* [Viaje a la curación: Despertar a la sabiduría innata], Random House Audio, 1995, audiocasete.

11 Chopra, Deepak, *Escaping the Prison of the Mind: A Journey from Here to Here* [Escapar de la prisión de la mente: Un viaje desde aquí hasta aquí], New World Library, San Rafael, CA, 1992, audiocasete.

12 Chopra, *Journey Into Healing.*

13 Chopra, Deepak, *Creating Health* [Creación de la salud], rev. ed., Random House Audio Publishing, 1995, audiocasete.

14 Rogo, D. Scott, "The Healing Reality: An Interview with Deepak Chopra, M.D." [La realidad de la curación: Una entrevista con el Dr. Chopra Deepak], en *New Techniques of Inner Healing* [Nuevas técnicas de la curación interior], Paragon, New York, 1992, p. 158.

15 *Íbid.*, p. 158.

16 Chopra, *Escaping the Prison of the Mind.*

17 Chopra, *Ageless Body, Timeless Mind.*

18 Rogo, *op. cit.*, p. 161.

19 Chopra, *Journey Into Healing.*

20 Chopra, Deepak, *The Seven Spiritual Laws of Success: A Practical Guide to the Fulfillment of Your Dreams* [Las siete leyes espirituales del éxito: Una guía práctica para alcanzar la plenitud de sus sueños], Amber-Allen, San Rafael, CA, 1994, p. 93.

21 Pettus, "The Mind-Body Problems", p. 30.

22 Rogo, *op. cit.*, p. 162.

23 Wendy Kaminer, "Why We Love Gurus", *Newsweek,* octubre 20, 1997, p. 60.

24 *Íbid.*

25 Zina Moukheiber, "Lord of Immortality", *Forbes* 153, no. 8 (abril 11, 1994), p. 132.

26 Larry Dossey, *Healing Words: The Power of Prayer and the Practice of Medicine* [Palabras que sanan: El poder de la oración y la práctica de la medicina], HarperSanFrancisco, New York, 1993; *Prayer Is Good Medicine: How to Reap the Healing Benefits of Prayer* [La oración es una buena medicina: Cómo cosechar los beneficios sanadores de la oración], HarperSanFrancisco, New York, 1996; *Be Careful What You Pray For... You Just Might Get It: What We Can Do About the Unintentional Effects of Our Thoughts, Prayers, and Wishes* [Cuidado con lo que pide en oración... Puede obtenerlo: Qué podemos hacer acerca de los efectos no intencionales de nuestros pensamientos, oraciones y deseos], HarperSanFrancisco, New York, 1997.

27 Dossey, *Healing Words,* prefacio.

28 *Íbid.*, p. 44.

29 *Íbid.*, p. 24.

30 *Íbid.*, p. 24.

31 *Íbid.*, p. 7.

32 *Íbid.*, p. 24.

33 Dossey, *Be Careful.*

34 *Íbid.*, p. 8.

9

Una mirada más cercana a las terapias "cristianas"

Todos se habían reunido en el escenario, nerviosos, en oración. Un hombre cansado, un trabajador independiente que laboró toda la noche ayudando a un cliente a reparar un sótano inundado, vestía overol y botas. Llegó antes de cambiarse la ropa para no perder tiempo. Necesitaba curarse, lo necesitaba con desesperación. Era demasiado joven para recibir el Medicare (programa del gobierno de EE.UU. para incapacitados y ancianos), muy pobre para pagar un seguro de salud y ganaba mucho más de lo requerido para calificar para Medicaid (otro programa para personas de bajos ingresos). Tenía dificultades para orinar y sospechaba que era un problema con la próstata. Un cáncer de esa clase fue la causa de la muerte de su abuelo, su tío y su padre. El hombre había visitado a un médico que le recomendó chequeos periódicos. Pero desde entonces ya había pasado unos años. No tenía dinero para eso. Ya tenía suficientes problemas para pagar la comida, el techo y mantener funcionando el viejo camión, el cual necesitaba para ir de trabajo en trabajo. Es por eso que acudió a curarse con el predicador que decía tener el "don".

Cerca de este hombre estaba una mujer, un poco mayor que una adolescente, con una hermosa cara, un torso que encantaría a un artista y piernas secas que la forzaban a caminar despacio, con dolor y con muletas. Su médico le dijo que ese defecto, de nacimiento, no tenía solución. Le aconsejó que considerara la limitación de sus movimientos, la belleza del cuerpo superior y la habilidad de un trabajo bien pagado como bendiciones de Dios.

La joven entendió las buenas intenciones de su médico. Sabía que le hablaba acerca de las limitaciones de la ciencia. Aun así, buscó una segunda opinión, y pasó al frente cuando el evangelista anunció que "¡El Dr. Jesús estaría sanando esta noche!"

También estaba allí una señora mayor con "azúcar", diabetes. Había un hombre en una silla de ruedas, su cabeza colgaba ligeramente a un lado, como consecuencia de una embolia que lo dejó débil, incapacitado. Pero su mente se conservaba normal aunque se sentía frustrado por completo. Había personas enfermas del corazón, con extremidades secas. Unos se acercaban con sus brazos extendidos. Otros con lágrimas en sus ojos.

Todos estaban llenos de esperanzas. Eran sinceros creyentes que veían al hombre, como un instrumento de Dios, ya próximo a imponerles las manos, tratarlos en el espíritu y caer sanados hacia atrás en brazos de los ayudantes que los recogían.

Uno por uno avanzaban por la fila de los que esperaban sanidad. El evangelista en el televisor oró por cada uno, luego los tocaba con la palma de su mano en la frente y al instante caían al suelo. "¡Sana!" declaraba, y ellos, decía él, se sanaban si probaban tener suficiente fe.

El evangelista, en sus libros acerca de Dios, el cristianismo y la salud, explica con claridad lo que quiere decir con "fe". Cuando usted pasa por esa fila de sanidad, explica, Dios lo sana. Tal vez tome unos días o semanas para que una extremidad vuelva a la normalidad. Quizás todavía sienta los dolores en el pecho, la falta de aire u otros síntomas de su problema anterior, al menos durante un tiempo breve. Pero, insiste, usted está curado.

El problema con la sanidad radica en los que "dudan". Él califica de "dudoso" a cualquiera que va al médico después de una "sanidad". El evangelista considera que ver a un galeno después de pasar por la fila de la sanidad es prueba de falta de fe. Advierte que si quienes se han sanado consultan a un médico, serán castigados con múltiples problemas de los que originalmente tenían cuando fueron a recibir sanidad.

Otro evangelista en la televisión, con una fila de sanidad, también habla de la habilidad de Dios para curar a cada uno y la necesidad de tener fe al aceptar la sanidad. Pero, a diferencia del primero, habla y escribe acerca de una "sociedad" con el Señor. Habla de la diabetes que Dios cura, pero deben cambiar su dieta, aumentar los ejercicios y ver a un médico para revisar su salud periódicamente. Dios sana, dice este evangelista, en parte mediante nuestra cooperación para hacer lo que es aconsejable para la salud.

¿Son muy extremas las terapias "cristianas" en sus afirmaciones?

Es difícil criticar a una persona apasionada por las cosas de Dios. Tiene tanta seguridad, tanto gozo, que nos hace creer que todos sus pronunciamientos se deben basar sólidamente en las Escrituras.

Sin embargo, la verdad es que la persona apasionada es también un ser humano. Cuando celebramos a nuestro Señor, él o ella a veces pueden ir muy lejos al atribuirle a Dios lo que pertenece al hombre. Esto es a menudo el caso de lo que se ha llamado "terapias alternativas cristianas".

El problema ocurre cuando alguien que está vivo en el Espíritu, que tiene pasión por el Señor, entra en el terreno de la salud, ofreciendo consejos infundados con la misma autoridad de la Palabra de Dios. A veces la terapia que recomienda un médico profesional resulta ser un programa bien razonado de sanidad o tratamiento. Otras veces, los cristianos sinceros recomiendan o incluso predican terapias que se basan en unas perspectivas defectuosas de la Biblia apoyándolas con poca o ninguna preparación médica o evidencia científica.

Las terapias cristianas se basan con frecuencia en experiencias personales o de individuos cercanos a los promotores de ellas. A menudo se descubre que alguien se benefició mucho con la terapia, mejoró o se curó. La amplia promoción de las terapias a veces comienza con los miembros del ministerio, teólogos laicos prominentes u otros con acceso a los medios de comunicación, sobre todo las estaciones de radio cristiana.

En muy raras ocasiones se puede cuestionar si ocurrió una sanidad. Por lo general, no hay dudas de que la mano de Dios se involucró en la curación. Sin embargo, la confusión estriba en los detalles. Nadie puede asegurar qué causó la curación original. Pero usted nunca sabe eso de acuerdo a la forma en que se anunció la terapia: se presentó como si fuera la respuesta de Dios a la dolencia humana.

Estas terapias cristianas afirman que se justifican bíblicamente. Algunas caben en la teología de una denominación en particular a la cual pertenecen los promotores. Aparentan ser virtuosas. Por desgracia, algunas no tienen buenas bases científicas. Otros remedios tienen una función importante en la salud y la sanidad, pero la misma va más allá de lo que la ciencia puede apoyar. Una vez pedimos una cinta grabada que contenía la receta bíblica para vivir saludablemente. La cinta presentaba cierta información acerca de la importancia de las vitaminas; pero contenía muchas especulaciones acerca de los suplementos dietéticos y nunca mencionaba la Biblia. El anuncio parecía no ser más que una jugarreta de mercadeo para que los cristianos compraran los productos de la compañía.

Los cristianos tienen, y deben, preocuparse por su salud. Queremos que nuestro libro los ayude a escoger las terapias alternativas con sabiduría. También creemos que a veces Dios concede un milagro de sanidad. Cuando el cristiano experimenta sanidad, ya sea directamente de Dios o mediante una terapia, él o ella se puede convencer de que otros también podrán sanarse por esos medios. Algunos empiezan a reflejar lo que hicieron exactamente antes de sanarse. ¿Habrán cambiado su dieta? ¿Comenzaron a orar en otra forma? ¿Tomaron un suplemento dietético? ¿Empezaron a asistir a otra iglesia? Motivados por el deseo de ayudar a otros, buscan esos pasos importantes que los guiaron a la sanidad. Oyen experiencias de otras personas y hacen una lista de los demás factores necesarios para la curación. Pronto llegan a formular una nueva terapia cristiana. Su experiencia, y el éxito de los otros que lo han probado, son la única prueba que necesitan que la terapia da resultado. Además, sus intenciones solo son para compartir las bendiciones de Dios, y las terapias son tan "simples" que no le harán daño a nadie. ¿Por qué hay que preocuparse?

Hay que preocuparse y nosotros lo estamos. Una cosa es alegrarse con la persona que ha recibido sanidad, no podemos negar que alguien la haya experimentado. Pero otra cosa muy diferente es promover la terapia que surge de esa experiencia. Las buenas intenciones no son suficientes para hacer recomendaciones que afecten la salud de la gente. Y luego asignarle el calificativo de "cristiana" a la terapia, o llamarla "de Dios" o afirmar que es "apoyada bíblicamente" provoca un sinnúmero de preocupaciones.

Lo que sugerimos, en todos los casos, es cautela y sabiduría. Vamos a examinar una de dichas terapias que tiene una variedad de nombres.

La dieta Génesis 1:29

Los cristianos vegetarianos señalan que la historia del Huerto del Edén parece implicar que Adán y Eva estaban hechos para vivir en armonía con los animales, y alimentarse de lo que crecía en la tierra. El versículo más citado es Génesis 1:29: "También les dijo [Dios]: 'Yo les doy de la tierra todas las plantas que producen semilla y todos los árboles que dan fruto con semilla; todo esto les servirá de alimento'".

Algunos eruditos creen que la interpretación correcta de este versículo es que la humanidad, al menos en el Edén, se diseñó para que fuera vegetariana. De esta creencia surgen varios planes dietéticos que circulan en la iglesia de hoy y que tienen nombres como: "Dieta Aleluya", "La dieta original (u óptima) de Dios", "La dieta ideal de Dios" y la "Dieta Génesis 1:29". Los proponentes declaran que así como Adán y a Eva fueron alimentados con plantas, las intenciones de Dios siguen siendo que la gente solo coma alimentos derivados de ellas.

Pero con esta interpretación es difícil de cuadrar una cantidad importante de enseñanzas bíblicas. No hay que leer mucho en la Biblia para encontrarlas. En Génesis 4 ve que Abel era quien cuidaba el ganado. En Génesis 9 Dios dio carne para comer. En Génesis 18 Abraham sirvió mantequilla, leche y carne a los ángeles visitantes y ellos se la comieron. En Génesis 27 Jacob preparó carne de venado para que Isaac recibiera la bendición. En Éxodo 16 Dios mandó codornices, un pájaro, para que los israelitas se alimentaran. En la ley de Dios, él nombra animales puros e impuros y dice de los animales puros: "De todos los animales que hay en tierra firme, éstos son los animales que ustedes podrán comer" (Levítico 11:2).

Aun más, Jesús comió más que plantas (por ejemplo, pescado) y también se lo dio a quienes amaba. Un ejemplo es la muy conocida historia de los panes y los peces (Mateo 15:32-38). Otro es cuando después de la resurrección de Jesús él se les apareció a los discípulos y les preguntó: "'¿Tienen aquí algo de comer?' Le dieron un pedazo de pescado asado, así que lo tomó y se lo comió delante de ellos" (Lucas 24:41-43). Luego se encontraron en la playa. "'Vengan a desayunar', les dijo Jesús. Ninguno de los discípulos se atrevía a preguntarle: '¿Quién eres tú?' porque sabían que era el Señor. Jesús se acercó, tomó el pan y se lo dio a ellos, e hizo lo mismo con el pescado" (Juan 21:12-13).

¿Por qué Jesús iba a dar de comer pescado a los apóstoles si quería que fueran vegetarianos? Un concilio apostólico mandó que los creyentes gentiles se abstuvieran de ciertas carnes ("de la carne de animales estrangulados y de sangre", Hechos 15:20). Y, en Romanos 14:1, Pablo declara que la enseñanza de la dieta era uno de los "temas discutidos".

El apóstol enseña que las regulaciones y el dogmatismo de la dieta sobre asuntos discutibles no debe dividir a la comunidad cristiana:

A algunos su fe les permite comer de todo, pero hay quienes son débiles en la fe, y sólo comen verduras. El que come de todo no debe menospreciar al que no come ciertas cosas, y el que no come de todo no debe condenar al que lo hace, pues Dios lo ha aceptado.

Romanos 14:2-3

La enseñanza bíblica nos parece clara, no se ha ordenado abstenerse de la carne. El vegetarianismo no debe anunciarse como un requisito para los cristianos, como una terapia o parte de la misma. Por otra parte, la dieta típica occidental es demasiado alta en productos animales y saturada de grasa, muy baja en frutas, vegetales y fibras y muy alta en alimentos procesados. Los estudios médicos están virtualmente de acuerdo en que este tipo de dieta causa y empeora una variedad de enfermedades.

La gente sería sabia comiendo una dieta más rica en plantas. Por otra parte, tampoco las Escrituras enseñan a comer una dieta basada solo en plantas, que por lo demás tiene el potencial de hacer daño. En efecto, ahora sabemos que una de las vitaminas esenciales para la salud, la B_{12}, falta en todas las dietas vegetarianas (aunque ahora los suplementos de vitamina B_{12} están a la disposición). En el pasado, la vitamina B_{12} solo se podía obtener comiendo por lo menos alguna carne, la cual de seguro fue una parte de la dieta de Jesús y sus discípulos.

Algunos que todavía creen que la "Dieta ideal de Dios" es vegetariana enseñan que Dios les dio carne a los humanos en Génesis 9 (y después de eso en la Biblia) para acortar la duración de sus vidas. Nosotros creemos que esto es una enseñanza falsa. Para quien quiera más detalles e información sobre este tema, recomendamos el libro del Dr. Michael Jacobson *The Word on Health*[1] [La palabra sobre la salud].

Pudiéramos darles muchos otros ejemplos, pero nuestro objetivo no es atacar una u otra terapia cristiana, sino dar un amplio vistazo a las preocupaciones que tenemos acerca de la promoción de ciertas terapias como "cristianas" o "bíblicas". Como creyentes, tenemos la bendición de la guía bíblica de Dios y la dirección del Espíritu Santo. Tenemos la bendición de muchas terapias, y la Biblia y el Espíritu Santo nos pueden guiar para seleccionar la que nos convenga. Pero debemos ser muy precavidos antes de llamar "cristiana" a una terapia.

Algunos elaboran una terapia basada en versículos específicos de la Biblia

Algunos cristianos anuncian una terapia después de encontrar uno o más versículos en la Biblia que parezcan apoyar su perspectiva. Algunos proponentes de la medicina herbaria declaran que la Biblia específicamente enseña que la gente debe usar hierbas como medicina. A veces citan versículos. Los siguientes ejemplos proceden de un volante que distribuyó un visitante que anunciaba remedios herbarios en una de nuestras iglesias:

Y doy la hierba verde como alimento a todas las fieras de la tierra, a todas las aves del cielo y a todos los seres vivientes que se arrastran por la tierra. Y así sucedió.

Génesis 1:30

Haces que crezca la hierba para el ganado, y las plantas que la gente cultiva para sacar de la tierra su alimento.

Salmo 104:14

Junto a las orillas del río crecerá toda clase de árboles frutales; sus hojas no se marchitarán, y siempre tendrán frutos. Cada mes darán frutos nuevos, porque el agua que los riega sale del templo. Sus frutos servirán de alimento y sus hojas serán medicinales.

Ezequiel 47:12

Los que usan estos versículos para promover la medicina herbaria parecen olvidar uno de los principios primordiales de la interpretación bíblica: tratar de entender lo que significó el texto para el escritor y la audiencia original, no para nosotros en la actualidad. Dos palabras hebreas traducen "hierba" en la versión castellana y ambas significan plantas verdes o hierba. El Salmo 104:14 hasta declara que el propósito de la "hierba" era servirse como comida. Igual que la hierba alimenta al ganado, las plantas verdes alimentan a los humanos (véase también el Salmo 37:2). Esto es poesía. La poesía en general utiliza la rima. La poesía hebrea repite la misma idea de dos formas.

Cuando se tradujo la versión castellana, la palabra "hierba" tenía un significado más amplio que hoy. Aplicar el uso moderno de esta palabra como un remedio medicinal y leer ese significado de nuevo como traducción de la Biblia, es para nosotros inapropiado. Nuestra creencia se confirma en traducciones más recientes en las cuales se remplaza "hierba" con "plantas verdes" o algo similar. Para nosotros, estos versículos no tienen importancia respecto a si los cristianos deben o no usar remedios herbarios, o cualquier otra forma de medicina.

Ezequiel 47:12, sin embargo, enseña que los árboles pueden tener hojas que curan. Esta interpretación se ha notado a través de la historia sin desacuerdo alguno. No obstante, este versículo no ayuda a determinar cuáles hierbas curan, cuáles son venenosas y cuánto deben usarse. Estos versículos no declaran qué es preferible, si las hierbas o las medicinas de la farmacia. En efecto, es cuestionable que estos versículos tengan algo que ver con los árboles que hoy crecen en la tierra. Esta sección del libro de Ezequiel contiene una serie de profecías acerca del futuro reino de Dios. Muchos eruditos creen que este reino está por venir, especialmente la sección del centro del versículo, que se dejó fuera en la literatura promocional que hemos visto. Lo que sigue es el versículo completo:

Junto a las orillas del río crecerá toda clase de árboles frutales; sus hojas no se marchitarán, y siempre tendrán frutos. Cada mes darán frutos nuevos, porque el agua que los riega sale del templo. Sus frutos servirán de alimento y sus hojas serán medicinales.

Ezequiel 47:12

Al dejar la parte central del versículo se oculta el hecho de que lógicamente esos no son árboles típicos. Ellos producen frutos todos los meses y tienen hojas que nunca se marchitan. Esto hace que la aplicación de este versículo en cuanto a los remedios herbarios actuales sea muy cuestionable.

Al investigar cualquier declaración de algo que sea una terapia cristiana se deben emplear los principios básicos de la interpretación bíblica. Antes de aceptar cualquier "enseñanza cristiana", compárela con cuidado con lo que realmente enseña la Biblia. Trate de discernir el significado completo del texto en la traducción erudita más reciente. Si se citan versículos, léalos en su Biblia. Lea los pasajes que rodean a esos versículos para asegurarse de que la interpretación concuerde con el contexto. Un examen detallado de las declaraciones tal vez requiera aprender cómo se debe traducir e interpretar la Biblia, un estudio que rendirá un caudal de fruto para la vitalidad espiritual. Esto bien lo puede proteger de alejarse de la clara enseñanza de la Biblia. En Hechos 17:11, Lucas recomendó y elogió este tipo de estudio que practicaron los antiguos creyentes en Berea cuando escribió: "Estos eran de sentimientos más nobles que los de Tesalónica, de modo que recibieron el mensaje con toda avidez y todos los días examinaban las Escrituras para ver si era verdad lo que se les anunciaba".

Sea precavido con cualquier dieta o remedio "ordenado por Dios"

Una versión de la dieta de Génesis 1:29, llamada Dieta Aleluya, ejemplifica otras preocupaciones que tenemos acerca de muchas terapias alternativas cristianas. Una de las más anunciadas al escribir este libro, la Dieta Aleluya no es mejor ni peor que otras. El fervor de cristianos apasionados que sienten haber experimentado una sanidad gracias a esta terapia cristiana es entendible. Sus acciones se basan en la fe y se deben respetar, pero aun se puede criticar (véase Dieta Aleluya, p. 202).

En resumen, lo que nos preocupa es que cualquier persona le asigne la aprobación de Dios a su consejo, que ponga un "Así dijo el Señor" al recomendar una terapia. Es audacia de uno afirmar que el consejo viene directamente de Dios o que él ordenó una terapia de dietas o remedios. La credibilidad de Dios a los ojos de los demás está en juego, tanto de los que están en la iglesia como de los que están fuera de ella. Considere el efecto que produce cuando algunos cristianos declaran que el consejo de Dios sobre la dieta es una cosa, otros declaran que es otra, e incluso otros que declaran que prefieren aun otra dieta.

Estas declaraciones tan divergentes pueden desacreditar a Dios ante el mundo, especialmente cuando la Biblia declara que los cristianos no deben discutir sobre consejos dietéticos. Los que oyen estos puntos de vista contradictorios se cuestionarán la confianza que puedan tener en los llamados "consejos de Dios". Sus dudas hasta pueden extenderse a preguntas como, por ejemplo, si alguien conoce las instrucciones de Dios sobre la salvación.

La Palabra de Dios no da una clara declaración de la doctrina sobre muchas cuestiones. Lo que tenemos en dichos casos son principios bíblicos para aplicar al asunto. Aunque podamos desarrollar una clara posición bíblica sobre algunos asuntos que la Biblia no trata, debemos permanecer a la expectativa respecto a otros. Nos parece que la mayoría de las terapias cristianas pertenecen a esta última categoría. No se basan en la Palabra de Dios. Se basan en una interpretación de alguien sobre la Palabra, la opinión de alguien. Y en algunos casos creemos que la opinión de la persona está equivocada.

Cuando la mala información científica y la confusión se anuncian como parte de una terapia "cristiana", el cristianismo se puede desacreditar. Los promotores, por lo general, no tratan de confundir a alguien. Pero casi nunca tienen preparación ni experiencia médica. Actúan sobre la base de una experiencia personal dramática y lo que sentimos es una comprensión incompleta de las Escrituras. Además de cualquier descrédito causado, los cristianos que encaran serios problemas de salud y que no están conscientes de los hechos pueden perjudicarse con estas terapias si se niegan a seguir un tratamiento eficaz para su condición.

Enseñanzas que no están de acuerdo con la Palabra de Dios

Muchos cristianos están aceptando estas terapias como un hecho doctrinal bíblico. Hasta emplean estas enseñanzas, que consideramos no ser bíblicas, para juzgar a otros en el cuerpo de Cristo. Peor aun, la iglesia se está comenzando a dividir debido a esas enseñanzas "falsas", lo cual, sospechamos, es exactamente lo que desea Satanás.

Estos tipos de terapias, que se anuncian como cristianas, no deben ser una sorpresa para los cristianos sabios que se basan en la Biblia. Dios, en su Palabra, nos advierte de los falsos profetas, los maestros o predicadores que *parecen* provenir de Dios, cuyos consejos *parecen* ser de él, pero cuyas enseñanzas *no* se sujetan a la Palabra de Dios.

Necesitamos prestar atención a su palabra.

> *Así que tengan cuidado de su manera de vivir. No vivan como necios sino como sabios, aprovechando al máximo cada momento oportuno, porque los días son malos. Por tanto, no sean insensatos, sino entiendan cuál es la voluntad del Señor.*
>
> Efesios 5:15-17

Notas

1 Michael Jacobson, *The Word on Health: A Biblical and Medical Overview of How to Care for Your Body and Mind* [La palabra sobre la salud: Un repaso bíblico y médico sobre cómo cuidar tu cuerpo y tu mente], Moody Press, Chicago, 2000.

10

Cómo prueba la ciencia las terapias y los remedios

La ciencia ha desarrollado un método para descubrir la verdad acerca del mundo físico que requiere la prueba objetiva, repetida y vuelta a repetir de las ideas. Una de sus metas es ofrecer conclusiones que, tanto como sea posible, sean independientes de las creencias y asunciones anteriores de la gente. El método científico tiene la intención de penetrar las anécdotas y encontrar la verdad. La evidencia anecdótica, es decir, las historias que cuentan las personas acerca de cómo una terapia en particular les alivió el dolor o les curó las enfermedades, es el punto de partida para el descubrimiento científico, no la "prueba". El éxito de una terapia se prueba creando exámenes para ver si los resultados se pueden repetir y son constantes o se deben al azar.

La ciencia valora la evidencia más que la opinión. Lo que distingue a la ciencia de otras ramas de investigaciones es la alta prioridad que se le concede a una información objetiva, como la información observable y los experimentos que se pueden repetir. Idealmente, las teorías surgen de las observaciones, luego se cambian o se descartan cuando llega nueva información que contradice o amplía la anterior.[1]

Realmente estamos hablando de un ideal, científicos que basan sus conclusiones en hechos y observaciones objetivamente demostrados. Esto no quiere decir que los usuarios del método científico sean siempre fieles a los ideales del concepto.

Los problemas surgen cuando los científicos ignoran la información que no encaja en una teoría prevaleciente. La ciencia se puede influir con teorías irrelevantes o incorrectas y la autoridad de los que hacen pronunciamientos acerca de algunos aspectos de la vida. Ciertos científicos no reconocen cómo sus creencias y presunciones influyen en la formulación de las preguntas que hacen y cómo se las arreglan para contestarlas. Cuando los científicos ignoran sus propias presunciones, comienzan con una conclusión y buscan los hechos para apoyarla. Algunos investigadores médicos serios están tan convencidos de la certeza de sus teorías que arreglan la investigación para asegurarse de obtener los resultados que desean. A veces esto se hace inconscientemente, pero se ha sorprendido a algunos científicos distorsionando la información en un intento por convencer a los demás de su teoría.

Los investigadores deben ser capaces de alejarse de la información y pesar todos los factores importantes antes de decir con honestidad que sus experimentos apoyan la teoría o descubrir que su creencia original estaba errada.

Por desgracia, hasta en la medicina, algunas terapias se han defendido o rechazado con todo vigor por la forma en que cuadran con las teorías prevalecientes, y no por lo bien que encajen con la información experimental.

Un buen ejemplo de esto es el quino, un tratamiento herbario para la malaria. A pesar de la evidencia objetiva acerca de su eficacia, los médicos del siglo diecisiete rechazaron el quino porque los sacerdotes jesuitas fueron los primeros en traerlo a Europa. La oposición de los médicos se debía a sus perjuicios en contra del catolicismo y su adherencia a las erróneas teorías médicas[2] (véase la p. 134).

Incluso hoy, algunos promotores defienden el uso de las terapias como el Toque Terapéutico y los remedios de Bach con flores para muchas condiciones para las cuales no existe evidencia científica que apoye la eficacia de las mismas. Estos promotores insisten en que esas terapias son eficaces por su creencia en la existencia de las energías de la vida humana y las propiedades de las auras que ellos creen que la gente tiene.

Los cristianos creen en milagros, y no esperan que todo se verifique científicamente. Pero esto puede hacer que ellos tiendan a aceptar los informes de la curación divina sin examinar la evidencia que rodea los milagros que se alegan o los que sean ciertos.[3] Creemos firmemente en que los milagros sucedieron y siguen sucediendo. Pero no que cada declaración de un milagro se deba aceptar sin evaluarlo. La ciencia ofrece una forma importante para determinar si la persona realmente se curó. La ciencia es compatible por completo con la creencia en Dios y los milagros de la curación. En efecto, mientras más hallazgos hacen un científico acerca de la vida, más se profundiza su reverencia hacia Dios, al entender su creación.

Los científicos empiezan con detalles específicos para evaluar un tratamiento

Para evaluar una terapia, convencional o alternativa, necesitamos ser tan específicos como sea posible acerca de lo que estamos viendo. Si observamos la virtud de curar de una hierba, es mejor conocer los ingredientes activos que tiene esta: los componentes que causan la cura. Debemos conocer la cantidad del ingrediente activo, si es o no constante de hierba a hierba (o botella a botella, compañía a compañía), y qué otra influencia la afecta, como el calor, la luz y la humedad. La tierra en la cual creció la hierba, la cantidad de sol y lluvia, cuándo se cosechó, cómo se preservó y cómo se empaquetó forman un conjunto de información importante. Si alguno de estos varía de serie en serie, los efectos que produzca la hierba a los que la tomen puede variar notablemente.

La evidencia anecdótica solo debe ser un punto de inicio para el estudio

A veces todo lo que tenemos es una evidencia anecdótica, historias de gente que dicen que recibieron ayuda o daño. Pero esa evidencia debe ser un punto de inicio, y nunca la "prueba" de la eficiencia. Solo la evidencia anecdótica de la curación no es suficiente para llegar a una conclusión válida acerca de lo que causó la curación. Enfocarse solo en los resultados positivos descarta la posibilidad, para algunas personas, de que la terapia tal vez no haya hecho nada o que aun hiciera daño. Concentrarse solo en los resultados negativos trae por resultado que se rechace lo que realmente pudiera ser un tratamiento nuevo e importante para una enfermedad.

Con la excepción de la opinión sin comprobar, la evidencia anecdótica es la de menos uso entre los tipos de evidencias disponibles para juzgar la terapia médica. La evidencia anecdótica ha apoyado la utilidad de muchos de los tratamientos menos probables y extraños en el mundo. Sin embargo, la evidencia anecdótica por lo general no toma en consideración las muchas otras cosas que suceden en la vida de un paciente y que contribuyeron a lo que pasó.

Por ejemplo, imagine a una viuda cuyo esposo murió hace dos años. Cada aniversario de su muerte, la viuda se deprime profundamente. Los amigos, que no recuerdan la fecha exacta del deceso, asumen que su depresión es "química" y sugieren que pruebe algún producto que se vende sin receta y que anuncian como más efectivo y seguro que cualquiera otra medicina.

La viuda toma el producto, pero casi al mismo tiempo decide ofrecerse de voluntaria en una iglesia que tiene un programa de alcance. Allí conoce a un viudo que tiene los mismos intereses y valores de la vida. Van juntos a la iglesia. Almuerzan juntos. Comienzan a salir. Ambos descubren que es posible seguir adelante y amar a otra persona. La viuda le da gracias a Dios por la nueva vida que le ha traído gozo. Sus amigos, viendo la mejoría notable de su perspectiva, comienzan a recomendar el producto a otros debido a lo que perciben que la ayudó.

Pero sus observaciones no se ajustan a la realidad de la curación. Sus observaciones pueden ser valiosas, hasta precisas, sin embargo, son falsas las conclusiones de que el producto acabó con la depresión.

La importancia de la evidencia anecdótica consiste en sugerir que algo acerca de un tratamiento quizás sea eficaz. Hipócrates, el físico de la antigua Grecia, cuyo juramento aún se respeta, dependía de la evidencia anecdótica para diseñar sus terapias para otros. De manera que, no es menos cierto en nuestros días que en los días de él, si muchas personas informan que obtuvieron ayuda de una terapia, las investigaciones se pueden justificar más. Por eso es que, por ejemplo, el remedio herbario "corazoncillo" se probó y se está probando en varios análisis clínicos. La evidencia anecdótica sugirió abrumadoramente que tenía valor en el tratamiento de depresiones leves. El método científico ahora está confirmando lo que se sospechaba. Uno de los estudios recientes, que incluye un pequeño grupo de personas con leve a moderada depresión, encontró que el corazoncillo ha sido tan eficaz como una medicina popular antidepresiva.[4]

Los defensores de la medicina alternativa y la herbaria a menudo declaran que siglos de uso de una terapia deben considerarse como una evidencia valiosa de su eficacia. "¿Qué otra razón hay para que la gente la siguiera usando?", razonan. La mayoría de los científicos y médicos estarían de acuerdo en que esto constituye una evidencia de valor. Sin embargo, estas evidencias "anecdóticas" o "testimoniales" son las menos valiosas al evaluar la eficacia de cualquier terapia.

La evidencia anecdótica es un informe acerca de la experiencia de alguien cuando él o ella prueban cierta terapia o tratamiento. Todos nosotros contamos estas historias. Decimos lo que pasó cuando hicimos o tomamos algo, especialmente si el producto nos ayudó. Aunque estas historias resulten más interesantes que un informe seco de un estudio científico, siempre debemos recordar el tipo de evidencia que cada uno brinda. Las anécdotas nos dicen lo *que* percibimos que sucedió aunque no necesariamente lo que en verdad sucedió y tampoco *por qué* sucedió.

Las anécdotas juegan un papel importante al sugerir nuevas ideas para investigar, pero no proveen evidencia de la eficacia de un tratamiento. El Centro Nacional para la Medicina Complementaria y Alternativa reconoce que hay una jerarquía en los diferentes tipos de evidencia para las terapias, con la anecdótica al final. La siguiente tabla se adaptó del Plan de Estrategia de Cinco Años del Centro.[5]

Jerarquía de la evidencia	**Clase de investigación**
Más alto	Grandes pruebas clínicas al azar
	Pequeñas pruebas clínicas al azar
	Pruebas sin controlar
	Estudios de observaciones
	Informes de casos
Más bajo	Anécdotas

El uso histórico de un remedio es solo otra forma de evidencia anecdótica. Registra *qué* pasó, pero no *por qué* pasó. En efecto, tal vez había muchas razones por las cuales un remedio se usó durante siglos. A veces la gente usa un remedio porque no dispone de nada más. O quizás se use un remedio porque está intrínsecamente eslabonado a su cultura y religión. O, porque la enfermedad solo dura un corto tiempo, o viene y va en ciclos, ellos no se percatan de que el alivio que experimentan no tiene nada que ver con el remedio.

Durante un tiempo se creyó que el control de la natalidad incluía el que la mujer evitara áreas sagradas particulares. Una mujer podía estar descansando a la orilla del agua de un lago sagrado y sentir por primera vez el movimiento de su bebé dentro de ella. Debido a que transcurrió tanto tiempo entre la relación sexual y la primera advertencia de un bebé desarrollándose en el útero, no se hizo una conexión entre los dos hechos. Así que el control de la natalidad de esta mujer, y su cultura, tal vez sea evitar el área del agua.

La mayoría de la gente que pasa de los 50 años, debe recordar que le decían que si se quemaban mientras estaban cocinando, enseguida se cubrieran la quemadura con mantequilla. Años más tarde el personal médico de emergencia todavía trata de explicar que la grasa no funciona y por el contrario puede demorar el efecto de curación del tratamiento adecuado. Ahora sabemos que el agua fría (no el hielo), es la mejor terapia que debe usarse para una quemadura antes de ver a un médico o ir a un centro de cuidados de emergencia.

Existen muchos otros ejemplos. Mientras más tiempo una cultura haya usado una terapia, más seguro es que tenga algún valor. Aunque ese valor tal vez sea mínimo. El resultado positivo tal vez no sea más que un efecto placebo. O quizás se base en solo un pequeño número de informes de experiencias positivas, repetidas una y otra vez, olvidándose de la experiencia negativa.

La primera prueba era poco más que una observación cuidadosa

En el siglo dieciséis, a medida que se desarrollaba la ciencia médica, los primeros experimentos se concentraban en la observación cuidadosa. Por ejemplo, en los tiempos antiguos un tratamiento común para el envenenamiento era la piedra bezoar. La leyenda decía que estas piedras eran las lágrimas cristalizadas de un venado a quien mordió una serpiente (realmente eran cálculos de la vesícula). La leyenda decía que cuando se tragaban, estas quedaban en el estómago y absorbían el veneno que la persona había tomado. Un cirujano francés, Ambrosio Paré (1510-1590), dirigió un experimento de observación que en la actualidad no se podría considerar como ético. Paré, mejor conocido por hacer respetar la cirugía medieval en un tiempo cuando esta era oficio de barberos, le dio una piedra bezoar a un cocinero del palacio que había sido condenado a morir por robar. Al cocinero le dieron cloruro de mercurio, un veneno común, y luego murió en agonía, aunque se le había dado un "antídoto".[6] Estaba claro que la piedra bezoar era inútil.

Informar los resultados de un tratamiento en un solo paciente todavía se hace hoy y es lo que se llama "informe de casos". Estas son descripciones más completas de los factores que rodearon la experiencia del paciente, pero se mantienen limitados por ser una forma de evidencia anecdótica. Si se publicaran varias informaciones de casos que siguieron un tratamiento en particular, sobre todo si los pacientes tenían condiciones similares, es posible que alguien inicie un estudio más controlado.

El estudio por observación compara la reacción de un tratamiento

Uno de los métodos primitivos que se desarrollaron para compensar las limitaciones de la evidencia anecdótica era el estudio comparativo o de observación. Las anécdotas e informes de casos son descripciones de lo que ya sucedió. Los estudios de observación se llevan a cabo con anticipación para observar muy de cerca lo que sucede a los pacientes mientras se tratan de cierta forma. Cuando se compara la reacción de las personas a los tratamientos, todas las pruebas deben ser en un medio ambiente similar. Los estudios por observaciones permiten a los médicos controlar algunos de los factores influyentes en un tratamiento, y son los estudios controlados más simples.

Una de las pruebas controladas más primitivas la realizó James Lind (1716-1794), un médico escocés de la marina inglesa. El escorbuto era un gran problema en las marinas de aquel entonces. Un estimado declaró que el escorbuto cobró las vidas de cerca de un millón de marineros británicos entre 1500 y 1800, durante ese mismo tiempo se perdieron más marineros debido al escorbuto que por causa de la guerra y accidentes.[7]

Lind condujo un experimento en el cual se les dio a 2 marineros un litro de cidra de manzana al día, a 2 más se les dio un elíxir de vitriolo (un tónico básicamente de cobre), 2 tomaron 2 cucharaditas de vinagre 3 veces al día, 2 tomaban un cuarto de litro de agua de mar al día, a 2 se les dio un electuario (una medicina de sabor dulce elaborada de hierbas cocinadas), y a 2 más se les dio 2 naranjas y un limón al día. Al comparar los efectos de los diferentes tratamientos en personas en situaciones similares, Lind mostró que las frutas cítricas no solo curaban el escorbuto sino que además se podían usar para prevenirlo. Sin embargo, su historia también demostró el tiempo que transcurriría para que se aceptaran algunos descubrimientos. La marina británica no añadió frutas cítricas en las raciones de los marineros hasta un año después de la muerte de Lind, 48 años más tarde.

¿Por qué la marina británica se demoró tanto para hacer los cambios basados en lo que nos parece hoy una evidencia tan clara? ¿Por qué algunos insisten en usar terapias que otros declaran completamente ineficaces? Aunque las respuestas completas a estas preguntas son complicadas, por lo menos 2 factores asociados con estos fenómenos son relevantes para nuestra explicación. Uno es el curso natural de las enfermedades y dolencias. Muchas enfermedades y dolores disminuirán o desaparecerán por su cuenta. Algunos estimados informan que la gente se recuperará tanto como un 80% de todas las enfermedades, no importa el tratamiento que utilicen.[8] Hay mucho sentido común en el dicho popular: "Si tiene catarro, tome un antibiótico o una aspirina y se le quitará en una semana; no haga nada y se le quitará en siete días". Se sabe que hasta enfermedades tan serias como el cáncer desaparecen inexplicablemente, lo que en términos médicos se conoce como "remisión espontánea". Muchas condiciones crónicas fluctúan en la severidad, así que si un tratamiento se comienza en lo peor de la condición, puede parecer que ayudó cuando en efecto la condición mejoró por su cuenta, solo para reaparecer más adelante.

Pruebas clínicas controladas ayudan a probar la eficiencia

El efecto placebo, que discutimos ampliamente en el capítulo 2, es el segundo factor asociado a por qué la gente cree en las terapias que las investigaciones no apoyan. Este efecto es la combinación de factores que dan efectos beneficiosos a las terapias, pero no por causa de ninguna acción fisiológica directa. El placebo clásico es la píldora de azúcar. El reconocimiento de este efecto guía a los científicos a saber que muchos de los remedios que se han usado a través de la historia de la medicina eran placebos. Las pruebas de las investigaciones clínicas se han desarrollado en gran parte para descifrar si una terapia tiene beneficios propios o si funciona primordialmente debido al efecto placebo. Muchas personas siguen convencidas de que ciertas terapias las ayudan, cuando en realidad se benefician del efecto placebo.

La herramienta principal para descubrir si un tratamiento es efectivo por sí mismo es la "prueba clínica controlada". Esta herramienta de investigación no se implementó ampliamente hasta mediados del siglo veinte, aunque su desarrollo comenzó en el diecisiete. Irónicamente, mientras que la medicina convencional enfatiza en las pruebas clínicas controladas, este método se desarrolló con lo que hoy se llama terapias alternativas.

Un número de hechos importantes nos ayuda a trazar el desarrollo de las pruebas clínicas controladas y por lo tanto también a comprender la importancia de la clase de evidencia que brindan. Durante los siglos diecisiete y dieciocho sucedieron algunos desarrollos en la anatomía humana y la microbiología que contradijeron muchas de las aseveraciones y teorías de Galeno, el médico grecorromano (d.C. 131-200).

Por ejemplo, Galeno sostenía que la comida que ingerimos se convierte continuamente en sangre en el hígado. La sangre, de acuerdo a Galeno, penetra entonces en todos los tejidos del cuerpo, pasando por el corazón, donde misteriosamente recoge el "espíritu vital" el cual controla todas las funciones del cuerpo.

William Harvey (1578-1657) hizo disecciones de animales y descubrió que la sangre, bombeada por el corazón, circula continuamente alrededor del cuerpo. Harvey destacó la importancia de la observación en la medicina, y fue el primero en usar análisis cuantitativos. Él calculó el volumen de la sangre en el cuerpo, mostrando que esto era incompatible con las teorías de Galeno acerca de la sangre.

Harvey temía lo que pudiera pasarle a sus ingresos monetarios si publicaban los resultados controversiales. Después de publicarlos, reflexionó: "Ahora ya se tiraron los dados; mi esperanza está puesta en el amor a la verdad y en la integridad de la inteligencia".[9] Pero las declaraciones de Harvey se podían demostrar objetivamente para que todos la vieran, lo cual es un rasgo importante del método científico. El descubrimiento de Harvey debilitó la influencia de la teoría de Galeno y abrió la posibilidad para que la ineficacia de los remedios populares, basados en sus teorías, pronto se pudiera demostrar. Gradualmente comenzó a menguar la influencia de Galeno en la enseñanza médica.

Casi al mismo tiempo que Harvey dirigía sus experimentos, los exploradores europeos descubrieron los usos médicos de la corteza quina *(Cinchona succirubra)*, que los indios peruanos conocían desde hacía mucho tiempo. En 1638, los misioneros jesuitas que volvieron del Perú introdujeron la quina en Europa.[10] Durante siglos, la malaria fue una enfermedad común y devastadora en Europa. De acuerdo a las teorías médicas de Galeno, durante meses se usaron remedios diferentes para eliminar del cuerpo todos los humores corruptos, pero esto no tuvo éxito alguno. En contraste, la quina curó con rapidez las fiebres prolongadas e intermitentes que acompañaba a la malaria.

Curiosamente, la quina curó las fiebres de la malaria, aunque no funcionó con otros tipos de fiebres, lo cual demostró un principio importante para validar las curas. Si un remedio tiene una acción específica para una condición específica, es casi seguro que se deba a un ingrediente activo de ese remedio (el cual, para la quina, se supo luego que fue la quinina). Los remedios con fama de curar una amplia variedad de condiciones que no están relacionadas (llamadas "panaceas") muy probablemente son placebos, si es que en realidad resultan.

La reacción de las instituciones médicas en cuanto a la quina revela otro principio importante. A pesar de la eficacia demostrada, sobre todo al curar a Carlos II de Inglaterra y a Luis XIV de Francia, muchos médicos de aquellos días la rechazaron. Luego de la Reforma Protestante, cualquier cosa que se asociara con los jesuitas católicos romanos sufría la desaprobación o rechazo de muchos médicos no católicos. Además, se vendían productos de quina ineficaces, adulterados y falsos, los cuales eran menos eficaces y a veces dañinos. Esto redujo la confianza de la gente en la eficiencia del producto auténtico.

Pero la razón principal para rechazar la quina fue que no encajaba con la teoría médica que prevalecía en esos días. "La historia de la quina ilustra la forma en que las creencias previas no dejaron que los médicos inteligentes y bien preparados reconocieran un tratamiento eficaz y esto los llevó a rechazar una de las medicinas más útiles en la historia de la medicina".[11] Esta tendencia queda entre los que hoy no estiman la evidencia de las pruebas controladas.

A través del siglo diecinueve se hicieron más y más estudios controlados, especialmente con terapias controversiales como la homeopatía y la sanidad paranormal. Algunas personas siguen con las curas y remedios que han sido populares durante siglos. Pero gradualmente surgió un grupo de médicos que llegó a ser conocido como la Nueva Escuela de Medicina. Estos seguían una forma de medicina que ofrecía solo lo que se demostró ser eficaz, y que se basaba en la mejor evidencia disponible. Un líder de este grupo, William Osler (1849-1919), lo dijo así:

> Lo que caracteriza a la Nueva Escuela es la fe firme en algunas medicinas buenas y bien probadas, y poca o ninguna en la gran masa de medicina que todavía es de uso general ... La batalla en contra de la polifarmacia, o el uso de un gran número de medicinas (con una acción de la cual sabemos poco, y sin embargo la ponemos en cuerpos con una acción de la cual sabemos menos), no ha terminado ... Ha surgido una nueva escuela de practicantes que no tiene interés alguno en la homeopatía y menos en la llamada alopatía. Procura estudiar, racional y científicamente la acción de las medicinas, viejas y nuevas. Se preocupa más porque un médico sepa cómo aplicar las pocas y buenas medicinas que todos tenemos que usar, tales como la quinina, hierro, mercurio, ioduro de potasio, opio y digital, que por el empleo de una multitud de remedios con una acción que es dudosa en extremo.[12]

La responsabilidad de Osler con la ciencia no redujo su compasión por los pacientes, una acusación que a menudo se hace contra la medicina convencional. A pesar de su entusiasmo por el desarrollo científico en la medicina, él también anotó: "Quizás ninguna práctica en particular del siglo diecinueve difiere de aquella del siglo que la precedió más que en la gran atención que se da a la comodidad personal del paciente y a todos los accesorios comprometidos en el arte de los cuidados".[13] Su permanente preocupación por la justicia en el cuidado de la salud se ve en su declaración: "No hay misión más alta en esta vida que cuidar a los pobres de Dios".[14] La entrega a la ciencia siempre debiera ir mano a mano con el cuidado de la salud.

Estudios doblemente ciegos controlan tantos aspectos como es posible

Al principio del siglo veinte, los investigadores reconocieron la importancia de controlar tantos aspectos de una prueba como fuera posible. Un estudio del uso de drogas para tratar la angina representó un desarrollo importante.[15] Las drogas eran todas alcaloides xanthines, un grupo químico entre el cual la cafeína es la más familiar. Dos otros xanthines, teobromina y aminofilina, se han usado mucho desde 1895 para aliviar el dolor de angina. En 1932 casi cada paciente cardiaco las usó. Sin embargo, un médico investigador, Harry Gold, dudaba de su eficacia y comenzó un experimento en el que algunos pacientes obtuvieron la droga mientras que a otros les dieron unas píldoras de lactosa (o leche azucarada). Esto fue una "prueba ciega sencilla". Los pacientes no sabían cuál de las píldoras tenían, pero los médicos que los evaluaron sí.

Después de más de 2 años de tratamientos, Gold y su colega Kwit, notaron que los pacientes estaban dando respuestas contradictorias a las preguntas acerca de los niveles del dolor. Al hacer un repaso más detallado, descubrieron que los médicos, hablando a los pacientes, hacían diferentes preguntas dependiendo de si el paciente recibía las xanthines o el placebo. En efecto, a los pacientes les estaban haciendo preguntas inductivas que distorsionaron los resultados e introdujeron errores. Los investigadores sospecharon que los pacientes estaban contestando preguntas de acuerdo a lo que ellos pensaron que los médicos querían oír, por lo tanto, restaban valor al estudio.

Gold y Kwit cambiaron su metodología para que los médicos no supieran si les estaban dando a sus pacientes el placebo o la medicina. Este fue el primer ejemplo de una prueba clínica usando un placebo en la que ninguno de los pacientes ni los médicos sabían qué se les daba. Este tipo de estudio controlado más tarde vendría a conocerse como un "estudio doblemente ciego", en el que tanto el paciente como el médico están "ciegos" a si el paciente estaba recibiendo la intervención activa o inactiva.

Kwit resumió la esencia de su método: "Casi al final del estudio nos dimos cuenta de que el médico no debe saber lo que está dando, el paciente tampoco debe saber lo que recibe y el interrogador no debe saber qué se dio".[16] Con este nuevo elemento de control que se introdujo, el estudio reveló que las xanthines no eran más eficaces para aliviar el dolor de angina que el placebo, un descubrimiento que se confirmó con estudios hechos más adelante.

Muchos otros estudios han mostrado que los pacientes tienen una habilidad asombrosa para detectar si los investigadores esperan o no verlos mejorar.[17] Un estudio más reciente de alivio para el dolor después de una extracción dental usó 2 grupos de placebo.[18] Los investigadores le dijeron a un grupo de médicos que sus pacientes recibirían un placebo o un intensificador del dolor (el cual bloquea los mecanismos naturales del cuerpo para aliviar el dolor). A un segundo grupo se le dijo que sus pacientes recibirían un placebo, un intensificador del dolor o un tranquilizante para el dolor. Todos los pacientes en el estudio realmente recibieron un placebo.

Los pacientes del primer grupo informaron a sus médicos un aumento del dolor, mientras que los pacientes del segundo grupo informaron un alivio del dolor.

La única diferencia entre los grupos era lo que se les dijo a los médicos. En el primer grupo, los médicos creyeron que a sus pacientes no les darían tranquilizantes para el dolor. Y el promedio del dolor de esos pacientes empeoró. En el segundo grupo, los médicos creyeron que sus pacientes tenían una entre tres oportunidades de que le dieran un tranquilizante para el dolor. Y el promedio de esos pacientes informó alivio del dolor. De alguna forma las expectativas de los médicos influyeron en la reacción de los pacientes al tratamiento. Cuando los médicos creyeron que había alguna oportunidad de que los pacientes se beneficiaran del tratamiento, estos se beneficiaron. Cuando sabían que no había posibilidad de beneficiarse, nadie se beneficiaba.

Estudios como estos demuestran que los investigadores que saben si les están dando a los pacientes un placebo o el tratamiento que se prueba pueden variar los resultados del examen. De alguna forma, inadvertida o incluso inconscientemente, transmiten sus conocimientos o expectativas a los pacientes. Esto puede ocurrir de maneras muy sutiles, mediante las expresiones faciales, el movimiento del cuerpo y el tono de la voz.[19] La gente difiere en su habilidad para captar estas indicaciones, una habilidad que se ha demostrado hasta en animales. Por lo tanto, la mejor investigación debe controlar las expectativas del investigador dejándolo sin avisar o "ciego" acerca de cuál tratamiento están dando. Esa es la esencia de la prueba clínica doblemente ciega. La investigación a través de los años ha confirmado que el estudio controlado doblemente ciego es mucho mejor para obtener resultados precisos que el estudio controlado ciego sencillo, y ambos son muy superiores a los informes anecdóticos.

Las investigaciones aleatorias mejoran la exactitud de los resultados

La primera prueba clínica aleatoria se hizo con pacientes tuberculosos alrededor del mismo tiempo que la investigación de Gold con pacientes de angina. Durante el siglo diecinueve, la tuberculosis mataba a 1 de 7 personas. Muchos remedios diferentes se promovieron como curas, solo para más tarde hallar que hacían poca diferencia. Entonces se remplazaban por otro remedio también ineficaz. Hasta los años 1940 las normas del tratamiento para la tuberculosis consistían en provocar deliberadamente un colapso del pulmón dañado; si ambos pulmones estaban infectados, el único tratamiento era el reposo en cama.[20]

A menudo se hace referencia a Sir Austin Bradford Hill como el "padre de las pruebas clínicas" por su influencia en la investigación clínica. Hill contrajo tuberculosis (durante la Primera Guerra Mundial) y fue uno de los afortunados que sobrevivió. Durante 5 años estuvo seriamente enfermo, haciéndole imposible asistir a la escuela de medicina. Su amor por la ciencia lo llevó a estudiar estadística, la cual aplicó a preguntas médicas como un epidemiologista trabajando para la salud pública. La epidemiología es el estudio de la frecuencia con que ocurren las enfermedades entre la población y los factores que contribuyen a aumentar o disminuir esa frecuencia.

Hill siguió interesado en estudiar la tuberculosis; era miembro del Concilio Británico de Investigación Médica cuando se informó que una nueva medicina, la estreptomicina, era eficaz contra la tuberculosis. El concilio diseñó una prueba clínica para la estreptomicina que incorporó el conocimiento de Hill en estadísticas.[21] Los investigadores en ese tiempo observaban que si los individuos en el grupo placebo no eran muy similares a los que recibían el tratamiento de prueba, los resultados se podrían distorsionar.[22] Por ejemplo, si por casualidad un grupo se formaba mayormente de jóvenes y otro de ancianos, la diferencia de los resultados podía deberse a las diferencias de edad, no al tratamiento. Estos otros factores (como edad, género y estado económico) son conocidos como "variables que confunden". La mejor manera de evitar dichas diferencias es asignar personas a los grupos al azar, y usar métodos estadísticos para revisar si los grupos son similares en todas las formas conocidas y relevantes.

Hoy esas asignaciones aleatorias se hacen basándose en tablas de distribución al azar generadas por la computadora. Entonces, los investigadores no tienen forma de conocer cuál paciente terminará en cuál grupo. Esto se puede hacer mejor si se tiene a alguien que ni siquiera ve al paciente determinando la asignación del grupo, sin decirle nada al investigador hasta después que se complete el estudio. Se ha probado que la investigación que no se hace al azar con propiedad, en promedio, sobreestima el beneficio del tratamiento en un 41%.[23]

El estudio de la estreptomicina de Hill recalcaba la importancia de asignar personas a diferentes grupos al azar. En este estudio, un grupo recibió inyecciones de estreptomicina y reposo en cama, y el otro grupo recibió solo reposo en cama. El estudio sería más fuerte si el segundo grupo hubiera recibido un placebo (inyecciones que no tuvieran ninguna droga activa). Sin embargo, a veces hay otras consideraciones que tienen más peso que el aspecto científico. La estreptomicina se aplicó diariamente durante 6 meses en 4 inyecciones intramusculares. Estas inyecciones son dolorosas. Dar esta cantidad de inyecciones dolorosas de placebo se consideraba inapropiado. Los investigadores reconocieron que el asunto ético de evitarle al paciente el dolor e incomodidad de las agujas tenía más prioridad que el valor científico de un placebo.

Obviamente, los pacientes sabían si estaban en el grupo del tratamiento o en el grupo del placebo. Los investigadores compensaron esto cegando al radiólogo que leía los rayos X del pecho de los pacientes y a los médicos que evaluaban a los pacientes clínicamente. Los resultados demostraron que el grupo de estreptomicina tenían menos de la mitad del nivel de muerte que los del grupo del placebo y casi duplicaron el nivel de mejoría. Por lo tanto, el estudio ofreció una evidencia importante a la eficacia de un antibiótico primitivo.

El impacto de la Segunda Guerra Mundial en la Era Moderna de las pruebas de medicinas

La Segunda Guerra Mundial impactó el desarrollo de las pruebas clínicas en una cantidad de formas. Las enfermedades infecciosas tales como la malaria y el tifus eran muy mortíferas en regiones a donde mandaron a los soldados a pelear. La quina casi era exclusividad de Indonesia, la cual estaba ocupada por las fuerzas japonesas en 1942, cortando por consecuencia su suministro.[24] Las heridas que no eran de muerte con frecuencia se infectaban y luego causaban la muerte. La penicilina y la sulfonamida se descubrieron antes de la guerra y demostraron disminuir dramáticamente las infecciones de las heridas, pero solo se podían conseguir en pequeñas cantidades. La producción en grandes escalas se convirtió en una prioridad. Se inició un esfuerzo importante para encontrar y fabricar antibióticos eficaces, dando por resultado muchas drogas nuevas y potentes: Estreptomicina, Aureomicina® y cloramfenicol. La producción y venta de estas nuevas drogas fueron asombrosamente lucrativas para los fabricantes. Así que, después de la guerra, las compañías farmacéuticas ampliaron sus esferas de intereses para buscar y desarrollar drogas para otras enfermedades.

Junto a este ímpetu de encontrar nuevas drogas vino la necesidad de probarlas. La mayoría de la gente se sorprende al saber que muy pocas de esas drogas que desarrollan las compañías farmacéuticas realmente llegan a tener una producción comercial. En una investigación de 20 años, solo para la medicina antimalaria, se probaron

300,000 químicas en animales, de las cuales solo 12 se consideraron útiles y lo suficientemente seguras para probar con los humanos.[25] Muy pocas llegaron al mercado. Durante la Segunda Guerra Mundial había una gran presión respecto a la necesidad de desarrollar modos confiables para evaluar la eficacia. Esto no solo se aplicaba a las drogas sino también a otros asuntos importantes para los esfuerzos de la guerra, como comidas, ropas, viviendas y vehículos.[26] De este esfuerzo surgió la preparación científica para comparar la eficacia de productos similares usando los métodos más objetivos que fuera posible.

Futuros ímpetus para dirigir pruebas clínicas controladas surgieron de presiones legislativas. A fines de los años 1950, se introdujo una nueva droga en Europa como un sedante ligero. Como las dosis grandes aparentemente hacían poco daño, se consideró como recomendable y segura para los mareos matutinos que causan el embarazo, la presión alta y la migraña.[27] En 1961 comenzaron a salir informes de deformidades entre los bebés nacidos de mujeres que habían tomado esta medicina cuando estaban en estado. La medicina talidomida enseguida se retiró del mercado mundial, pero no antes de que nacieran alrededor de 8,000 niños deformes, a menudo faltándoles extremidades del cuerpo. Estas deformidades aparecieron en cerca de un 20% de las mujeres embarazadas que habían tomado talidomida.

En los Estados Unidos nunca se aprobó la venta del talidomida, aunque no fue porque se sospechara que hiciera daño a los niños antes de nacer. Se les requirió a los fabricantes de drogas que mostraran que sus productos eran inocuos antes de recibir permiso de la Administración de Alimentos y Medicina (FDA, por sus siglas en inglés) para venderlas en los Estados Unidos. Debido a que algunos animales que tomaron talidomida sufrieron daños de los nervios (llamado técnicamente "neuropatía de la periferia"), el FDA quitó la droga del mercado. Durante las pruebas clínicas en los EE.UU., se le dio talidomida a algunas mujeres embarazadas, dando por resultado que diecisiete niños nacieran con las deformidades características.

Muchos creyeron que las regulaciones de la FDA evitaron una tragedia mucho mayor. Como resultado, se introdujeron medidas más estrictas de seguridad. Una ley que el Congreso aprobó en 1962 añadió el requisito de que los fabricantes sometieran "experimentos adecuados y bien controlados por expertos calificados en la preparación y experiencia científica para evaluar la eficacia de la droga en juego".[28] Poco a poco la naturaleza precisa de estos experimentos se definió. Desde principios de los años 1980, la aprobación de la FDA de nuevas drogas ha requerido el uso de las pruebas clínicas aleatorias controladas y doblemente ciegas.

A propósito, en julio de 1998, la FDA aprobó la venta de talidomida para una enfermedad rara de la piel asociada con la enfermedad de Hansen, el término técnico para la lepra.[29] Hay una clara evidencia que es eficaz para esta condición, pero quienes la toman tienen que acordar que tomarán rígidas medidas anticonceptivas.

Algunos temen que la talidomida pueda usarse para otras condiciones para las cuales no tiene aprobación. La talidomida tiene informes anecdóticos de ser beneficiosa para una gran variedad de condiciones como úlceras en la boca asociadas con el VIH, artritis reumatoidea, diabetes y algunos cánceres. Muchos temen que si la talidomida se promueve sobre la base de estas evidencias anecdóticas, algunos niños por nacer volverán a ser víctimas terminando deformes o abortados.

La evidencia más confiable para la eficacia viene de una prueba clínica aleatoria controlada y doblemente ciega que se haya diseñado y dirigido apropiadamente. Esto se ha definido como "cualquier estudio planeado, terapéutico, diagnóstico o preventivo que involucra a humanos comparando simultáneamente una intervención (drogas, aparato o procedimiento), con otra intervención (placebo) o con ninguna intervención, para determinar su seguridad y eficacia relativa".[30] Las comparaciones estadísticas adecuadas entre los 2 grupos (el del tratamiento y el del placebo) son centrales. Estos grupos deben ser tan similares como sea posible en todo sentido, para que se pueda evaluar la terapia.

Aunque nos hemos concentrado en el papel del control placebo, a veces se usan otros controles, como un control de grupo "no-tratamiento". Un control de grupo no-tratamiento mostrará si el curso natural de la enfermedad es similar a los cambios que ocurren con el tratamiento. El tratamiento de prueba también se puede comparar al tratamiento actual. Incluso si una nueva terapia es eficaz y segura, es importante saber si tiene alguna ventaja o desventaja en comparación a lo que ya se ha estado usando.

El poder del placebo se debe entender

El papel del efecto placebo es probablemente el aspecto más importante que se debe controlar en pruebas clínicas. Estudiar sus efectos es complicado por el hecho de que varía entre personas y procedimientos. Con frecuencia se informa que el efecto placebo es responsable de una tercera parte de las mejorías que brinda cualquier terapia. En efecto, si la medida del efecto placebo es muy pequeña, ocasionará dudas sobre la validez del estudio. La declaración de que casi una tercera parte de todos los pacientes mejorarán vía efecto placebo se basa en un artículo de influencia de 1955.[31] Pero el autor encontró que 35% era el efecto placebo *promedio*. Podría ser mucho más.

Por ejemplo, en los años 1950 la angina a veces se trataba con cirugía. Un estudio doblemente ciego comparó a los pacientes que recibieron esta cirugía con un grupo que recibió solo una incisión en la piel (la ética de estos tipos de estudios se cuestiona y debate seriamente en la actualidad, pero eso es otro tema). Más de la mitad de los que recibieron la cirugía placebo informaron mejorías importantes, aproximadamente la misma proporción de los que realmente se operaron.[32]

Otro estudio, poco después de este, informó que cada paciente que pasó la cirugía placebo mostró mejorías importantes. Pronto se abandonaron estas cirugías, pero queda un símbolo importante de la importancia del efecto placebo.

Los placebos son más eficaces para tratar ciertos tipos de desórdenes. Funcionan mejor con dolor, náuseas, fobias, depresión y ansiedad.[33] Los desórdenes relacionados con la presión sanguínea y los bronquios también reaccionan bien a la terapia placebo. Sin embargo, los placebos no parecen funcionar tan bien en situaciones agudas (como un ataque de corazón) o en enfermedades degenerativas.

Es críticamente importante que los lectores comprendan que las condiciones en las cuales los placebos funcionan bien son en su mayoría las mismas por las cuales se usan comúnmente las terapias alternativas. También señalamos que los estudios han demostrado que la gente que sigue la medicina alternativa tiende a tener más ansiedad que la población en general.[34] Algunos comentaristas los describen como "los saludables preocupados" que observan con cuidado sus cuerpos y "gastan más en todas las formas de cuidados de la salud, aunque la mayoría son relativamente saludables".[35] Este aumento de la ansiedad es importante aquí porque es una de las condiciones que más fuerte influye en el efecto placebo.[36] Una interacción positiva entre pacientes y profesionales de la salud puede tener una fuerte influencia sobre el efecto placebo y es por eso que le damos tanta importancia a este aspecto interpersonal de las terapias alternativas.

Cómo juzgan los investigadores la importancia clínica de un tratamiento

Los resultados de las pruebas clínicas se deben evaluar. No todos los pacientes reaccionan de la misma forma ni al mismo grado. Si los resultados de los tratamientos no fueran drásticamente diferentes del placebo, ¿qué diferencias deben tener antes de que estemos seguros de que la terapia sea útil? En otras palabras, ¿cómo se puede discernir cuáles de las diferencias son importantes?

Las diferencias entre los 2 grupos podrían ser debido a la casualidad o tal vez se deban a un tratamiento que es realmente mejor. A veces los informes de estudios declaran que el tratamiento fue beneficioso, pero no hasta un nivel estadístico importante. Eso significa que existe una alta probabilidad de que los resultados positivos se deban a la casualidad, y no se le puede adjudicar mucha confianza a la eficacia de la terapia. En estos casos, es importante no hacer declaraciones definitivas acerca del tratamiento basándose en ese estudio, sino decir que los resultados de los 2 grupos no son estadísticamente diferentes y que un estudio más grande se puede garantizar.

En investigaciones clínicas, mientras más pacientes se matriculan, más confiables son los resultados. Mientras menos pacientes, menos confiable es el estudio y más posible que cualquier diferencia se deba a la casualidad.

Se cree que las terapias alternativas son seguras sencillamente por ser viejas

El "método científico" es muy diferente a la justificación tradicional de las terapias alternativas. Estas, por lo general, se consideran seguras y eficaces porque se han usado durante décadas o siglos y la preponderancia de la evidencia anecdótica dice que funciona. A veces este razonamiento es correcto, y las pruebas científicas son capaces de demostrar que la terapia es eficaz y hasta pueden llevar a descubrir por qué funciona. En otras ocasiones, aun las declaraciones científicas acerca de las anécdotas resultan imprecisas.

Hemos visto esto más recientemente al estudiar los hábitos de comidas de varias naciones occidentales. La cocina tradicional francesa siempre fue rica en salsas o cremas llenas de ingredientes que contribuyen a las enfermedades del corazón. Sin embargo, los franceses tienen un nivel más bajo de enfermedades del corazón que los estadounidenses, que ingieren comidas igualmente ricas en grasas. Esta observación se dio a conocer como la "paradoja francesa". Los epidemiologistas examinaron muchos informes de diversos países tratando de descubrir qué protegía a los franceses. Esta investigación llevó a especular que tomar un vaso de vino con la comida podía en cierta forma proteger a la gente de las enfermedades del corazón.[37] ¡Esto parece una confirmación científica de la vieja práctica de ingerir vino!

La calidad protectora de varias uvas, tanto fermentadas como no fermentadas, debido a ciertos ingredientes activos (llamados antioxidantes) se hicieron un tema de serios experimentos que continúan hasta el presente. Sin embargo, lo que no se dijo en la publicidad respecto al tema del corazón fue algo de igual importancia. Los franceses que consumen vino con regularidad tienen una incidencia de muerte causada por problemas del corazón más baja que los estadounidenses con una dieta similar, pero los franceses tienen una incidencia más alta de muerte debido a las causas relacionadas al alcohol.[38] De ninguna forma los franceses tienen una protección mágica del abuso del alcohol solo porque el consumo de vino sea tanto rutina como un ritual en las comidas. No obstante hubo estadounidenses que decidieron que debían aumentar su consumo de alcohol basándose en la experiencia francesa. Un comentarista dijo hace poco: "Coma como francés, muera como francés". Para evitar el alcohol excesivo, otros recomiendan tomar suplementos de extractos de semillas de uvas (véase Antioxidantes, p. 328).

La lección que debemos aprender aquí es que los estudios científicos no son todos iguales. Los análisis epidemiológicos son más parecidos a los informes anecdóticos que a las pruebas clínicas al azar. La gente de las encuestas epidemiologistas hace censos formulando muchas preguntas acerca del modo de vivir, como son las dietas. Estos estudios pueden identificar correlaciones como por ejemplo: que quienes beben vino con moderación tienen menos enfermedades del corazón. Pero esto no prueba las causas: que las enfermedades del corazón se previenen con el consumo moderado de vino. Esto requeriría un estudio controlado en el cual un grupo agregara vino a su dieta y otro no lo hiciera. La evidencia científica aún no apoya agregar vino a la dieta de uno. Hacerlo tan prematuramente podría incluso llevar a problemas relacionados con el alcohol, que son tan populares en Francia.

La corteza del sauce llorón ofrece otro caso interesante. Durante siglos esta se usó como un remedio natural para los dolores de cabeza y la inflamación de coyunturas. Durante el siglo diecinueve, los científicos decidieron investigar si la corteza del sauce llorón funcionaba como el efecto placebo o realmente contenía algún ingrediente activo que aliviara el dolor. Los científicos descubrieron que esa corteza contiene ácido salicílico, que alivia el dolor. Sin embargo, irrita mucho el estómago. Para hacerla menos irritante, la convirtieron químicamente en ácido acetilsalicílico, que conocemos hoy como la aspirina. De esta forma, una hierba con una larga tradición guió a un medicamento científicamente verificable.

Algunos ahora promueven el uso de la corteza del sauce llorón como una "alternativa natural" a la aspirina farmacéutica. Ellos citan la evidencia científica que apoya la seguridad y eficacia de la aspirina como fundamento para el uso de la corteza del sauce llorón. Es fácil asumir que uno es tan eficaz como el otro. Pero el primer paso para probar esto sería medir la cantidad de ingrediente activo en cada uno. La aspirina se fabrica de acuerdo a especificaciones estándares. Dos tabletas de aspirina de intensidad normal contienen cada una la misma cantidad de ingrediente activo, así que usted puede esperar los mismos resultados. Pueden ser positivos (aliviando un dolor de cabeza o disminuyendo la inflamación de las coyunturas) o negativo (irritación estomacal) o ambas cosas. Los resultados serán constantes.

Con la corteza del sauce llorón usted no puede tener las mismas expectativas. Aunque esa corteza tiene un largo historial de uso, la aspirina cuenta con apoyo científico. La cantidad de ingrediente activo en la muestra en particular variará dependiendo de dónde se obtuvo la corteza del sauce llorón, cuándo se cosechó y cómo se empaquetó. Si la corteza se usó luego para preparar té, se introducirán muchas otras variables, tales como la cantidad que se usó, la temperatura del agua y por cuánto tiempo se sumergió la corteza. El ingrediente activo puede ser similar a la aspirina (y esto no significa idéntico), pero la cantidad y calidad puede ser muy diferentes. (Véase corteza del sauce, en la p. 370.)

Estas son algunas de las razones por las cuales creemos que todos deben aprender cómo evaluar las muchas declaraciones médicas que se hacen acerca de todos los tipos de terapias. Solo entonces será capaz de entender cuál puede ser más eficaz para usted, al usar productos que prueben ser confiables, seguros y eficaces. Sin este conocimiento nosotros, como sociedad, arriesgamos el gasto continuo e innecesario de miles de millones de dólares por año en terapias médicas perjudiciales o ineficaces.

Revisar la literatura es vital, pero consume mucho tiempo

Con el amplio uso de las pruebas clínicas actuales, los médicos ahora tienen un nuevo problema: el gran volumen de información disponible. Hay cerca de 22,000 publicaciones médicas de naturaleza periódica, de las cuales 16,000 son revistas.[39] Cada año se publican más de 2 millones de artículos médicos. Si se colocaran uno encima de otro, formarían una torre de 50 metros de alto.[40] Muchos de estos artículos médicos contienen informes de pruebas clínicas. Pero a pesar de esa cantidad de información escrita, solamente cerca de la mitad de los estudios clínicos hechos se llegaron a publicar en forma escrita, el resto son informes orales hechos en reuniones o no aceptados para publicarse.[41]

Toda esta información se tiene que condensar y combinar de manera útil para los médicos muy ocupados. Con este propósito, se hacen reseñas sistemáticas. Los críticos buscan todos los estudios hechos sobre cierta terapia de medicina y resumen sus hallazgos de alguna forma. El método más común de hacerlo se llama "repaso narrativo". Los críticos, por lo general, son expertos en ese campo, seleccionan los estudios importantes sobre un tratamiento y escriben un ensayo sobre lo fuerte y débil de cada uno. El crítico llega a algunas conclusiones acerca de toda la evidencia y sus implicaciones para la práctica clínica. Estas reseñas proveen resúmenes concisos de alguien muy familiarizado con los detalles de esa investigación.

Aunque los repasos narrativos son muy útiles, tienen una limitación importante. La mayoría de los críticos es dado a tener algunas ideas preconcebidas acerca de la investigación, y hay una tendencia natural que se deja ver durante las conclusiones. Este es el caso especial si el crítico ha hecho alguna investigación acerca de la terapia. Los analistas deben trabajar mucho para ser tan objetivos como sea posible. Ahora una cantidad de editoriales ha tomado medidas preventivas para ayudar a disminuir este tipo de prejuicio.

Un caso famoso trató sobre la utilidad de la vitamina C para el tratamiento del catarro común. Linas Paulina (1901-1994) era un bioquímico que ganó dos premios Nobel, uno en 1954 de química y otro en 1963 por la paz. Él revisó la investigación disponible de la vitamina C y el catarro común, publicando dos libros con sus hallazgos. Sacó en conclusión, de la investigación que otros hicieron, que la alta dosis de vitamina C podría prevenir los resfriados, y aun si ya se tienen, disminuir la severidad y duración, agregando: "Tener un resfriado y dejarlo seguir su curso es señal de no estar tomando suficiente vitamina C".[42]

En su reseña, Paulina hizo referencias a 30 estudios. Sin embargo, no declaró cómo los encontró o cuán exhaustivamente buscó. Catalogó a algunos de alta calidad y a otros pobres, pero por ninguna parte explicó cómo hizo estas evaluaciones. No declaró si se "cegó" a los hallazgos de los estudios al probar su calidad. La mejor manera de criticar un estudio es evaluar su calidad sin mirar los resultados. En otras palabras, un crítico que cree que la vitamina C es de ayuda para los catarros tendrá que pelear contra una tendencia a juzgar estudios que apoyan esta conclusión, considerándolos de la más alta calidad. En la reseña de Paulina, la mayoría de los estudios apoyaron sus conclusiones, y los que no, los caracterizó como "por desgracia imperfectos" sin explicar por qué.

Años más tarde, un investigador estaba preparándose para hacer otra prueba clínica sobre la vitamina C y el catarro común y reexaminó la información de Pauling.[43] Hizo una investigación exhaustiva de todos los estudios previos y encontró 61. Decidió por adelantado lo que constituiría la alta calidad y la baja calidad en un estudio. Luego cubrió la sección de los resultados de cada uno de ellos mientras que calificaba lo bien que se había hecho el estudio. Solo entonces buscó sus conclusiones.

En una escala del 0 al 12 (siendo 12 el mejor), solo 15 de los 61 estudios alcanzaron 7 o más puntos. Al basarse en los resultados de los 15 mejores, este crítico llegó a la siguiente conclusión: "La vitamina C, aun en cantidades de gramos diarias, no puede prevenir el catarro. Por otra parte, si sufre un resfriado, una megadosis de, digamos 1 gramo de vitamina C puede ligeramente disminuir la duración y severidad de su enfermedad (quizás un 10%)".[44]

Esta forma rigurosa y objetiva de reseña se llama "revisión sistemática". Esta conclusión, que no es de Pauling, tiene apoyo constante, por lo cual la medicina convencional aún no recomienda las grandes dosis de vitamina C para prevenir o curar los catarros.[45]

A pesar de las medidas preventivas, ninguna reseña puede ser absolutamente objetiva ya que no existe un crítico humano que sea imparcial por completo. Ya que las decisiones tienen que hacerse en lo que constituye alta y baja calidad, y la calificación cuenta para lo que se incluirá entre los "mejores estudios", cualquier análisis de alguna forma estará parcializado. No obstante, mientras más explícita sea la revisión, más fácil será determinar con cuánta objetividad se hizo.

Por desgracia, los informes sobre terapias provenientes de los medios de comunicaciones tienden a usar los métodos menos confiables y objetivos de las "revisiones" especializadas. Demasiado frecuente, la gente que vende terapias alternativas tratan de promoverlas o venderlas usando informes de los medios de comunicaciones o estudios médicos pobremente hechos. Por ejemplo, los medios que informaron o promocionaron materiales declarando "los estudios han encontrado ..." o "las últimas evidencias muestran ..." no nos dicen nada acerca de la calidad e importancia en general de la investigación.

Es más, esos informes pueden ser completamente engañosos a medida que selectivamente escogen estudios que apoyan solo la conclusión que el autor quiere promover. Lleva mucho más tiempo y trabajo hacer un análisis global de la literatura, pero para tomar decisiones acerca de las terapias, estas son las clases de reseñas en las cuales debemos confiar.

Un método más nuevo para revisar investigaciones, llamado "metanálisis", se desarrolló para eliminar aun más los prejuicios. Es un método estadístico que consiste en combinar los resultados de varias pruebas que han dado resultados menos claros o conflictivos. La mayoría de las pruebas clínicas con terapias alternativas tienden a ser muy pequeñas y a menudo están pobremente controladas. La teoría del metanálisis es que en lugar de realizar otra prueba larga y cara con cientos de pacientes, los resultados de numerosas pruebas pequeñas se pueden combinar para obtener resultados estadísticamente significativos.

Sin embargo, el metanálisis solo es tan bueno como la calidad de los estudios originales. En otras palabras, si los estudios que se incluyeron en un metanálisis son de una calidad pobre, entonces este será de pobre calidad. Todos los estudios combinados en un metanálisis deben ser muy similares para que la conclusión sea válida, y eso no es siempre posible. Una cadena de evidencias compuesta de eslabones débiles no se convertirá en una fuerte al agregar más eslabones débiles.

El mejor metanálisis comienza calificando, tan objetivamente como sea posible, todos los estudios que se puedan hallar, estén o no publicados. La mayoría de los que no se publican son aquellos que no muestran diferencias entre tratamientos. Además, los informes están siempre disponibles en estudios continuos que aún no se han publicado. Así que, muchos investigadores que realizan metanálisis buscarán la información de calidad publicada como también la que no se publicó. La evaluación estadística, por tanto, se debe realizar en solo los mejores estudios que son más similares. Sin embargo, los investigadores objetivos y éticos darán a conocer los estudios que excluyeron y las razones por las cuales los excluyeron.

Hasta los métodos científicos para examinar los remedios son débiles

La medicina convencional, en general, ha desarrollado métodos confiables que determinan si los tratamientos funcionan o no. La prueba clínica aleatoria doblemente ciega ha hecho contribuciones importantes a la capacidad de la medicina convencional para determinar la seguridad y eficacia. No obstante, estos métodos no dejan de tener problemas.[46] Es probable que el mayor de estos surja cuando piensen que los estudios son controlados aunque realmente no lo sean. Se necesita mucha preparación para efectuar adecuadamente las pruebas clínicas. Dicha capacitación tal vez no esté disponible para algunos investigadores y otros la ignoren. De modo que, algunos investigadores con poca experiencia o escrúpulos, publican estudios con métodos imperfectos. Los estudios de este tipo, especialmente con terapias controversiales, hacen que las evaluaciones de estas sean aun más complicadas.

A pesar de ello, las pruebas clínicas aleatorias, doblemente ciegas y controladas, siguen llevando la norma dorada de las investigaciones clínicas. A pesar de sus limitaciones, ofrecen la mejor evidencia para descubrir la verdad acerca de cualquier tratamiento en particular. El autor de un artículo respecto a pruebas clínicas en la prestigiosa revista *Science* [Ciencia] determinó: “No obstante, ni siquiera los críticos más severos de las pruebas clínicas que se han realizado en la actualidad, podrían abogar que dejaron de hacerse, por una simple razón: No hay una alternativa mejor”.[47]

La única alternativa sería regresar al tipo de medicina en la que cada cual trate y promueva cualquier cosa que le guste, sin una evidencia científica que apoye sus declaraciones. Reconocemos que hay cierto número de pruebas y errores en la medicina. Hay limitaciones para los diagnósticos y pronósticos. Cada paciente es diferente y de alguna forma reacciona un poco diferente a la misma terapia.

Pero la medicina convencional ha desarrollado maneras confiables para determinar qué funciona o no. Los que brindan cuidados de salud y los pacientes debían ofrecer o aceptar solo aquellos tratamientos que se basan en la mejor evidencia científica. De esa forma podemos limitarnos a usar solo los tratamientos confiables, seguros y eficaces. Debemos animar a nuestros lectores no a preguntar a los médicos: "¿Qué opina de esta o aquella terapia?", sino: "¿Cuál es la evidencia que apoya a esta o aquella terapia?" ¿Por qué? Porque la terapia, si se escoge, se aplicará a una de las posesiones más valiosas sobre la tierra:

> *¿Acaso no saben que su cuerpo es templo del Espíritu Santo, quien está en ustedes y al que han recibido de parte de Dios? Ustedes no son sus propios dueños; fueron comprados por un precio. Por tanto, honren con su cuerpo a Dios.*
>
> 1 Corintios 6:19-20

Notas

1 Por ejemplo, la teoría cuántica (del cuanto) apareció para contradecir a la física clásica. Sin embargo, los resultados de muchos de los experimentos mostraron que sus predicciones eran correctas. Al fin demostró además que el cuanto y la física clásica no se contradicen, pero que esta última está contenida en la teoría del cuanto. La física describe mejor los objetos grandes, mientras que la cuántica a los objetos submicroscópicos. Cuando la ciencia trabaja bien, la información habla por sí sola, no importa quién haga el experimento. La información (si es exacta y confiable) puede requerir cambios en las teoría actuales. Desgraciadamente, no siempre es así como se practica la ciencia. Por ejemplo, el descubrimiento de Galileo se rechazó durante años porque la comunidad científica en esa época estaba fuertemente influenciada por las creencias de la iglesia católica.

2 Bruce-Chwatt, Leanard J., "Cinchona and Its Alkaloids: 350 Years" [El quino y sus alcaloides: 350 años], *New York State Journal of Medicine* [Revista de medicina del estato de New York] 88, no.6, junio de 1988, pp. 318-22.

3 Lucas, Ernest, y Peter May, "The Significance of Jesus' Healing Ministry" [El significado del ministerio sanador de Jesús], en *Christian Healing: What Can We Believe?* [Curación cristiana: ¿Qué podemos creer?], ed. Lucas, Ernest, Lynx, London, 1997, pp. 85-108.

4 Brenner, Ronald, Ronald Azbel, Subramoniam Madhusoodanan, y Monica Pawlowska, "Comparison of an Extract of Hypericum (LI 160) and Sertraline in the Treatment of Depression: A Double-Blind, Randomized Pilot Study" [Comparación de un extracto de Hypericum (LI 160) y Sertraline en el tratamiento de la depresión: Un estudio piloto aleatorio doblemente ciego], *Clinical Therapeutics* 22, no. 4 [Terapéuticos clínicos], abril de 2000, pp. 411-19.

5 National Center for Complementary and Alternative Medicine, [Centro Nacional para la Medicina Complementaria y Alternativa], *Draft Five Year Strategic Plan* [Crear un plan estratégico de cinco años], Acceso a http://nccam.nih.gov/ el 10 de abril de 2001.

6 Anónimo, "Charitable Chirurgion" [Cirujano caritativo], *MD* 4, mayo de 1960, pp. 188-93.

7 Mellinkoff, Sherman M., "James Lind's Legacy to Clinical Medicine" [Legado de James Lind a la medicina clínica], *Western Journal of Medicine* 162, no. 4 [Revista de la medicina occidental], abril de 1995, pp. 367-69.

8 Shapiro, Arthur K., y Elaine Shapiro, *The Powerful Placebo: From Ancient Priest to Modern Physician*

[Poderoso placebo: desde el sacerdote anciano hasta el médico moderno], Johns Hopkins University Press, Baltimore y Londres, 1997, pp. 51, 134.

9 Silverman, M.E., "William Harvey and the Discovery of the Circulation of Blood" [William Harvey y el descubrimiento de la circulación de la sangre], *Clinical Cardiology* 8, no. 4 [Cardiología clínica], abril de 1985, pp. 244-46.

10 Bruce-Chwatt, "Cinchona and Its Alkaloids", pp. 318-22.

11 Shapiro y Shapiro, *op. cit.*, p. 22.

12 Osler, William, "Medicine in the Nineteenth Century" [Medicina en el siglo diecinueve], en *Aequanimitas: With Other Addresses to Medical Students, Nurses and Practitioners of Medicine,* 3d ed., [Aequanimitas: Con otras instrucciones para las enfermeras, estudiantes y practicantes de medicina], Blakiston, Filadelfia, 1932, pp. 254-55.

13 *Íbid.*, p. 257.

14 Osler, William, "Nurse and Patient" [Enfermera y paciente], en *Aequanimitas: With Other Addresses to Medical Students, Nurses and Practitioners of Medicine,* 3ra ed., Blakiston, Filadelfia, 1932, p. 158.

15 Gold, Harry, Nathaniel T. Kwit, y Harold Otto, "The Xanthines (Theobromine and Aminophylline) in the Treatment of Cardiac Pain" [Las Xantinas (Teobromina y Aminofilina) en el tratamiento del dolor cardiaco], *Journal of the American Medical Association* 108, no. 26, junio de 1937, pp. 2173-79.

16 Kwit, citado en Shapiro y Shapiro, *Powerful Placebo*, p. 142.

17 Rosenthal, Robert *Experimenter Effects in Behavioral Research*, [Efectos experimentales en la conducta de la investigación], Irvington, New York, 1976.

18 Gracely, Richard H., Ronald Dubner, William R. Deeter, y Patricia J. Wolskee, "Clinicians' Expectations Influence Placebo Analgesia" [Expectativas clínicas de la influencia placebo analgesia], *Lancet* 1, no. 8419, enero de 1985, p. 43.

19 Rosenthal, *op. cit.*, pp. 281-302.

20 Fuchs, Flávio D., Michael J. Klag, y Paul K. Whelton, "The Classics: A Tribute to the Fiftieth Anniversary of the Randomized Clinical Trial" [Los clásicos: Un tributo al cincuenta aniversario de la prueba clínica aleatoria], *Journal of Clinical Epidemiology* 53, no. 4 [Revista de la epidemiología clínica], abril de 2000, pp. 335-42.

21 Medical Research Council, "Streptomycin Treatment of Pulmonary Tuberculosis" [Concilio de investigación médica, Tratamiento de estreptomicina de la tuberculosis pulmonar], *British Medical Journal* 2 [Revista médica británica], octubre de 1948, pp. 769-82.

22 Greiner, Theodore H., Harry Gold, McKeen Cattel, Janet Travell, Hyman Bakst, Seymour H. Rinzler, Zachery H. Benjamin, Leon J. Warshaw, Audrie L. Bobb, Nathaniel T. Kwit, Walter Modell, Harold H. Rothendler, y Charles R. Messeloff, "A Method for the Evaluation of the Effects of Drugs on Cardiac Pain in Patients with Angina of Effort: A Study of Khellin (Visammin)" [Un método para la evaluación de los efectos de drogas para el dolor cardiáco en pacientes con angina del esfuerzo: Un estudios de Khellin (Visammin)], *American Journal of Medicine* 9, agosto de 1950, pp. 143-55.

23 Schulz, Kenneth F., Iain Chalmers, Richard J. Hayes, y Douglas G. Altman, "Empirical Evidence of Bias: Dimensions of Methodological Quality Associated with Estimates of Treatment Effects in Controlled Trials" [Evidencia empírica de Bias: Dimensiones de la calidad metodológica asociada con estimados de efectos de tratamiento en pruebas controladas], *Journal of the American Medical Association* 273, no. 5, febrero de 1995.

24 Bruce-Chwatt, *op. cit.*, pp. 318-22.

25 *Íbid.*

26 Shapiro and Shapiro, *op. cit.*, p. 158.

27 Annas, George J., y Sherman Elias, "Thalidomide and the *Titanic:* Reconstructing the Technology Tragedies of the Twentieth Century" [Talidomida y el *Titanic*: Reconstrucción de las tragedias tecno-

lógicas del siglo veinte], *American Journal of Public Health* 89, no. 1, [Revista americana de la salud pública], enero de 1999, pp. 98-101.

28 Kefauver-Harris Amendment to the Food and Drug Act (1962), [Enmienda de Kefauver-Harris para la ley de los alimentos y drogas, (1962)], citado en Shapiro y Shapiro, *Powerful Placebo*, p. 172.

29 Annas y Elias, *op. cit.*

30 Dickersin, Kay, Roberta Scherer, y Carol Lefebvre, "Identifying Relevant Studies for Systematic Reviews" [Identificar estudios importantes para los repasos sistemáticos], en *Systematic Reviews*, [Repasos sistemáticos], ed. Iain Chalmers y Douglas G. Altman, BMJ Publishing Group, Londres, 1995, p. 19.

31 Beecher, Henry K., "The Powerful Placebo" [El placedo poderoso], *Journal of the American Medical Association* 159, no. 17, diciembre de 1955, pp. 1602-6.

32 Cobb, Leonard A., George I. Thomas, David H. Dillard, K. Alvin Merendino, y Robert A. Bruce, "An Evaluation of Internal-Mammary-Artery Ligation by a Double-Blind Technic" [Una evaluación de la arteria interna-mamaria ligada por una técnica doblemente ciega], *New England Journal of Medicine* 260, no. 22, mayo de 1959, pp. 1115-18.

33 Vernon M.S. Oh, "The Placebo Effect: Can We Use It Better?" [El efecto placebo: ¿Podemos usarlo mejor?"], *BMJ* 309, julio de 1994, pp. 69-70.

34 Astin, John A., "Why Patients Use Alternative Medicine: Results of a National Study" [¿Por qué los pacientes usan la medicina alternativa: Resultados de un estudio nacional], *Journal of the American Medical Association* 279, no. 19, mayo de 1998, pp. 1548-53.

35 Ray, Paul H., "The Emerging Culture" [La cultura que está emergiendo], *American Demographics* [Demografía americana], febrero de 1997, p. 7.

36 Turner, Judith A., Richard A. Deyo, John D. Loeser, Michael Von Korff, y Wilbert E. Fordyce, "The Importance of Placebo Effects in Pain Treatment and Research" [La importancia de los efectos placebo en el tratamiento e investigación del dolor], *Journal of the American Medical Association* 271, no. 20, mayo de 1994, pp. 1609-14.

37 Frankel, E.N., J. Kanner, J.B. German, E. Parks, y J.E. Kinsella, "Inhibition of Oxidation of Human Low-Density Lipoprotein by Phenolic Substances in Red Wine" [Inhibición de la oxidación de la baja densidad humana Lipoproteina por sustancias fenolas en el vino rojo], *Lancet* 341, febrero de 1993, pp. 454-57.

38 Law, Malcolm, y Nicholas Wald, "Why Heart Disease Mortality Is Low in France: *The Time Lag Explanation*", [Por qué la mortalidad de las enfermedades del corazón es baja en Francia: La explicación por el retraso del tiempo], *BMJ* 318, mayo del 1999, pp. 1471-76. Este artículo motiva una controversia considerable de numerosos autores, cuyos comentarios se encuentran en *BMJ* 318, mayo de 1999, pp. 1476-80; *BMJ* 319, julio de 1999, pp. 255-56; *BMJ* 320, enero de 2000, pp. 249-50.

39 Dickersin, Scherer, y Lefebvre, *op. cit.*, pp. 17-36.

40 Mulrow, Cynthia D., "Rationale for Systematic Reviews" [Racional para los repasos sistemáticos], en *Systematic Reviews*, ed. Iain Chalmers y Douglas G. Altman, BMJ Publishing Group, Londres, 1995, p. 1.

41 Dickersin, Scherer y Lefebvre, *op. cit.*, pp. 17-36.

42 Pauling, Linus, *How to Live Longer and Feel Better* [Cómo vivir más y sentirse mejor], W.H. Freeman, New York, 1986, p. 122; véase también *Vitamin C and the Common Cold* [Vitamina C y el catarro común], W.H. Freeman, San Francisco, 1970.

43 Knipschild, Paul, "Some Examples of Systematic Reviews" [Algunas muestras de los repasos sistemáticos], en *Systematic Reviews* [Repasos sistemáticos], ed. Iain Chalmers y Altman, Douglas G., BMJ Publishing Group, Londres, 1995, pp. 9-16.

44 Knipschild, "Some Examples of Systematic Reviews", pp. 11-12.

45 Institute of Medicine, *Dietary Reference Intakes for Vitamin C, Vitamin E, Selenium, and Carotenoids* [Referencia dietética Vitamina C, Vitamina E, Selenio y Carotenoides], National Academy Press, Washington, D.C., 2000, pp. 126-27.

46 Nowak, Rachel, "Problems in Clinical Trials Go Far Beyond Misconduct" [Los problemas en las pruebas clínicas van más allá de la mala conducta], *Science* 264, junio de 1994, pp. 1538-41.

47 *Íbid.*, p. 1541.

CUARTA PARTE

TERAPIAS ALTERNATIVAS POPULARES, REMEDIOS HERBARIOS, VITAMINAS Y SUPLEMENTOS DIETÉTICOS

11

Cómo usar el resto de este libro

En esta sección, para ayudarle a tomar mejores decisiones, se enumeran en orden alfabético las terapias alternativas, remedios herbarios, vitaminas y suplementos dietéticos y se presentan de la manera más concisa posible. Queremos darle la información más útil en el menor espacio.

Usted conocerá los orígenes de cada una, las explicaciones de las creencias acerca de cómo y por qué "operan", igual que la información científica, si hay alguna, que apoye o rechace las afirmaciones que se hicieron de cada una. Además, sabrá si hay aspectos de esas terapias que sean peligrosos física, mental o espiritualmente y además verá que algunas de ellas son contrarias a la enseñanza bíblica. También hemos clasificado la evidencia usando normas y escalas de investigaciones fácilmente comprensibles para cada terapia, remedio y suplemento (véase la clave a continuación).

Por desgracia, encontrar productos confiables en el campo de la medicina alternativa implica problemas y riesgos. Con frecuencia, el único método disponible es uno de pruebas y errores.

Creemos que en algún momento habrá normas para las hierbas y otros productos naturales, similares a las de los productos farmacéuticos. En el presente, la única guía para la calidad del producto viene de agencias independientes. Por ejemplo, los productos que afirman ser elaborados de acuerdo a las normas de calidad, pureza y potencia de *The United States Pharmacopoeia* (USP) [Farmacopea de los Estados Unidos] (y en la etiqueta llevan el símbolo USP, por sus siglas en inglés) supuestamente fueron probados en laboratorios y teóricamente deben ser, aunque no lo sean, de más alta calidad que los productos que no satisfacen estas normas. *The United States Pharmacopoeia* (USP) es una organización farmacéutica independiente, no una agencia gubernamental. Una empresa comercial que hace algo similar publica sus conclusiones para los suscriptores en su sitio de Internet (*www.consumerlab.com*).

Aun cuando las normas nacionales no estén en su lugar, reconozca los peligros y sea precavido. Si decide usar un producto en particular, primero trate de encontrar una marca que haya certificado un laboratorio independiente o una agencia reguladora de otro país (como la Comisión E, de Alemania). Si ninguna está disponible, entonces procure encontrar una marca que considere que le será de beneficio y quédese con ella.

Cómo calificar la evidencia

Evidencia para usar terapias

Si la evidencia muestra que una terapia es beneficiosa, calificamos la *evidencia* (no el beneficio) usando el siguiente criterio basado en cuánta y qué tipo de evidencia apoya la terapia:

✔✔✔✔ Múltiples pruebas aleatorias controladas demuestran la eficacia y seguridad de esta terapia.

✔✔✔ Al menos una prueba aleatoria controlada o no aleatoria apoya el uso de esta terapia.

✔✔ Series no aleatorias o numerosos informes de casos en la literatura médica evaluada por colegas médicos apoyan el uso de esta terapia.

✔ Existe evidencia anecdótica en humanos para apoyar el uso de esta terapia.

Evidencia en contra del uso de las terapias

Si la evidencia muestra que no hay beneficio, o si muestra un potencial para hacer daño o un verdadero perjuicio, calificamos la *prueba* (no el potencial dañino) usando el criterio siguiente:

✗✗✗✗ Múltiples pruebas aleatorias controladas demuestran la falta de beneficio o el potencial del daño que causa esta terapia.

✗✗✗ Al menos una prueba aleatoria controlada o no aleatoria apoya la falta de beneficio o el potencial del daño que causa esta terapia.

✗✗ Series no aleatorias o numerosos informes de casos en la literatura médica evaluada por colegas médicos muestran la falta de beneficio o el potencial del daño que causa esta terapia.

✗ Existe evidencia anecdótica en humanos para mostrar la falta de beneficio o el potencial del daño que causa esta terapia.

Clave: Guía del lector

Ya que la evidencia para cualquier tipo de terapia en particular puede incluir una evidencia que no solo apoya sus beneficios sino que también muestra su potencial para causar daño, hemos compilado una guía sencilla que esperamos le sea de utilidad. Esta calificación es nuestro "mejor estimado" del beneficio o daño de cualquier terapia en particular para cualquier indicación en particular. Otros podrían (y a veces lo hacen) ver la misma evidencia y derivar conclusiones diferentes:

☺☺☺☺ 75%–100% confianza en que la terapia es potencialmente beneficiosa

☺☺☺ 50%–74% confianza en que la terapia es potencialmente beneficiosa

☺☺ 25%–49% confianza en que la terapia es potencialmente beneficiosa

☺ 0%–24% confianza en que la terapia es potencialmente beneficiosa

☹ 0%–24% confianza en que la terapia no es beneficiosa o es potencialmente dañina

☹☹ 25%–49% confianza en que la terapia no es beneficiosa o es potencialmente dañina

☹☹☹ 50%–74% confianza en que la terapia no es beneficiosa o es potencialmente dañina

☹☹☹☹ 75%–100% confianza en que la terapia no es beneficiosa o es potencialmente dañina

Categorías de terapias

Cada terapia o remedio herbario también se cataloga para definir cómo puede verse de acuerdo a nuestro conocimiento actual. Algunos caben en varias categorías. Las categorías son:

Categoría	Nombre de la categoría
1	Terapias convencionales
2	Terapias complementarias
3	Terapias sin pruebas científicas
4	Terapias científicamente cuestionables
5	Medicina energética
6	Charlatanería o fraude

1. Terapias convencionales

Las terapias convencionales son aquellas que asociamos más estrechamente con los médicos, hospitales y el sistema moderno de cuidados de la salud occidental. La medicina convencional se enfoca en el uso de productos farmacéuticos, cirugía, tecnología y aparatos físicos preventivos, diagnosis y cura de enfermedades. Estas son las terapias que los médicos con preparación occidental practican rutinariamente o que se enseñan en casi todas las escuelas médicas.

2. Terapias complementarias

Las terapias complementarias son las que los médicos con preparación occidental no practican rutinariamente o no se enseñan (ni parcial ni completamente) en la mayoría de las escuelas de medicina. Sin embargo, se están integrando cada vez más a la terapia convencional. No se diseñaron con el objetivo principal de curar enfermedades, pero en su lugar se enfocan en promover la salud y prevenir enfermedades. Algunas de las terapias complementarias más populares incluyen la nutrición, ejercicios, disminución de la tensión, clases para matrimonios y para padres, grupos de apoyo, masaje, oración y espiritualidad. El sentido común y la evidencia acumulada de los estudios muestran que muchas de esas terapias son importantes para los modos de vidas saludables y la prevención de enfermedades. Por esta razón, algunos ven a muchas de ellas como parte del cuidado convencional de la salud y no como medicina alternativa.

Debido a que las terapias complementarias incluyen espiritualidad en general, y hasta un número de prácticas espirituales, existe la preocupación de que sean realmente "terapias de la Nueva Era". A veces se pueden infundir con ideas de la Nueva Era, aunque este no sea siempre el caso. Muchas de las ideas subyacentes en las terapias complementarias no son conceptos de la Nueva Era. Esas terapias ofrecen la oportunidad de alcanzar la salud completamente en maneras que no se logran solo con la cirugía y los medicamentos.

Los cristianos deben afirmar la necesidad de que se brinden terapias complementarias bíblicamente apropiadas: esas que son científicamente comprobadas por ser eficaces o que se enseñan en la Biblia. En efecto, los cristianos debieran ser los pioneros en ofrecerlas. Satisfacer las necesidades espirituales, relacionales y comunitarias de las personas es central en la misión de la iglesia.

3. Terapias sin pruebas científicas

Estas, por lo general aunque no siempre, se basan en principios establecidos científicamente. Sin embargo, no han pasado ni siquiera la mayoría de las pruebas elementales requeridas para la demostración científica de su eficacia y seguridad.

A pesar de la falta de prueba, no deben rechazarse por completo. Se debe admitir la inseguridad acerca de sus afirmaciones, pero eso no quiere decir que se deba evitar por completo hasta que se pruebe su eficiencia. Aconsejamos esperar hasta que haya evidencia de que la terapia es segura. Pero a veces puede ser apropiado tratar una terapia que muestre cierta evidencia de eficiencia si no hay evidencia de que cause daño y su precio es razonable. Sin embargo, hay que recordar que cualquier cosa que afecte su cuerpo químicamente puede ser peligrosa. Los productos herbarios, incluso los que se venden como suplementos dietéticos, son drogas. Pueden ser dañinos y hasta mortales. Pueden provocar interacción con otras medicinas y hasta con los alimentos que esté tomando, incluyendo medicamentos por recetas o una variedad de productos que se venden sin recetas, como la aspirina.

Considere las terapias que no están científicamente probadas como esperanzas que se aguardan para el futuro. Úselas con precaución.

4. Terapias científicamente cuestionables

Estas son las que tienen poca o ninguna evidencia científica para apoyar sus afirmaciones. También se basan en teorías o principios que contradicen ampliamente las creencias científicas aceptadas. Esta categoría puede incluir terapias que han probado ser ineficaces y hasta dañinas.

Por ejemplo, catalogamos la homeopatía no solo como no probada sino científicamente cuestionable debido a la teoría en la que se basa. Los remedios homeopáticos se hacen mediante la repetición de diluir y agitar varios ingredientes herbarios y minerales. La homeopatía afirma que incrementar la disolución aumenta la fuerza del efecto de la solución. Esto contradice el hallazgo científico que afirma que mientras más se diluye la concentración de la droga, más débil es el efecto en el cuerpo. Las disoluciones homeopáticas son continuas, en algunos casos, hasta el punto donde cada molécula del ingrediente original "activo" se diluye en la solución. En otras palabras, en la solución final no queda ninguna de las materias del comienzo, y todavía los homeópatas declaran que esto tiene efectos más potentes.

Hay que dudar de las terapias científicamente cuestionables. Sin embargo, si las evidencias de buena calidad muestran que una terapia de este tipo es eficaz, tendremos que examinar esa evidencia con cuidado. La explicación propuesta de por qué algo funciona puede estar errada, aunque la terapia por sí sola puede ser de utilidad vía algún mecanismo desconocido. No obstante, hasta que esa evidencia no esté disponible, no recomendamos usar las terapias científicamente cuestionables.

5. Medicina energética

La medicina energética nos lleva a un área de la práctica alternativa que es en extremo problemática para los cristianos y seguidores de otras creencias, sobre todo de las religiones monoteístas. La medicina energética es un término general para una colección de prácticas diversas basadas en lo que se llama "energía de la vida" o principios espirituales. Muchas de estas prácticas se basan en una energía de la vida no física, o fuerza, que también llaman *prana, chi, ki, ka* u *orgone*. De acuerdo a esas perspectivas, la sustancia básica del cuerpo humano no es materia, sino energía e información. Esta energía de la vida es universal y no física, y anima y sostiene todas las cosas vivas. La energía de cada persona es una localización de campos infinitos de energía que se extienden por todo el universo. Esta energía entra al cuerpo humano a través de lo que se llama *chakras*. La verdadera salud, dicen sus proponentes, es resultado del equilibrio de la corriente de esta energía a través del cuerpo y un intercambio sin obstrucción de ella con el ambiente de uno. El desequilibrio o bloqueo en la corriente da por resultados los síntomas físicos que reconocemos como enfermedades, envejecimiento y muerte.

Creer en esa fuerza de la vida no solo yace en la periferia de la medicina alternativa. Es básico para el gran conjunto de la medicina energética, la cual incluye el Toque Terapéutico, Reiki, reflexología, medicina ayurvédica de Deepak Chopra, palabras sanadoras de Larry Dossey y muchas otras terapias.

Algunos practicantes declaran que la acupuntura, la quiropráctica, la medicina herbaria y la homeopatía también funcionan al influir esta energía. Algunos de sus promotores hasta afirman: "No importa de qué terapia dependa un sanador tradicional, él o ella esencialmente está tratando la fuerza misma de la vida".[1]

Puesto que se dice que esta energía no es física, la mayoría enseña que ningún instrumento puede detectarla o medirla. Al contrario, se nos dijo, los humanos deben entrenarse a sí mismos para ser más sensibles a ella. La meditación, o concentración, es necesaria para entrar en un estado de inconciencia en el que uno pueda detectar esa energía. En este estado, los practicantes entrenados declaran que no solo sienten el campo de la energía, o aura, alrededor de una persona sino que también la ven en una variedad de colores y figuras. Afirman que las enfermedades se pueden detectar y que pueden restaurar la salud (una vez que se detecta el desequilibrio o bloqueo en el campo) porque la esencia fundamental de quienes somos reside en nuestro campo de energía, no en nuestros cuerpos.

Estas creencias son parte integral de los llamados sistemas de creencias "vitalísticas", los que tradicionalmente incluyeron religiones místicas del oriente, sistemas de creencias Nueva Era y religiones ocultas. Sin embargo, la aceptación de estas creencias está aumentando hasta entre los profesionales de los cuidados de la salud y los cristianos. Lógicamente, ellas requieren evaluación teológica aun más que los análisis científicos porque se basan en principios que van más allá del mundo natural y se adentran en el mundo espiritual. Aunque algunos de sus promotores afirman que esa energía no es espiritual, solo otra energía natural que todavía no entendemos, es de ellos la responsabilidad de mostrarnos que no es así. Como cristianos, estamos llamados a probar todos los espíritus, y por lo tanto todas las enseñanzas y declaraciones espirituales. La norma se describe con claridad en 1 Juan 4:1-3:

> *Queridos hermanos, no crean a cualquiera que pretenda estar inspirado por el Espíritu, sino sométanlo a prueba para ver si es de Dios, porque han salido por el mundo muchos falsos profetas. En esto pueden discernir quién tiene el Espíritu de Dios: todo profeta que reconoce que Jesucristo ha venido en cuerpo humano, es de Dios; todo profeta que no reconoce a Jesús, no es de Dios sino del anticristo. Ustedes han oído que éste viene; en efecto, ya está en el mundo.*

6. Charlatanería o fraude

Afirmaciones falsas, productos no probados y que sabemos son ineficaces, roban del público su dinero, confianza y con frecuencia su salud. La triste verdad es que algunos individuos intencionalmente tratarán de engañar a otros acerca de la eficacia de un tratamiento solo para ganar dinero. Eso es fraude.

Casi tan malo como esto es el caso de las personas que sinceramente creen en el valor de la terapia que promueven, aunque no sirva. Eso es charlatanería.

Véase el capítulo 8, "Los gurúes: ¿Fraude, charlatanería o sabiduría?" para ejemplos de ambos y señales de advertencia que usted debe conocer para evitar caer en ellos.

Elección de un terapeuta

Además de tener conocimientos acerca de una terapia, se debe ejercitar el discernimiento al escoger al practicante que se la administrará. La misma terapia se puede practicar en diversas maneras. Por ejemplo, un quiropráctico cristiano lo puede tratar holísticamente, en un sentido bíblico, basado en la mejor evidencia científica disponible para su condición, incluso referirlo a un médico convencional si fuera necesario. Otro quiropráctico, que afirma ser capaz de tratarle todas sus enfermedades, tal vez manipule su aura, lo introduzca a la meditación oriental y le venda dietas suplementarias. Ambos son practicantes de lo que ellos llaman "cuidados de la salud holística", pero su método es diferente y lo que sus pacientes reciben también.

Surge otra complicación cuando los practicantes mezclan terapias distintas. Usted puede pensar que está recibiendo un simple masaje cuando en efecto el practicante combina masajes con Toque Terapéutico y terapia de color.

Debido a estas diferencias en la forma en que se administran las terapias, es importante investigar a cada practicante y lo que cree. Tome su tiempo. Haga preguntas al practicante y a sus empleados. Busque el consejo de otros.

Considere con cuidado no solo la terapia, sino también el carácter y la cosmovisión de quienes ofrecen el tratamiento. La literatura médica ahora da una guía de los promotores del cuidado de la salud respecto a los asuntos discutibles de la espiritualidad con los pacientes. Una de estas herramientas usa el recurso nemotécnico SPIRIT (por sus siglas en inglés) para recordar a los médicos el tipo de preguntas que pueden hacer a los pacientes.[2] Los pacientes deben usar el mismo tipo de preguntas para reunir la información sobre los puntos de vista espirituales del terapeuta.

S para el *sistema* de creencia espiritual. Pida a los terapeutas que describan su sistema de creencia.

P para la espiritualidad *personal*. Pregunte qué creen personalmente, y la importancia espiritual que tiene para ellos.

I para la *integración* en la comunidad espiritual. Pregunte si están involucrados en un grupo espiritual, formal o informalmente.

R para *rituales* y restricciones. Pregunte si ellos incluyen algún ritual espiritual en sus terapias o si sus creencias los restringe de ofrecer ciertas terapias.

I para *implicaciones* de cuidados médicos. Más importante aun, pregunte cómo impactan sus creencias espirituales los cuidados y terapias que ofrecen.

T para cuidados *terminales* (es probable que este sea el menos importante). Pregunte cómo sus creencias impactan el cuidado que ofrecen cuando los pacientes llegan al final de sus vidas.

Hacer un examen de la "historia espiritual" de un terapeuta le alertará en cuanto a los conflictos espirituales potenciales, antes que estos se conviertan en un tema. Esto lo ayudará a evitar a los terapeutas que quieren alejarlo de la fe en Jesucristo y convertirlo a sus creencias religiosas. Recuerde, los remedios atractivos a veces pueden ser nada más que señuelos que nos llevarán a la decepción. Medite en los siguientes pasajes:

El Espíritu dice claramente que, en los últimos tiempos, algunos abandonarán la fe para seguir a inspiraciones engañosas y doctrinas diabólicas.

1 Timoteo 4:1

Porque llegará el tiempo en que no van a tolerar la sana doctrina, sino que, llevados de su propios deseos, se rodearán de maestros que les digan las novelerías que quieren oír. Dejarán de escuchar la verdad y se volverán a los mitos.

2 Timoteo 4:3-4

Notas

1 Cowens, Deborah, *A Gift for Healing: How to Use Therapeutic Touch* [Un don de sanidad: Cómo usar el Toque Terapéutico], Crown Trade Paperbacks, New York, 1996, p. 20.

2 Maugans, Todd A., "The SPIRITual History", *Archives of Family Medicine* 5 ["La historia espiritual", archivos de la medicina familiar 5], enero 1996, pp. 11-16.

12

Terapias alternativas populares

Cómo calificamos la evidencia

Para una explicación completa, véase el capítulo 11.

Evidencias para usar terapias

Si la evidencia muestra que una terapia tiene beneficios, calificamos la *evidencia* (no el beneficio) usando el criterio siguiente que se basa en la cantidad de evidencia y la clase de evidencia que apoyan la terapia:

✔✔✔✔ Pruebas múltiples aleatorias, controladas, demuestran la eficacia y seguridad de esta terapia.

✔✔✔ Por lo menos una prueba aleatoria controlada o no aleatoria apoya el uso de esta terapia.

✔✔ Series no aleatorias o numerosos informes de casos en la literatura médica revisada por colegas médicos apoyan el uso de esta terapia.

✔ Existe videncia anecdótica en humanos que apoyan el uso de esta terapia.

Evidencia en contra del uso de las terapias

Si la evidencia muestra que no hay beneficio, o si muestra un potencial para hacer daño o un verdadero perjuicio, calificamos la *prueba* (no el potencial dañino) usando el criterio siguiente:

✗✗✗✗ Pruebas múltiples aleatorias controladas demuestran la falta de beneficio o potencial dañino de esta terapia.

✗✗✗ Por lo menos una prueba aleatoria controlada o una prueba no aleatoria, apoya la falta de beneficio o potencial dañino de esta terapia.

✗✗ Series no aleatorias o numerosos informes de casos en la literatura médica revisada por colegas médicos de la literatura médica muestran la falta de beneficio o perjuicio de esta terapia.

✗ Existe evidencia anecdótica en humanos que muestra la falta de beneficio o potencial dañino de esta terapia.

La clave: Guía del lector

Ya que la evidencia de cualquier terapia en particular puede incluir evidencias que no solo apoyan sus beneficios sino que también muestran su potencial perjudicial, hemos compilado una guía sencilla que esperamos que sea útil. Esta calificación es nuestro "mejor estimado" del beneficio o perjuicio de cualquier terapia en particular para cierta indicación en particular. Otros podrían (y con frecuencia lo hacen) derivar diferentes conclusiones mirando la misma evidencia:

☺☺☺☺ 75%–100% confianza en que la terapia es potencialmente beneficiosa
☺☺☺ 50%–74% confianza en que la terapia es potencialmente beneficiosa
☺☺ 25%–49% confianza en que la terapia es potencialmente beneficiosa
☺ 0%–24% confianza en que la terapia es potencialmente beneficiosa
☹ 0%–24% confianza en que la terapia no tiene ningún beneficio o es potencialmente perjudicial
☹☹ 25%–49% confianza en que la terapia no tiene ningún beneficio potencialmente perjudicial
☹☹☹ 50%–74% confianza en que la terapia no tiene ningún beneficio potencialmente perjudicial
☹☹☹☹ 75%–100% confianza en que la terapia no tiene ningún beneficio potencialmente perjudicial

ACUPRESIÓN

¿Qué es?

La medicina china tradicional parece tener mucho en común con el concepto contemporáneo holístico. Hace más de 2000 años, los médicos chinos tradicionales comenzaron un énfasis en la moderación de todas las cosas y en la importancia de estar en armonía, tanto con el cuerpo como con la naturaleza. Destacaban el bienestar, en parte porque solo recibían dinero si los pacientes permanecían saludables.

La amplia teoría de la medicina china tradicional es una creencia de que toda vida tiene *yin* y *yang*, dos partes que deben estar en equilibrio. Los órganos del cuerpo tienen una división más en dos partes: el *zang* y el *fu*. Los órganos *yin* son para almacenar. Los órganos *yang* son para eliminar. Unas cuantas partes del cuerpo, como el cerebro y los vasos sanguíneos, tienen ambas funciones de *yin* y *yang*.

La medicina china tradicional enseña que en nuestros cuerpos está la energía vital conocida como *Ki* (se pronuncia CHI y a veces se escribe *"chi"*). *Chi* brinda protección para las enfermedades. *Chi* es una mezcla de la energía inherente, que pasa de los padres a los hijos en el momento de la concepción, y de la energía que se deriva de la comida y el aire que nos sostiene a través de la vida.

Chi se transporta por un sistema de meridianos a través del cuerpo que une la piel a los órganos *zang* y *fu*. En este sistema de creencia evolucionaron los conceptos de la acupresión y la acupuntura. Mientras *chi* fluya a través de los meridianos, dicen que usted tiene buena salud. Las enfermedades ocurren cuando se interrumpe el flujo.

Para diagnosticar una enfermedad, un médico tradicional chino oye la respiración, tos y voz del paciente. El médico huele el cuerpo del paciente para ver si hay algunos olores fuertes o malos, en ambos casos creen que eso indica una enfermedad. El médico puede estudiar la lengua del paciente, creyendo que las secciones diferentes de ella revelan lo que pasa con los diferentes órganos del cuerpo. El médico, además, estudia el espíritu, el aspecto del cutis del paciente y su apariencia general. Con el tacto, el médico revisa el pulso en 3 lugares diferentes a lo largo de cada muñeca. Los practicantes creen que pueden detectar casi 30 cualidades distintas en el pulso, cada una de las cuales indican un desequilibrio que se debe corregir.

Los practicantes de acupresión trabajan con "acupuntos" en el cuerpo. Un practicante diagnostica dónde y cómo se detuvo la corriente del *chi*, entonces ejerce presión en el acupunto apropiado para quitar el bloqueo del canal de la energía. Esto devuelve el equilibrio al cuerpo y restaura la salud.

Afirmaciones

La acupresión principalmente cree reducir las náuseas y vómitos con presión sobre un acupunto en la muñeca (llamado "P6" o "Puerta interior"). Algunas compañías venden un aparato de acupresión "hágalo usted mismo" con unas pequeñas bolas de metal o de madera colocadas sobre una muñequera de manera tal que cuando el aparato está atado alrededor de la muñeca, una bola presionará el P6. Esto se vende en las tiendas que surten a los pasajeros de barcos, aviones y otros que sufren de las náuseas por causa del movimiento.

Se cree que otro acupunto entre el pulgar y el índice (llamado "Unión de los valles") ayuda a la digestión. Se cree que la acupresión también alivia el dolor, en especial de cabeza, de espalda y la migraña.

Algunos afirman que la acupresión puede tratar y curar casi todas las enfermedades y dolencias. Una forma de acupresión llamada "Un Toque Sanador" afirma ofrecer "salud gozosa y libre de enfermedades para el resto de su vida". Una vez que compre el libro, "puede despedirse de las medicinas peligrosas, tratamientos caros y dietas especiales sin sabores". Se han dado muchos testimonios de personas que se curaron de problemas del corazón, asma, artritis, pérdida del oído y muchas otras enfermedades. De acuerdo al material promocional: "Un Toque Sanador no solo le cura las peores enfermedades segura y permanentemente, sino que hasta funciona para revertir el proceso del envejecimiento". Estas afirmaciones extravagantes pueden engañar a la gente.

Resultado de las investigaciones

Las investigaciones sobre la acupresión se enfocaron principalmente en el alivio de los dolores de cabeza, las náuseas y los vómitos. Se hicieron varios estudios acerca de la muñequera que aplica presión sobre el acupunto P6 para aliviar las náuseas de las embarazadas. La mayoría de los estudios (✔✔✔✔) descubrieron que la acupresión era eficaz para aliviar las náuseas de las embarazadas, pero algunos descubrieron que no había tales beneficios. Los estudios (✔✔✔) sobre el dolor de cabeza también tuvieron resultados mixtos.

Los estudios objetivos no demostraron la existencia del acupunto ni del sistema meridional. Aunque hay gráficas que proyectan este sistema invisible, solo son guías.

La medicina china tradicional enseña que los puntos de acupresión varían entre las personas. Los científicos occidentales cuestionan la validez de todo el concepto.

La medicina convencional reconoce que la acupresión a veces funciona en algunas personas, especialmente para los dolores de cabeza y las náuseas así como los vómitos de las embarazadas. La pregunta es si esto actúa de la manera que enseña la medicina china tradicional, o si es por un mecanismo poco comprendido, pero que está sujeto a la verificación científica, o sencillamente por el efecto placebo.

Advertencias

Aunque la mayoría de los tratamientos son benignos y la acupresión carece de serios efectos secundarios, algunos tipos de acupresión se aplican con suficiente presión para causar dolores menores que persisten durante horas después de completar el procedimiento.

De mucha preocupación es el sistema de creencia que acompaña la terapia. Creer en el concepto de la energía vital y su manipulación es fundamental para las religiones orientales. Ciertos maestros de acupresión exponen a los practicantes a estas ideas y tal vez quieran que los pacientes se conviertan a esas creencias. Algunos practicantes llaman a los poderes espirituales para que los ayuden con el diagnóstico y el tratamiento, exponiendo a los pacientes a conceptos y poderes ocultos. Por esa razón, los cristianos deben emplear un discernimiento cauteloso al escoger un practicante.

Recomendaciones

Los terapeutas aplican tratamientos de acupresión en sesiones que pueden durar hasta una hora y quizás continuar durante varias semanas, dándoles amplias oportunidades de exponer a los clientes a las ideas religiosas que son fundamentales en las terapias *chi*. Al considerar los resultados modestos que se hallaron en la investigación sobre acupresión que hizo un terapeuta, parece que es de poco valor exponerse a esas terapias. Si usted las prueba, debe tomar cuidados extremos para asegurarse de que no se invoquen poderes espirituales ocultos durante el tratamiento. Otra opción podía ser escoger a un terapeuta convencional, un terapeuta físico o un médico, que le enseñe a hacerse usted mismo la acupresión. Los pacientes que se autoaplican la acupresión tal vez obtengan algún alivio de ciertas formas de dolores de cabeza o de náuseas y vómitos en las embarazadas. La muñequera para la acupresión que se compra sin receta se puede usar sin exposición alguna a las creencias religiosas orientales. Aunque los resultados son mixtos, si a usted le funciona, pues magnífico.

Categorías del tratamiento

Terapia complementaria

Náuseas en las embarazadas ☺☺☺☺

Náuseas y vómitos ☺☺☺

Dolores de cabeza 

Sin pruebas científicas

Todos los demás usos

Científicamente cuestionable
Todos los demás usos

Medicina energética
Según el uso de algunos practicantes

Lecturas sugeridas

Cassileth, Barrie R., *The Alternative Medicine Handbook* [Manual de medicina alternativa], W.W. Norton, New York, 1998, pp. 209-12.

Woodham, Anne, y David Peters, *Encyclopedia of Healing Therapies* [Enciclopedia de terapias curativas], Dorling Kindersley, Londres y New York, 1997, p. 95.

ACUPUNTURA

¿Qué es?

La acupuntura es una terapia que evolucionó de los mismos conceptos de la acupresión como parte de la medicina china tradicional. Por tradición, se usa en combinación con otras terapias. Se colocan agujas delgadas en la piel a una profundidad suficiente para que no se caigan, un procedimiento que casi nunca es doloroso. Tanto la acupuntura como la acupresión se basan en la idea de que el cuerpo tiene una fuerza de energía vital invisible conocida como *chi* que, según dicen, viaja a través de túneles invisibles conocidos como meridianos. La fluidez propia del *chi* ayuda a todas las partes del cuerpo a ajustarse a varias tensiones, manteniendo los órganos en equilibrio (véase Acupresión para comentarios del *yin* y *yang*, *zang* y *fu*).

La alteración o bloqueo del fluido normal del *chi* causa desequilibrio en el cuerpo y esto puede producir enfermedades. Los practicantes de la medicina china tradicional creen que la acupuntura restaura el fluido normal del *chi*.

El texto chino más antiguo que sobrevivió muestra 365 puntos de acupuntura y las gráficas modernas muestran hasta 2000. Cada punto está en un meridiano que afecta a ciertos órganos en particular.

En principios, se insertaba una sola aguja en cada punto que creían era apropiado para restaurar el fluido del *chi* basándose en los síntomas del paciente. Hoy, se insertan muchas agujas.

A veces se agregan pequeñas variaciones al procedimiento de acupuntura. Se puede dar vueltas a las agujas luego de insertarlas en la piel para aumentar el estímulo. La electroacupuntura envía pequeñísimas descargas eléctricas por medio de las agujas para aumentar el estímulo. La acupuntura láser usa rayos láser en vez de agujas. En una variedad más tradicional llamada "moxabustión", la punta de las agujas que sobresalen de la piel se calientan con conos hirviendo de la hierba artemisa (*artemisia vulgaris*). Las agujas no se calientan tanto como para quemar al paciente. Las hojas de artemisa tienen un efecto antibiótico conocido. Sin embargo, en la moxabustión se cree que la artemisa ayuda a restaurar la fluidez del *chi*, ya sea que el cono se queme para calentar las agujas de la acupuntura o solo se usen las hojas.

El interés moderno en la acupuntura surgió durante la visita del presidente Richard Nixon a China, en 1972. Un periodista que viajó con él se tuvo que someter a una cirugía de emergencia de apendicitis aguda y recibió acupuntura para el dolor. Las noticias del procedimiento se difundieron ampliamente motivando el interés en esa disciplina.

Las versiones noticiosas, sin embargo, produjeron un concepto erróneo: que durante siglos la acupuntura fue el anestésico normal en la cirugía china. Aunque durante mucho tiempo la medicina occidental consideró a la cirugía como una herramienta para curar, la medicina china tradicional rara vez usaba cirugía, hasta hace muy poco. La acupuntura se emplea como un anestésico en el salón de operación, pero casi siempre se usa en conjunto con las formas tradicionales de anestesia. Se cree que la combinación *disminuye* la cantidad de anestesia convencional necesaria, pero no elimina la necesidad.

Los científicos occidentales, no convencidos de la existencia del *chi* o los meridianos, desarrollaron teorías alternativas acerca de cómo puede operar la acupuntura. Una teoría es que las agujas liberan hormonas que aparecen naturalmente y que se llaman "endorfinas" que regulan la percepción del dolor. La liberación de esas endorfinas disminuye el dolor durante el alumbramiento de un niño. Por lo general los atletas experimentan el efecto de las endorfinas cuando corren largas distancias. Si las agujas de acupuntura estimulan la liberación de estas hormonas, el dolor diminuye.

Otra teoría se basa en la observación de que el dolor en un área del cuerpo se puede reducir cuando otra área está irritada. Y otros científicos dicen que la acupuntura crea nada más que un efecto placebo.

Afirmaciones

Normalmente se cree que la acupuntura disminuye el dolor, tanto el agudo como el de una cirugía o como el dolor crónico. Los informes anecdóticos dicen que el uso de la acupuntura controla el asma, disminuye las náuseas y los vómitos, disminuye el peso, trata la sinusitis crónica y los síntomas de alergia, y ayuda a la gente a dejar los vicios, como fumar cigarro.

Resultado de las investigaciones

En noviembre de 1997, un panel del Instituto Nacional de Salud (*NIH*, por sus siglas en inglés) publicó una reseña de las investigaciones sobre la acupuntura. De más de 2000 estudios que se hicieron, muy pocos se calificaron como análisis clínicos de alta calidad. Aunque la prensa popular informó que los descubrimientos del panel eran positivos, en realidad el informe determinó que había pocas evidencias para apoyar la mayoría de las afirmaciones. Encontraron evidencia de buena calidad (✔✔✔✔) respecto a la eficiencia de la acupuntura para disminuir las náuseas y los vómitos después de quimioterapia o cirugía, y para aliviar el dolor dental. Numerosos estudios (✘✘✘✘) mostraron que la acupuntura sola no es eficaz para controlar el asma ni para perder peso. Los estudios (✘✘✘) mostraron que tampoco servía para dejar de fumar.

Otro comunicado de la Asociación Médica Británica en junio de 2000 casi llegó a conclusiones idénticas, pero informó nuevas evidencias concernientes a la eficiencia de la acupuntura para los dolores crónicos. Se hizo una cantidad de estudios controlados para el tratamiento del dolor de cintura dando resultados variados. Un metanálisis de 4 estudios de alta calidad sobre los dolores de cintura indicaron que no había diferencia entre la acupuntura verdadera y la aparente. Cuando se incluyeron estudios de baja calidad, un informe de 1998 determinó que tenía cierta eficiencia, pero en un estudio en 1999 (✗✗✗) se llegó a la conclusión de que no se recomendaría como un tratamiento regular. Los estudios sobre dolores de cabeza y migrañas recurrentes (✓✓✓) mostraron de igual forma algunas mejorías, pero con resultados inconstantes. Al considerar la gran variedad de los orígenes y reacciones ante el dolor, tal vez se encuentre que las dolencias de algunas personas responden bien a la acupuntura mientras que las de otros no se aliviarán.

Advertencias

La acupuntura no debe usarse con la esperanza de curar una enfermedad. No se debe usar en lugar de terapias eficazmente probadas. Como máximo, tal vez alivie algunos síntomas y percepciones de enfermedades. Sin embargo, sepa que aunque no es muy frecuente, el uso de agujas de acupuntura sin esterilizar provoca infecciones. En un par de casos (✗✗), las agujas pincharon los pulmones de un paciente ocasionándole la muerte.

Recomendaciones

Gracias al bajo costo y la seguridad relativa, a pesar de la eficiencia limitada, tal vez la acupuntura llegue a convertirse en una opción viable para tratar algunas condiciones como aliviar un dolor en las situaciones que el panel NIH especificó.

Sea muy cauto cuando escoja a un terapeuta, ya sea convencional o alternativo. Verifique que haya tenido una preparación adecuada. Los acupunturistas que son médicos tal vez hayan tenido poca preparación en la acupuntura. Los que se adhieren a las raíces de la acupuntura en la medicina y la religión china tradicional quizás traten de convertir a sus pacientes a su enfoque del mundo oriental, aunque este no es el caso de todos ellos. Otros tal vez llamen poderes espirituales que los ayuden en los tratamientos, estos exponen a la gente a las influencias ocultas.

Categorías del tratamiento

Terapia complementaria

Náuseas y vómitos después de la quimioterapia o cirugía	☺☺☺☺
Dolor dental	☺☺☺☺
Dolor de cabeza	☺☺
Dolor de espalda	☺☺

Sin pruebas científicas

Asma	☹☹☹
Bajar de peso	☹☹☹☹
Dejar de fumar	☹☹☹

Científicamente cuestionable

Todos los demás usos

Medicina energética

Según el uso de algunos practicantes

Lecturas sugeridas

British Medical Association, *Acupunture: Efficacy, Safety and Practice* [Acupuntura: Eficacia, seguridad y práctica], Academic Harwood, Amsterdam, 2000.

National Institutes of Health, Consensus Development on Acupuncture [Instituto Nacional de la salud, consenso del desarrollo sobre la acupuntura], "Acupuncture" [Acupuntura], *Journal of the American Medical Association* 280 [Revista de la Asociación Médica Americana], no. 17, noviembre de 1998, pp. 1518-24.

AROMATERAPIA

¿Qué es?

Se puede decir que el concepto subyacente a las terapias aromáticas data de miles de años. Todos saben la experiencia de oler el aroma de una comida favorita que se está cocinando para la cena, solo para de repente hacerlo sentir hambriento. Enseguida recordamos la última vez que ingerimos esa comida en particular y el placer que experimentamos. Deseamos repetir esos recuerdos y esperamos con ansias que la comida esté lista.

Una mujer usa un perfume especial solo cuando planea una cita íntima con su esposo. En el momento que este siente ese aroma, se estimula anticipando los placeres físicos de su amada.

Los soldados hablan acerca del olor de la muerte que perdura en la nariz. Si se acercan a un animal muerto a un lado de la carretera, al instante el mal olor puede recordarles las emociones que tuvieron hace muchos años en una zona de guerra. Tal vez se sientan asustados, tristes o enojados, reacciones que en el momento no son apropiadas, pero muy normales cuando estaban en medio del combate.

Luego están los aromas de lugares especiales, la mezcla de la alfalfa, el estiércol y el sudor que conocimos cuando pasamos un tiempo feliz cuidando a un caballo en la finca del abuelo, la rosa del jardín en el cual jugábamos cuando niños, el aire salado de la playa que visitamos en la luna de miel. Las fábricas de perfumes experimentan con aromas para hallar formas de vender las fragancias que revivan el placer aromático individual de hace tiempo.

La Biblia parece reconocer la forma universal en que un aroma afecta a una persona. Éxodo 29:18 describe el aroma de las ofrendas del sacrificio: "Y quemarás todo el carnero sobre el altar. Se trata de un holocausto, de una ofrenda presentada por fuego, de un aroma grato al Señor".

La aromaterapia consiste en usar, de manera sistemática, aceites de esenciales que intentan mejorar el bienestar de las personas. Las plantas contienen muchos constituyentes, incluidos los compuestos que no son de agua soluble. Estos se pueden extraer de las plantas usando otros aceites (como el de castor u oliva), presionando las plantas, o usando la destilación caliente del aceite. Muchos de los aceites esenciales que se producen de esta manera tienen aromas agradables. Luego se diluyen con otros aceites, como el de girasol o el aceite dulce de almendra, y la mezcla que se obtiene es la que el terapeuta usa para dar masajes a la piel.

Una variación de esta práctica incluye calentar aceites en el hogar para llenar la habitación con un perfume. Los aceites también se añaden para bañarse.

Afirmaciones

Los aromaterapeutas agregan un elemento relajante a un prolongado baño o masaje. Se cree que las habitaciones con esencias aromáticas apropiadas a la persona que los usa crean una atmósfera calmada y alivia la tensión. Por estas razones, algunos usan la aromaterapia como ayuda a los analgésicos para personas que padecen una variedad de condiciones dolorosas.

Se hicieron varias declaraciones específicas para los aceites de terapias aromáticas en particular, muy parecidas a las afirmaciones de los remedios herbarios. Cada aceite esencial contiene compuestos particulares de la planta de la cual se obtuvo. Por ejemplo, se dice que el aceite del eucalipto sirve para el tratamiento de las infecciones. El aceite de rosa se usa para regular la menstruación. Y el de lavanda se dice que promueve la curación de quemaduras y heridas y que también tiene un efecto calmante.

Resultado de las investigaciones

Aunque el empleo de aceites esenciales data de siglos, se han hecho pocas investigaciones sobre sus usos terapéuticos. Realmente, los olores pueden evocar recuerdos y emociones capaces de influir en los pensamientos y sentimientos de las personas (✔✔). La mayoría de la gente relaciona los sentimientos con una caminata agradable (o incómoda) hacia una habitación con un aroma que se asocia a un recuerdo agradable (o desagradable). La aromaterapia acompañada de un masaje que incluye una interacción con un proveedor interesado aliviará la tensión (✔✔✔). Es posible que alguien que esté seriamente enfermo se sienta mejor por la experiencia, pero tal sentir no cura enfermedades. Un pequeño número de estudios preliminares (✔✔✔) ha descubierto que la gente experimenta cierto alivio del dolor durante la aplicación de la aromaterapia. Los aceites que se usaron en estos estudios proceden de hierbas que alivian dolores o tienen fama de ser antiinflamatorias, como la manzanilla, la caléndula o el sauce llorón. Hay pocas evidencias que apoyen las declaraciones de que los aceites esenciales pueden curar o prevenir enfermedades o dolencias. La mayoría de estas declaraciones no se comprobaron y las investigaciones sobre la aromaterapia terapéutica (o aromatología) solo están comenzando. Los primeros resultados (✔✔) mostraron que ciertos aromas influyen en la actividad del cerebro en áreas que afectan el estímulo sexual o el apetito. Si esto se va a derivar en productos que, por ejemplo, ayuden a la gente que tratan de hacer dieta, queda por verse.

Advertencias

Cuando se usan como se recomienda, los aceites aromaterapéuticos por lo general son seguros y tranquilizantes para la mayoría de la gente. Sin embargo, son productos de plantas a las cuales la gente puede tener reacciones alérgicas.

Otro daño potencial puede surgir porque esos aceites son muy concentrados. Nunca se deben ingerir. Algunos ingredientes se absorben a través de la piel durante el uso normal, así que grandes cantidades podrían causar efectos secundarios potencialmente problemáticos. Una cantidad de aceites (particularmente de poleo, semilla de perejil y enebro) tiene fama de causar aborto y no deben usarse durante el embarazo. A los niños solo se les dan masajes con pocas cantidades de aceites que ya se hayan diluido bien.

Recomendaciones

La aromaterapia brinda un medio de relajamiento placentero (aunque no siempre económico). Ninguna evidencia apoya las declaraciones de que los aceites prevengan o curen cualquier enfermedad. Como con todas las fórmulas de productos naturales, se debe tener precaución al usar marcas reconocidas. Un precio elevado en la etiqueta no necesariamente significa alta calidad. Algunos productos se adulteran con aceites baratos o sintéticos. Los aceites de las esencias son extractos de plantas muy concentrados que pueden causar problemas si se ingieren. Y deben mantenerse fuera del alcance de los niños.

Categorías del tratamiento

Terapias complementarias

Relajar tensión, o ansiedad ☺☺☺☺

Dolor ☺☺

Sin pruebas científicas

La mayoría de los usos para curaciones específicas

Científicamente cuestionable

Para curar o tratar enfermedades

Charlatanería o fraude

En manos de algunos practicantes

Lecturas sugeridas

Buckle, Jane, "Use of Aromatherapy as a Complementary Treatment for Chronic Pain" [Uso de la aromaterapia como tratamiento complementario para el dolor crónico] *Alternative Therapies in Health & Medicine* [Terapias alternativas para la Salud y Medicina] 5, no. 5, septiembre de 1999, pp. 42-51.

Cassileth, Barrie R., *The Alternative Medicine Handbook* [Manual de Medicina Alternativa], W.W. Norton, New York, 1998, pp. 258-62.

Woodham, Anne, y David Peters, *Encyclopedia of Healing Therapies*, Dorling Kindersley, Londres y New York, 1997, pp. 62-65.

BIORETROALIMENTACIÓN

¿Qué es?

Una de las formas más sencillas de entender la bioretroalimentación es pensar en cómo se maneja un carro, especialmente uno de cambios o mecánico. Es probable que no se dé cuenta de la variedad de cosas diferentes que hace. Seguro que no le tiene que decir al pie cuándo debe cambiar del acelerador al freno. Usted cambia de velocidad sin mirar su odómetro para decidir el momento de hacer el cambio. Mirar, oír y mover sus brazos y piernas sucede casi en forma automática.

Ahora trate de recordar cuando estaba aprendiendo a manejar. ¿Observaba el odómetro para saber el momento de efectuar el cambio? ¿Oía el sonido del motor? ¿Miraba abajo para cambiar las velocidades de una posición a la otra? ¿Era torpe al hacer un parqueo paralelo? ¿Y para retroceder?

Usted aprendió a manejar con ayuda de información de diversos datos y sonidos en su carro. Aprendió a procesar automáticamente la información. Ya no necesita estar consciente de todas esas cosas.

La bioretroalimentación le ofrece esas mismas ayudas mientras aprende a "operar" su cuerpo. Piense en su cuerpo por un momento. Ha estado trabajando con presiones intensas, inclinado sobre su escritorio en una posición terrible. Sus nervios ya están en el límite, su mandíbula se va apretando a medida que se acerca a la fecha límite que le impuso su jefe o capataz. Por último, se va a casa. Le duele la espalda, el cuello. Tiene dolor de cabeza. Quiere relajarse, pero su mente está tan concentrada en su trabajo y la hostilidad que siente hacia su supervisor, que es imposible calmarse.

Entre a una maquinaria bioretroalimentadora. Un terapeuta bioretroalimentador conecta a su cuerpo un mecanismo, como por ejemplo un instrumento electromiográfico (EMG). La máquina puede medir la actividad eléctrica de sus músculos, la temperatura o humedad de la piel. Un indicador de la tensión puede ser un sonido que sube o baja de tono, un dial con una aguja que se mueve o algún otro aparato audible o visual.

Igual que lo que usted usa para ver el velocímetro de su auto u oír el motor, ahora usted ve u oye la máquina bioretroalimentadora. Igual que aprende a manejar un auto, puede aprender a controlar la temperatura de su piel, los latidos del corazón, el patrón de las olas del cerebro y muchas otras funciones que una vez se creyó que estaban fuera del control consciente. Usted usará la máquina bioretroalimentadora para ayudarlo a relajar sus músculos.

A veces el instrumento es tan simple como un termómetro manual que muestra la temperatura de la piel mientras que usted se concentra en calentar sus manos, un método que podría mejorar la circulación.

No importa cuál sea el aparato, la bioretroalimentación se usa solo como un auxiliar breve. La gente aprende a hacer, conscientemente, los cambios deseados en sus cuerpos sin necesidad de una máquina que diga lo bien que está. La máquina es un auxiliar para unas pocas sesiones, no es algo necesario durante meses o años.

Afirmaciones

El uso más común de la bioretroalimentación consiste en aprender a relajarse y disminuir o eliminar el dolor. Por ejemplo, si usted tiene ansiedad, ocurre un número de cambios fisiológicos que son mensurables: músculos tensos, manos más frías, aumento de los latidos del corazón y la presión arterial. Los instrumentos de bioretroalimentación lo ayudan a aprender conscientemente a alterar todos esos factores y a saber los progresos que está logrando en el aprendizaje para relajarse y disminuir la tensión.

También se informa que la bioretroalimentación ayuda a aliviar la migraña y los dolores de cabeza por presión, también ayuda a controlar la incontinencia y la hipertensión.

Resultado de las investigaciones

Numerosos estudios (✔✔✔✔) mostraron que la bioretroalimentación permite que la mayoría de la gente regule funciones que antes no controlaban. Por ejemplo, reducir la presión arterial y aliviar la tensión y la ansiedad. Un estudio (✔✔✔) apoya su uso para restaurar la continencia. Sin embargo, su eficacia varía con las diferentes condiciones fisiológicas, y al parecer no resulta en algunas personas.

Los estudios controlados (✔✔✔✔) demostraron que para los dolores de cabeza por tensión, la bioretroalimentación es tan eficaz como lo es un entrenamiento para relajarse. En cuanto a los resultados con la migraña y la temperatura de las manos, la bioretroalimentación ha sido menos animadora, aunque algunos estudios (✔✔✔) muestran que puede ser tan eficaz para prevenir migrañas tanto como un entrenamiento para relajarse o usar la medicina propranolol.

Los dolores de espalda son un síntoma que ocurre con una variedad compleja de problemas y, como tales, el éxito de la bioretroalimentación no ha sido constante (✔✔✔✔). Esto es de esperar. Para algunas personas, aprender a relajarse funciona mejor con métodos que combinan varias técnicas, como la bioretroalimentación, la hipnosis y el relajamiento progresivo muscular.

En algunos casos, como con las enfermedades cardiovasculares, la bioretroalimentación se emplea para reducir uno o más elementos riesgosos, como la presión arterial (✔✔✔✔). Sin embargo, si realmente esto afecta sus posibilidades de desarrollar enfermedades del corazón, o si se presenta la severidad del problema, aún queda por verse.

Advertencias

No se ha informado que los instrumentos bioretroalimentadores hayan hecho algún daño, ni tampoco que tengan efectos secundarios. Alguien que ya usa la medicina convencional para controlar una condición (como la presión arterial) debe consultar a su médico antes de probar la bioretroalimentación o cualquier otra terapia alternativa, para que de esa forma se pueda adaptar a las terapias convencionales, si fuera necesario. No deje los medicamentos ni haga cambios importantes antes de comenzar la bioretroalimentación.

Recomendaciones

La bioretroalimentación es un método que ha mostrado funcionar en algunas personas, permitiéndoles controlar concientemente sus síntomas y así disminuir o eliminar los medicamentos u otras terapias. Los que sufren dolores crónicos y han sentido poco alivio con otras terapias tal vez piensen que vale la pena probar, aunque entendiendo que no resulta en todas las personas.

Como método para relajarse, la bioretroalimentación carece de la capacidad de alterar la conciencia de uno o adoptar creencias no cristianas. Como tal, es una alternativa que se ha hecho más y más convencional.

Categorías del tratamiento

Terapia complementaria

Reduce la presión arterial	☺☺☺☺
Alivia la tensión y la ansiedad	☺☺☺☺
Restaura la continencia	☺☺
Dolores de cabeza por tensión o migraña	☺☺☺
Dolores de espalda	☺☺

Sin pruebas científicas

Para la mayoría de otras indicaciones o para curar cualquier enfermedad.

Lecturas sugeridas

Cassileth, Barrie R., *The Alternative Medicine Handbook*, W.W. Norton, New York, 1998, pp. 117-21.

Jessup, Barton A., y Xochitl Gallegos, "Relaxation and Biofeedback" [El relajamiento y la bioretroalimentación], en *Textbook of Pain* [Texto del dolor], ed. Patrick D. Wall y Ronald Melzack, 3ra ed. Churchill Livingstone, Edimburgo, Reino Unido, 1994.

CHAMANISMO

¿Qué es?

El chamanismo o medicina chamánica posiblemente es la forma más antigua de la medicina que aún hoy se practica. La mayoría de las sociedades tribales tienen o tuvieron sus chamanes, hombres de la medicina, doctores brujos, hechiceros u hombres santos. El chamán por lo general era el curandero y sacerdote de la tribu, muy respetado. Su trabajo a menudo involucraba un aprendizaje de toda la vida. Incluso hoy los que practican la medicina y los chamanes con frecuencia combinan los ritos específicos a su cultura con el uso de plantas que se conocen por sus propiedades medicinales. También se incluyen las técnicas de la visualización comunes a algunas terapias alternativas.

En los días modernos a veces los chamanes incluyen terapias convencionales, incluso varias técnicas de consejería y farmacéuticas. Lo más distintivo acerca de la medicina chamánica no es lo que involucra las terapias, sino los medios por los cuales los chamanes determinan lo que un paciente en particular necesita. El énfasis se remonta al significado original que los de Siberia le dieron al término "chamán", el cual se define como "saber", aunque tiene su énfasis en el conocimiento espiritual.

Los chamanes pasan por un largo aprendizaje para saber cómo ponerse en contacto y tratar con los espíritus de ancestros, animales y demonios.

En el chamanismo, la sanidad involucra estar cada vez más bajo la influencia de estos espíritus, y permitirles controlar más la vida de uno. Para ponerse en contacto con el reino espiritual, el chamán entra en trance, lo cual se puede inducir mediante el ayuno, hierbas alucinógenas o ritos que incluyen danzas, toques de tambor y cantos. Una vez que hace contacto con el espíritu, el chamán actúa como mediador entre los espíritus y el paciente para descubrir cómo se ofendieron los espíritus y por qué mandaron estas enfermedades al paciente. Después que esto se descubre, el chamán regatea con los espíritus para saber qué es necesario hacer para librar al paciente de la enfermedad. Entonces el chamán regresa a su estado normal de conciencia y realiza las prácticas mágicas necesarias para aplacar los espíritus o demonios ofendidos.

Afirmaciones

El chamanismo realmente es una religión pagana que cree que los sucesos espirituales son la causa de todas las enfermedades. Esto significa que el chamán cree que él puede curar todas las enfermedades.

Con el reciente interés en la medicina alternativa, hasta el chamanismo se ha secularizado. Ahora algunos chamanes ofrecen ciertas prácticas y terapias a los no creyentes, solo por el dinero que pueden obtener o la esperanza de convertir a la gente a sus creencias religiosas después del tratamiento. Aunque algunas de esas terapias individuales (visualización y remedios herbarios) tal vez sean de algún beneficio, cada uno necesita evaluarse por sus propios méritos.

Resultado de las investigaciones

Se han hecho muy pocas investigaciones sobre los beneficios del chamanismo. Sin embargo, el estudio de la Biblia revela advertencias muy claras. El chamanismo incorpora prácticas ocultas y mágicas que en la Biblia están claramente prohibidas (Levítico 19:26,31; 20:6; Hechos 19:19; Gálatas 5:20; Apocalipsis 21:8). De muchas maneras el chamanismo es equivalente a la hechicería, que con frecuencia se condena. El rey Saúl usó a un médium para comunicarse con el espíritu muerto de Samuel (1 Samuel 28) y Dios explícitamente lo condenó por hacer esto. "Saúl murió por haberse rebelado contra el SEÑOR, pues en vez de consultarlo, desobedeció su palabra y buscó el consejo de una adivina. Por eso el SEÑOR le quitó la vida y entregó el reino a David hijo de Isaí" (1 Crónicas 10:13-14). Los practicantes de ocultismo (por ejemplo, videntes, soñadores y médiums) y sus actividades (como hechicería, encantamiento y astrología) trabajan para desviar a la gente en sus momentos de más necesidad.

Persiste, entonces, con tus encantamientos
y con tus muchas hechicerías,
en las que te has ejercitado desde la niñez.

—Tal vez tengas éxito,
tal vez puedas provocar terror.
¡Los muchos consejos te han fatigado!
Que se presenten tus astrólogos,
—los que observan las estrellas,
los que hacen predicciones mes a mes,
¡que te salven de lo que viene sobre ti!
¡Míralos! Son como la paja,
y el fuego los consumirá.
—Ni a sí mismos pueden salvarse
del poder de las llamas.
—Aquí no hay brasas para calentarse,
ni fuego para sentarse ante él.
Eso son para ti los hechiceros
con quienes te has ejercitado,
y con los que has negociado desde tu juventud.
—Cada uno sigue en su error;
no habrá quien pueda salvarte.

Isaías 47:12-15

Aunque Dios condena las prácticas ocultas (Deuteronomio 18:9-14), reconoce que necesitamos guía espiritual. Él mandó a sus profetas para que conociéramos la verdad acerca de él y los aspectos de su palabra. El mensaje de estos profetas y el de los apóstoles de Cristo, en conjunto, nos dan la Biblia, un mensaje divinamente inspirado, muy diferente a otros libros. "Ante todo, tengan muy presente que ninguna profecía de la Escritura surge de la interpretación particular de nadie. Porque la profecía no ha tenido su origen en la voluntad humana, sino que los profetas hablaron de parte de Dios, impulsados por el Espíritu Santo" (2 Pedro 1:20-21). Sin embargo, debemos aceptar que Dios solo ha revelado una parte de lo que conocemos en el mundo espiritual. "Lo secreto le pertenece al Señor nuestro Dios, pero lo revelado nos pertenece a nosotros y a nuestros hijos para siempre, para que obedezcamos todas las palabras de esta ley" (Deuteronomio 29:29). Los chamanes usan las prácticas ocultas intentando descubrir cosas que no necesitamos saber o no debemos saber porque conocerlas puede ser perjudicial.

Advertencias

Durante su entrenamiento, los chamanes son poseídos por sus espíritus guías o por el espíritu de su "poder animal" (un espíritu con la forma de un animal). Estos espíritus son responsables de cualquier sanidad que pueda ocurrir a través del chamán. Involucrarse con una persona poseída puede afectar adversamente a otros en el sentido espiritual, o hasta guiarlos a ser posesionados. La posesión no es solo espiritualmente peligrosa sino que aun deriva en serias enfermedades mentales y sufrimiento físico. Una cantidad importante de investigaciones sicológicas documenta el aumento de la conducta psicótica que prevalece entre los chamanes.

Se pueden seguir algunas prácticas chamánicas sin entregarse al chamanismo, pero estas introducen a la gente al sistema de creencia total y, por lo tanto, la pueden exponer a la opresión demoníaca, o a la posesión en el caso de los no cristianos.

Recomendaciones

Los cristianos no deben aficionarse con el ocultismo ni adoptar otras religiones, ni siquiera por el bienestar de la salud. Por esta razón, no debe haber motivo para que un creyente en Cristo use los servicios de un chamán. Sin embargo, deben recordar que los chamanes, como con todos los otros no cristianos, merecen y necesitan oír acerca de la sanidad que encontramos en Cristo. Aunque rechacemos las prácticas y creencias del chamanismo, no se debe rechazar a los chamanes.

Categorías del tratamiento

Medicina energética
Posiblemente oculta ☹☹☹☹

Lecturas sugeridas

Cassileth, Barrie R., *The Alternative Medicine Handbook* (W.W. Norton, New York, 1998, pp. 314-17.

COLÓNICO

¿Qué es?

Los enemas (irrigación del colon) se usan médicamente para la constipación y antes de las operaciones del colon o investigaciones. La hidroterapia colónica por lo general se practica aparte de la medicina convencional. La terapia colónica de una forma u otra realmente tiene muchos siglos de edad. Incluso a principios de 1900, la Asociación Médica Americana criticó la irrigación del colon cuando se usó para quitar las presuntas toxinas y mejorar la salud. Los conocimientos científicos acerca de estos procedimientos ha aumentado con los años, sin embargo, aún se critican los tratamientos.

Desde los tiempos del antiguo Egipto, han surgido diferentes teorías que atribuyen los orígenes de todas las enfermedades humanas al excremento. Aquellos que recomiendan la hidroterapia colónica ofrecen una de 2 teorías sobre por qué los pacientes deben utilizarla. La primera, que tiene sus raíces en el concepto de evolución de Darwin, considera la hidroterapia del colon necesaria para contrarrestar lo que se conoce como "ptosis". Este término simplemente significa que un órgano se ha movido hacia abajo de su posición normal. De acuerdo a esta teoría, a medida que los humanos evolucionaron de 4 a 2 patas animales, la gravedad cuando se está de pie empuja la cavidad abdominal en una dirección diferente. Esta presión, según contiende la teoría, produjo una caída, o ptosis, en los intestinos que causó bandas de tensiones que estrecharon los intestinos, haciendo que el paso de los contenidos fuera más lento. El tratamiento incluía masajes para ayudar al movimiento del contenido del colon y la irrigación colónica para que lo perdiera.

La teoría segunda, que defendió el médico francés Charles-Jacques Bouchard (1837-1915), es la "autointoxicación". Cuando se identificaron los microorganismos como la causa de algunas enfermedades (guiando a la teoría de la enfermedad por germen), Bouchard propuso que el movimiento lento de los desperdicios a través del colon podría darle tiempo a los microorganismos para descomponer este material. Eso podría derivar en la producción de toxinas, lo cual entonces podría absorberse de nuevo en el cuerpo, causando enfermedades. Esta reabsorción da por resultado que el cuerpo se envenena, lo que Bouchard y otros llamaron "autointoxicación". Él escribió: "De esa manera, el hombre constantemente está viviendo bajo la posibilidad de intoxicarse; siempre avanzando hacia su propia destrucción; intenta continuamente suicidarse mediante la intoxicación".

El ganador del Premio Nobel, Eli Metchnikoff, también promovió la autointoxicación y, más tarde en su vida, propuso un puente entre la autointoxicación y el envejecimiento. Su nombre y su Premio Nobel se usaron ampliamente para promover la teoría.

El practicante más famoso de la terapia del colon fue el Dr. John Harvey Kellogg de Battle Creek, Michigan, que llegaría a ser más conocido por los cereales para el desayuno. El médico estaba convencido de que con el uso de la terapia colónica salvó de la cirugía a casi 40,000 sufrientes de enfermedades gastrointestinales. Él declaró que solo 20 de sus pacientes tuvieron que pasar por el bisturí.

El Dr. Kellogg practicó la medicina a principios del siglo veinte y para 1920 la terapia del colon ya era muy popular. Mucha gente utilizó máquinas para irrigación colónica en las oficinas del médico. Algunos ricos, como la heredera Doris Duke, que pudo aprovechar el nuevo concepto de la salud, se hizo adicta al uso de colónicos y enemas.

El colónico se ejecuta insertando un tubo suave en el recto. El tubo está conectado a una máquina que suavemente bombea líquido hacia el colon. Las máquinas colónicas que la agencia estadounidense de salud aprobó casi siempre vienen con filtros para sacar bacterias del líquido de infusión. Aunque los enemas realmente no son colónicos, se pueden incluir aquí. Los enemas solo vacían el final del colon.

Afirmaciones

Los enemas se han usado desde la antigüedad. Los antiguos médicos de Egipto, Babilonia, Grecia, Roma, China y los ayurvédicos creían que los agentes en las heces fecales de los humanos causaban enfermedades. Los enemas, que se creía eliminar las toxinas del cuerpo, se hicieron muy populares en el siglo dieciocho. Los enemas de aceite mineral, llamados "lavados", se usaban porque parecían ser la forma ideal de eliminar las heces fecales mientras se lubricaba el colon.

Más recientemente se ha dicho que el colónico trata o cura la artritis, fatiga, depresión, ansiedad, dolores de cabeza, epilepsia, alcoholismo, alergias, asma, colitis, hipertensión, parásitos, desórdenes de la piel, fiebres y la colitis ulcerativa.

Resultado de las investigaciones

Por desgracia, no existen estudios médicos bien realizados ni controlados para apoyar o rechazar este tipo de terapia. Algunos médicos consideran que los pacientes que se sienten mejor después del colónico solo reaccionan al efecto placebo inducido por la creencia del valor del mismo.

Advertencias

Los informes muestran (**✗✗**) que la irrigación colónica se ha asociado con por lo menos un brote de amibiasis (una infección que causa un pequeñísimo organismo unicelular llamado "ameba" que se puede propagar con el uso del equipo colónico mal lavado y contaminado con materia de heces fecales). El colónico ha causado otros tipos de infecciones del colon. Se informaron (**✗✗**) 2 muertes asociadas con enemas de café. A algunos médicos les preocupa que el colónico pueda cambiar la bacteria normal en el colon, pero esto nunca se ha reportado. Otras preocupaciones que no están probadas incluyen la pérdida del tono del músculo del intestino y los reflejos de la defecación normal, intoxicación del agua, perturbación electrólita y perforación del colon. La gente con cualquier problema intestinal o enfermedad debe consultar un médico antes de usar terapia colónica.

Recomendaciones

No hemos encontrado estudio alguno que pruebe o desapruebe que el colónico brinde salud. Ninguna evidencia médica apoya su uso, excepto para la constipación y razones pre o postoperatorias (**✔✔✔**). Los efectos adversos parecen ser relativamente poco frecuentes. No hay bases científicas para el uso o recomendación del colónico para la salud en general.

Categorías del tratamiento

Terapia convencional

Constipación (ciertos tipos)	☺☺☺☺
Preparación para ciertos tipos de cirugía	☺☺☺☺

Científicamente cuestionable

Desintoxicación u otras indicaciones	☹☹☹

Charlatanería o fraude

En manos de algunos practicantes

Lecturas sugeridas

Ernst, E., "Colonic Irrigation and the Theory of Autointoxication: A triumph of Ignorance Over Science" [Irrigación colónica y la teoría de autointoxicación: Un triunfo de la ignorancia sobre la ciencia], *Journal of Clinical Gastroenterology* [Revista de la gastroenterología clínica] 24, 1997, pp. 196-98.

Sullivan-Fowler, Micaela, "Doubtful Theories, Drastic Therapies: Autointoxication and Faddism in the Late Nineteenth and Early Twentieth Centuries" [Teorías dudosas, terapias drásticas: Autointoxicación y manías a fines del siglo diecinueve y principios del siglo veinte], *Journal of the History of Medicine and Allied Sciences* [Revista de la historia de la medicina y ciencias aliadas] 50, julio de 1995, pp. 364-90.

DIETAS Y CÓMO HACERLAS

¿Qué es?

Hacer una dieta se podría considerar un pasatiempo nacional (u obsesión). Mire cualquier estante de revistas y verá la última dieta que garantiza que sus libras o kilos se derretirán mientras se sienta. "Pierda peso mientras duerme", dice el anuncio seductor.

A pesar de todas las dietas "garantizadas", el número de personas con sobrepeso aumenta. Más de la mitad de todos los adultos en los Estados Unidos y alrededor de un 25% de los niños tienen sobrepeso. Alrededor de 20% de los adultos es obeso. Y estos números empeoran cada vez más.

En efecto, el problema es global. La Organización Mundial de la Salud, en un artículo en la revista perteneciente a octubre de 1998 del *Journal of the American Dietetic Association* [Revista de la Asociación Dietética Americana], declaró que la obesidad se ha convertido en una "epidemia en aumento" y "uno de los más grandes e ignorados problemas de salud pública en nuestros tiempos".

La obesidad se propaga incluso mientras estamos aprendiendo más acerca de los peligros del sobrepeso. Causa o empeora muchas enfermedades crónicas. Y provoca un mayor riesgo para la diabetes, la presión arterial alta, enfermedades cardiovasculares, de la vesícula, embolias y algunos tipos de cáncer. Entre un grupo promedio de 100 adultos obesos, 80 tendrán por lo menos uno de los siguientes padecimientos: diabetes, alto nivel de colesterol, presión arterial alta, enfermedades de la arteria coronaria, enfermedades de vesícula u osteoartritis; 20 tendrán por lo menos 2 de esos problemas. Más de un cuarto de 1 millón de estadounidenses mueren cada año debido a la obesidad, convirtiendo a esta dolencia en el segundo causante de muertes innecesaria en los Estados Unidos (fumar es la única causa mayor). Sin embargo, el 75% de los que tienen un sobrepeso serio no se preocupan de cómo su peso podría incidir en su salud.

En respuesta a ese problema, se ha propagado en los Estados Unidos una industria dietética de 35 mil millones de dólares anuales. De los que están tratando de perder peso, según una encuesta que hizo la doctora Mary Serdula, se halló que solo el 20% estaban siguiendo recomendaciones bien establecidas: comer menos calorías y pasar 2 horas y media de actividad física a la semana. También es causa de preocupación el hallazgo del informe de que casi un tercio de las mujeres en los Estados Unidos con peso *normal* están tratando de rebajar.

Debido a la dificultad de hacer cambios en el modo de vivir y la frustración que causan las dietas inservibles, las píldoras dietéticas aumentan su popularidad. La medicina mejor conocida para perder peso era la combinación llamada Fen-Phen (fenfluramine tomada con phentermine). Las recetas para estos medicamentos aumentaron de 60,000 en 1992 a 18 millones en 1996, aunque ninguna de estas 2 drogas se aprobaron para usar juntas. Trágicamente, los reportes de mujeres que desarrollaron enfermedades de las válvulas del corazón mientras tomaban esta combinación motivó que en 1997 el fabricante quitara del mercado la parte "Fen" (fenfluramine) de "Fen-Phen", junto a otra droga similar que se vendía como Redux®. A fines del año 2000, la agencia estadounidense de la salud pidió eliminar, debido al aumento del riesgo de derrames (en el cerebro), la phenylpropanolamine (PPA), otro ingrediente en las píldoras para dietas y remedios para el resfriado que se vendía sin receta.

Numerosos remedios herbarios y suplementos dietéticos surgieron de la nada debido a estas prohibiciones. (Véanse los informes sobre efedra [o *ma huang*], cromo, piruvato y sena en el capítulo 13, "Remedios herbarios, vitaminas y suplementos dietéticos".) Muchos de estos se forman de mezclas complicadas, como Metabolife 356®. Esta mezcla de 18 hierbas se inventó, literalmente, en la cocina de un hombre que quiso ayudar a su padre enfermo. A pesar de que no existen pruebas controladas publicadas para demostrar su efectividad o seguridad, las ventas de 1999 alcanzaron los mil millones de dólares.

Además de las píldoras dietéticas, todos los años vienen y van dietas revolucionarias o populares efímeras. Muchas caen en el área de las terapias alternativas que a menudo contienen alguna pizca de verdad y por lo tanto dan resultado para algunas personas. Pero se venden masivamente para ayudar a que todos pierdan peso. Dicen que algunas dietas son bíblicas; que la mayoría tienen bases científicas y que todas garantizan su función.

Pero ¿es cierto eso? ¿Perderá ese peso en tantas semanas? Si es así, ¿se mantendrá en ese peso más bajo? ¿Hay otras precauciones que se deben advertir antes de comenzar estas dietas?

La tabla en las páginas siguientes ofrece un breve repaso a algunas de las dietas más populares.

Resultado de las investigaciones

¿Por qué cada vez que ve un estante de revistas hay otra nueva dieta? ¿Por qué cada vez más productos afirman ser el "rompe barreras" dietético necesario?

Si ha luchado para perder peso, sabe la respuesta. Casi cada dieta popular trae éxito al principio. Las libras o los kilos comienzan a perderse. Se siente mejor. Pero después de unas semanas o meses sale una noche. Se complace comiendo mucho. Hay un postre en una fiesta de cumpleaños. Huele su comida favorita.

Al principio, es solo un pequeño bocadito. Merece un premio. Luego es un "día de descanso". Y antes de darse cuenta, regresan las libras o kilos que perdió. Se da por vencido. La dieta no sirvió.

El aspecto más frustrante de las dietas, programas para perder peso, y píldoras de dieta es que todos tienen una proporción muy alta de recaída. Los estudios muestran que las dietas populares durante un largo período no son buenas para la mayoría de los usuarios. Uno de los pocos estudios con un seguimiento a largo plazo descubrió que el 95% de los que pierden más de 30 libras (1 lb=0.45 kg) vuelven a ganar ese peso en 5 años. En otro estudio de personas que perdieron 11 o más libras, el 52% mantenía el peso después de un año, pero solo el 11% se mantuvo igual luego de 5 años. Este

Dieta	Descripción	Afirmaciones	Evidencia	Beneficios	Advertencias
Dieta Atkins	Es la más famosa, baja en carbohidratos y alta en proteínas. El libro *Dr. Atkins' New Diet Revolution* [La Nueva Dieta Revolucionaria del Dr. Atkins] de 1992, es la edición actualizada de su clásico de 1972.	Disminuir carbohidratos significa reducir los niveles de azúcar en la sangre y disminuir la producción de insulina. Menos insulina nos obliga a quemar grasa en vez de almacenarla.	La producción de insulina es mucho más complicada. Las personas que tienen sobrepeso producen mucha insulina, aunque no quiere decir que se deba a la dieta de carbohidratos. En nuestra opinión, no hay virtualmente evidencia científica respetable que apoye esta dieta.	Eliminar carbohidratos reducirá el consumo global de calorías. Las grasas se digieren más lentamente, haciendo que la gente se sienta llena durante más tiempo.	Grandes cantidades de proteína contienen mucha grasa, lo cual puede contribuir a subir los niveles del colesterol y enfermedades del corazón, y pueden ocasionar daños a los riñones. Hay poca fibra en esta dieta, lo cual puede estimular problemas intestinales. Le faltan muchos nutrientes, por lo que el Departamento de Salud de EE.UU. califica a esta dieta como "nutritivamente deficiente". Puede ocasionar mal aliento debido a que el exceso de grasas se descompone con rapidez.
Dieta por tipo de sangre	Personas de diferentes tipos de sangre deben elegir distintas dietas.	Los tipos diferentes de sangre reflejan los diversos antepasados de la evolución. Por ejemplo, el tipo O significa que sus antepasados eran cazadores de la Edad de Piedra, por lo que usted necesita mucha carne y ejercicio intenso, aunque pocos granos y productos lácteos.	No hay evidencia convincente ni respetable, para nosotros, de que los tipos de sangre estén relacionados a evoluciones de antepasados o dietas. Personas de la misma familia pueden tener diferentes tipos de sangre.	Algunas de las recomendaciones pueden ser saludables. Personas del Tipo O pueden comenzar a hacer más ejercicio. Se le advierte a las personas del Tipo A que reduzcan la carne, y esto tal vez sirva de ayuda.	Algunas de las recomendaciones pueden ser perjudiciales. En el Tipo O eliminar granos y productos lácteos reducirá el consumo de vitaminas y nutrientes. A las personas del Tipo A se les pide que reduzcan los ejercicios, lo cual no ayudará.

Dieta	Descripción	Afirmaciones	Evidencia	Beneficios	Advertencias
Dieta de sopa de col	Una sopa hecha de col, cebollas, ajíes, tomates y apio es lo único que se come durante una semana. Se hace un breve descanso, y luego se vuelve a comer solo sopa.	Reduce drásticamente el consumo de calorías y se pierde peso.	Funciona para perder peso con rapidez, aunque puede significar mucha pérdida de líquido. Sin embargo, no hay evidencia de que la gente mantenga el nuevo peso.	Pérdida de peso a corto término, pero no sostenido.	Faltan muchos nutrientes y vitaminas esenciales. Puede producir serios problemas si se mantiene por mucho tiempo.
Dieta candida	La meta es eliminar todas las fuentes de levadura (como el pan y la cerveza) y el azúcar (dulces y frutas) de la dieta.	Cansancio, alergias e infecciones repetitivas del fermento *(Candida albicans)* son evidencias de una infección de este en todo el cuerpo. Se afirma que hay que privar la fermentación de toda azúcar y que es necesario eliminar otras levaduras de la dieta.	La candida se encuentra en muchas mujeres saludables. Unas pocas tendrán repetidas infecciones que son difíciles de tratar. No existe una evidencia médica convincente de que eliminar ciertas comidas cure estas infecciones.	Debido a que se eliminan tantas comidas, la gente debe perder peso.	Seguir esto estrictamente motivará deficiencias de muchas vitaminas y nutrientes.
Dieta Dean Ornish	Aléjese de comidas grasientas y coma alimentos naturales y saludables.	Este es un método balanceado para comer saludablemente. Implica hacer ejercicios, disminuir la tensión y un grupo de apoyo, aunque tal vez tenga ideas de la Nueva Era.	Es posible que esta sea la única dieta que publica la investigación que apoya el programa. Ornish produce principalmente la evidencia científica de que la dieta funciona.	Además de ser muy baja en grasa, este programa incorpora todos los aspectos de las guías recomendadas, pero tal vez sea muy difícil para que mucha gente la siga.	Debido a la poca grasa en esta dieta, el gusto puede ser muy soso y requiere mucha autodisciplina. El Departamento de Salud de EE.UU. considera esta dieta "nutritivamente deficiente".

Dieta	Descripción	Afirmaciones	Evidencia	Beneficios	Advertencias
Ayuno	Abstinencia total de cualquier alimento, por lo general durante un tiempo específico. Normalmente se consume agua.	Se puede ayunar para perder peso, para "desintoxicar" el cuerpo o por razones religiosas. El razonamiento bíblico para el ayuno es permitir concentrarse en la oración (Mateo 6:16-18; Hechos 13:2; 14:23) y para identificarse con el pobre (Isaías 58), no para ganar el favor de Dios.	Obviamente al eliminar todas las calorías se perderá peso. Hay evidencia científica para apoyar el ayuno médicamente dirigido.	Se puede perder peso, pero durante los primeros días lo que generalmente se pierde es líquido. Los defensores describen muchos beneficios espirituales para los cristianos que ayunan.	La mayoría de los estadounidenses pueden ayunar con facilidad de vez en cuando sin sufrir efectos negativos. Sin embargo, el uso extenso llevará a debilitarse (Salmo 109:24) y tener deficiencias nutritivas, y puede contribuir a desarrollar desórdenes de la comida.
Dieta de alimentación combinada	Esto afirma que necesitamos comer alimentos por categorías. En la mañana solo se debe comer frutas. Los carbohidratos se deben comer con vegetales, pero nunca con grasas ni proteínas, etc.	Ingerir alimentos mal combinados causa problemas de salud. Si no se mezclan bien, nuestras enzimas digestivas se confunden y se producen las erróneas. La comida permanece en los intestinos, pudriéndose e intoxicándonos.	Pocas comidas contienen solo un grupo de alimento. Nuestras enzimas digestivas seleccionan el alimento correcto y no se "confunden". No existe una evidencia convincente para apoyar esta dieta.	La dieta puede llevar a un mayor consumo de frutas y vegetales, y también a consumir menos cantidades.	Esta dieta es altamente estructurada y puede llevarnos a un método de "todo o nada". Tal vez tenga algunos beneficios, pero no rechace toda la mezcla de alimentos (especialmente los productos lácteos).
¡Vencedores del azúcar!	Elimina todo el azúcar de la dieta.	La meta es eliminar la harina blanca y todo el azúcar refinada. Estimula el consumo de carne magra, rica en proteínas. Se permiten algunos carbohidratos, en especial los vegetales ricos en fibras.	Se basa en eliminar carbohidratos refinados para prevenir una oleada de insulina que ocurre después de comer azúcares. Hay muy poca evidencia que persuada a apoyar esta dieta.	Eliminar estos azúcares reducirá el consumo de calorías. Se controla el consumo de grasa y por lo general se baja.	Elimina algunos granos y frutas, así que es necesario supervisar el nivel de fibras y vitaminas.

Dieta	Descripción	Afirmaciones	Evidencia	Beneficios	Advertencias
Macrobiótica	Las comidas se componen de granos enteros (50 a 60%), vegetales (25 a 30%), frijoles o productos de soya (5 a 10%), con algunas nueces, semillas, sopas especiales y tés herbarios. Se permite comer carne o pescado una vez a la semana.	Macrobiótica literalmente significa “modo de larga vida” y es casi un método religioso de dieta. Se escogen los alimentos basados en *yin* y *yang*, diagnóstico del pulso y creencias en la energía de la vida.	No existe evidencia de que la dieta macrobiótica cure el cáncer y otras enfermedades, como se afirma. La pérdida de peso ocurre por la disminución de las calorías.	Los adherentes se beneficiarán del aumento de los productos de plantas en la dieta y la reducción de las calorías.	Ocurren deficiencias nutritivas. Usar macrobióticos para curar el cáncer puede llevar al descuido de tratamientos eficaces. La gente se arriesga a grandes daños espirituales por la enseñanza de las religiones orientales.
Dieta “Clínica Mayo”	Esta dieta no tiene nada que ver con la famosa Clínica Mayo. Se come la mitad de una toronja en cada comida, otros alimentos específicos en cada comida, y ocho vasos de agua y uno de leche descremada o jugo de tomate una vez al día. Haga esto durante doce días; luego coma libremente durante 2 días.	Se dice que la toronja actúa como un quemador de grasa. Esta combinación de alimentos es para promover la eliminación de grasa.	No hay evidencia para apoyar esta dieta ni de que la toronja tenga alguna propiedad dietética específica.	El plan es bajo en calorías y rico en vegetales y ensaladas. El agua es beneficiosa.	La dieta contiene una gran cantidad de carne, la cual puede implicar importantes cantidades de grasa y puede ser dañina para los riñones. Es baja en calcio y aburre con rapidez.
Dieta Zona	Baja la cantidad de carbohidratos, y los reemplaza con proteínas y grasa.	Afirma que el balance perfecto es 40-30-30, carbohidrato-proteína-grasa. Se requiere un planeamiento detallado.	No hay una investigación específica, solo la importancia de rebajar la grasa y aumentar los vegetales y las frutas.	Método balanceado que debe llevar a disminuir las calorías.	Requiere una atención increíble para seguir los detalles exactamente y puede ser aburrida

tipo de dieta "yoyó" ha mostrado ser particularmente dañina. Cualquier método que vaya a funcionar tiene que ser uno que pueda incorporar en su vida en un término a largo plazo, aunque eso signifique que la pérdida de peso sea lenta pero constante.

A pesar de todas las investigaciones sobre los efectos del sobrepeso, y los beneficios de perderlo, ha habido poca investigación respecto a lo que funciona. En una reunión cumbre que organizó el Federal Trade Commission [La comisión federal de la industria] en 1998, los programas comerciales de pérdida de peso admitieron que estaban renuentes a reunir la información que podría ayudar a los consumidores a entender cuáles programas eran mejores. Si las compañías no quieren hacer esto, es porque sospechan que sus programas y productos no saldrán bien en los análisis.

Un estudio interesante hizo una encuesta entre personas que previamente perdieron peso para entender qué funcionaba mejor. Los resultados se resumieron en la siguiente tabla. Kayman y sus colegas querían ver si había una diferencia importante entre aquellos que permanecieron en un peso más bajo (llamados los "conservadores exitosos") y los que volvieron a ganar el peso perdido (llamados "recaídos sin éxito"). Los resultados hablan por sí mismo. Se entrevistaron a más de 100 mujeres, durante lo cual se les pidió enumerar todos los métodos que usaron para perder peso.

Métodos para perder peso	**Porcentaje de los conservadores exitosos que lo usaron**	**Porcentaje de los recaídos sin éxito que lo usaron**
Ejercicios: por lo menos 30 minutos, 3 veces a la semana	90	34
Inventar un plan personal de comida	73	39
Asistir a Weight Watchers®	76	36
Asistir a otros programas/grupos	10	43
Seguir órdenes del médico	20	34
Tomar píldoras o inyecciones	3	47
Ayunar	3	11
Recurrir al hipnotismo	0	9
Seguir dietas de libros o revistas	10	25
Número total de diferentes métodos que usaron los participantes en cada grupo	28	121

Los conservadores exitosos usaron un pequeño número de métodos bien establecidos y altamente recomendados: ejercicios, un plan personal de comidas y un grupo de apoyo. Los que volvieron a recuperar el peso usaron un gran número de métodos diferentes y, en menor grado, también siguieron las recomendadas estrategias bien establecidas. Una de las diferencias más dramáticas fue que casi la mitad de los recaídos sin éxito usaron las píldoras e inyecciones de dieta, a diferencia de solo el 3% de los conservadores exitosos.

El único método probado para perder peso y mantenerse, involucra 3 aspectos.

- Reducir el número de calorías y comer una dieta balanceada. El cuerpo necesita pocas calorías cuando pesa menos (se estima que sean alrededor de 10 calorías menos por día por cada libra que se pierde.) El Departamento de Salud de EE.UU. dice que la mayoría de la gente puede perder peso y mantenerse, si constantemente toman menos de 1500 calorías al día.
- Aumentar la actividad física. Dos horas y media de ejercicio moderado a la semana, creen algunos, es lo más eficaz. Sin embargo, *cualquier* aumento de actividad ayudará. Suba por las escaleras en lugar de usar el elevador. Estaciónese lejos de donde va. Camine y monte bicicleta. Corte la yerba.
- Tenga apoyo social. Cuando alguien trata de perder peso, otros lo pueden motivar y ayudar con los cambios necesarios. En el estudio mencionado, una tercera parte de los que fracasaron dijeron que no tenían a nadie que los ayudara o apoyara. Esta clase de apoyo y motivación es una forma práctica de amar a otros durante lo que puede ser un tiempo muy difícil. "Preocupémonos los unos por los otros, a fin de estimularnos al amor y a las buenas obras. No dejemos de congregarnos, como acostumbran hacerlo algunos, sino animémonos unos a otros, y con mayor razón ahora que vemos que aquel día se acerca" (Hebreos 10:24-25). Esta puede ser una de las razones por las cuales los programas de grupo para perder peso, como los Weight Watchers®, parecen tener más éxito que "hacerlo solo". Los programas cristianos para perder peso (Weigh Down Workshop®, First Place™ y God's Weigh), los cuales incorporan fuentes bíblicas y percepción cristiana, pueden hacerle triunfar; sin embargo, no sabemos de ningún estudio científico publicado que haya evaluado estos programas.

Estas 3 estrategias, si se toman juntas, tienen la mejor oportunidad de ayudar a alguien para hacer los cambios necesarios en su modo de vivir no solo para perder peso, sino para mantenerse. Usted debe ser capaz de vivir con estos cambios por el resto de su vida.

Sea realista. ¿Por cuánto tiempo cree que puede permanecer con cualquiera de estas dietas populares? ¿Por qué no comienza con un plan que funcione? Los 3 aspectos del único método probado para perder peso y mantenerse constantemente producen resultados mejores a largo plazo que cualquiera de las dietas drásticas o las muchas píldoras de dieta que se encuentran en las tiendas.

Advertencias

Casi todas las dietas populares sugieren poco consumo de calorías y pueden llevar a una pérdida de peso inicial. No obstante, reducir drásticamente las calorías que se consumen pueden causar problemas metabólicos a medida que el cuerpo use las energías almacenadas. La pérdida de peso realmente se hace muy difícil para algunas personas que quieren perder más peso. Al disponer de menos comida, el nivel metabólico del cuerpo baja, lo que significa que el mismo nivel de actividad requiere menos calorías. Si su cerebro siente que el cuerpo está entrando en cierto "modo de inanición", a menudo aumenta la cantidad de grasa que almacena (una especie de planeamiento a largo alcance).

Las dietas que hacen énfasis en uno o varios tipos de alimentos pueden con facilidad causar una deficiencia de nutrientes y vitaminas esenciales. Por ejemplo, una dieta vegetariana estimulará deficiencias en vitamina B_{12}, calcio, hierro y otros nutrientes, aunque estén disponibles en forma de suplementos. Las grasas son importantes para darnos una sensación más duradera de haber comido lo suficiente. Además de ser blandas, las dietas bajas en grasa hacen sentir hambre más pronto, llevando a la persona a correr el riesgo de merendar demasiado o con las comidas incorrectas. La mejor estrategia es una dieta balanceada para asegurar las cantidades adecuadas de todos los nutrientes y vitaminas necesarios. Esto es especialmente importante con los niños y adolescentes durante este período importante del crecimiento.

Las dietas inefectivas y las ayudas para hacer dietas lo llevarán al desencanto, pero también pueden hacer que los problemas de peso sean peores. La gente que hace dietas y luego se da por vencido a menudo recupera más peso. Entonces se repite el ciclo. Se desarrollan más dietas y productos. Esta constante atención a las dietas a menudo hace que los niños tengan una impresión errada acerca de su propio peso. El 81% de niños de 10 años informaron que temían "ser gordos". Quizás algunos ya sufrían problemas por su sobrepeso, pero hasta cierto punto nuestra sociedad ha generado una profecía autocumplidora. En un estudio diferente, las niñas adolescentes que informaron usar ayudas para hacer dietas y estar preocupadas respecto a estas fueron las que más subieron de peso y se hicieron obesas después de sus años de adolescencia.

Al considerar una dieta, hágase las siguientes preguntas. Mientras más veces conteste "sí" a estas interrogantes, mayor es la probabilidad de que la dieta sea más popular que una estrategia en la que se pueda confiar para comer saludablemente. (Véanse también las pautas de las pp. 192ss.)

- ¿Requiere esta dieta ingerir una cantidad muy pequeña de comidas o se enfoca exclusivamente en un grupo de alimento?
- ¿Se enfoca la dieta en el *tipo* de alimento que usted come más que en la cantidad de alimento y en cambiar el modo de vivir necesario para comer más saludablemente?
- ¿Se rechazan las comidas más comunes porque la gente dicen ser alérgicas a estas o porque contienen toxinas?
- ¿Se dice que perder peso es fácil o automático o "garantizado"?
- ¿Se promete perder más peso que unas cuantas libras (o kilos) a la semana?
- ¿Se promete perder peso sin aumentar la actividad (o hasta mientras duerme)?
- ¿Consideraría irrazonable pedirle al resto de su familia que hagan los cambios que requiere esta dieta?
- ¿Se venden otros productos y suplementos como parte de la dieta?

- ¿Ignora la dieta el hecho de que una caloría es una caloría, no importa de cuál grupo alimenticio provenga?
- ¿Excluye la dieta todas los alimentos sabrosos que a usted le gustan?

Recomendaciones

Casi cualquier dieta funcionará al principio, dándole una mejoría a corto plazo si se reduce el consumo de las calorías. Las mejorías a largo plazo son mucho más importantes y difíciles de lograr. Tener éxito puede ser difícil, pero los beneficios bien merecen la inversión. Como un editorial que apareció en la revista de noviembre de 1999, *Journal of the American Medical Association* declaró: "Demasiada gente parece haber aceptado los determinantes de los problemas de sobrepeso y la inactividad, y confían en los 'tratamientos' en formas de innumerables remedios y panaceas de dietas ineficaces. Con tantos asuntos de salud, es esencial destacar la prevención como el único método eficaz y poco costoso".

Los cristianos debieran sentirse especialmente motivados para mantener su peso dentro de las limitaciones saludables. La comida es parte de la creación de Dios, se debe recibir con gratitud y compartirse con los demás (1 Timoteo 4:3-5). Es una de las provisiones generales de Dios mediante la que podemos experimentar su cuidado amoroso. Jesús dijo: "Así que no se preocupen diciendo: "¿Qué comeremos?" o "¿Qué beberemos?" o "¿Con qué nos vestiremos?" Porque los paganos andan tras todas estas cosas, y el Padre celestial sabe que ustedes las necesitan" (Mateo 6:31-32).

Comer puede ser una experiencia agradable. Las comidas brindan momentos importantes para estrechar relaciones entre familiares y amigos, socializar y servir a otros.

Pero, como todas las cosas buenas, se puede abusar de ella. Comer demasiado es perjudicial para el cuerpo y acorta el tiempo que se nos ha dado en esta tierra para glorificar a Dios y servir a otros. La gente adquiere sobrepeso por muchas razones, algunas de las cuales están fuera de su control. Sin embargo, no podemos ignorar el hecho de que la mayoría de las veces comer demasiado no es más que una decisión individual y a veces sencillamente es pecado. La Biblia contempla la glotonería como inmoral y la vincula a la borrachera. "No te juntes con los que beben mucho vino, ni con los que se hartan de carne, pues borrachos y glotones, por su indolencia, acaban harapientos y en la pobreza" (Proverbios 23:20-21; véase también Deuteronomio 21:20).

Al condenar cualquier conducta pecaminosa, debemos recordar que "todos han pecado y están privados de la gloria de Dios" (Romanos 3:23). La glotonería es solo una de las muchas maneras en que demostramos nuestro egoísmo y rebelión. En lugar de Jesucristo ser el Señor de nuestras vidas, para algunos su dios es el estómago (véase Filipenses 3:19). Esto nos lleva a ser esclavos de nuestros apetitos y descuidar las necesidades de otros.

En el mundo desarrollado nos hemos hecho tan ricos que estamos muriendo de tanto comer. Otros millones de personas están muriéndose por no tener nada que ingerir. Parafraseando a 1 Juan 3:17 diremos: ¿Cómo se puede decir que el amor de Dios habita en aquellos que tienen la mayor parte de la comida del mundo y cierran sus corazones en contra de los que tienen hambre?

Gálatas 5 enumera los pecados de la carne y el fruto del Espíritu. Entre los pecados aparece una palabra griega que se traduce "orgías" (v. 21), la que realmente describe fiestas brutales que incluyen borrachera, fornicación y glotonería. En contraste aparece "el dominio propio" (v. 23), que tiene que ver con controlar nuestros apetitos sensuales. Las consecuencias de los excesos del alcohol, de no controlar nuestros apetitos sexuales, son más serias y claramente visibles. Nos llaman a permitir que el Espíritu Santo nos ayude a controlar nuestros hábitos de comer.

El hecho de que Dios se preocupe por nuestro peso debiera ser una fuente de esperanza. Dios está con nosotros en los intentos para controlar estas áreas de nuestras vidas. Debemos hacer esto como haríamos cualquier otro cambio de carácter, usando la oración, el compañerismo y el consejo de otros cristianos. También debemos evitar métodos legalistas o hacernos sentir culpables. Las reglas arbitrarias y el trato negativo del cuerpo "de nada sirven frente a los apetitos de la naturaleza pecaminosa" (Colosenses 2:23).

Cristo vino a traernos libertad, no a hacernos esclavos. Pero esto no nos da licencia para hacer lo que queramos. "No ofrezcan los miembros de su cuerpo al pecado como instrumentos de injusticia; al contrario, ofrézcanse más bien a Dios como quienes han vuelto de la muerte a la vida, presentando los miembros de su cuerpo como instrumentos de justicia. Así el pecado no tendrá dominio sobre ustedes, porque ya no están bajo la ley sino bajo la gracia" (Romanos 6:13-14). Necesitamos mostrarnos gracia a nosotros mismos y a otros que luchan con el problema del sobrepeso.

El mejor método general para perder de peso se fundamenta en antiguos principios y baja tecnología: Comer menos calorías, ser más activos, buscar el apoyo de otros y evaluarse según el pecado de la glotonería. Haga los cambios físicos, mentales y espirituales que lo puedan ayudar a comer una dieta más saludable. Recuerde lo siguiente:

- Está comenzando una actividad ardua. No espere que sea fácil y sepa que algunos días serán más difíciles que otros.
- Concéntrese en cambios que reduzcan las grasas y carbohidratos "malos" y las calorías en general, especialmente aumentando el consumo de fuentes de proteínas y grasas "buenas" o de carbohidratos complejos como granos molidos por piedra al igual que frutas y vegetales.
- Haga cambios que pueda visualizar como parte de su vida cotidiana (como añadir una fruta al desayuno) en cambio de estrategias que sabe que no son permanentes (como tomar sopa de col todo el día).
- Mueva más su cuerpo. Cada actividad consume calorías (camine para hablar con alguien en lugar de usar el teléfono). Busque un ejercicio que le agrade y alguien con quien hacerlo. Es de ayuda ser responsable de otra persona.

El hierro se afila con el hierro, y el hombre en el trato con el hombre.

Proverbios 27:17

Si caen, el uno levanta al otro. ¡Ay del que cae y no tiene quien lo levante!

Eclesiastés 4:10

- Fije metas razonables y dé pequeños pasos en esa dirección, en vez de tratar de dar pasos gigantescos (sustituya una de sus latas de refresco por agua gaseosa en lugar de dejar de tomar sodas de una vez).
- Disfrute la comida que puede ingerir y dé gracias por ella, en vez de concentrarse en lo que decidió no comer.
- Si falla, no se rinda. Admita el fallo, muéstrese alguna compasión y fije una nueva meta.
- Busque maneras de ser responsable, una que le permita ver su progreso (como un diario de comida, un "entrenador", o un grupo de apoyo).
- Pida ayuda, apoyo y oraciones de su cónyuge, familia y miembros de la iglesia. Los cambios que quiere realizar deben ser saludables para todos y usted se beneficiará con dicho apoyo.
- En vez de pensar: "Voy a hacer una dieta", piense mejor: "Voy a mejorar mis hábitos de comer" o "Voy a cuidar mi cuerpo mejor".
- Desayune todos los días. Coma un almuerzo nutritivo. Haga que la cena sea la comida más pequeña del día y trate de comerla tan temprano como sea posible. Algunos denominan esto el plan "real" de nutrición: Desayune como un rey, almuerce como una reina y cene como un pordiosero.
- Aumente la cantidad de agua que toma todos los días.

Lecturas sugeridas

Cleland, Richard, Dean, C. Graybill, Van Hubbard, Laura Kettel Khan, Judith S. Stern, Thomas A. Wadden, Roland Weinsier, y Susan Yanovski, *Commercial Weight Loss Products and Programs: What Consumers Stand to Gain and Lose* [Productos y programas comerciales para perder peso: Lo que el consumidor puede ganar y perder], Federal Trade Commission, Bureau of Consumer Protection, Washington, D.C., 1998. Disponible en *wwwftc.gov/os/1998/9803/ weightlo.rpt.html*, consultado el 23 de marzo de 2001.

Kayman, Susan, William Bruvold, y Judith S. Stern, "Maintenance and Relapse after Weight Loss in Women: Behavioral Aspects" [Mantenimiento y recaída después de bajar de peso en las mujeres: Aspectos de la conducta], *American Journal of Clinical Nutrition* 52, 1990, pp. 800-807.

Koplan, Jeffrey P., y William H. Dietz, "Caloric Imbalance and Public Health Policy" [Desequilibrio de las calorías y la norma de la salud pública], *Journal of the American Medical Association* 282, no. 16, octubre de 1999, pp. 1579-81.

Mokdad, Ali H., Mary K. Serdula, William H. Dietz, Barbara A. Bowman, James S. Marks, y Jeffrey P. Koplan, "The Spread of the Obesity Epidemic in the United States, 1991-1999" [La propagación de la epidemia de la obesidad en los Estados Unidos, 1991-1999], *Journal of the American Medical Association* 282, no. 16, octubre de 1999, pp. 1519-22.

Pierre, Colleen, "Is There Wisdom in Those Wacky Diets" [¿Hay sabiduría en esas dietas locas?], *Prevention* [Prevención] 52, no. 6, junio de 2000, pp. 142-47, 208-11.

Rippe, James M., Suellyn Crossley, y Rhonda Ringer, "Obesity as a Chronic Disease: Modern Medical and Lifestyle Management" [La obesidad como una enfermedad crónica: Administración de la medicina moderna y estilo de vida], *Journal of the American Dietetic Association* [Revista de la asociación dietética americana] 10, supl. 2, octubre de 1998, pp. S9-S15.

Serdula, Mary K., Ali H. Mokdad, David F. Williamson, David F. Galuska, James M. Mendlein, y Gregory W. Heath, "Prevalence of Attempting Weight Loss and Strategies for Controlling

Weight" [Predominio del intento para perder peso y las estrategias para controlar el peso], *Journal of the American Medical Association* 282, no. 14, octubre 1999, pp. 1353-58.
Stein, Joel, "The Low-Carb Diet Craze" [La dieta loca baja de carbohidratos], *Time* 154, no. 18, 1 de noviembre de 1999, pp. 72-79.

DIETA Y NUTRICIÓN

¿Qué es?

¿Por qué hablar de la dieta y la nutrición en un libro de medicina alternativa, si la medicina convencional siempre las reconoce como importantes?

Muchas encuestas que reportan la popularidad de la medicina alternativa incluyen la nutrición como una terapia pertinente, y a veces hasta destacan los suplementos dietéticos como fuente de nutrientes críticos. En nuestra opinión, estos nutrientes se obtienen mejor mediante una dieta saludable y balanceada, aunque hay excepciones, incluidas ciertas enfermedades que requieren que algunas personas tomen suplementos nutritivos específicos.

Con el incremento de la atención en los suplementos dietéticos, surge la preocupación de que algunas personas no tomen en cuenta los buenos hábitos alimenticios, confiando en su lugar en suplementos para satisfacer sus necesidades. Tal vez otros ingieran una dieta saludable, obteniendo todo lo que necesitan, pero agregan suplementos ya que todos los demás parecen consumirlos. O, por ejemplo, nuevos informes de que los antioxidantes en los vegetales tienen beneficios saludables tal vez hagan que algunos se precipiten a comenzar a tomar suplementos dietéticos que contengan esos antioxidantes en lugar de hacer lo que sería más barato y mejor: comer más vegetales.

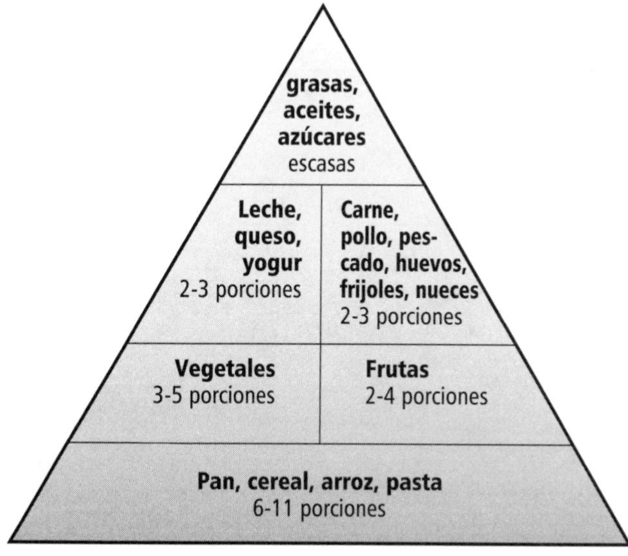

Puesto que los suplementos dietéticos a menudo son irregulares en su calidad, usted estará mejor preparado para asegurarse la nutrición que su cuerpo necesita comiendo una dieta adecuada. Y es más económico que confiar en tales suplementos.

La siguiente información incluye algunos de los principios más importantes que debe recordar a medida que planee y cocine los alimentos. Aquí no nos enfocamos en suplementos dietéticos específicos (véase el capítulo 13, "Remedios herbarios, vitaminas y suplementos dietéticos").

Guía para una dieta saludable

Coma de 50 a 60% de carbohidratos "buenos" o complejos, de 20 a 25% de grasa "buena" y de 20 a 25% de proteínas. Esto debe brindar suficiente energía para las actividades diarias y la variedad de compuestos necesarios para el cuerpo a fin de evitar muchas formas de enfermedades y reemplazar y reparar los tejidos. La "Pirámide Guía de Alimentos", que produce el Departamento de Agricultura de los EE.UU., esta-

IMC	18	19	20	21	22	23	24
Altura	Peso del cuerpo (libras)						
1.50	86	91	96	100	105	110	115
1.62	89	94	99	104	109	114	119
1.65	92	97	102	107	112	118	123
1.67	95	100	106	111	116	122	127
1.70	98	104	109	115	120	126	131
1.73	102	107	113	118	124	130	135
1.76	105	110	116	122	128	134	140
1.79	108	114	120	126	132	138	144
1.82	112	118	124	130	136	142	148
1.85	115	121	127	134	140	146	153
1.88	118	125	131	138	144	151	158
1.91	122	128	135	142	149	155	162
1.93	126	132	139	146	153	160	167
1.96	129	136	143	150	157	165	172
1.99	132	140	147	154	062	169	177
2.02	136	144	151	159	166	174	182
2.05	141	148	155	163	171	179	186
Bajo de peso		Peso saludable					

blece los lineamientos de una dieta saludable y es la más ampliamente reconocida y científicamente apoyada.

Cuánto y cuándo comer puede ser tan importante como lo que come. Si ingiere más calorías de las que usa en actividades diarias, subirá de peso. Este peso extra tendrá efectos negativos en su salud, no importa cuál sea el porcentaje proveniente del pan, las carnes o los vegetales. Calcule cuál es el promedio de su peso "ideal", considerando la altura, el sexo y otros factores importantes. El peso ideal a menudo se basa en la apariencia de modelos delgadas, lo cual no es saludable. La investigación más reciente señala que para determinar el peso ideal de un cuerpo se debe medir el índice de la masa del cuerpo (IMC). Un IMC de 19 a 25 se considera el peso ideal.

Si se basa en su peso actual y el nivel de actividad, calcule cuántas calorías necesita comer cada día para mantener su peso o para pasar gradualmente hacia ese prome-

---

Busque la cantidad correspondiente a su peso en el lado izquierdo y luego ubique, en la línea siguiente, el número más cercano a su peso. El número de arriba de esa columna le da su IMC.

25	26	27	28	29	30	31	32
Peso del cuerpo (libras)							
119	**124**	**129**	**134**	**138**	**143**	**148**	**153**
124	**128**	**133**	**138**	**143**	**148**	**153**	**158**
128	**133**	**138**	**143**	**148**	**153**	**158**	**163**
132	**137**	**143**	**148**	**153**	**158**	**164**	**169**
136	**142**	**147**	**153**	**158**	**164**	**169**	**175**
141	**146**	**152**	**158**	**163**	**169**	**175**	**180**
145	**151**	**157**	**163**	**169**	**174**	**180**	**186**
150	**156**	**162**	**168**	**174**	**180**	**186**	**192**
155	**161**	**167**	**173**	**179**	**186**	**192**	**198**
159	**166**	**172**	**178**	**185**	**191**	**198**	**204**
164	**171**	**177**	**184**	**190**	**197**	**203**	**210**
169	**176**	**182**	**189**	**196**	**203**	**209**	**216**
174	**181**	**188**	**195**	**202**	**209**	**216**	**222**
179	**186**	**193**	**200**	**208**	**215**	**222**	**229**
184	**191**	**199**	**206**	**213**	**221**	**228**	**235**
189	**197**	**204**	**212**	**219**	**227**	**235**	**242**
194	**202**	**210**	**218**	**225**	**233**	**241**	**249**
Sobrepeso					**Obeso**		

dio ideal. Divida el número de calorías que necesita cada día entre las recomendaciones de los grupos de comida. Hay muchos libros de nutrición que son excelentes para ayudarlo con estos cálculos. Uno es *The American Dietetic Association's Complete Food & Nutrition Guide* [La Guía Completa de Nutrición y Alimentos de la Asociación Americana Dietética] de Robert Larson Duyff, Chronimed Publishing, Minneapolis, 1998. Otro es de Frances Sizer y Eleanor Whitney, el cual tiene una lista extensa de contenidos de calorías de muchos alimentos, la octava edición de *Nutrition: Concepts and Controversies* [Nutrición: Conceptos y Controversias], Wadsworth/Thompson Learning, Belmont, California, 2000.

GRUPOS DE ALIMENTOS RECOMENDADOS

Panes, cereales, arroz y pasta

Carbohidratos (azúcares) en los grupos de panes y cereales son alimentos importantes, sencillos y baratos, en lugar de todo el interés actual en perder peso con dietas bajas en carbohidratos (véase Dietas y cómo hacerlas, p. 179ss). Los panes, en particular los elaborados con granos completos molidos con piedra (carbohidratos complejos o "buenos"), eran importantes en el tiempo bíblico y hoy sigue siendo el alimento básico de las tres cuartas partes de la población que vive en el Medio Oriente. Dios cuidó a los israelitas durante 40 años en el desierto con pan hecho del maná (Éxodo 16:4). El pan se hacía de trigo y granos de cebada (2 Samuel 17:28), aunque en ocasiones también se menciona el centeno (Isaías 28:25). La importancia del pan en la dieta hebrea se refleja en la declaración de Jesús: "El pan de Dios es el que baja del cielo y da vida al mundo" (Juan 6:33). Y siguió proclamando: "Yo soy el pan de vida ... El que a mí viene nunca pasará hambre, y el que en mí cree nunca más volverá a tener sed" (Juan 6:35).

El pan es un alimento importante por la cantidad de nutrientes que contiene. Además de carbohidratos, el pan contiene proteínas, vitaminas, minerales y fibras. Los granos también son valiosos por lo que no tienen. Los alimentos hechos con granos tienden a ser relativamente bajos en grasas, lo cual no es el caso de muchos alimentos de proteínas. El pan de grano entero molido con piedra es mucho más nutritivo que los panes (blancos) muy procesados, incluso aunque estos sean enriquecidos, debido a que el proceso elimina los nutrientes y las fibras. La mayoría de las comidas rápidas y otros alimentos parecidos al pan que se producen en las panaderías, como las donas, pasteles y dulces, se deben mantener al mínimo por su gran contenido de grasa "mala" y la gran cantidad de calorías. Estas representan los carbohidratos "malos", como son la mayoría de azúcares simples o "dulces".

Frutas y vegetales

Muchos estudios recientes documentan los extensos beneficios que brinda a la salud comer varias raciones diarias de frutas y vegetales. Pero los productos vegetales también se mencionan en toda la Biblia. Ellos han sido las fuentes primarias de nutrición a través de la mayor parte de la historia humana, y siguen siéndolo para la mayoría de la población mundial. En los tiempos bíblicos, los granos, el vino y el aceite de oliva eran los tres alimentos principales, con el vino y el aceite de oliva procedentes de las frutas (Deuteronomio 7:13; Nehemías 5:11; Oseas 2:8). Los vegetales y las frutas se mencionan comúnmente como parte de la dieta durante los tiempos bíblicos. Algunos de los vegetales que se mencionan incluye lentejas (Génesis 25:34), granos (2 Samuel 17:28), puerros, cebollas y pepinos (Números 11:5). La fruta que se comía incluía higos (Deuteronomio 8:8; Lucas 13:6), manzanas (Proverbios 25:11), melones (Números 11:5), y, desde luego, uvas (Números 6:3; Mateo 7:16).

Los alimentos provenientes de plantas contienen carbohidratos complejos nutritivos ("buenos"), que son ricos en fibras, bajos en grasa y son fuentes saludables de otras sustancias (llamadas *fitoquímicas*), incluidas las vitaminas, antioxidantes y otros productos derivados de ellas. Un artículo de Johanna Lampe en el "Programa de Investigación de la Prevención del Cáncer" resume las numerosas formas en que los beneficios de la fitoquímica promueven la salud. Se ha demostrado que actúan como antioxidantes, estimulando el sistema inmunológico, bajando el colesterol, mejorando muchas hormonas y ayudando a los sistemas a desintoxicar el cuerpo. Aunque en algunos casos sabemos cuál efecto específico tiene tal fitoquímica individual, la mezcla de los compuestos que se encuentra en los alimentos parecen funcionar mejor que los componentes individuales que se toman en forma de suplementos.

Las frutas son una buena merienda y muchas se comen mejor sin pelar, después de lavarlas bien, ya que la piel es rica en fibra. La mayoría de los vegetales se comen mejor crudos, o un poco hervidos, porque cocinarlos bien destruye a muchos de los nutrientes. Sin embargo, algunos vegetales parecen mejorar los beneficios a la salud cuando se cocinan. Los tomates son un ejemplo.

Productos lácteos

Muchos expertos, aunque no todos, consideran que los productos lácteos son una importante fuente primaria de nutrientes y vitaminas, que contienen proteínas, carbohidratos y grasa. El Antiguo Testamento con frecuencia describe a la tierra prometida como "tierra donde abundan la leche y la miel" (Éxodo 3:8). La abundancia de la leche se usaba a menudo como sinónimo de la provisión de Dios (Isaías 55:1; Deuteronomio 32:14; Proverbios 27:27; Isaías 7:22).

El grupo lácteo incluye leche, queso, yogur, crema agria, requesón y muchos otros productos. Los derivados de la leche contienen vitaminas A, C, E, algunas de las vitaminas B y minerales como calcio y magnesio.

Pero la leche de hoy no es necesariamente la misma de la Biblia. La mayoría de la leche actual es homogeneizada y pasteurizada, lo cual ha llevado a debates sobre los beneficios de la leche procesada. El proceso previene la transmisión de muchas infecciones y hace posible reducir el contenido de grasa, pero también puede perjudicar algunos nutrientes. Debido a estas preocupaciones, algunos evitan todos los derivados lácteos, afirmando una prohibición basada en la Biblia (véase Terapias cristianas, p. 119, y la Dieta Aleluya, p. 202). Sin embargo, Abraham y los ángeles comieron requesón (o mantequilla) y tomaron leche (Génesis 18:8), esta se consideraba importante para tener dientes sanos (Génesis 49:12), y los israelitas mantenían la leche disponible para tomar (Jueces 4:19).

Los derivados lácteos pueden contener gran cantidad de grasa, así que, por lo general, los adultos prefieren los productos bajos en grasa o leche desgrasada. Debido a las hormonas y antibióticos que les dan a las vacas en las operaciones comerciales de las lecherías, algunos prefieren los productos lácteos "orgánicos" para evitar exponerse a este tipo de química. Otros usan la leche de chiva o de soya, tratando de obtener los beneficios de la proteína sin los posibles detrimentos de la leche procesada de la vaca.

Carne, aves y pescado

Otro grupo de alimentos recomendados es una gran fuente de proteínas. Varios tipos de carne, aves y pescado contienen grandes cantidades de proteínas y numerosas vitaminas y nutrientes. Las carnes varían según el tipo y proporción de grasas saturadas (o "malas") que contienen. Cortes costosos de biftec contienen cerca de un 20% de grasa saturada, por lo tanto la mitad de algunos tipos de carne molida puede ser grasa. La grasa animal tiende a ser principalmente saturada, la cual no es tan saludable como la grasa no saturada que se encuentra en mayores proporciones en las plantas y pescados. La Biblia parece indicar que la carne solo se comía en ocasiones, excepto por los ricos, que podían comerla regularmente (Génesis 18:6-8; 27:3-4; 1 Samuel 2:13-15). El pescado era una parte importante de la dieta durante la época de Jesús.

Las leyes del Antiguo Testamento eran muy específicas acerca de cuáles carnes eran puras o impuras (Levítico 11; Deuteronomio 14). Estas leyes demuestran que el vegetarianismo no es obligatorio para los cristianos, aunque hay quien escoja tales dietas (véase la Dieta Aleluya, p. 202). Los vegetarianos que evitan la carne y los productos lácteos deben tener cuidado de obtener proteínas suficientes en otra cosa, y suplir sus dietas con ciertos nutrientes y vitaminas, sobre todo la vitamina B_{12} (véase la Dieta Aleluya, p. 202). También se puede obtener suficiente proteína relativamente fácil de los frijoles secos, nueces y proteína de la soya, los cuales son además fuentes de otros nutrientes importantes.

Grasas, aceites y dulces

El punto pequeño de la "Pirámide Guía de Alimentos" representa la importancia de reducir la cantidad de grasas y dulces en la dieta. La Asociación Americana del Corazón recomienda que las grasas no excedan más del 30% de la dieta. Algunos, como Pritikin y Ornish, sugieren que esto sea tan bajo como el 10%. En contraste, la proporción de grasa en la dieta promedio estadounidense aumentó continuamente durante el siglo veinte, llegando hasta un 50%. Para reducir la cantidad de grasa, se deben cambiar los tipos de comidas y la forma de prepararlas. Por ejemplo, los alimentos fritos tienen más grasa que la misma comida que se cocina de otra manera. En lugar de sazonar los alimentos con salsas cremosas o mantequilla, use hierbas y especies. Al cocinar con huevos, no use las yemas. Quite la piel y la grasa de las aves. Además, coma menos.

No todas las grasas son iguales. La hay "buenas" y "malas". Estas últimas son grasas saturadas, hidrogenadas y ácidos transgrasos (ATG). La mayoría de las margarinas, alimentos horneados y comidas rápidas tienen un alto nivel de grasas hidrogenadas y ATG. Las etiquetas de los alimentos indican (bajo ingredientes) si la comida tiene grasas hidrogenadas, pero los ATG no se indican en estas etiquetas que requiere el gobierno.

La grasa "buena" o "saludable" incluye los ácidos grasos omega-9 (que contiene el aceite de oliva) y en los ácidos grasos omega-3 (que contiene los aceites de pescado de agua fría [bacalao, salmón, pez espada, etc.] y virtualmente todos los tipos de nueces). Estas grasas "buenas" parecen tener muchos beneficios saludables y una dieta deficiente en ellas realmente se asocia con algunos resultados pobres de salud. Lo que se llama la "Dieta Mediterránea" es muy baja en grasas "malas" y tiene hasta un 25% de grasas "buenas", especialmente el aceite de oliva. El aceite de oliva más saludable parece ser el "extravirgen primera presión en frío" el cual se puede usar en lugar de la mantequilla (algunos le dicen "mantequilla italiana") y los aliños para ensaladas. Sin embargo, se debe cocinar con el aceite de oliva regular, ya que tiene un punto de humo más alto que los aceite de oliva extravirgen.

Agua

El agua no aparece en la lista de la Pirámide Guía de Alimentos, pero es un componente vital de nuestra dieta. Al nacer, el cuerpo se compone de tres cuartos de agua. Esto disminuye con la edad, pero el agua sigue siendo la sustancia más común en nuestros cuerpos. Necesitamos agua para transportar los nutrientes alrededor del cuerpo y sacar los desperdicios. El agua juega un papel central para regular la temperatura del cuerpo. La mayoría de las reacciones químicas que nos mantienen vivos ocurren en un ambiente líquido. El agua es una de las primeras materias que se requieren para que sucedan algunas reacciones de nuestras células, incluyendo la descomposición de todas los grupos mayores de alimentos.

Para proveerle suficiente agua al cuerpo, la mayoría de los adultos saludables necesitan tomar al día por lo menos 8 a 10 vasos (de 8 onzas o un cuarto de litro). Algunos expertos recomiendan que tomemos aun más agua. Una regla común es tomar su peso en libras, dividirlo a la mitad y tomar ese número de onzas de agua cada día. Una persona que pese 150 libras (68 Kg) debe tomar alrededor de 75 onzas (2.3 litros) de agua al día.

La mayor parte de los Estados Unidos tiene un gran suministro limpio y seguro. En otras partes del mundo, la gente vive o muere dependiendo de si el suministro de agua se mantiene en buenas condiciones. En los tiempos bíblicos, el suministro abundante de agua para tomar era otro recordatorio de la amante provisión de Dios. "Porque el SEÑOR tu Dios te conduce a una tierra buena: tierra de arroyos y de fuentes de agua, con manantiales que fluyen en los valles y en las colinas" (Deuteronomio 8:7; véase también Isaías 41:17-20). Jesús usó la importancia del agua para la vida física como una metáfora para la vida espiritual que ofreció: "En el último día, el más solemne de la fiesta, Jesús se puso de pie y exclamó:

—¡Si alguno tiene sed, que venga a mí y beba! De aquel que cree en mí, como dice la Escritura, brotarán ríos de agua viva.

Con esto se refería al Espíritu que habrían de recibir más tarde los que creyeran en él. Hasta ese momento el Espíritu no había sido dado, porque Jesús no había sido glorificado todavía (Juan 7:37-39; véase también Juan 4:10-14).

El aumento en el expendio de botellas de agua ha hecho que cierto número de departamentos municipales de acueductos inspeccione la calidad de su agua corriente en comparación con la del agua mineral y otras fuentes disponibles a un costo mucho mayor. En la mayoría de los casos, la calidad del agua corriente es mejor, especialmente el agua purificada que usa el proceso de ionización como opuesto al de filtración. En efecto, algunos estudios señalaron que un 50% de las muestras de agua de botella que se inspeccionaron tenían una cantidad excesiva de virus, bacterias u otras impurezas. El agua de una "fuente natural" no garantiza la calidad. Hay algunos puristas en materia de alimentos saludables que afirman que la única agua que se debe tomar es la destilada a vapor. Es cierto que esta es una alternativa segura, pero en la mayoría de las grandes ciudades, el agua destilada es, en nuestra opinión, un gasto innecesario.

El agua está tan a la disposición para la mayoría de nosotros que no nos contentamos con "solo" agua. Nos hemos acostumbrado a las bebidas con gusto, cafeína o azúcar para mantenernos activos. El azúcar es una fuente de calorías innecesarias y la cafeína, un diurético, hace que el cuerpo elimine el líquido. Aunque algunas personas necesitan diuréticos, para la mayoría la cafeína funciona en contra de las necesidades del cuerpo para mantenerse hidratado. La deshidratación nos puede llevar a mucho más que solo sentir sed. Puede causar dolores de cabeza, problemas intestinales y hasta ser un factor de enfermedades mucho más serias. Aprender a aumentar el consumo de agua pura y disminuir el consumo de otras bebidas es una elección saludable.

Cuando nos enfermamos, es especialmente importante tomar mucha agua. Esta es una de las razones por las que verá que tanta gente en el hospital tiene puesta una bolsa de suero. Recuerde también ajustar el agua que toma basándose en su nivel de actividad y el estado del tiempo. Los que hacen ejercicios en la temporada de calor deben tomar de 2 a 4 vasos extras de agua una hora antes de hacer ejercicios, un vaso cada 30 minutos durante los ejercicios (si es práctico), y después 3 vasos por cada libra de peso que perdió durante los ejercicios (eso es mayormente el agua que se pierde por el sudor). Eso es mucha agua, pero se ha demostrado que mejora la ejecución de los ejercicios y también puede resultar en sentirse mejor en términos generales.

Resultado de las investigaciones

Diferentes organizaciones profesionales aceptaron las recomendaciones dietéticas de la Pirámide Guía de Alimentos que se comentó anteriormente. En abril de 2000, el *Journal of the American Medical Association* [La Revista de la Asociación Médica Americana] reportó (✔✔) que las mujeres que comían más de las porciones que se recomiendan tuvieron un nivel más bajo de muerte durante los 3 años del estudio. La encuesta preguntaba a más de 40,000 mujeres (promedio de edad 61) si comían ciertas comidas por lo menos una vez a la semana. Veintitrés de esos alimentos (como manzanas, frijoles secos, pescado asado, cereales de muchas fibras, leche al 2% de grasa) están en la Pirámide Guía de Alimentos. Basado en cuántas comidas recomendadas ingerían al menos una vez por semana, las mujeres estaban divididas en 4 grupos. Cada grupo se componía de casi un cuarto de ellas. Luego de considerar las diferencias por edades y otros factores importantes, el grupo con la calificación más alta (14 a 23 de 23) tenía un 30% más bajo de muerte que el grupo con la calificación más baja (0 a 8), una diferencia estadísticamente importante.

Otros estudios epidemiológicos (✔✔) tuvieron un hallazgo positivo similar. Por ejemplo, las mujeres que diariamente comían alimentos de solo 2 de los grupos de alimentos recomendados tenían un 40% de riesgo más alto de muerte que las que ingerían de 5 grupos de alimentos diferentes. En otro estudio, los hombres con dietas más saludables tenían un 13% más bajo de riesgo de muerte. Estos estudios están algo limitados porque puede ser que haya algo más acerca de las personas que comen de acuerdo a las guías recomendadas que reducen sus riesgos de muerte.

Sin embargo, en un estudio aleatoriado controlado (✔✔✔), la gente que comenzó a comer de acuerdo a estas recomendaciones dietéticas en 8 semanas tenían una presión arterial considerablemente más baja, sin tomar en cuenta si comenzaron con la presión arterial normal o alta. Es claro, comer de acuerdo a la Pirámide Guía de Alimentos puede producir cambios con rapidez que ya sabemos que conducirán a una buena salud.

La mayoría de los hallazgos en las investigaciones positivas provienen de estudios epidemiológicos. Estas grandes encuestas se crearon para medir factores diferentes que puedan dar alguna clave sobre los aspectos de los modos de vida de la gente que hacen un impacto en su salud. Winston Craig, un profesor de nutrición, informó que de los 156 estudios (✔✔) de estos tipos, el 82% descubrió que aumentar el consumo de frutas y vegetales daba una protección significativa a la gente contra una gran variedad de cánceres. Los que comían más frutas y vegetales tenían más o menos la mitad de riesgos de sufrir cáncer, especialmente el del tipo que incluye las células epiteliales que se encuentran en los pulmones, cerviz, estómago y colon. Tipos de efectos similares se hallaron en relación con las enfermedades cardiovasculares. En 1999, un estudio (✔✔) encontró que los hombres y mujeres que comían de 5 a 6 porciones de frutas y vegetales al día tenían 31% de riesgo más bajo de tener embolia comparados con los que comían una sola ración al día.

Los límites de los estudios epidemiológicos recientes llevaron a unos estudios clínicos controlados de los efectos que produce hacer cambios dietéticos. Por desgracia, 2 informaciones de dichas pruebas que aparecieron en la revista *New England Journal of Medicine* [Revista de medicina de Nueva Inglaterra] (**XXXX**) perteneciente a abril de 2000 no produjeron los resultados que los investigadores esperaban. Ambas eran pruebas aleatoriadas controladas de pacientes luego de quitarles unos pólipos del colorrectal, lo cual puede ser la primera señal de cáncer del colon y el recto. A un grupo en cada estudio se le dio consejo intensivo y se le asignó una dieta muy rica en fibras creyendo prevenir los pólipos colorrectales.

Mientras que al grupo de prueba del primer estudio se le asignó la dieta baja en grasa, rica en fibras, al grupo control se le dio un panfleto sobre comidas saludables, pero ningún consejo nutritivo. Ambos grupos se examinaron 4 años más tarde para ver si los pólipos habían recurrido. Y tenían la misma tasa de recurrencia (40%).

En el segundo estudio, a los 2 grupos se les asignó agregar a la dieta diaria 13.5 gramos o 2 gramos de fibra de salvado de trigo. Después de 3 años, las posibilidades de que los pólipos se repitieran eran del 47% en el grupo de muchas fibras (13.5 gramos) y del 51% en el grupo de pocas fibras (2 gramos), lo cual no es una diferencia estadísticamente importante (una oportunidad al azar puede explicar la diferencia). Aunque estos resultados eran desconcertantes, no quiere decir que necesariamente la dieta juega un papel en el desarrollo del cáncer colorrectal. Ambos estudios eran de una duración bastante breve, y estos cánceres pueden demorar muchos años en desarrollarse.

Investigar los efectos de la intervención dietética en la salud es frustrante por su complejidad. Los beneficios notados en un estudio epidemiológico tal vez tengan más que ver con el modo de vivir en general que con cualquier alimento. Mary Serdula, una investigadora médica en el *Center for Disease Control and Prevention* [Centro de prevención y control de enfermedades], ha mostrado que los estudios (✔✔) que demuestran beneficios saludables por comer más frutas y vegetales también encontraron que quienes comen más de estos alimentos tienden a hacer más ejercicios, y quienes comen menos tienden a ejercitarse menos, fuman más y toman mucho.

Muchas personas, a pesar de las noticias respecto a la importancia de la dieta para la salud en general, no siguen las guías dietéticas recomendadas. El profesor Winston Craig revisó una encuesta en la que halló que el estadounidense promedio solo come una ración y media de vegetales al día, y menos de una de frutas. El día que se hizo la encuesta, casi la mitad de la gente dijo que no había comido fruta. Solo alrededor de una tercera parte ingerían las raciones de granos recomendadas, y solo un cuarto consume el número recomendado de productos lácteos.

La investigación moderna confirma el dicho que la sabiduría antigua destacaba: "Una manzana al día mantiene al médico en la lejanía". Sin embargo, a pesar de la vieja sabiduría y las investigaciones modernas, los hábitos alimenticios que no son saludables prueban ser muy difíciles de abandonar.

Advertencias

Recuerde la función adecuada de la dieta y la nutrición. Las evidencias para decir que ciertas dietas curan serias enfermedades, como el cáncer, son débiles e inexistentes. Aunque estamos descubriendo que una dieta saludable y balanceada puede jugar un papel importante para prevenir ciertas enfermedades, eso no quiere decir que una dieta en particular cure alguna enfermedad excepto si se debe a una deficiencia dietética u otro factor en relación con los alimentos.

Un ejemplo relevante de esto último tiene que ver con la leche. Algunas personas, a medida que envejecen, no toleran la leche debido a un tipo en particular de azúcar, llamado "lactosa", que requiere una encima llamada "lactasa" para digerirse. La gente cuyos antepasados provienen del norte y occidente de Europa produce lactasa cuando envejecen y normalmente no tienen problemas con la leche. Sin embargo, personas provenientes de otros orígenes étnicos tienden a producir menos lactasa a medida que envejecen. Como consecuencia, presentan una condición que se llama "intolerancia a la lactosa", que estimula problemas intestinales y dolores cuando consumen leche. Esta condición se puede tratar fácilmente reduciendo o eliminando los productos lácteos de la dieta o tomando suplementos de lactasa. Ahora son ampliamente disponibles (uno se llama Lactaid®) y se toman cuando se consume algún producto lácteo.

La leche puede ser fuente de otros problemas. Es una de las fuentes más comunes de alergias a la comida; el mejor tratamiento es evitar por completo los productos lácteos. Un problema más serio se llama "galactosemia" y ocurre en una pequeña cantidad de recién nacidos. La muestra de sangre que se obtiene al pinchar el pie del bebé demuestra la presencia de esta condición (y otras). Cuando la lactosa se digiere, se produce otro azúcar llamada "galactosa" que se convierte en glucosa antes que el cuerpo la utilice. Si falta la encima para producir esta conversión, la galactosa se almacena en la sangre y puede dañar el cerebro. Un bebé con esta condición tiene que evitar todo tipo de azúcar lactosa.

Si sospecha que alguna enfermedad está relacionada con la comida, busque el consejo de un profesional con especialidad en estudios sobre nutrición. Le advertimos que cualquiera puede denominarse nutricionista. No existen normas aceptadas para preparar o certificar a los nutricionistas. Sin embargo, los dietistas certificados son reconocidos en el ámbito nacional. En la mayoría de los casos se debe consultar a uno de ellos.

Recomendaciones

Una dieta balanceada que satisfaga las recomendaciones de la Pirámide Guía de Alimentos puede ayudar mucho a mantener una buena salud y reducir el riesgo de un número de enfermedades crónicas. Cada vez más, las investigaciones encuentran que podemos llegar a tener importantes mejorías en la salud y bienestar a largo plazo si nos adherimos a estos principios. Muchas personas no pueden transformar su dieta de un solo golpe. Planee dar pequeños pasos, pero constantes, hacia la meta. Las investigaciones demuestran que hasta los pequeños cambios en la dieta llevan a mejorar la salud. Recuerde que el beneficio principal de estos cambios es evitar enfermedades, no curarlas.

Categorías del tratamiento

Terapia convencional

Reducir el riesgo de enfermedades cardiovasculares, cáncer y otras enfermedades crónicas ☺☺☺☺

Terapia complementaria

Reducir el riesgo de muchas otras enfermedades crónicas ☺☺☺

Mejoría del bienestar general ☺☺☺☺

Sin pruebas científicas

Curar enfermedades

Charlatanería o fraude

Ciertas dietas o comidas "milagrosas"

Lecturas sugeridas

Byers, Tim, "Diet, Colorectal Adenomas, and Colorectal Cancer" [Dieta, adenomas colorrectal y cáncer colorrectal], *New England Journal of Medicine*, 342, no. 16, abril de 2000, pp. 1206-7.

Craig, Winston J., "Phytochemicals: Guardians of Our Health" [Fitoquímicas: guardianas de nuestra salud], *Journal of the American Dietetic Association* [Periódico de la Asociación Americana Dietética] 97, supl. 2, 1997, pp. S199-S204.

"Comidas", *Nuevo diccionario bíblico*, Primera ed., Ediciones Certeza, Buenos Aires, Argentina, pp. 268-70.

Jacobson, Michael, *The Word on Health: A Biblical and Medical Overview of How to Care for Your Body and Mind* [La palabra sobre la salud: Un repaso bíblico y médico acerca de cómo cuidar su cuerpo y mente], Moody Press, Chicago, IL, 2000.

Joshipura, Kaumudi J., Alberto Ascherio, JoAnn E. Manson, Meir J. Stampfer, Eric B. Rimm, Frank E. Speizer, Charles H. Hennekens, Donna Spielgelman, y Walter C. Willett, "Fruit and Vegetable Intake in Relation to Risk of Ischecmic Stroke" [La relación entre el consumo de las frutas y los vegetales y la embolia por isquemia], *Journal of the American Medical Association*, 282, no. 13, octubre de 1999, pp. 1233-39.

Kant, Ashima K., Arthur Schatzkin, Barry I. Graubard y Catherine Schairer, "A Prospective Study of Diet Quality and Mortality in Women" [Un estudio prospectivo de la calidad de la dieta y la mortalidad en las mujeres], *Journal of the American Medical Association* 283, no. 16, abril de 2000, pp. 2109-15.

Lampe, Johanna W., "Health Effects of Vegetables and Fruit, Assessing Mechanisms of Action in Human Experimental Studies" [Efectos saludables de los vegetales y frutas, evaluación de mecanismos de acción en estudios experimentales con humanos], *American Journal of Clinical Nutrition* 70, supl. 1999, pp. 475S-90S.

DIETA ALELUYA

¿Qué es?

En 1976, el Rev. George H. Malkmus dejó de comer carne, alimentos procesados y cocinados. A los 42 años de edad se le diagnosticó cáncer del colon, por lo que estaba devastado. Había visto la muerte agonizante que sufrió su mamá, a causa de un cáncer en el colon, mientras recibía quimioterapia convencional y decidió escoger una ruta diferente. Un amigo cristiano le dijo que comiera frutas y vegetales crudos, especialmente mucho jugo de zanahoria, y eso fue lo que hizo. Un año más tarde su cáncer, que era del tamaño de una pelota de béisbol, apenas se podía detectar. Aun más, afirmó que la dieta le bajó el azúcar en la sangre, le quitó las hemorroides, las alergias, los problemas de sinusitis, la alta presión arterial, el cansancio, las espinillas, los resfriados, los malos olores del cuerpo y la caspa. Afirma que no se ha vuelto a enfermar, no ha visitado al médico y ni siquiera ha tomado aspirina. El Rev. Malkmus reporta un cambio notable en su salud. Además, alaba al Señor por todos esos cambios.

Ofrecemos una evaluación detallada de la Dieta Aleluya como ejemplo de los problemas que surgen cuando los cristianos van más allá de alabar a Dios por su recuperación y afirman que su mejoría ocurrió porque descubrieron una nueva "terapia cristiana". El Rev. Malkmus cree que está viviendo de la manera que Dios quiere que la gente viva. Él cree que el plan divino para todos los humanos se encuentra en Génesis 1:29: "También les dijo: 'Yo les doy de la tierra todas las plantas que producen semilla y todos los árboles que dan fruto con semilla: todo esto les servirá de alimento'". E interpreta este versículo como una enseñanza de que Dios diseñó a los humanos para ser vegetarianos y que intoxicamos nuestros cuerpos cuando ingerimos otras comidas. Consideramos que esta enseñanza carece de todo el consejo de la Palabra de Dios. Algunos la llamaron herética.

Malkmus señala que de todos los animales en la tierra, solo los humanos cocinan su comida. Él cree que cocinar destruye el 80% de los nutrientes de las comidas crudas. Cualesquiera preservativos, agentes colorantes, sazones y otros aditivos, según él, nos envenenan. Nos enfermamos y vamos al médico que nos da medicinas que él cree son nada más que toxinas adicionales. Los cristianos, afirma, se vuelven a Dios en oración para que los sane, entonces se preguntan por qué no los cura. El problema, dice Malkmus, no es con Dios, sino con lo que ponemos en nuestros cuerpos.

Una dieta de frutas y vegetales crudos solamente. Malkmus promueve la Dieta Aleluya como su forma para ayudar a todos los cristianos a restaurar su salud. De acuerdo a su plan, necesitamos eliminar todo de nuestra dieta, excepto frutas y vegetales crudos. Malkmus enseña (en páginas informativas que se encuentran en su sitio de Internet) que los nutrientes están en la parte líquida de las frutas y vegetales crudos. Su noticiero del 17 de marzo de 2000, declara: "Igual que la vida de la carne está en la sangre, la vida de la planta está en la sangre (o parte líquida) de ella". Las frutas y vegetales se deben poner en una batidora o máquina de hacer jugo y consumirse pronto después de prepararse. Malkmus recientemente ajustó sus recomendaciones para permitir que se cocinara un 15% de la comida de uno, la razón de esto no es clara, dado sus suposiciones teológicas.

Suplementos. Malkmus recomienda y vende 2 suplementos: Vitamina B_{12} y Barleygreen, un polvo hecho de hierba de cebada *(Hordeum distichon).* El Barleygreen™ se hace de jugo de cebada, se agrega maltodextrin (un carbohidrato), y se seca la mezcla mediante un proceso llamado "deshidratar por congelación". Él afirma que el maltodextrin evita que las encimas del jugo descomponen los ingredientes activos. Por alguna razón, todo este proceso de la cebada no constituye una "comida procesada" que Malkmus denuncia.

Malkmus cree que el polvo verde resultante estimula el sistema inmunológico y reconstruye todos los tejidos del cuerpo. Él recomienda tomar 3 ó 4 cucharadas al día. Reporta acerca de testimonios de muchas personas que dicen tener grandes beneficios médicos en solo pocos días después de tomar el suplemento. El *PDR para medicinas herbarias* no ofrece estudio alguno que apoye el uso medicinal de la cebada, y reporta solo un uso sin probar: que algunas personas declaran que la cebada les calma su sistema digestivo.

Ejercicios. El último aspecto de la Dieta Aleluya es el ejercicio. Malkmus hace ejercicio todos los días durante casi una hora, variando sus actividades entre caminar, correr y emplear máquinas de ejercicios. También recomienda que la gente ingiera mucha agua, pero solo destilada, ya que cree que el agua corriente contiene contaminantes perjudiciales.

Todas estas recomendaciones dietéticas deben acompañarse de una relación viva con Jesucristo. Malkmus es muy claro en cuanto a que la Dieta Aleluya no conecta a nadie con Dios ni hace a nadie más aceptable ante él. En un artículo en su sitio en el Internet titulado "Una entrevista con el Rev. George Malkmus", este declaró: "¡Ahora reconozco y creo que la dieta de vegetales crudos intensificará nuestra conciencia de Dios limpiando el cuerpo (templo) y acercándonos a su creación! ¡Pero no creo que la dieta vegetariana o modo de vivir es la base para nuestra relación o conexión con Dios! ¡Esto solo viene por la fe mediante Jesucristo!"

Afirmaciones

En su boletín del 25 de febrero de 2000, el Rev. Malkmus informó que ya dio conferencias 12 veces durante ese año. "En casi todas las reuniones la gente relató historias sobre cánceres, diabetes, artritis, fibromialgia, alta presión arterial y otros problemas de salud que desaparecieron sencillamente adoptando la Dieta Aleluya. Muchos dijeron que perdieron peso con nuestro programa, entre los cuales hay por lo menos una docena que perdió más de 70 libras". Afirmó que casi todas las enfermedades se pueden prevenir o curar si la gente "cambia las dietas mundanas, procedentes de comidas muertas, a la Dieta de Dios, de comida viva".

Una cosa es afirmar que comer más frutas y vegetales nos hará más saludables o que la gente que come más comidas de animales tiende a tener más de una enfermedad u otra, sin embargo, lo que afirma Malkmus en un artículo de Internet titulado "La dieta original de Dios" va mucho más lejos. "Casi cada problema físico, excepto los accidentes", insiste Malkmus, "es resultado de una dieta y modo de vida impropio ... si cambiáramos a un grado superior de combustible, la comida cruda, por lo general ¡el cuerpo mismo se curaría de cualquier malestar!

La otra alternativa que ofrece Malkmus es igualmente dramática. En otro artículo "El camino de Dios para la salud óptima", declara que él quiere que la gente, sobre todo los cristianos, crean que "¡Verdaderamente, NO TENEMOS QUE ENFERMARNOS! Estas enfermedades y dolencias son autoinfligidas!" (énfasis del original).

Malkmus declara en "La Dieta Aleluya FAQ" que la solución para todos nuestros problemas de salud es simple: deje de comer productos animales y comida cocinada. "Verá que más del 90% de todos los problemas físicos desaparecen en 6 meses o menos".

Resultado de las investigaciones

El Rev. Malkmus en el pasado declaró tener estudios de investigaciones que apoyaban sus afirmaciones médicas. Sin embargo, en su noticiero del 25 de enero de 2001, replicó lo siguiente a una carta de un escritor que había pedido apoyo de las investigaciones hechas en cuanto a la Dieta Aleluya: "Lo que usted está buscando, con todo intento y propósito, ¡no existe! Para mí, esto ha sido una gran frustración a través de los años, que prácticamente no haya una investigación científica para apoyar o desaprobar el vegetarianismo CRUDO".

Malkmus solo ofrece evidencias anecdóticas (✔). Su literatura se enfoca en historias de pacientes satisfechos cuyas cartas cita. Estos testimonios describen cómo, debido a la Dieta Aleluya, la gente se siente librada por completo de dolores crónicos, cómo la mayoría tiene más energía y cómo la gente se cura de enfermedades del corazón, cáncer, esclerosis múltiples y casi todas las dolencias imaginables.

Malkmus también toma las evidencias anecdóticas de la Biblia. Afirma que todos los humanos eran vegetarianos antes del diluvio y vivían un promedio de 912 años sin enfermarse. Inmediatamente después del diluvio, Dios le dijo a Noé: "Todo lo que se mueve y tiene vida, al igual que las verduras, les servirá de alimento. Yo les doy todo esto. Pero no deberán comer carne con su vida, es decir, con su sangre" (Génesis 9:3-4).

Malkmus afirma que los humanos comen por primera vez carne en este punto, y su salud comienza a declinar con rapidez. La vida del hombre se prolongaba de un promedio de 912 años a 100 años al final de Génesis.

Hay un montón de evidencias de que la dieta de un vegetariano puede ser útil para la salud. Una revisión que en 1999 hizo Key de todos los grandes estudios (✔✔) epidemiológicos comparando a los vegetarianos y los no vegetarianos que viven en culturas occidentales, tuvo algunos resultados interesantes. El nivel de muertes por enfermedades de isquemia cardíaca (que incluyen aterosclerosis y angina) era 25% menor entre los vegetarianos de largo término (los que no habían consumido carne o leche durante 5 años por lo menos) que los no vegetarianos. Irónicamente, los que habían sido vegetarianos menos de 5 años tenían un nivel del 20% mayor de muertes debido a ataques de corazón que los no vegetarianos. Una explicación podría ser que se convirtieron en vegetarianos debido a problemas cardiacos. En términos generales, este es un factor importante que favorece el vegetarianismo.

No obstante, esta misma revisión encontró que no había diferencias en los niveles de muerte de los vegetarianos y no vegetarianos por causas de embolias, cáncer en el estómago, colorrectal, en los pulmones, del seno, de la próstata o todas las otras causas combinadas. En general, había un 5% de disminución de los niveles de muertes entre los vegetarianos, debido completamente al nivel más bajo de muerte de enfermedad cardiaca isquémica. La Dieta Aleluya es más estricta que las vegetarianas que se usaron en estos estudios, así que los resultados tal vez sean algo diferentes. Sin embargo, estos son hallazgos tan importantes que contradicen directamente lo que afirma Malkmus: que la Dieta Aleluya eliminará todas las enfermedades.

Evaluación teológica

La pregunta en cuanto a si Dios quiere que la gente sea vegetariana ha vuelto a surgir una y otra vez a través de la historia del cristianismo. Lo primero que se debe señalar es que Génesis 1:29 declara que las plantas se les dieron a los humanos como alimento. No manda que los humanos solo coman frutas y vegetales, ni tampoco prohíbe comer carne. Tal interpretación es tan absurda como que una adolescente diga, después que el padre le da la llave de su primer carro: "Bueno, ¿así que esto quiere decir que no tengo permiso para manejar ningún otro carro, excepto este?"

No nos dice nada en cuanto a cómo Adán y Eva se alimentaron, pero la primera cosa que se nos dice acerca de sus hijos es: "Abel se dedicó a pastorear ovejas, mientras que Caín se dedicó a trabajar la tierra" (Génesis 4:2). Caín sacrificó algo de su cosecha al Señor, mientras que Abel sacrificó las primicias de su rebaño. Los teólogos asumen que cada uno sacrificó a Dios lo que usaban para comer.

Aunque no se nos dice que comieran carne, si la comieron, sus acciones se entienden mejor. Después que Caín mató a Abel, el castigo de Dios incluía: "Cuando cultives la tierra, no te dará sus frutos, y en el mundo serás un fugitivo errante" (Génesis 4:12). Estar errante sin la cosecha le sugiere a muchos teólogos que Caín tendría que alimentarse, por lo menos en parte, de su ganado, de la misma manera que siguen haciendo las tribus nómadas en la actualidad.

Seis generaciones más adelante, Jabal se describe como "el antepasado de los que viven en tiendas de campaña y crían ganado" (Génesis 4:20). Es razonable deducir que estos ganaderos usaran algo de los productos de sus animales como alimento. Y cuando Noé entra al arca, Dios le dice: "De todos los animales puros, lleva siete machos y siete hembras; pero de los impuros, sólo un macho y una hembra" (Génesis 7:2). La distinción entre puros e impuros solo parece tener sentido si unos eran para comer y otros no.

Admitimos que la evidencia de que los humanos comieran carne antes del diluvio no es concluyente, y algunos teólogos creen que los humanos eran vegetarianos antes del diluvio de Noé. Sin embargo, todos los comentarios que hemos revisado muestran que no podemos excluir la posibilidad de que algunos humanos comieran carne.

Después del diluvio, Dios hizo una declaración tan clara como la de Génesis 1 en cuanto a las plantas: "Todos los animales de la tierra sentirán temor y respeto ante ustedes: las aves, las bestias salvajes, los animales que se arrastran por el suelo, y los peces del mar. Todos estarán bajo su dominio. Todo lo que se mueve y tiene vida, al igual que las verduras, les servirá de alimento. Yo les doy todo esto. Pero no deberán comer carne con su vida, es decir, con su sangre" (Génesis 9:2-4).

De nuevo, esto no es un mandamiento para que la gente coma carne, pescado y aves, pero declara que se pueden comer, mientras no se consuma su sangre. Poco después Abraham, el padre de los israelitas, recibió a tres invitados que muchos teólogos creen que eran el Señor y dos ángeles. Según era la costumbre en aquellos días, Abraham y Sara (su esposa) prepararon una comida para honrar a los invitados.

> *Abraham fue rápidamente a la carpa donde estaba Sara, y le dijo:*
>
> *—¡Date prisa! Toma unos veinte kilos de harina fina, amásalos y haz unos panes. Después Abraham fue corriendo adonde estaba el ganado, eligió un ternero bueno y tierno, y se lo dio a su sirviente, quien a toda prisa se puso a prepararlo. Luego les sirvió requesón y leche con el ternero que estaba preparado. Mientras comían, Abraham se quedó de pie junto a ellos, debajo del árbol.*
>
> Génesis 18:6-8

Este grupo de visitantes celestiales comió carne y otros alimentos cocinados, bajándolo todo con leche, un producto animal.

Cuando Isaac, hijo de Abraham, era un viejo, llamó a su hijo Esaú: "Toma, pues, tus armas, tu arco y tus flechas, y ve al campo a cazarme algún animal. Prepárame luego un buen guiso, como a mí me gusta, y tráemelo para que me lo coma. Entonces te bendeciré antes de que muera" (Génesis 27:3-4). Sin dudas morales, Isaac enseguida se comió la carne (Génesis 27:25).

Durante el éxodo de Egipto, los israelitas se quejaron por su comida, así que Dios les dijo: "Han llegado a mis oídos las murmuraciones de los israelitas. Diles que antes de que caiga la noche comerán carne, y que mañana por la mañana se hartarán de pan. Así sabrán que yo soy el SEÑOR su Dios" (Éxodo 16:12). Esa noche, Dios les envió codornices, un pájaro comestible. Más tarde, Moisés recibió instrucciones divinas acerca de cuáles animales se podían comer y cuáles no (véase Levítico 11). Bajo la ley de Dios (el pacto mosaico) los sacrificios de animales y granos eran la comida de los sacerdotes. Se comía la carne en muchas de esas fiestas especiales y días festivos, como durante la Pascua. Dios hasta instruyó a los israelitas cómo cocinar corderos: "No deberán comerla cruda ni hervida, sino asada al fuego, junto con la cabeza, las patas y los intestinos" (Éxodo 12:9; véase también Levítico 6:24-26). Si fue la intención de Dios que los humanos nunca comieran carne, parece extraño que diera dichas instrucciones tan detalladas en un número de lugares diciéndoles a los israelitas cuáles carnes debían o no comer y cómo cocinar la carne.

En los evangelios vemos numerosos ejemplos de personas comiendo alimentos que no procedían de las plantas. En cuanto a Juan el Bautista: "se alimentaba de langostas y miel silvestre" (Mateo 3:4). Jesús no solo comió productos animales, sino que también se los dio a comer a otros (Mateo 15:32-38; Juan 21:12-13). El profeta Isaías predijo acerca del Mesías: "Cuando sepa elegir lo bueno y rechazar lo malo, comerá cuajada con miel" (Isaías 7:15). La cuajada se hace de la leche, y es parecido al yogur o mantequilla.

Comer de animales puros e impuros era controversial durante los primeros años del cristianismo. Los judíos cristianos querían permanecer fieles a sus leyes tradicionales, pero no estaban seguros si a los cristianos gentiles también se les debía pedir que se abstuvieran de comer comidas impuras. Pedro tuvo una visión de una gran sábana. "En ella había toda clase de cuadrúpedos, como también reptiles y aves.

—Levántate, Pedro; mata y come —le dijo una voz" (Hechos 10:12- 13). Muchos de estos animales eran impuros, y cuando Pedro señala esto, se le dijo 3 veces: "Lo que Dios ha purificado, tú no lo llames impuro" (Hechos 10:15).

Pedro explicó que el sueño le mostró que los gentiles no eran inmundos a los ojos de Dios: "Pero Dios me ha hecho ver que a nadie debo llamar impuro o inmundo" (Hechos 10:28; véase además Hechos 10:34; 11:1- 15). Inmediatamente Pedro comenzó a relacionarse con los gentiles y hasta comió con ellos (Gálatas 2:12).

Esta escritura también muestra que Dios quitó la distinción entre animales puros e impuros. Algunos de los fariseos judíos que se convirtieron al cristianismo enseñaron que los gentiles convertidos debían guardar la ley de Moisés. Pedro usó su sueño para argumentar: "Entonces, ¿por qué tratan ahora de provocar a Dios poniendo sobre el cuello de esos discípulos un yugo que ni nosotros ni nuestros antepasados hemos podido soportar?" (Hechos 15:10).

Como resultado de esta discusión, los apóstoles enviaron una carta a los gentiles convertidos en Asia Menor diciendo que ellos sabían que los mensajes enseñándoles a mantener las leyes dietéticas estaban inquietando a los creyentes. La carta de los apóstoles declaraba: "Nos pareció bien al Espíritu Santo y a nosotros no imponerles a ustedes ninguna carga aparte de los siguientes requisitos: abstenerse de lo sacrificado a los ídolos, de sangre, de la carne de animales estrangulados y de la inmoralidad sexual. Bien harán ustedes si evitan estas cosas" (Hechos 15:28-29). Esto hubiera sido la oportunidad perfecta para decirles a los gentiles que no comieran carne, si esa era la enseñanza cristiana, pero al contrario no encontramos prohibición de la carne.

En Romanos 14, Pablo atacó el asunto de comer carne directamente, explicando que las preguntas acerca de la dieta (y en cuál día adorar) eran asuntos de discusión, en otras palabras, no hay una enseñanza clara del Señor, y los cristianos pueden operar en estas áreas según los guíe el Espíritu Santo. Ambos asuntos (las leyes dietéticas autorizadas por los judíos y el día de reposo y adoración) eran de extrema importancia para los judíos practicantes. Pablo, nos parece, enseña que ninguna comida es inmunda en sí para los cristianos. También parece enseñarnos que restringir la dieta como un asunto de fe tal vez sea evidencia de una creencia débil, no profunda. Poner su fe en una dieta y no en Dios sería lo opuesto a la enseñanza de Pablo. Por último, este apóstol enseña que la decisión de uno respecto a la comida se debe mantener en perspectiva. "Porque el reino de Dios no es cuestión de comidas o bebidas sino de justicia, paz y alegría en el Espíritu Santo. El que de esta manera sirve a Cristo, agrada a Dios y es aprobado por sus semejantes" (Romanos 14:17-18).

En otras partes Pablo señala principios similares al responder al ascetismo, donde la gente se niega a disfrutar placeres en la creencia de que esto los hace más aceptables a Dios. Pablo le dice a Timoteo que rechace a los maestros que, entre otras cosas: "No permiten comer ciertos alimentos que Dios ha creado para que los creyentes, conocedores de la verdad, los coman con acción de gracias. Todo lo que Dios ha creado es bueno, y nada es despreciable si se recibe con acción de gracias, porque la palabra de Dios y la oración lo santifican" (1 Timoteo 4:3-5). ¿Estaría Pablo prediciendo maestros como el Rev. Malkmus?

Por doquier, Pablo pide a los cristianos que no se sometan a esos que declaran: "No tomes en tus manos, no pruebes, no toques" (Colosenses 2:21). Él sigue para señalar que "Tienen sin duda apariencia de sabiduría, con su afectada piedad, falsa humildad y severo trato del cuerpo, pero de nada sirven frente a los apetitos de la naturaleza pecaminosa" (Colosenses 2:23).

Vemos esto en las vidas de aquellos en la Biblia que, de acuerdo al Rev. Malkmus, se adhieren a la Dieta Aleluya más estrechamente. Si aceptamos que quienes vivieron antes del diluvio eran estrictamente vegetarianos, eso no les dio ventaja alguna en términos de salud espiritual en general. A pesar de comer solo plantas y vivir cientos de años, se volvieron completamente inicuos. Cada una de sus intenciones eran diabólicas, tanto que "se arrepintió [el Señor] de haber hecho al ser humano en la tierra, y le dolió en el corazón" (Génesis 6:6). Como resultado, decidió juzgar y ejecutar a cada ser humano excepto a Noé y a su familia.

Jesús explicó a sus seguidores que la verdadera justicia no tiene esencialmente que ver con lo que uno se pone en la boca. Enseñó que la comida no nos contamina, aunque el corazón sí. Él dijo: "Lo que contamina a una persona no es lo que entra en la boca sino lo que sale de ella.

Entonces se le acercaron los discípulos y le dijeron:

—¿Sabes que los fariseos se escandalizaron al oír eso?

—Toda planta que mi Padre celestial no haya plantado será arrancada de raíz —les respondió—. Déjenlos; son guías ciegos. Y si un ciego guía a otro ciego, ambos caerán en un hoyo.

—Explícanos la comparación —le pidió Pedro.

—¿También ustedes son todavía tan torpes? —les dijo Jesús—. ¿No se dan cuenta de que todo lo que entra en la boca va al estómago y después se echa en la letrina? Pero lo que sale de la boca viene del corazón y contamina a la persona. Porque del corazón salen los malos pensamientos, los homicidios, los adulterios, la inmoralidad sexual, los robos, los falsos testimonios y las calumnias. Éstas son las cosas que contaminan a la persona, y no el comer sin lavarse las manos" (Mateo 15:11-20; véase también Marcos 7:1-23).

¿Debe la persona hoy, por razones de salud, negarse a comer de los animales que las Escrituras llaman inmundos? Nosotros dos no estamos de acuerdo en esta cuestión. Uno de nosotros (Walt Larimore) cree que todavía es una buena práctica reducir el consumo o evitar estos animales inmundos; el otro (Dónal O'Mathúna) no. Sin embargo, nuestras preferencias en este "asunto cuestionable" son precisamente eso: preferencias. Jamás debemos enseñar ninguna de estas posturas como doctrina. Además, nunca debemos dejar que esta preferencia sea motivo de tropiezo para otros, o peor, causa de división con otros en la iglesia. Jesús mandó a sus discípulos a que "coman lo que les sirvan" (Lucas 10:8). Al enseñar acerca de comer carne y beber vino, Pablo dijo: "Así que la convicción que tengas tú al respecto, manténla como algo entre Dios y tú" (Romanos 14:22).

El problema con el vegetarianismo cristiano no es tanto lo que comen o dejan de comer los creyentes. El problema es que con facilidad eso lleva a la gente a un enfoque externo sobre factores que para la Biblia no son los más importantes en esta vida. Jesús nos mandó: "No se preocupen por su vida, qué comerán o beberán; ni por su cuerpo, cómo se vestirán. ¿No tiene la vida más valor que la comida, y el cuerpo más que la ropa?" (Mateo 6:25).

Es muy fácil convertirse en un fanático a comer la comida perfecta y tomar las bebidas perfectas. En su lugar, debemos buscar "primeramente el reino de Dios y su justicia, y todas estas cosas les serán añadidas" (Mateo 6:33).

Si a Dios le preocupaba tanto que los cristianos fueran vegetarianos, lo habría aclarado muy bien en su palabra. Sin embargo, a través de la Biblia vemos referencias en cuanto a comer carne y productos animales sin condenación alguna (1 Reyes 4:22-23; Nehemías 13:16; Proverbios 27:27; Lucas 15:29). Aunque no estemos completamente seguros de que fuera el Señor quien comió carne al visitar a Abraham, podemos estar seguros que Jesús cocinó y comió pescado y se lo dio a comer a los demás. Al hacer esto, Jesús estaba violando la Dieta Aleluya.

Aunque estuviéramos de acuerdo en que Dios hizo a los humanos para que fueran vegetarianos, y que son más saludables si viven de esa manera, nos parece que el Rev. Malkmus no es constante al aplicar su principio interpretativo. Si volviéramos atrás para ver la narración de Génesis, veremos otras cosas acerca de Adán y Eva.

Vemos que Adán y Eva estaban desnudos hasta que pecaron. ¿Diseñó Dios al ser humano para no usar ropa? ¿Deben los cristianos ser nudistas? Adán y Eva vivían en el jardín, y Adán empleaba su tiempo dándoles nombre a las otras criaturas. ¿Es así como todos los humanos deben emplear su tiempo? ¿Deben todos los cristianos ser campesinos? Lógicamente, el principio interpretativo en el que Malkmus basa sus argumentos es defectuoso.

Lo que el Rev. Malkmus ignora es la clara evidencia bíblica de que Dios no espera que los humanos se adhieran a algo como la Dieta Aleluya. Pablo declara: "Coman de todo lo que se vende en la carnicería, sin preguntar nada por motivos de conciencia" (1 Corintios 10:25). ¡Las Escrituras declaran que los cristianos pueden hasta comer la carne que se sacrificó a los ídolos! En lugar de declarar que los cristianos no deben comer carne, Pablo anima a los corintios: "coman de todo lo que les sirvan" (1 Corintios 10:27).

Advertencias

Las personas que solo consumen plantas para alimentarse deben tener cuidado de no desarrollar deficiencias de ciertos nutrientes. El estudio Hokin y Butler de los ministros Adventistas del Séptimo Día que habían sido vegetarianos durante muchos años descubrió que casi el 75% tenía deficiencias en vitamina B_{12} (llamada "cobalamina"). El único estudio médico publicado en la Dieta Aleluya (por Donaldson, un investigador empleado de Malkmus) halló que alrededor de la mitad de un grupo de 49 personas en su dieta durante 2 a 4 años tenían deficiencia de vitamina B_{12}. Aunque el requisito diario de esta vitamina es muy pequeño (alrededor de 1 a 2 microgramos al día), las plantas no contienen ninguno. Esto motiva la pregunta de por qué Dios querría que las personas fueran vegetarianas si también los creó necesitando una vitamina disponible solo en los alimentos animales.

La deficiencia de vitamina B_{12} puede degenerar en anemia y problemas neurológicos, con síntomas que progresan de entumecimiento y sensación de hormigueo en las manos y pies, inestabilidad, melancolía, lentitud mental, mala memoria, confusión, agitación y depresión hasta ilusiones, alucinaciones y aun sicosis. Las mujeres que están embarazadas o amamantando, y los niños pequeños, son especialmente propensos a desarrollar deficiencias de vitamina B_{12} si comen una dieta puramente vegetariana como la Dieta Aleluya.

Debemos acreditarles, a los autores de la Dieta Aleluya en la Internet, que reconocen el riesgo de la deficiencia de la vitamina B_{12} y recomiendan el uso de suplementos, especialmente tabletas sublinguales, las cuales se venden por Internet. (De acuerdo a nuestros conocimientos, no hay razón médica para tomar vitamina B_{12} en esta forma tan costosa.) Aunque estos suplementos están hechos de la misma forma que las medicinas de la farmacia, el Rev. Malkmus las recomienda y vende a pesar de sus enseñanzas en contra de las medicinas y alimentos procesados.

Los vegetarianos también deben ser diligentes para asegurarse de que obtienen una dieta adecuada que contenga calcio, vitamina D y hierro. Esto es fácil de lograr hoy porque muchos alimentos son fortificados con vitaminas y minerales, pero los que siguen estrictamente la dieta vegetariana Aleluya tal vez no obtengan la cantidad suficiente de estos nutrientes. El Rev. Malkmus dirigió unos temas con relación al calcio y la vitamina D en sus boletines pertenecientes al 28 de septiembre y 5 de octubre de 2000. Él afirma que ya que necesitamos de estos nutrientes, Dios tenía que haberlos proporcionado en comidas de plantas. Y afirma que la creencia de que la leche es esencial por el calcio y la vitamina D es resultado de una conspiración de mercadeo que fomentó la industria de alimentos lácteos. Afirma que los alimentos animales y procesados contienen minerales en forma "tóxica". Aunque estamos de acuerdo en que las plantas tienen muchos minerales y que una dieta vegetariana puede ser saludable, el método del Rev. Malkmus puede amedrentar a la gente en cuanto a varios alimentos nutritivos.

Otro peligro con el método del Rev. Malkmus es la forma en que desacredita y desanima el uso adecuado de productos farmacéuticos y a los médicos, como en un artículo que apareció en Internet titulado: "Medicinas: Asesinas de la humanidad". Estamos dispuestos a admitir que son muchas las medicinas que se usan en los Estados Unidos, y que algunos médicos no practican la buena medicina. Pero el Rev. Malkmus afirma que la enseñanza bíblica sobre los médicos se resume en Marcos 5:25-26: "Había entre la gente una mujer que hacía 12 años padecía de hemorragias. Había sufrido mucho a manos de varios médicos, y se había gastado todo lo que tenía sin que le hubiera servido de nada, pues en vez de mejorar, iba de mal en peor". El Rev. Malkmus sostiene que la medicina convencional está dominada por ideas falsas y motivada por incentivos financieros.

Y va más lejos desacreditando a los farmacéuticos, afirmando que la enseñanza bíblica sobre los remedios se resume en Apocalipsis 18:23. Este pasaje habla acerca del sometimiento de Babilonia, la maldad personificada, de cómo Dios juzgará a Babilonia por el negativismo de su influencia en el mundo: "porque con tus hechicerías engañaste a todas las naciones". La palabra en griego aquí para "hechicerías" es *pharmakeia*. Esta es la palabra de la que proviene farmacia en español.

Esta palabra originalmente significaba una droga (por lo general un veneno). Pero mucho antes que se escribiera el Nuevo Testamento, la palabra *pharmakeia* llegó a significar "material mágico" (a veces incluyendo drogas) la cual se usó para propósitos odiosos (véase el artículo del erudito bíblico Dr. Edwin Yamauchi). La palabra *pharmakeia* y todas las que se relacionen con ella se usan solo 5 veces en la Biblia (Gálatas 5:20; Apocalipsis 9:21; 18:23; 21:8; 22:15). La mejor traducción de estas palabras en todos estos casos es como "hechicería" o "hechicero", como todas las grandes versiones de la Biblia la traducen. Virtualmente todos los teólogos que han publicado sobre este tema indican que no existe una buena razón interpretativa para creer que este versículo denuncia el uso de los agentes medicinales. Otra razón contra esa interpretación es que numerosos pasajes hablan acerca del uso de agentes medicinales disponibles con un enfoque positivo.

> *Desde la planta del pie hasta la coronilla*
> *no les queda nada sano:*
> *todo en ellos es heridas, moretones,*
> *y llagas abiertas,*

que no les han sido curadas ni vendadas,
ni aliviadas con aceite.

Isaías 1:6

Pero de pronto Babilonia cayó hecha pedazos.
¡Giman por ella!
Traigan bálsamo para su dolor;
tal vez pueda ser curada.

Jeremías 51:8; véase también 8:22; 46:11

[El Buen Samaritano] Se acercó, le curó las heridas con vino y aceite, y se las vendó.

Lucas 10:34

¿Está enfermo alguno de ustedes? Haga llamar a los ancianos de la iglesia para que oren por él y lo unjan con aceite en el nombre del Señor.

Santiago 5:14

Nos preocupa que la destitución completa de la medicina convencional y los productos farmacéuticos modernos puedan causar mucho daño. La mayoría de las referencias bíblicas para médicos no dicen nada negativo (Jeremías 8:22; Mateo 9:12; Lucas 4:23) y Lucas, que escribió un evangelio y el libro de los Hechos, era médico (Colosenses 4:14). Aunque de seguro algunos terapeutas modernos pueden causar daño, y todo puede ser exagerado, muchos otros hacen bastante bien. Lo que se necesita es el uso adecuado de terapias eficaces y seguras para esas condiciones para las cuales se indican.

Recomendaciones

Hay numerosas formas en las cuales la gente puede y debiera cambiar la práctica de las dietas comunes (véase Dieta y nutrición, p. 191). Muchas personas se beneficiarían comiendo alimentos más saludables, balanceados y una dieta más natural, con menos comidas procesadas. Pero para hacerlo no es necesario ser vegetariano. Tampoco se requiere dejar de cocinar todas las comidas. El cristianismo debe traer nueva libertad al pueblo de Dios. La vida de Jesús cumplió los ritos y leyes ceremoniales del Antiguo Testamento de manera que ahora los cristianos están libres. “Cristo nos libertó para que vivamos en libertad. Por lo tanto, manténganse firmes y no se sometan nuevamente al yugo de esclavitud” (Gálatas 5:1). La esclavitud que aquí se menciona es a las leyes y dogmas arbitrarios en cuanto a los alimentos y otras prácticas.

Debemos tener precaución sobre cómo ejercemos nuestra libertad. En el contexto de tratar con el consumo de carne, Pablo declara: “‘Todo está permitido’, pero no todo es provechoso. ‘Todo está permitido’, pero no todo es constructivo” (1 Corintios 10:23). Creemos que la Biblia enseña con claridad que los cristianos tienen la libertad de comer carne, pero no de abusar de ella. Debemos comer saludablemente, una dieta balanceada, para que podamos disfrutar una vida saludable, y glorificar a Dios y servir a otros.

Nuestra preocupación principal no es acerca del vegetarianismo. Los cristianos son libres de ser vegetarianos si así lo deciden. Nuestra preocupación es por la forma en que se presenta la Dieta Aleluya como una "dieta divina", dando una escasa evidencia bíblica y usando métodos cuestionables de interpretación. Pablo les dijo a los corintios que cuando alguien hablara en nombre de Dios (como profeta), "los demás examinen con cuidado lo dicho" (1 Corintios 14:29). La Dieta Aleluya y todas las otras de este tipo afirman dar instrucciones dietéticas con el *imprimátur* de Dios. Nos sentimos obligados a estar en desacuerdo teológico y científico.

Como en todas las áreas de la salud, lo que se necesita es un balance. La Dieta Aleluya puede traer algunos beneficios, y quizás lo tendrá para aquellos que antes comían inadecuadamente. En "*God's Way to Ultimate Health* [La manera de Dios para la salud óptima] Malkmus afirma: "¡Todo lo que tenemos que hacer para estar bien es comer y vivir de acuerdo a la manera que Dios quiere!" Con esto quiere decir adherirse a la Dieta Aleluya. Respetuosamente estamos en desacuerdo.

El enfoque para la buena salud en la Dieta Aleluya consiste por completo en las elecciones que hagamos. No obstante las razones por las cuales nos enfermamos son muchas y complicadas, y a menudo no tienen nada que ver con nuestra dieta. No podemos evitar todas las enfermedades.

Estamos de acuerdo con las diez "Señales de Advertencia del Engaño" [*Warning Signs of Deception*] del Dr. Michael Jacobson cuando se trata de planes como la Dieta Aleluya, específicamente, y las terapias alternativas cristianas en general:

1. ¿Se le ha enseñado a la gente que el ideal de Dios para el hombre actual se encuentra solo en Génesis 1:29, esto es, que el hombre debe ser vegetariano? O, ¿que la terapia es "la voluntad de Dios para su iglesia", aunque no se enseña explícitamente en las Escrituras?
2. ¿Cree la gente o siente que no están bíblicamente libres para comer carne, productos animales o aun carne "inmunda"?
3. ¿Cree la gente que ciertas comidas contaminan el cuerpo?
4. ¿Practicar la dieta interfiere con el compañerismo o las relaciones? ¿Se convierte en un factor divisivo entre los miembros de la familia o la congregación?
5. ¿Es la terapia (o dieta) un tema común de conversación, que aun eclipsa el enfoque en Jesús?
6. ¿Se promueve la dieta o la terapia como *la* respuesta a los problemas de la salud de cualquiera?
7. ¿Se le da crédito a la dieta o terapia cuando sucede una curación?
8. ¿Hay un espíritu de crítica hacia los que no usan la dieta o terapia?
9. ¿Existe un espíritu de crítica hacia cualquiera en la profesión médica que no usa o receta la dieta o terapia?
10. ¿Hay alguna otra evidencia que involucre prácticas engañosas?

La Dieta Aleluya ofrece algunos beneficios nutritivos, pero también peligros, físicos y espirituales. Antes de comenzar una dieta semejante, comprenda las limitaciones de una dieta vegetariana y los nutrientes esenciales que no provee, los riesgos que asume. Asegúrese de que su decisión de probar esta dieta se base en su preocupación por la salud, no en la creencia de que Dios quiere que los cristianos sean exclusivamente vegetarianos. No vemos esa enseñanza en la Biblia.

Si usted decide probar la Dieta Aleluya, hágalo con gozo, sabiduría y comprensión. No lo haga dogmáticamente. Y no siga la enseñanza contra la medicina y productos farmacéuticos convencionales.

Categorías del tratamiento

Terapia complementaria

Física ☺

Espiritual ☹☹☹☹

Sin pruebas científicas

Científicamente cuestionable

Charlatanería o fraude

En manos equivocadas

Lecturas sugeridas

Donaldson, Michael S., "Metabolic Vitamin B_{12} Status on a Mostly Raw Vegan Diet with Follow-Up Using Tablets, Nutritional Yeast, or Probiotic Supplements" [Estatus de la vitamina B_{12} metabólica en una dieta vegetariana mayormente de vegetales crudos profundizada usando tabletas, levadura nutritiva o suplementos probióticos], *Annals of Nutrition and Metabolism* [Anales de nutrición y metabolismo] 44, no. 5-6, diciembre de 2000, pp. 229-34.

Hokin, Bevan D. y Terry Butler, "Cyanocobalamin (Vitamina B-12) Status in Seventh-Day Adventist Ministers in Australia" [Estado de la cianocobalamina (vitamina B-12) entre ministros Adventistas del Séptimo Día], *American Journal of Clinical Nutrition* 70, supl. 3, diciembre de 1999, pp. 576S-578S.

Jacobson, Michael, *The Word on Health: A Biblical and Medical Overview of How to Care for Your Body* [La Palabra acerca de la salud: Un repaso médico y bíblico acerca del cuidado del cuerpo], Moody Press, Chicago, 2000.

Key, Timothy J., Gary E. Fraser, Margaret Thorogood, Paul N. Appleby, Valerie Beral, Gilliam Reeves, Michael L. Burr, Jenny Chang-Claude, Rainer Frenzel-Beyne, Jan W. Kuzma, Jim Mann, y Klim McPherson, "Mortality in Vegetarians and Nonvegetarians: Detailed Findings from a Collaborative Analysis of 5 Prospective Studies" [Mortalidad entre vegetarianos y no vegetarianos: Hallazgos detallados de un análisis colaborador de cinco estudios con vistas al futuro], *American Journal of Clinical Nutrition* 70, supl. 3, diciembre de 1999, pp. 516S-524S.

Malkmus, George H., *Why Christians Get Sick* [Por qué los cristianos se enferman], Treasure House, Shippensburg, PA, 1995, sitio de internet: *www.hacres.com,* consultado el 23 de marzo de 2001.

Willett, Walter C., "Convergence of Philosophy and Science: The Third International Congress on Vegetarian Nutrition" [Convergencia de la filosofía y la ciencia: El Tercer congreso internacional de la nutrición vegetariana], *American Journal of Clinical Nutrition* 70, supl. 3, diciembre de 1999, pp. 434S-438S.

Yamauchi, Edwin M., "Magic in the Biblical World" [La magia en el mundo bíblico], *Tyndale Bulletin* 34, 1983 pp. 169-200.

DIETA TERAPÉUTICA GERSON

¿Qué es?

El Dr. Max Gerson era un alemán que ejercía la medicina durante la Segunda Guerra Mundial, cuando dejó de ponerse atención a las investigaciones médicas y farmacéuticas de rutina. Su enfoque era la nutrición, un interés que había desarrollado cuando sufría de migraña. Él descubrió que podía manipular su dieta para aliviar o eliminar sus dolores de cabeza, un concepto todavía en práctica ahora que sabemos el papel de la serotonina en la migraña.

Luego vino una dieta especial para los que padecían tuberculosis y por último una para los pacientes de cáncer. Huyó de los nazis, llegó a los Estados Unidos y publicó su investigación en inglés en 1945. Sin embargo, la comunidad médica convencional rechazó sus ideas, así que se mudó a México para fundar la Clínica Gerson. Un paciente con cáncer o tenía que viajar a México o asistir a una serie de seminarios que él y sus empleados daban rutinariamente en los Estados Unidos. Lo último fue el resultado de su firme creencia de que había encontrado la respuesta para los pacientes de cáncer mediante una dieta. Estaba convencido de poder salvar vidas que de otra forma se perderían.

La dieta de Gerson realmente es la más vieja de un grupo de tratamientos alternativos llamados terapias metabólicas, a muchas de las cuales se les dio el nombre de su creador: Kelley, Manner, Contreras y González. Los macrobióticos incluyen muchos métodos similares, pero se basan en la filosofía de la medicina china tradicional.

La dieta de Gerson surgió de su creencia de que los cambios en patrones dietéticos eran la causa principal del cáncer a medida que los países se desarrollaban más y se hacían más afluentes. La gente, creía él, se autoenvenenaban simultáneamente con las químicas encontradas en alimentos cultivados con pesticidas y fertilizantes artificiales, y se privaban de nutrientes y vitaminas vitales usando comida procesada y pobremente preparada.

La dieta de Gerson hace que el paciente use jugos que se hacen presionando vegetales frescos cultivados orgánicamente. Hasta 1989, el jugo de hígado crudo también se usaba, pero este concepto se abandonó después que se supo que un número de pacientes sufría serias reacciones adversas a las contaminaciones en el jugo.

Cada día se consumen alrededor de 20 libras de frutas y vegetales tomando cada hora un vaso de jugo fresco. Los suplementos se agregan para ayudar la digestión o reponer las vitaminas. El aceite Castor se toma para limpiar el sistema, así como los enemas de café que se cree que alivian el dolor del cáncer. La rutina del enema de café comienza con una limpieza ritual intensa que requiere usarse cada 4 horas. Además, se recomienda mucho la consejería, terapia de grupo y apoyo familiar.

Afirmaciones

La declaración más común de la dieta de Gerson es que cura el cáncer, pero también se dice que sana muchas otras enfermedades, y que da más vigor y vitalidad a quienes son saludables.

Resultado de las investigaciones

La medicina convencional permanece incrédula ante las declaraciones de que la dieta de Gerson realmente cura el cáncer. No hay dudas de que un cambio en la dieta puede ayudar a mucha gente a sentirse mejor (✔✔✔✔), y se ha mostrado que la dieta es un factor importante para *prevenir* el cáncer (✔✔). Pero *curarlo* mediante cambios en la dieta es otra cosa.

La evidencia principal para esta dieta se publicó en un libro en el que Max Gerson detalló 50 de sus mejores casos. Esta información anecdótica (✔) del médico que desarrolló el concepto sigue siendo la forma más común de evidencias citadas en favor de la dieta. Sin embargo, dichas historias personales son las maneras menos confiables como evidencias de una terapia debido a todos los demás factores que pueden causar una mejoría, especialmente con una enfermedad como el cáncer.

En 1995, Gar Hildenbrand, sus colegas del Centro de Investigación Gerson y un estadista, publicaron un estudio más científico (✔✔) acerca del melanoma, un tipo de cáncer de la piel. Encontraron que los pacientes de melanoma tuvieron un mejor nivel de supervivencia al usar la dieta de Gerson que los que recibieron las terapias convencionales. Las críticas al estudio llegaron de inmediato porque no fue aleatorio, pruebas controladas que otros podían duplicar. Por el contrario, los investigadores tomaron las tablas de todos los pacientes de la Clínica Gerson con melanomas para investigar cómo habían progresado después del tratamiento. Aproximadamente el 25% de esos pacientes se mudaron de sus últimas direcciones conocidas y no se pudieron entrevistar, así que quedaron fuera de los análisis. Es posible que los pacientes que no pudieron encontrar no tuvieran éxito con la dieta, cambiaron de dirección porque su salud se deterioró o incluso debido a que murieron. Estas omisiones podrían distorsionar considerablemente los resultados en favor de la terapia.

Incluso con la información que se obtuvo de los investigadores, no es posible determinar si la dieta fue útil o no. Estos investigadores reconocieron que los pacientes usaron muchas otras terapias alternativas y convencionales, incluidas terapias mente-cuerpo, remedios herbarios, homeopatía y cirugía convencional. También admitieron que estando en la Clínica Gerson, los pacientes recibieron intervenciones sicológicas y apoyo de la familia y lograron una sensación de control por dominar la dieta. Cualquier mejoría que se produjera puede haber tenido tanta relación con estos factores como con la dieta. Los investigadores declaran en su informe: "Nosotros no presentamos estos casos como evidencia de que aquí hay una 'cura' para el cáncer, sino de que algunos pacientes pueden ponerse bien". No obstante, muchos afirman que la dieta de Gerson es una cura para el cáncer, aunque esto no tiene el apoyo de la evidencia.

Advertencias

Los pacientes que por causa del cáncer ya se debilitaron, y posiblemente por las terapias convencionales, deben tener muchas precauciones respecto a comenzar los cambios drásticos que incluye la dieta de Gerson. Los pacientes a menudo sufren diarrea, vómitos y llagas en la piel. El uso frecuente de los enemas puede causar deshidratación y daños en el colon, dando por resultado una severa constipación. La dieta, combinada con enemas, puede producir deshidratación y desequilibrio electrolítico, que causa problemas serios. Adherirse a la dieta es una molestia y consume tiempo, y puede ser muy costoso, especialmente si se hace como un paciente interno de una de las clínicas especializadas.

Recomendaciones

Muy poca evidencia apoya las declaraciones de que la dieta de Gerson o cualquiera de las otras para el cáncer que se mencionaron puedan curarlo. La Sociedad Americana del Cáncer advierte a la gente con cáncer para que no pruebe este tipo de dietas, especialmente si lo usan en vez de las terapias convencionales conocidas por ser eficaces.

Categorías del tratamiento

Terapia complementaria

Por sus componentes sicológicos y relacionales tanto como por el factor que motiva los hábitos dietéticos, los cuales deben ser más saludables que los anteriores ☺☺☺

Sin pruebas científicas

Como una cura para el cáncer ☹☹☹

Científicamente cuestionable

Charlatanería o fraude

En manos de algunos practicantes

Lecturas sugeridas

Cassileth, Barrie, "Metabolic Therapies" [Terapias metabólicas], *The Alternative Medicine Handbook*, W.W. Norton, New York, 1998, pp. 186-89.

Gerson, Max, *A Cancer Therapy: Results of Fifty Cases and the Cure of Advanced Cancer by Diet Therapy* [Una terapia para el cáncer: Resultados de cincuenta casos y la cura del cáncer avanzado por la terapia de la dieta], 5ª ed., Gerson Institute, Bonita, CA, 1990.

Hildenbrand, G.L. Gar, L. Christeene Hildenbrand, Karen Bradford, y Shirley W. Cavin, "Five-Year Survival Rates of Melanoma Patients Treated by Diet Therapy After the Manner of Gerson" [Tasa de supervivencia de cinco años de pacientes de melanoma tratados con la terapia de dieta siguiendo la práctica de Gerson], *Alternative Therapies in Health and Medicine* 1, no. 4, septiembre de 1995, pp. 29-37.

HIPNOSIS

¿Qué es?

Algunos ven la hipnosis (que antes llamaban "hipnotismo") como el hijo ilegítimo tanto de la medicina como de la sicología. Los adolescentes que se desarrollaron en la década de 1950 descubrían anuncios en la parte de atrás de los libros de muñequitos donde por 10 centavos hasta 25 centavos se podía comprar un panfleto que les enseñaba cómo "controlar las mentes de los demás" usando el "hipnotismo". A principios de la década de 1930, el Dr. George Estabrooks, presidente del Departamento de Sicología en la Universidad Colgate, creía firmemente que la hipnosis se podía usar para crear un agente doble o un asesino secreto, o para interrogar a alguien. A pesar de este aparente potencial siniestro, muchos expertos creyeron que solo 1 de 5 individuos era buen sujeto para la hipnosis sin considerar cómo se usara.

Es difícil comprender cabalmente lo que constituye la hipnosis. Se usan métodos diferentes para "inducir" a la hipnosis, y existen algunos desacuerdos entre los expertos acerca de cómo verificar que alguien está en un trance hipnótico en oposición a otro estado similar de conciencia alterada.

Muchos de los efectos de la hipnosis se pueden obtener sin ella, motivo por el cual algunos se preguntan si realmente existe un estado único de hipnosis. También existe el desacuerdo sobre si la hipnosis es apropiada para los cristianos. Hay creyentes hipnoterapeutas y los hay también que se oponen con vehemencia a dicha práctica. En lo que casi todos concuerdan es en que la hipnosis es un método de inducir, lo que comúnmente se llama un "estado alterado de la conciencia" (EAC), en el que la mente no está bajo el control normal de las facultades o conciencia lógicas. Soñar despierto, desconectarse y hasta incluso dormirse, también se consideran distintas clases de conciencia alterada. Usted está leyendo y se encuentra divagando de un estado de completa conciencia a una semiinconciencia. Usted hasta pasa una página y se da cuenta que no tiene ni idea de lo que acaba de leer. Sin embargo, estaba despierto, leyendo, en un estado alterado de conciencia.

Cuando la gente está anestesiada, bajo la influencia de drogas o alcohol, o dedicada a varias experiencias místicas están en otra forma de un EAC. Tal vez la experiencia más común de este tipo que la mayoría de nosotros conocemos es cuando pensamos profundamente acerca de algún problema mientras conducimos un auto o damos una larga caminata. De momento nos vemos a la salida de la carretera, a varios kilómetros de nuestra oficina, sin siquiera recordar cómo llegamos hasta ahí. O nos damos cuenta que le hemos dado la vuelta a todo el parque caminando y no recordamos nada de lo que acabamos de hacer. En ambos casos, estábamos haciendo bien las cosas. Manejamos y caminamos con seguridad, sin dañar a otros ni a nosotros, sin embargo, nuestra conciencia estaba en lo que pensábamos, el problema que estábamos tratando de resolver. Eso, también, es una forma de EAC.

Estas experiencias EAC se pueden verificar objetivamente midiendo los cambios en el patrón de nuestra respiración, temperatura del cuerpo y reacción a los estímulos, y mediante la electroencefalografía (EEG [por sus siglas en inglés], que mide la actividad eléctrica del cerebro). Se puede cambiar la conducta, y la persona reaccionará diferente a los estímulos externos. El estudiante que está en clase, "concentrado en otro mundo", no oye la voz del maestro, aunque continúe tan alta y clara como antes.

La hipnosis es otra forma de EAC, aunque es difícil de definir. Algunos expertos dicen que la gente en trance hipnótico está alerta y "en control" mientras que otros creen que no están completamente alertas, aunque tampoco dormidas. En lugar de dar una definición de la hipnosis en una oración, John Court, un consejero y educador cristiano que emplea hipnosis, describe los rasgos característicos de EAC en general, y la hipnosis en particular.

Court explica que tener el enfoque de la atención de una persona y filtrar la distracción externa puede inducir a la hipnosis, o a un estado hipnótico o trance. En este caso la repetición ayuda, por ejemplo, el toque rítmico de los tambores que se usaban en las ceremonias religiosas, o un terapeuta que les pide a los clientes que cuenten de mayor a menor. Según se estrecha el enfoque, el pensar del hemisferio cerebral izquierdo (el cual es lógico y racional) se hace menos dominante, y se facilita el pensamiento en el derecho. Esto puede dejar a la persona sujeta a las imágenes y la visualización, lo que por lo general se usa durante la hipnosis. Los terapeutas a menudo piden a la gente que se vean en una escena relajante, como acostada en una playa agradable y tibia.

Durante el trance hipnótico, la gente es más pasiva que activa. Espera y escucha las cosas que sucederán, en lugar de pensar activamente en hacer algo. Son muy receptivas a las sugerencias, a las ideas (y, posiblemente, a la persuasión) de los demás.

Y aquí es donde descansan las bases para los usos y preocupaciones de la hipnosis. Un terapeuta puede decirle a alguien durante la hipnosis que su brazo está dormido e insensible, así que no siente dolor mientras el médico le hace una cirugía menor en el brazo. Un sicólogo puede usar la hipnosis para ayudar a los pacientes a comentar algunos recuerdos dolorosos que conscientemente ni siquiera quieren recordar. O un hipnotizador de la farándula pudiera pedirle a alguien que está hipnotizado que actúe como un perro, y la persona comienza a correr alrededor del escenario ladrando.

Hasta los que practican la hipnosis concuerdan en que esta solo se debe practicar cuando hay una relación muy confiable. Court reconoce: "Estar en un alto estado de sugestión es arriesgarse ante cualquier persona sin escrúpulos que pudiera sacar provecho a la situación". Durante la hipnosis, la persona está bajo una gran presión para reaccionar a las expectativas del terapeuta. Cuando se usa la hipnosis para examinar los recuerdos pasados, Court escribe: "El hipnotizador puede encontrar lo que se ha estado buscando, ya sea real o no".

Las alegaciones de niños abusados basándose en recuerdos recuperados durante la hipnosis han sido muy controversiales. Hasta surgen más controversias, tanto en círculos cristianos como en los no cristianos, cuando se dice que los recuerdos vienen de la vida pasada, y hasta se usan como evidencia de la reencarnación. Debido a lo abiertas que llegan a convertirse las sugerencias de los demás, nunca debe participar a la ligera en la hipnosis.

Una definición útil de la hipnosis se encuentra en una publicación cristiana, *Baker Encyclopedia of Psychology* [Enciclopedia Baker de Sicología]: "La hipnosis lógicamente no es un poder o fuerza que uno posee para controlar a otro. Al contrario, parece involucrar un cambio en la concentración, ejecutado en una manera pasiva (como ocurre al soñar despierto o estar durmiendo), dando por resultado un estado de conciencia distinguiblemente diferente del estado de alerta o del sueño ordinario. Se caracteriza por estrechar la atención, disminuir el juicio racional y aumentar la reacción ante la sugerencia. Parece brindar un acceso más claro para el funcionamiento de la mente, permitiendo la comprensión de lo que es subconsciente o desasociado". Así que, aunque la hipnosis es inducida en formas similares a como nos quedamos dormidos, el estado que da por resultado es muy diferente al sueño. Durante la hipnosis la gente tiene un gran "acceso" a la mente subconsciente, pero menos control de su mente consciente.

Historia de la hipnosis

La hipnosis se ha practicado durante siglos en el oriente lejano, pero en occidente, Franz Antonio Mesmer (1734-1815), un médico austriaco, fue el primer propulsor prominente de ella. Originalmente usaba imanes para curar, creyendo que con eso ayudaba a la corriente del "magnetismo animal", un fluido que creía que todas las personas tenían. Más adelante dejó el uso de los imanes y sus pacientes creían curarse por el "mesmerismo".

El mesmerismo perdió su reputación, y por consecuencia la hipnosis ganó algunos seguidores. Jean-Martin Charcot (1835-1893) la usó para explorar y aliviar la histeria en los pacientes. Enseñó hipnosis a sus estudiantes, entre quienes estaba Sigmund Freud, que la utilizó para explorar recuerdos escondidos, aunque luego la dejó de usar sustituyéndola por lo que llegaría a conocerse como el sicoanálisis.

El médico británico James Braid (1795-1860) inventó el término "hipnotismo" (que luego se cambió por "hipnosis") y notó que por lo general la gente no recordaba qué había pasado durante la hipnosis. Un cirujano británico, James Esdaile, usó la hipnosis como un anestésico durante las cirugías. Parecía estar a punto de descubrir una cantidad de aplicaciones, pero se desvaneció con rapidez luego que los métodos del sicoanálisis de Freud la reemplazaron como una herramienta sicológica, y se comenzó a disponer de drogas para inducir la anestesia.

Al mismo tiempo, la forma de hipnosis de Mesmer aumentó en popularidad entre un número de nuevos grupos espirituales, especialmente en los Estados Unidos. El mesmerismo se veía como una forma de llevar a la gente a la "armonía" con fuerzas espirituales invisibles. Además se percibía como una técnica útil para ayudar a la gente a desarrollar habilidades de clarividentes. Phineas Quimby (1802-1866) usó el mesmerismo, y sus resultados lo llevaron a creer que todas las enfermedades eran ilusorias. Su sistema se desarrolló en el movimiento del Nuevo Pensamiento que recogió Mary Baker Eddy, que una vez recibió tratamiento de Mesmer y se convirtió en parte de la Ciencia Cristiana (aunque Court notó que más tarde Eddy rechazó la hipnosis).

Todas estas asociaciones con religiones o movimientos espirituales no ortodoxos, motivaron sospechas entre muchos cristianos. Más recientemente, el movimiento de la Nueva Era adoptó la hipnosis como una técnica importante para la iluminación espiritual. Acoplado con el entretenimiento, aunque además es un poco temeroso, las escenas de estados hipnóticos motivando a la gente a hacer todo tipo de cosas extrañas y poco características, ha permitido que algunos cristianos no vean nada más que peligro en la hipnosis. Algunos hasta afirman que la lista de prácticas ocultas prohibidas en Deuteronomio 18:10-11 incluye la hipnosis, cuando se refiere a "hacer conjuros".

A la luz de estas preocupaciones, quienes estén considerando la hipnosis deben observar los elementos científicos y teológicos. Algunos tal vez concluyan que la hipnosis se puede aceptar. Otros tal vez crean que se debe rechazar. Nuestra respuesta es más complicada. Luego de un examen cuidadoso de todos los lados del argumento, nuestra conclusión es que "¡Depende!"

Afirmaciones

Las declaraciones acerca de la hipnosis se pueden dividir en 4 grupos de acuerdo a la meta principal de su uso: entretenimiento, condiciones médicas, consejería, o para el desarrollo espiritual y experimental.

Entretenimiento: La hipnosis en el escenario consiste en artistas haciendo que la gente haga cosas que normalmente no harían, todo para el beneficio de hacer que la audiencia se ría un poco. El verdadero hipnotismo, aunque se practique como puro entretenimiento, demuestra su verdadero poder.

Los hipnotizadores de la farándula tienen muchas habilidades para reconocer quién de la audiencia es más dado a entrar en el trance hipnótico. Se sabe muy bien que entre cualquier grupo de 100 personas, 10 se dejarán hipnotizar con facilidad, 10 serán muy difíciles de hipnotizar y el resto pertenece a cualquier lugar en el centro. Sin embargo, la hipnosis del escenario puede ser fraudulenta o ilusoria. John Court cita de un manual de preparación para hipnotizadores artísticos que admiten que: "La experiencia ha demostrado a través de los años que el espectáculo del hipnotismo tiene que ser fingido, por lo menos parcialmente, para mantener el interés de la audiencia y tener éxito como entretenimiento ... Quienes actualmente tienen éxito entreteniendo con el hipnotismo no están en realidad interesados en si los participantes están verdaderamente hipnotizados o no, la función básica de ellos es entretener. La persona está interesada en mostrar su habilidad para engañar a los participantes en una aparente actuación que parece ser hipnotismo".

Estos espectáculos y "juegos" de fiestas demuestran lo receptiva que puede estar la gente a las sugestiones del hipnotismo durante un trance. Ellos muestran la dramática influencia que un hipnotizador puede ejercer en la conducta de la persona. Muestran el poder y el peligro de involucrarse ingenuamente en la hipnosis.

Condiciones médicas: En medicina la hipnoterapia se usa principalmente para aliviar o prevenir el dolor y para anestesiar, cambiando la atención del dolor. Este uso se ha hecho tan común que algunas escuelas de medicina requieren que todos los estudiantes aprendan la práctica y uso durante la cirugía menor y durante un parto.

Consejería: El uso sicológico de la hipnoterapia es ayudar a la gente a encarar la fobia y hábitos no deseados, para descubrir recuerdos reprimidos, tratar condiciones disociactivas y mejorar el desempeño de los deportes o actuaciones artísticas. La hipnosis también se ha usado abusivamente, de acuerdo a John Court, como un procedimiento de "lavado de cerebro".

Espiritual: El área final de interés en la hipnosis es como una práctica espiritual o religiosa. Los que favorecen la hipnosis, incluyendo a los hipnoterapeutas cristianos, señalan las similitudes entre el trance hipnótico y las muchas prácticas y experiencias religiosas. Los servicios de adoración a menudo incluyen la repetición, el canto o música rítmica, enfoque de la atención en un altar o púlpito, imágenes visuales y verbales y olores distintivos. La gente informa de cierta receptividad a las palabras de un sermón o canción, y a menudo siente una presencia espiritual. La Biblia, por ejemplo, narra de personas de fe que tuvieron visiones (Daniel, Pedro y muchos de los profetas) que a veces se registran como trances, como el caso de Pedro: "Yo estaba orando en la ciudad de Jope y tuve en éxtasis una visión. Vi que del cielo descendía algo parecido a una gran sábana que, suspendida por las cuatro puntas, bajaba hasta donde yo estaba" (Hechos 11:5; 10:11; 22:17).

Los hipnoterapeutas cristianos ven el trance hipnótico como una forma legítima y natural para que cualquiera logre un gran sentido de la trascendencia y sea más abierto al encuentro espiritual. La Enciclopedia de Sicología Baker lo dice de esta forma: "El valor de la hipnosis es que provee un medio para lograr un estado especial en el cual la persona puede ir más alla de los lazos del pensamiento racional normal para afectar tanto los procesos mentales como físicos ... Dicha experiencia utiliza los recursos espirituales e inconscientes del individuo y también la parte de la siquis que está abierta a la influencia de Dios y el cosmos".

Resultado de las investigaciones

Durante más de 30 años se han venido realizando estudios de la hipnosis para lidiar con el dolor. Una revisión de esto en el *Textbook of Pain* [Libro de texto del dolor] encontró que la percepción del dolor disminuye y la tolerancia al dolor mejora durante la hipnosis. Muchas de las primeras investigaciones en esta área no se controlaban eficientemente. Encontramos 11 estudios controlados (✔✔✔✔) sobre el dolor de cabeza, los cuales mostraron mejoría a corto plazo en intensidad y frecuencia.

El estudio más reciente (✔✔✔✔) encontró que la analgesia similar a la hipnosis ocurrió usando varias técnicas de relajación o enseñando a los pacientes a enfocarse en otra cosa que su dolor. Nosotros también examinamos 6 estudios (✔✔✔✔) acerca de los dolores durante el parto. Todos informaron menos dolor en las mujeres que recibieron hipnosis, aunque ningún estudio comparó la hipnosis con una técnica de relajación ni hipnótica como se hizo en los estudios de los dolores de cabeza.

La hipnosis también se ha estudiado para el alivio del dolor agudo en el trabajo dental, cirugía y cuidados de quemaduras. Seis estudios controlados examinaron el efecto de la hipnosis en dolores después de la cirugía. Tres (✔✔✔✔) encontraron la hipnosis mejor que ningún tratamiento, uno (✘✘✘) no halló diferencia alguna, uno (✘✘✘) encontró la anestesia local mejor que la hipnosis, y uno (✘✘✘) no vio diferencia entre la hipnosis y la técnica de relajación no hipnótica. Tres estudios (✔✔✔✔) con pacientes que sufrían quemaduras hallaron que para el dolor, la hipnosis producía mejor alivio que no tener ningún tratamiento, pero ninguno de estos incluyó un grupo de relajación no hipnótico.

Un prolongado estudio de este tipo (✔✔✔) se reportó en abril de 2000 en la revista británica *Lancet*. Más de 200 pacientes se dividieron en 3 grupos, uno recibió tratamiento normal, otro recibió hipnosis y el tercero recibió una atención extra de alguien que aseguró que durante la cirugía nadie diría nada negativo. Todos los pacientes podían tomar tantos medicamentos como necesitaran para el dolor. Alrededor de la mitad de los pacientes en los grupos de atención extra y los de la hipnosis no necesitaron medicamento para el dolor, y los que lo necesitaron usaron la mitad de la cantidad que utilizó el grupo sin tratamiento. Los que recibieron hipnosis también dijeron que su dolor no empeoró, no tenían problemas de presión arterial, y sus cirugías terminaron 17 minutos más temprano. El ahorro de tiempo se pensó que se debía a las pocas complicaciones. Sin embargo, este estudio no compara la hipnosis con un grupo relajado sin hipnosis para determinar si los beneficios se debían específicamente a la hipnosis o solo a una reacción de relajación normal.

La hipnosis también se ha empleado para aliviar dolores crónicos, especialmente con los que sufren de cáncer. De nuevo, la mayoría de la investigación ha sido incontrolable (✔✔). En los pocos estudios controlados (✔✔✔✔), la hipnosis produjo un alivio más significativo que el grupo de control que no recibió el tratamiento. Sin embargo, en casos limitados (uno con dolor de cáncer, uno con dolor de las quijadas y facial) donde la técnica de relajación no hipnótica también se usó, esta fue tan eficaz como la hipnosis. En un caso en que se probó la hipnosis en el dolor crónico no específico (✘✘✘), la técnica de relajación fue significativamente mejor que la hipnosis.

La revisión en el *Libro de texto del dolor* llegó a la conclusión: "Dicho brevemente, la información clínica disponible no ofrece apoyo alguno para la aseveración que con frecuencia se escucha, pero que no tiene evidencia alguna, de que los procedimientos hipnóticos sean intrínsecamente más eficaces que otros procedimientos sicológicos para disminuir el dolor clínico". En otras palabras, de acuerdo a estos expertos, la hipnosis no es más efectiva que otros "procedimientos sicológicos" como la meditación, imaginación guiada, técnicas para reducir la tensión o técnicas de relajación. Esta conclusión se hizo eco en una revisión perteneciente a abril de 2000 publicada en el *International Journal of Clinical and Experimental Hypnosis* [Revista internacional de la hipnosis clínica y experimental] que declaró: "En muchos de los estudios revisados, hay una evidencia empírica para apoyar la efectividad de los tratamientos sicológicos que incluye la intervención hipnótica ... Hasta la fecha, no es claro si la hipnosis agrega algo a la eficacia del tratamiento más allá de la información, entrenamiento de relajación o sugerencias provistas sin una inducción hipnótica".

Esta conclusión, sin embargo, contrasta con lo que parece ser un punto de vista más positivo de los estudios encontrados en la Enciclopedia de Sicología Baker bajo "hipnoterapia". Esta afirma que la hipnosis afectó positivamente todas las aplicaciones anteriores. No obstante, solo se citó un estudio, el de Barber. Este (✔✔) encontró un promedio dramático del 99% de éxito en los procedimientos dentales rutinarios sin anestesia en pacientes que usaron la hipnosis. Sin embargo, como el repaso del *Libro de texto del dolor* señaló, el estudio de Barber era no controlado, y en otro estudio en 1984 (✘✘) no fue posible reproducir sus resultados (obteniendo un promedio de 51.7% de éxito). Incluso el estudio de 1984 no tenía un grupo sin tratamiento ni tampoco uno sin hipnotismo, haciendo muy difícil saber si solo la relajación pudo causar los beneficios.

Los estudios controlados sobre el uso de la hipnosis en consejería sicológica o de la conducta son difíciles de realizar. La mayoría de los informes son casos de estudios (✔✔), que por lo general encuentran algún beneficio de la hipnosis. El libro de Court describe un número de casos incluyendo pacientes con depresión, fobias e incidentes traumáticos previos. Court informa una cura importante usando la hipnosis en conjunto con la consejería, medicamentos y oración. Como con cualquier forma de consejería o programa para modificar la conducta, es difícil discernir el papel preciso de cualquier aspecto del plan del tratamiento.

Una revisión de la hipnosis para dejar de fumar comprueba la dificultad de evaluar estrategias particulares en esta área. *The Cochrane Library* [La Biblioteca Cochrane], una revista británica de todas las publicaciones de pruebas clínicas aleatorias, encontró que entre los informes de casos y estudios no controlados de hipnosis, el promedio del éxito para dejar de fumar varió de 4 a 88%. Este es un margen extremadamente amplio. Se hallaron 9 estudios aleatorios controlados, aunque había muchas diferencias en la forma de aplicar la hipnosis y en cómo se dieron muchos tratamientos. En general, la revista encontró que 6 meses después de pasar por la hipnosis, el porcentaje de los pacientes que todavía no fumaban era el mismo que el del grupo que recibía cualquiera de los otros tratamientos o de los pertenecientes a grupos sin tratamientos. Un par de estudios sí encontraron que la hipnoterapia era de más beneficio, pero eran los estudios más pequeños y más pobremente diseñados. Los autores concluyeron: "No existe suficiente evidencia para recomendar la hipnoterapia como tratamiento específico para dejar de fumar".

Otra área que recibió más investigación que la mayoría fue la hipnosis para el tratamiento de la obesidad. Tres metanálisis de esta investigación se publicaron en *Journal of Consulting & Clinical Psychology* [Revista de consulta y sicología clínica]. El primero (✔✔✔✔) concluyó que cuando se agregaba la hipnosis a la terapia de conducta-cognitiva, los pacientes obesos perdían mucho más peso que solo con la terapia. El segundo (✘✘✘✘) reexaminó la información del primero, agregó otros estudios que no incluyó este, y decidió que no había beneficio al agregar la hipnosis. El tercero (✔✔✔✔) añadió nueva información obtenida directamente de los investigadores (las cuales no aparecen en las investigaciones publicadas) y llegaron a la conclusión de que la hipnosis tenía beneficios. Esta inconstancia demuestra que hasta el momento la información de la investigación es dudosa. Es extremadamente difícil evaluar las terapias sicológicas, y esto se refleja en las diversas conclusiones de los investigadores.

Advertencias

El uso de la hipnosis durante los procedimientos médicos parece ser muy seguro, excepto por los informes de pocos efectos adversos. Es probable que la mayor preocupación acerca de la hipnosis surja de sus otros usos. Algunos creen que brinda el control sobre la mente de uno a alguien más. Si esto ocurriera, engañarían a la gente para que hicieran cosas que no quieren hacer, tomarían ventaja de ellos (especialmente sexual o espiritual), o hasta estarían expuestos a seres espirituales malignos. Court, el hipnoterapeuta cristiano, advierte: "El daño inherente de una técnica potente que afecta el pensamiento, los sentimientos y el comportamiento no se puede descontar ya que cualquier cosa poderosa se presta para el abuso. La posibilidad de estar abierto a la influencia demoniaca en este ambiente no se puede descartar como fantasía si creemos en la presencia del maligno".

Kurt Koch, una autoridad muy respetada en ocultismo, ha tenido mucha experiencia con la hipnosis según se practica en Asia oriental. En sus libros, recuenta numerosos casos de hipnosis que ponen a la gente en contacto con espíritus ocultos. Aunque esto a veces ocurre como parte de prácticas religiosas, algunos ocurren después de que la persona inocentemente se involucra en la hipnosis para fiestas y espectáculos. Durante este tipo de hipnosis, la gente está indebidamente bajo la influencia de otros que tal vez ni conozcan. Quizás no tengan el grado de control en sus mentes que se espera de cristianos que están llamados a estar alertas en todo momento. "No debemos, pues, dormirnos como los demás, sino mantenernos alerta y en nuestro sano juicio" (1 Tesalonicenses 5:6). "Practiquen el dominio propio y manténganse alerta. Su enemigo el diablo ronda como león rugiente, buscando a quién devorar" (1 Pedro 5:8). Por esta razón, creemos que los cristianos no deben inmiscuirse en ninguna forma de hipnosis con propósitos de puro entretenimiento.

Los cristianos hipnoterapeutas afirman que el temor de que otro ser humano los controle se basa en la hipnosis del espectáculo y otras formas de hipnoterapia autoritaria que dejaron de practicarse. Ellos afirman que el propósito principal de la hipnosis como terapia es dar a los pacientes un control de sí mismos y su conducta, no menos control. Court declara: "La mayoría de los cristianos reconocerán que tienen menos control de lo que desean sobre algunas áreas de sus vidas, hábitos, adicciones, temores, pecados, por lo que buscan adquirirlo". La hipnosis, para Court, es una forma de ayudar a los cristianos a desarrollar autocontrol. Él señala que en Gálatas 5:23 estamos llamados a hacer eso.

Court describe su método para la hipnoterapia como uno que da poder a los pacientes para tener más control sobre sus vidas: "Este método no dirigido, involucra conversación en lugar de inducción formal, alusión indirecta y metáforas en vez de mandatos, junto con metas y propósitos comúnmente acordados que brindan un ambiente muy distinto del que tradicionalmente se ha temido. Se basa en el uso hábil de la comunicación en varios niveles por palabras, gestos y metáforas ... La persona que tiene temores específicos sobre asuntos controlables se puede ayudar a ver que, lejos de perder control, puede ocurrir un aumento del mismo en áreas de su vida que previamente eran caóticas convirtiéndose en manejables".

Recomendaciones

Los cristianos están divididos en cuanto al uso de la hipnosis. Se ha practicado con éxito para controlar el dolor, permitiendo que se evite o reduzca el medicamento. Se ha empleado para ayudar a relajar a las personas que están recuperándose de traumas sicológicos y físicos sin el uso de medicamentos para dormir. Su empleo es limitado y siempre lo será, hasta en las mejores circunstancias, porque solo 1 de 5 individuos parece ser un buen candidato a cualquier tipo de hipnosis.

Son prolíferos los casos que reportan el uso médico de la hipnosis para anestesiar y como analgésico, aunque hay preguntas acerca de lo que sucede. ¿Es la hipnosis lo que ocurre o es un profundo estado de relajación? ¿Es importante la diferencia de que el médico que usa la hipnosis sea un cristiano sin motivos ulteriores?

El hecho de que una forma de autohipnosis pueda ocurrir naturalmente en una experiencia de éxtasis religioso no significa que la hipnosis se deba inducir artificialmente. Nunca es sabio que un cristiano participe en la hipnosis artística. De igual forma, excepto si conoce al practicante, sus métodos y creencias religiosas, no es sabio experimentar ninguna forma de hipnosis. Pero si el practicante es un cristiano que no tiene otra intensión que la de usar la hipnosis para ayudar a curar, hay evidencia de que la técnica puede traer cambios positivos en algunas, aunque no en todas, las personas.

Otras áreas asociadas con la hipnosis son menos seguras. Revivir el pasado mediante la hipnosis es una herramienta que a veces se usa para permitir que un paciente comente los primeros traumas de la niñez que de otra forma se olvidan. Pero cómo se induce la hipnosis, y cómo se interroga al individuo, determinará si el recuerdo es verdadero o creado por preguntas sugestivas. Esta es un área que la mayoría debe ver con gran cuidado y con la sabiduría de un consejero cristiano maduro.

Categorías del tratamiento

Terapia complementaria

Analgésico ☺☺☺
Anestesia ☺☺☺
Manejo del dolor ☺☺☺
Manejo del dolor de cabeza ☺☺☺
Manejo de dolor de parto ☺☺☺
Manejo del dolor crónico ☺☺

Sin pruebas científicas

Indicaciones sicológicas

Científicamente cuestionable

Dejar de fumar ☹☹☹
Controlar el peso ☹☹
Otras indicaciones

Medicina energética

Algunos practicantes la usan para generar experiencias espirituales

Lecturas sugeridas

Abbot, N.C., L.F. Stead, A.R. White, J. Barnes, y E. Ernst, "Hypnotherapy for Smoking Cessation (Cochrane Review)" [Hipnoterapia para dejar de fumar (Revista Cochrane)], en *The Cochrane Library* [La Biblioteca Cochrane] no. 2, Update Software, Oxford, 2000.

Barber, Joseph, "Rapid Induction Analgesia: A Clinical Report" [Analgésica de inducción rápida: Un informe clínico], *American Journal of Clinical Hypnosis* [Revista americana de hipnosis clínico] 19, no. 3, enero de 1977, pp. 138-47.

Benner, David G., ed., *Baker Encyclopedia of Psychology* [Enciclopedia de Sicología], Baker, Grand Rapids, MI, 1985.

Court, John, *Hypnosis: Healing and the Christian* [Hipnosis: La curación y el cristiano], Paternoster, Carlisle, R.U., 1997.

Koch, Kurt E., *Occult ABC* [El ABC de lo oculto], Kregel, Grand Rapids, MI, 1986, pp. 95-100.

Lang, Elvira V., Eric G. Benotsch, Lauri J. Fick, Susan Lutgendorf, Michael L. Berbaum, Henrietta Logan, y David Spiegel, "Adjunctive Non-Pharmacological Analgesia for Invasive

Medical Procedures: A Randomized Trial" [Analgesia auxiliar no farmacológica para procedimientos invasivos médicos: Una prueba aleatoria], *Lancet* 355, abril de 2000, pp. 1486-90.

Marks, John, *The Search for the "Manchurian Candidate"* [La búsqueda para el "candidato manchuriano"], Dell, New York, 1977 y 1988.

Pinnell, Cornelia M. y Nicholas A. Covino, "Empirical Findings on the Use of Hypnosis in Medicine: A Critical Review" [Hallazgos empíricos del uso de la hipnosis en la medicina: Una revisión crítica], *International Journal of Clinical and Experimental Hypnosis* [Revista internacional de la hipnosis clínica y experimental] 48, no. 2, abril de 2000, pp. 170-94.

Schwarz, Ted, y Duane Empey, *Satanism: Is Your Family Safe?* [Satanismo: ¿Está su familia segura?], Zondervan, Grand Rapids, 1988.

Spanos, Nicholas P., Sharon J. Carmanico, y Jacqueline A. Ellis, "Hypnotic Analgesia" [Analgésico por hipnosis] en *Textbook of Pain,* ed. Patrick D. Wall y Ronald Melzack, Churchill Livingston, Edimburgo y New York, 1994, pp. 1349-66.

HOMEOPATÍA

¿Qué es?

El médico alemán Samuel Hahnemann (1755-1843) fue un caso típico de los muchos médicos practicantes compasivos que trabajaban durante un tiempo en que la medicina era cruel y poco placentera. Los tratamientos podían ser muy severos, como sangrado, provocación de ampollas y purgantes. Peor aun, los esfuerzos por lo general eran poco eficaces, y los pacientes sufrían innecesariamente.

El Dr. Hahnemann quería encontrar un sistema más delicado y seguro. Él y sus asistentes comenzaron a experimentar con ellos mismos una serie de pruebas llamadas "comprobaciones". Cada una era un experimento basado en una teoría que él desarrolló de la observación.

Por ejemplo, la malaria había azotado a Europa durante muchos años. Al fin hallaron que el uso de la quina podía curar la malaria y por el tiempo en que el Dr. Hahnemann estaba trabajando, la quinina se había aislado como el ingrediente activo en la quina. Hahnemann notó que si a una persona saludable se le daba quinina, desarrollaría síntomas como los de la malaria. Fue una observación que lo llevó a desarrollar la "Ley de las Similitudes". De acuerdo a este concepto, si una sustancia produce un grupo específico de síntomas en una persona saludable, esta curará a la gente de las enfermedades que tienen esos mismos síntomas, siempre y cuando se diluya repetidas veces. Por ejemplo, dado que la quinina dada a personas saludables produce síntomas similares a los de quienes padecen de la malaria, soluciones extremadamente diluidas (llamadas "quinina homeopática") curan la malaria. De la misma forma, si se le da belladona a personas saludables, esta producirá fiebre, la persona enrojecerá y tendrá otros síntomas típicos del catarro y el resfriado. Así que la belladona homeopática se usa para tratar catarros.

A través del curso de su carrera, Hahnemann probó cientos de sustancias y observó meticulosamente los síntomas causados por ellas. Escribió la *Farmacopea Homeo-*

pática, un texto que los homeópatas y consultantes corrientes aún respetan profundamente.

Una de las razones por las que a algunos pacientes les gusta la homeopatía es porque los practicantes hacen muchos de los remedios en la oficina, añadiendo una sensación de medicina personal. Los remedios se hacen disolviendo en agua y alcohol productos de plantas, minerales, animales o químicas. A diferencia de las drogas y remedios herbarios, se deben usar soluciones extremadamente diluidas. Esto es por lo que las observaciones de Hahnemann lo llevaron a proponer otra ley, muy controversial, la "Ley de la Potenciación".

Esta ley afirma que mientras más se diluye una sustancia, más alta es la potencia. Los remedios homeopáticos se diluyen una y otra vez de acuerdo a la creencia de que así se aumenta su potencia y eficacia. Esta ley contradice los hallazgos generalmente aceptados en farmacias y en la medicina de que mientras más se diluye la solución, más débil es su efecto en el cuerpo.

Los remedios homeopáticos están rotulados con muchas "x" o "c". Por ejemplo, la potencia 15x significa que la sustancia se diluyó 15 veces a una proporción de 1 en 10 (1 gota de la solución original se mezcla con 9 gotas de alcohol o agua). Una potencia 12c significa que la sustancia se diluyó 12 veces a una proporción de 1 en 100. Algunos de estos remedios son tan diluidos que los homeópatas reconocen que no hay prácticamente oportunidad alguna de que quede siquiera una molécula de la sustancia original.

Una variedad de hipótesis se propusieron para explicar cómo dicha solución diluida podría tener algún efecto en el cuerpo. Una popular, basada en un artículo en 1988 de un científico francés, Jacques Benveniste, que se publicó en la prestigiosa revista *Nature* [Naturaleza] afirma que las sustancias dejan algún tipo de impresión electromagnética en las moléculas del agua. Muy pocos científicos aceptan esta idea de la "memoria del agua", y nadie ha sido capaz de repetir el experimento de Benveniste. Esta repetición es una prueba importante de cualquier teoría.

La explicación más tradicional de la eficacia de la homeopatía se basa en las teorías y vitalidad de la energía de la vida. Hahnemann usó el término "energía vital" para la misma energía de la vida que la medicina china tradicional llamó *chi* y la medicina ayurvédica llama *prana*. Hahnemann explicó la función de esta energía en su libro de 1810, que aún permanece como la biblia de la homeopatía, *Organ of the Art of Healing* [Órgano del arte de curación] (también llamado *Organon*). "En este estado de salud la fuerza vital 'como-espíritu' (dínamo) que anima el organismo material humano, reina en suprema soberanía".

De acuerdo a este punto de vista, los síntomas de una enfermedad son señales de que la energía vital del cuerpo está luchando contra una enfermedad. Por lo tanto, una sustancia que produce esos mismos síntomas funciona con la energía vital del cuerpo para promover la autocuración. Eliminar estos síntomas (un factor común en la medicina convencional) es contraproducente, de acuerdo a la teoría homeópata. Así que la homeopatía no parece ser compatible con la medicina convencional porque son opuestas una a la otra en sus métodos para curar.

La explicación de Hahnemann para la eficacia de dichas soluciones diluidas se enfoca más en la forma en que se diluyeron. La mezcla en cada dilución se debe batir con vigor. Hahnemann creyó que al batirla se liberaba "la fuerza espiritual vital" de la sustancia sanadora. Por lo tanto, mientras más se batía, más energía salía dando un efecto más fuerte. De acuerdo a Dana Ullman, presidente de la Fundación de Educación e Investigación Homeopática, esta energía es similar a *prana* (véase Medicina ayurvédica, p. 238), "el proceso inherente, fundamental, interconectivo, autosanador del organismo". De modo que aunque algunas afirmaciones homeopáticas operan mediante algún mecanismo natural desconocido, sus principios centrales se basan en la creencia de la energía vital. Estas premisas científicamente cuestionables en la homeopatía son comprensibles solo al introducir los conceptos de la energía vital.

Afirmaciones

La homeopatía varía considerablemente en lo que ellos afirman ser capaces de curar. Algunos limitan sus afirmaciones a las enfermedades crónicas o aquellas para las cuales la medicina convencional ofrece solo un manejo limitado de los síntomas. Las más comunes en esta área son alergias, catarro, artritis y asma. Sin embargo, otros homeópatas afirman ser capaces de curar casi todas las enfermedades conocidas como la diabetes, el cáncer, las enfermedades del corazón y otras enfermedades serias. Miles de remedios homeopáticos diferentes están hechos de muchas sustancias distintas de acuerdo con la mezcla en particular de los síntomas que un paciente informe.

Las afirmaciones de la eficiencia a menudo se apoyan en la constante popularidad de la homeopatía en Europa (en particular, la continua aprobación de la familia real británica), y el aumento de las ventas en los Estados Unidos. De acuerdo a la revista *Time,* las ventas de homeopáticos aumentaron anualmente en un 25% desde fines de los años 1980 hasta 1995, en que las ventas excedieron los 165 millones de dólares en un año. Sin embargo, mientras que el Servicio Nacional de la Salud en Bretaña está pagando para más terapias alternativas, un número de autoridades locales de la salud dejó de pagar los remedios homeopáticos por la falta de evidencia para apoyar su eficacia.

Resultado de las investigaciones

Los estudios clínicos (**✗✗**) no encontraron con regularidad que los remedios homeopáticos sean mejores que los placebos. Un estudio de *Consumer Reports* [Informes al consumidor] reportó que el porcentaje de adultos que informaron alguna, pequeña o ninguna ayuda de la homeopatía para alergias era del 64%, con solo el 34% que dijo que los ayudó "mucho", más o menos lo que esperaríamos de una reacción a un placebo. Una cantidad de estudios (**✗✗**) reportó mejorías significativas con una variedad de enfermedades. Un muy pequeño número de estos estudios fue de buena calidad. Algunos tuvieron resultados que favorecen la homeopatía, otros no.

Sin embargo, otros señalaron problemas importantes en muchos de estos estudios que hacen que sus resultados sean muy tenues. Una revisión en 1991 de más de cientos de estudios homeopáticos llegaron a la conclusión que los métodos de investigación eran tan pobres, que no se podía llegar a conclusiones claras. Una revisión en 1997 determinó que aun cuando todos los resultados de los estudios homeopáticos no se podían explicar por el efecto placebo, no había suficientes evidencias para decidir si la homeopatía es eficaz para cualquier condición clínica en particular. El problema es que cada estudio se diseña de modo diferente y examina condiciones diferentes. Una revisión en 1999 de 6 estudios (**XXX**) que comparó la homeopatía con las terapias convencionales concluyó que todos estaban seriamente defectuosos y por lo tanto no podían dar evidencias que fueran confiables acerca de la eficacia de la homeopatía. Cuando los investigadores compararon la calidad de los estudios con sus resultados, encontraron un patrón interesante. Los estudios (**XXX**) de mayor calidad tendían a considerar que la homeopatía era ineficaz, mientras que los de baja calidad tendían a considerarla de cierta eficacia. Resultados como estos hacen muy difícil aceptar que la homeopatía funcione excepto como un efecto complejo de placebo.

A pesar de estos resultados en las investigaciones clínicas, muchas personas siguen creyendo que los remedios funcionan. Algunos afirman que esto es el resultado de un efecto placebo poderoso que se deriva de las interacciones positivas entre los pacientes y sus homeópatas. La primera visita incluye una larga entrevista para determinar cuáles preparativos son mejores para la combinación de síntomas del paciente. Algunos homeópatas también creen que es importante calificar al paciente de acuerdo a su clase de constitución. El mismo problema se puede tratar con diversos remedios en personas con diferentes tipos de constitución, o el mismo remedio se puede usar para tratar problemas distintos en diferentes personas. La atención individual necesaria para determinar cuáles remedios se usan puede ser muy terapéutica en sí.

Advertencias

Como los remedios homeopáticos son extremadamente diluidos (al punto de no tener ingrediente activo alguno), y solo se dan en muy pequeñas cantidades, no es probable sufrir efectos secundarios dañinos. Sin embargo, han habido informes de contaminación de los productos. Las preparaciones homeopáticas no están reguladas ni son uniformes en los Estados Unidos debido a una exención otorgada por una ley en 1938. A pesar de la conexión estrechamente teórica entre el paciente y el practicante homeópata, la mayoría de las ventas se hacen directamente al consumidor por correo o en tiendas de productos de alimentos naturales. Muchas personas se autodiagnostican sus problemas y se autorecetan los remedios homeopáticos (y herbarios). El peligro consiste en hacer un diagnóstico y tratamiento negligente para condiciones que la medicina convencional puede curar o aliviar.

Recomendaciones

La evidencia científica de que la homeopatía opera mejor que un placebo es pequeña y, en nuestra opinión, muy débil. Para que los remedios homeopáticos funcionen como se proponen, se tendrían que reconstruir o desechar por completo muchas de las afirmaciones fundamentales de la medicina convencional. Por esta razón, la mayoría de los profesionales convencionales siguen dudando de la homeopatía. Los que la usan tienen la tendencia de creer muy firmemente que esta funciona. Dado que es relativamente segura e inocua, la homeopatía tal vez ayude a los que creen en ella debido al efecto placebo. No obstante, los cristianos que decidan usar la homeopatía deben discernir acerca de los homeópatas que elijan. Creer en la homeopatía como un método para manipular la energía vital es incompatible con las creencias cristianas.

Categorías del tratamiento

Terapia complementaria

Posiblemente se deba a los efectos placebo de la interacción paciente-homeópata ☹☹☹

Sin pruebas científicas

Para la mayoría de las indicaciones

Científicamente cuestionable

Medicina energética

Dependiendo del practicante

Charlatanería o fraude

En manos de algunos practicantes

Lecturas sugeridas

Bopp, H. J., *L'Homeopathie,* traducido del francés al inglés y disponible en *http://logosresource-pages.org/homeopat.html,* consultado el 23 de marzo de 2001.

Ernst, E., "Classical Homoeopathy versus Conventional Treatments: A Systematic Review" [La homeopatía clásica en contra de los tratamientos convencionales: una revisión sistemática], *Perfusion* 12, no. 1, 1999, pp. 13-15.

Linde, Klaus, Michael Scholz, Gilbert Ramirez, Nicolas Clausius, Dieter Melchart, y Wayne B. Jonas, "Impact of Study Quality on Outcome in Placebo-Controlled Trials of Homeopathy" [Impacto de la calidad de los estudios en los resultados de pruebas controladas de homeopatía con placebos] *Journal of Clinical Epidemiology* [Revista de la epidemiología clínica] 52, no. 7, 1999, pp. 631-36.

Linde, Klaus, Nicolas Clausius, Gilbert Ramirez, Dieter Melchart, Florian Eitel, Larry V. Hedges, y Wayne B. Jonas, "Are the Clinical Effects of Homoeopathy Placebo Effects? A Meta-Analysis of Placebo-Controlled Trials" [¿Son los efectos clínicos de la homeopatía efectos placebos? Un metanálisis de pruebas controladas con placebo], *Lancet* 350, septiembre de 1997, pp. 834-43.

"Mainstreaming of Alternative Medicine, The", *Consumer Reports* 65, no. 5, mayo de 2000, pp. 17-25.

O'Mathúna, Dónal P., y Dennis McCallum, "Postmodern Medicine: Miracle or Menace?" [Medicina postmoderna: ¿Milagro o peligro?], *Today's Christian Doctor* [El médico cristiano actual] 27, otoño de 1996, pp. 28-32.

Toufexis, Anastasia, "Is Homeopathy Good Medicine?" [¿Es la homeopatía buena medicina?], *Time,* 25 de septiembre de 1995, pp. 47-48.

Ullman, Dana, *Discovering Homeopathy: Medicine for the 21st Century* [Descubrir la homeopatía: Medicina para el siglo 21], ed. rev., North Atlantic, Berkeley, CA, 1991.

IRIOLOGÍA

¿Qué es?

La iriología es una forma de examinar el iris del ojo para obtener información de la salud. Este método tiene por lo menos 100 años y está basado en la presunción de que las enfermedades se manifiestan en patrones visibles en diferentes partes del iris. Los practicantes creen que el iris está dividido en secciones, cada una conectada de alguna manera a una parte del cuerpo en particular. Áreas muy específicas están asignadas a cada órgano y tejido. Por ejemplo, si el ojo se parece a la esfera de un reloj, los cambios en los riñones podrían manifestarse en el iris derecho donde la manecilla del horario estaría alrededor de las cinco y media; los cambios de la tiroides se verían donde el horario estaría alrededor de las dos y media.

La iriología parece tener una base de conocimientos científicos en ciertas enfermedades, tales como la artritis reumática, dando por resultado cambios visibles en el iris. Sin embargo, estos son cambios generales en todo el iris, no el cambio aislado que describe la iriología.

Afirmaciones

La iriología afirma ser capaz de diagnosticar la existencia de una gran variedad de enfermedades en los órganos del cuerpo. Declaran que también pueden determinar si un órgano tiene una tendencia a desarrollar una enfermedad en algún punto en el futuro, ya que estas debilidades se manifestarán como cambios en el iris antes de que ocurran los síntomas. Este diagnóstico se puede hacer de 2 maneras: Examinar el iris directamente o usar fotografías. Otros practicantes alternativos usan esta misma presunción para hacer diagnósticos basándose en el examen de solo un área pequeña del cuerpo. Por ejemplo, algunos practicantes tratarán de diagnosticar las enfermedades de un paciente basándose en la figura y patrón de la lengua, la planta de los pies, la palma de la mano, el pulso o los oídos.

Los iriólogos viajeros van a las tiendas de alimentos naturales y a convenciones y toman fotografías instantáneas de primer plano al iris de sus clientes. Entonces examinan las fotos y luego de estudiar los ojos le dan al cliente una lista de diagnósticos preocupantes. Además, sugieren a menudo los remedios herbarios que venden. El cliente, por lo general, compra cualquier cosa que considere adecuada para prevenir un problema o disminuir el existente. Los que practican la iriología en sus oficinas, en la creencia de que sus condiciones son más científicas y precisas, ven con desdén a los iriólogos itinerantes.

Resultado de las investigaciones

No existe evidencia científica para apoyar ninguna de las conexiones propuestas entre los patrones del iris y las partes del cuerpo. Un pequeño número de estudios (**✗✗**) encontró que los diagnósticos que hicieron los iriólogos ni son exactos ni constantes entre un iriólogo y otro. En un estudio en 1979 (**✗✗**), 3 iriólogos examinaron las fotografías del iris de pacientes que eran conocidos por tener una severa enfermedad, moderada o ninguna en los riñones. Uno de los iriólogos era un experto de renombre mundial que en su tiempo escribió un libro afamado sobre iriología. Ninguno de los 3 determinó correctamente con confianza estadística cuál paciente estaba enfermo de los riñones. En otras palabras, los resultados no eran mejores que la casualidad.

El iriólogo con los mejores resultados solo acertó el 2.5% de las veces cuando afirmó que alguien estaba enfermo de los riñones (como se verificó con otros exámenes convencionales). Tres oftalmólogos sin experiencia en iriología examinaron las mismas fotografías, y tuvieron resultados similares a los de los iriólogos. El mejor oftalmólogo diagnosticó correctamente la enfermedad de los riñones el 3% de las veces. En contraste, los exámenes normales de la medicina convencional al momento de la enfermedad de los riñones (plasma creatinina) tenían un nivel de exactitud del 98%.

Un pequeño número de otros estudios (**✗✗**) examinó la iriología objetivamente, encontrando resultados similares. Un estudio (**✗✗**) en particular probó a 3 iriólogos, y ninguno de ellos notó que una de las fotografías era un ojo de cristal.

Advertencias

La iriología en sí no es dañina, ya que el practicante solo examina los ojos. Sin embargo, puede causar daños si se sustituye por el uso de herramientas de diagnósticos eficaces. A alguien que realmente esté enfermo se le dará información basada solo en la intuición. Tal vez les digan a personas con enfermedades serias que no tienen ninguna dolencia y por consecuencia tardarán en seguir un tratamiento debido. A otros se les dirá que tienen una enfermedad cuando en realidad no es así, y sufrirán la preocupación y las molestias de tener un diagnóstico errado. La información errónea tiene consecuencias prácticas, efectos negativos de salud y el uso inapropiado de tiempo y dinero. Además, cuando la iriología se usa para vender remedios herbarios, estos remedios tendrán un efecto adverso en la salud de alguien que no los necesita.

Recomendaciones

La iriología se basa en principios que van contra los métodos establecidos y reconocidos científicamente. Las pruebas objetivas no encontraron evidencia alguna de ser confiables para hacer diagnósticos. No hay razón para emplear tiempo y recursos con el uso de la iriología.

Categorías del tratamiento

Científicamente cuestionable

Para cualquier indicación ☹☹☹☹

Probable charlatanería

Lecturas sugeridas

Knipschild, Paul, “Looking for Gall Bladder Disease in the Patient’s Iris” [Cómo buscar enfermedades de la vesícula en el iris del paciente], *British Medical Journal* 297, 1988, pp. 1578-81.

Simon, Allie, David M. Worthen, y John A. Mitas II, “An Evaluation of Iridology” [Una evaluación de iriología], *Journal of the American Medical Association* 242, no. 13, septiembre de 1979, pp. 1385-89.

KINESIOLOGÍA APLICADA

¿Qué es?

En 1964 el quiropráctico George Goodheart notó que la debilidad de ciertos músculos se podía corregir dando un masaje a otros que al parecer no estaban relacionados con los anteriores. Inicialmente su trabajo se basó en estudios hechos unos 20 años antes en la Universidad Johns Hopkins. Esa investigación hizo una evaluación de la incapacidad mediante una serie de pruebas no invasoras de los músculos. El trabajo de Goodheart fue mucho más lejos, desarrollando la idea de que la disfunción muscular se podría usar para identificar problemas específicos con glándulas y órganos.

En la teoría de la kinesiología aplicada, toda la salud se percibe como una interacción compleja entre los componentes estructurales, químicos y mentales, requiriendo muchas terapias diferentes. Por ejemplo, la salud estructural del cuerpo requiere terapias como: la odontología convencional, la quiropráctica y la acupuntura. La salud química se trata mediante los remedios herbarios, la homeopatía y la medicina convencional. Y la salud mental se logra mediante el relajamiento, la medicina energética y los remedios de Bach usando flores. De acuerdo a los que aplican la kinesiología, los grupos de músculos están conectados a los órganos vitales del cuerpo y sistemas a través de la interconexión de "circuitos de energía", similar al concepto de los meridianos que se encuentra en la medicina china tradicional (véase Acupresión, p. 162).

Los tratamientos recomendados pueden incluir cualquiera de los enumerados antes u otras terapias alternativas. Una terapia específica incluye dar masajes suaves a "puntos de presión" sobre el cuero cabelludo o el cuerpo del paciente. Por lo general estos puntos están localizados lejos de los músculos afectados. Se cree que el masaje mejora el flujo de sangre, linfa y energía vital en los músculos relacionados.

Para diagnosticar un problema se prueba la fuerza de los músculos relativamente grandes. Por ejemplo, se pide a los pacientes extender sus brazos. Los practicantes colocan sus dedos sobre los brazos del paciente y aplican una presión suave aunque firme. Si un paciente resiste esta presión y el practicante siente una resistencia normal, los sistemas relacionados a los músculos del brazo se consideran normal. Si los músculos se sienten débiles o ceden bajo la presión, es señal de un problema. En otros músculos se realizan otras pruebas para señalar los problemas. Se dice que el desequilibrio de la energía vital, problemas físicos, deficiencias de la dieta y alergias causan debilidades musculares.

Afirmaciones

Los practicantes afirman que les es posible diagnosticar y tratar la mayoría de las enfermedades, en particular los problemas crónicos como el asma relacionada a alergias e intoxicación ambiental. Para probar las alergias, se prueba primero la fuerza muscular en la forma usual. Entonces una solución de una comida, química, de una bacteria, etc. se coloca sobre el estómago, labios o lengua del paciente y se vuelve a probar el mismo músculo. Si este parece tan fuerte al volverse a probar, el paciente no es alérgico a la sustancia. Si el músculo está débil, el paciente tiene una alergia a la sustancia. Este tipo de prueba muscular también se usó para detectar deficiencias en los nutrientes, vitaminas o minerales.

Resultado de las investigaciones

En nuestra opinión, no hay evidencia científica de que la kinesiología sirva para diagnosticar o tratar problemas de salud. No quiere decir que no haya habido éxito, sino que no es una verdadera ciencia. No todos los practicantes aplican estas ideas en la misma forma. Practicantes diferentes hasta llegan a conclusiones distintas sobre el mismo paciente. Los resultados varían dependiendo de la cantidad de presión que se aplique, el ángulo en que se aplique la presión y si el paciente o practicante presiona primero. Los practicantes trataron de desarrollar instrumentos para normalizar el método de probar el músculo, pero hasta este momento no han tenido éxito. Incluso si dichos instrumentos se desarrollaran, se necesitaría tiempo adicional para desarrollar normas de réplicas constantes para el diagnóstico y el tratamiento.

Advertencias

Aunque aplicar la kinesiología causa pocos daños, puede llevar a alguien a posponer un diagnóstico y un tratamiento más convencional y eficaz.

Se debe tomar cierta precaución concerniente a la creencia que acompaña a esta práctica. Los practicantes que son fieles a las ideas de la energía de la vida pueden tratar de atraer gente al punto de vista de la Nueva Era. Este es el caso en particular con Toque para la Salud, una rama de la kinesiología aplicada que desarrolló John Thie, un quiropráctico y colega del Dr. Goodheart. Esta versión popular, la cual los creyentes de la Nueva Era influenciaron significativamente, se enfoca en la necesidad de equilibrar la "energía" en el cuerpo.

Recomendaciones

Hay poca o ninguna evidencia confiable de que la kinesiología aplicada haga algo más que brindar seguridad a quienes no encontraron alivio mediante la medicina convencional. Como tal, cuando ofrece comodidad, probablemente funciona a través de un efecto placebo complicado. Los tratamientos específicos que se incluyen, a menudo no son necesarios y podrían ser un desperdicio de tiempo y dinero valiosos. Dado esto, y las estrechas conexiones entre algunas de sus muchas variantes y la ideología de la Nueva Era, no parece haber una razón válida para que los cristianos usen esta práctica.

Categorías del tratamiento

Científicamente cuestionables

Por cualquier indicación 

Medicina energética

Charlatanería o fraude

En manos de algunos practicantes

Lecturas sugeridas

Woodham, Anne, y David Peters, *Encyclopedia of Healing Therapies* [Enciclopedia de Terapias Sanadoras], Dorling Kindersley, Londres y New York, 1997, pp. 196-97.

MASAJE SHIATSU

¿Qué es?

El masaje Shiatsu es una terapia de masaje con una fuerte influencia de la medicina china tradicional y proviene de la acupresión (la palabra "shiatsu" significa literalmente "presión del dedo"). La práctica era poco conocida en occidente hasta principios del siglo veinte cuando se revivió y combinó con algunas formas de la medicina occidental. Se cree que su desarrollo se originó como una forma de detectar y tratar los problemas del fluido de la energía vital, la cual, en japonés, se llama *ki*. Los practicantes usan lo que se llama "diagnosis *hara*" para evaluar el fluido de *ki* por los meridianos. Se cree que el *ki* se almacena en el abdomen, con diferentes regiones conectadas a órganos internos vía los meridianos. Los practicantes presionan con delicadeza varias partes del abdomen de una persona para determinar si hay algún problema de energía. El tratamiento se realiza para restaurar un fluido balanceado de *ki* aplicando presión en varias partes del cuerpo, llamadas "acupuntos". La presión se aplica dando masaje a varios acupuntos usando los dedos, codos, rodillas o pies del practicante.

Una práctica estrechamente relacionada, llamada *do-in* (o *daoyin*), es básicamente una forma de autoaplicación de Shiatsu.

Afirmaciones

En Japón, el Shiatsu se ha usado mayormente como un medio popular para aliviar dolencias de la vida diaria como dolores de cabeza, dolores de espalda, constipación y diarrea. El uso más común es como parte de un programa para mantener la salud en general para la "limpieza del cuerpo", aliviar la tensión y promover la relajación. Sin embargo, los practicantes con frecuencia afirman ser capaces de diagnosticar y tratar una más amplia variedad de enfermedades.

Resultado de las investigaciones

No hay prácticamente estudios controlados sobre el Shiatsu. Sin embargo, los estudios sobre acupresión y masajes parecen aplicarse a esta terapia, indicando que es probable que sirva de ayuda para aliviar la tensión y tal vez ayude con algunos dolores crónicos.

Advertencias

Cuando el Shiatsu se aplica con las manos, hay pocas posibilidades de ocasionar daños. Es necesario tener más cuidado cuando los practicantes usan los codos o pies, debido a que una fuerza mayor puede causar hematomas u otros problemas. La gente también informa sentir síntomas de catarro después de los tratamientos. Los practicantes ven esto como evidencia de una "crisis de sanidad", y creen que es el resultado de desatorar el ki. Esto parece muy especulativo y las posibles implicaciones espirituales debieran ser motivo de preocupaciones.

Como con todas las terapias de energía vital, estas prácticas se basan en un sistema de creencia religiosa ajena al cristianismo. Si un practicante llama a las fuerzas espirituales para que lo ayuden en la curación (como se hace con el Reiki), pueden surgir problemas espirituales profundos.

Recomendaciones

Los masajes Shiatsu parecen ser eficaces para relajarse y aliviar tensiones. Sin embargo, dado que es una terapia de energía vital, no parece haber razón para que los cristianos usen los masajes Shiatsu cuando pueden disfrutar de todos estos beneficios mediante un masaje regular, sin los matices y peligros espirituales.

Categorías del tratamiento

Terapia complementaria

Relajarse	☺☺☺☺
Dolor de espalda	☺☺☺
Dolores de cabeza	☺☺☺
Dolores crónicos	☺☺

Sin pruebas científicas

Para otras indicaciones

Cuestionable científicamente

Prevenir o curar enfermedades

Medicina energética

En manos de algunos practicantes

Lecturas sugeridas

Woodham, Anne, y David Peters, *Encyclopedia of Healing Therapies*, Dorling Kindersley, Londres y New York, 1997, pp. 96-97.

MEDICINA AYURVÉDICA

¿Qué es?

Ayurveda es la medicina tradicional de la India. El vocablo significa "ciencia de la vida", y por lo tanto se refiere a la manera de vivir, incorporando las creencias médicas, filosóficas y religiosas. Así que es muy difícil de separar aquellas partes de Ayurveda que tratan con la salud de uno de los componentes religiosos.

La creencia central de Ayurveda parece compatible con la medicina contemporánea occidental: La salud involucra balance entre los elementos físicos, mentales espirituales y ambientales. Si no observamos muy de cerca lo que eso significa para los practicantes, parecería ser cómodamente compatible con las creencias cristianas. El promotor más reconocido de medicina ayurvédica en los Estados Unidos, el Dr. Deepak Chopra, ha desarrollado más esta idea. Este médico y autor de bestséllers participó durante muchos años en la organización Meditación Transcendental (MT) hasta que se separó de ella en 1993.

En su forma tradicional la medicina ayurvédica enseña que una energía vital no física conocida como *"prana"* sostiene la vida. Hay salud cuando el cuerpo tiene un flujo balanceado de *prana*, un concepto muy similar al del *chi*, de la medicina china tradicional. Cuando el flujo de prana se obstaculiza o pierde el balance, la persona se enferma, envejece y muere. Los practicantes ayurvédicos creen que el equilibrio energético no solo es interno. También debe haber un balance entre las personas y sus ambientes, un concepto que basan en la creencia de la unidad y el carácter interconectado del universo.

De acuerdo a la Ayurveda cada persona, al concebirse, tiene una combinación única de las llamadas tres *doshas*: *vata, pita* y *capha*. Puesto que dos personas no tienen la misma combinación *dosha*, el practicante tiene que hacer un diagnóstico y caracterización individual para asegurarse del adecuado balance *dosha* del paciente. El diagnóstico se hace examinando la lengua, patrón de respiración y el pulso en formas que se creen revelan información acerca de la *prana*. Las recetas para restaurar el balance de la energía también son individuales.

Dado que la medicina ayurvédica es en realidad una cosmovisión, las prácticas que se recomiendan para balancear la *prana* y los *doshas* comprenden toda la dimensión de la vida. La meditación (en el occidente la variedad es Meditación Transcendental) se ve como esencial para disminuir la tensión e inducir estados alterados de la conciencia. Se dice que estos cambios permiten que la gente logre percibir su salud y su espiritualidad.

Los profesionales ayurvédicos utilizan numerosos productos y prácticas para mejorar la salud de la gente. Estos incluyen *rasayanas* (suplementos herbarios), gemas y piedras preciosas, *pachakarmas* (procedimientos de purificación), y *yagyas* (ceremonias religiosas para solicitar ayuda de las deidades hindúes).

Expulsar las toxinas del cuerpo también es importante en la medicina ayurvédica. Los pensamientos negativos, alimentos y hábitos dan por resultado la acumulación de *ama*, una forma negativa de energía. Las prácticas de purificación incluyen efusión de sangre, vomitivos, laxantes, limpieza de la sinus y enemas. La versión de Chopra acerca de Ayurveda incluye el tratamiento Pizzichilli, en el cual 2 "técnicos" dan masaje y bañan a un paciente desnudo que se reclina en un baño de aceite de ajonjolí tibio durante 2 horas. Anteriormente se reservaba para "el placer de los reyes", pero para los clientes occidentales esto es más atractivo que purgantes y la efusión de sangre.

Afirmaciones

La medicina ayurvédica es un método holístico para la salud y la vida. En su ambiente tradicional, los practicantes aconsejan a la gente aspectos sobre la dieta, ejercicios, salud, trabajo, elección de la esposa, vida sexual, hábitos personales y creencias religiosas. Se destaca la prevención de las enfermedades, pero también declara que puede curar cualquier dolencia. Es interesante que mientras más aumenta el número de occidentales que se convierten en seguidores de la medicina ayurvédica, muchos practicantes ayurvédicos en India están usando, cada vez más, terapias convencionales.

Resultado de las investigaciones

Se investigaron algunos remedios herbarios ayurvédicos y parecen tener alguna eficacia. Sin embargo, miles de preparaciones que se recomiendan nunca se investigaron científicamente. En 1987, durante la reunión anual de la Sociedad para la Botánica Económica, se hicieron muchas presentaciones sobre los remedios ayurvédicos que todavía se citan como evidencia de que esos productos tienen apoyo científico. Uno de los organizadores de la reunión dijo que esto era poco más que un truco publicitario. "Aunque los abstractos sometidos parecen razonables, lo que presentaron tiene poco que ver con sus abstractos. En una presentación ni siquiera pudieron dar los nombres científicos de las plantas medicinales que decían haberse probado. La otra presentación fue una promoción de las técnicas de meditación de Maharishi, muy poco adecuada para una reunión sobre botánica".

No existe evidencia rigurosamente científica que apoye las declaraciones de que los remedios Ayurvedas puedan curar enfermedades serias, un punto al parecer conocido en la India, donde el 75% de las preparaciones que recomiendan los practicantes ayurvédicos eran medicamentos farmacéuticos modernos. Los cambios de estilos de vida que se recomiendan como parte del método global de Ayurveda para la salud pueden ser beneficiosos si se basan en principios sanos para las dietas, diminución de la tensión y las relaciones.

Advertencias

Ciertas partes de la medicina ayurvédica pueden ser útiles para prevenir enfermedades y promover el modo de vida saludable. No obstante, mucho queda por probar, y los aspectos de Ayurveda como los métodos de purificación pueden tener efectos secundarios serios para algunos pacientes. Los que tienen serias enfermedades y buscan alivio exclusivamente en la medicina ayurvédica, tal vez abandonen los tratamientos convencionales más eficaces.

Otro problema es la calidad y autenticidad de productos vendidos como remedios ayurvédicos. Las autoridades indias dudan de que los preparativos ayurvédicos comerciales se conformen a los textos ayurvédicos antiguos. Vaidya Balendu Prakash, presidente de la junta de consejería sobre la medicina ayurvédica para el Ministerio de Salud en la India, declaró recientemente en la revista inglesa *Lancet*: "La mayoría de las preparaciones ayurvédicas que están a la venta no son auténticas o están adulteradas o mal identificadas".

De igual preocupación debe ser la asociación íntima entre la medicina ayurvédica y el hinduismo, junto a sus variantes de la Nueva Era incluido el movimiento de Meditación Transcendental. El método holístico de la medicina ayurvédica implica que los practicantes se interesen en todos los aspectos de la vida del paciente, incluso las creencias religiosas; por lo que, con frecuencia, van a sugerir cambios para estas creencias. Aunque algunos pueden someterse a una cirugía o usar una medicina sin que le hagan preguntas acerca de su sistema de creencias, con un practicante ayurvédico, eso no es posible.

Recomendaciones

Aunque ciertos aspectos de la medicina ayurvédica sean beneficiosos, los cristianos deben tener cuidado extremo y verla con una mente crítica. No se debe sustituir por la medicina convencional, sobre todo cuando se trata de enfermedades serias. Estas partes del sistema Ayurveda que son beneficiosas (como los consejos dietéticos y para relajarse) se pueden llevar a la práctica sin involucrarse en la medicina ayurvédica. No parece haber una buena razón por la cual los cristianos se involucren en tal clase de medicina.

Categorías del tratamiento

Terapias complementarias
Solo ciertos aspectos 

Sin pruebas científicas
La mayoría de los aspectos de esta terapia

Científicamente cuestionable
La mayoría de las indicaciones

Medicina energética

Lecturas sugeridas

Cassileth, Barrie, "*Ayurveda*", W.W. Norton, New York, 1998, pp. 22-27.

Kumar, Sanjay, "Indian Herbal Remedies Come Under Attack" [Los remedios herbarios de la India bajo el ataque], *Lancet* 351, abril de 1998, p. 1190.

O'Mathúna, Dónal, "Postmodern Impact: Health Care" [Impacto postmoderno: Cuidados de la salud], en *The Death of Truth* [La muerte de la verdad], ed. Dennis McCallum, Bethany House, Minneapolis, MN, 1996, pp. 58-84.

MEDICINA CHINA TRADICIONAL

¿Qué es?

Cuando el presidente Richard Nixon restauró las relaciones con China, llevó periodistas a una antigua cultura de la cual sabían poco, el país y sus tradiciones parecían exóticos y encantadores. Los reporteros miraron superficialmente al modo de vivir poco familiar y crearon un cuadro atractivo al cual le faltaba la filosofía fundamental. Por ejemplo, había imágenes de jóvenes y ancianos parados fuera en los parques, realizando movimientos rituales (por lo general, Tai Chi) que los ayudaba a mantenerse flexibles, mantener su balance y presumiblemente a mantenerse alerta mental y físicamente. Se comentaban conceptos casi milagrosos como la acupuntura. Y se hacía mención de una sociedad en la cual la moderación, el balance y la armonía eran los fundamentos de la medicina y el modo de vivir.

Cuán edificante e iluminador le parecería todo eso a la gente de una cultura en la que el valor propio a veces se determina por las adquisiciones. Mientras China estaba en las noticias, los Estados Unidos comenzaban a luchar con las creencias que se leían en las etiquetas de algunos autos: "Gana quien al morir tenga más juguetes". Algunas iglesias luchaban con la idea de la prosperidad teológica que, en su forma más simple, declaraba que Dios bendice a los buenos con salud y prosperidad. Desde luego, de acuerdo a esta teoría, Jesucristo sería un fracasado. La gente en los Estados Unidos, cristianos y no cristianos, llegaron a creer que mientras más dinero y "cosas" tenga uno, mejor es. No obstante, muchos descubrieron que este modo de vida era insatisfactorio. Y ahora aquí había una cultura china que no tenía todos los beneficios materiales, pero parecía tener un mejor dominio sobre la vida en general. La atracción fue inmediata.

Desde entonces, en los Estados Unidos la medicina se ha visto enredada en debates sobre lo prohibitivos que son los cuidados médicos, el valor de las organizaciones para mantenimiento de la salud, y la competencia entre hospitales para adquirir la última y más cara tecnología para los diagnósticos. Cuán seductivamente apelantes entonces, serían los conceptos de la medicina china tradicional (MCT) que parecía enfocarse en el bienestar y la armonía. Pronto algunas de esas prácticas se comenzaron a introducir en centros de bienestar en todos los Estados Unidos y la gente hablaba sobre los milagros de la acupuntura, tratamientos herbarios y cosas así.

Ha pasado más de una generación desde este primer oleaje de entusiasmo y ahora podemos hablar objetivamente acerca de un tema que se ha mal interpretado en el occidente. Informes escritos acerca de la MCT datan de entre los 200 a.C. y 100 d.C. en *The Yellow Emperor's Classic of Internal Medicine* [El clásico imperio amarillo de la medicina interna]. Este libro demuestra que la MCT no solo trata de la salud física, sino que se mezcla con el taoísmo, la antigua filosofía y religión china. Los conceptos de moderación, balance y armonía de la MCT son parte de un profundo sistema espiritual muy remoto del cristianismo. Aceptar por completo la MCT es aprobar una religión fundamentalmente opuesta a lo que la mayoría de los cristianos creemos es la Palabra de Dios.

Muchos de los que fueron atraídos a la MCT no estaban preocupados acerca de esta ideas religiosas inconstantes. Muchos dicen que el cristianismo es solo otra expresión de avaricia, egoísmo y orgullo del occidental. No obstante, lo que rechazaron a menudo no fue una exacta representación de la fe cristiana. El materialismo y egoísmo son tan erróneos para los cristianos como lo son para los que participan en el taoísmo, la fe que fundamenta la MCT. En lugar de unirse a la MCT, aquellos cristianos consternados por la injusticia y el materialismo de sus días debieron trabajar para restaurar los valores bíblicos como se dan en la Palabra de Dios. Por desgracia para muchos, eso no sucedió.

Del mismo modo que se rechazaba el cristianismo, en parte debido a su falsa representación, se unieron a la MCT, hasta cierto grado, por aceptar ciertos malentendidos acerca de la misma, algunos de los cuales permanecen hasta nuestros días. Es importante aclarar algunos de estos mirando en detalles cómo la MCT visualiza la vida.

La antigua China, y los practicantes actuales de la MCT, creían que toda la vida está hecha de opositores llamados "*yin*" y "*yang*". Cada uno necesita del otro, y siempre deben estar balanceados. Noche y día, invierno y verano, todo debe balancearse con *yin* y *yang*. Pero así como los días deben ajustarse acortándose durante los meses de invierno, y las noches deben acortarse durante los meses del verano cuando el día es largo, también *yin* y *yang* están constantemente haciendo ajustes para mantener la armonía.

Se dice que los órganos internos del cuerpo también tienen *yin* y *yang*. Cuando hay tensión o relajación, se realiza una adaptación sutil. Se asegura que habrá buena salud mientras *yin* y *yang* estén interrelacionados adecuadamente. Pero si *yin* y *yang* no se pueden adaptar y ajustar, surge la enfermedad.

MCT va más allá (véase Medicina energética, p. 245). Se enseña que el cuerpo tiene una energía vital invisible llamada *chi* o *qi*. Esta se transporta a lo largo de un elaborado sistema de meridianos de energía, también invisibles. Esto une y regula los órganos, y los conecta a la piel.

Hay mucho más acerca de la MCT, demasiado para describir en detalles. El mayor malentendido en cuanto a la MCT en occidente es que involucra el mismo método general que la medicina convencional excepto con la añadidura de la acupuntura y algunas hierbas chinas. Este no es el caso. MCT es un método completamente diferente para la salud y la vida. Sus creencias a menudo están en conflicto tanto con la ciencia de la medicina convencional como con la teología de la Biblia. Es necesario un cambio total en la cosmovisión para adherirse por completo a la MCT.

Irónicamente, incluso los chinos se alejaron de la MCT hasta hace poco. A través de los siglos, su práctica ha menguado en muchas partes de China. Después de la Revolución Cultural de Mao Tse-tung, en 1959, resurgió la MCT, en parte para restablecer la cultura china y en parte para arreglárselas con la falta de disponibilidad de la medicina occidental durante los años cuando el país estaba cerrado al mundo exterior.

Casi siempre los practicantes de la MCT hacen prolongadas entrevistas a los pacientes cuando los visitan por primera vez. Además, toman notas de la voz y el aliento del paciente, porque se cree que es central al movimiento de *chi* a través del cuerpo. Un examen físico puede incluir oler al paciente, notar su "espíritu" y revisar la lengua, lo cual se cree que es el indicador visible de la salud de los órganos internos. Otro método distintivo para diagnosticar es tomar el pulso. La medicina convencional lo usa para monitorear los latidos del corazón, pero la MCT lo utiliza para monitorear la corriente de *chi*. Se toman 9 pulsos diferentes usando distintas presiones, porque creen que los resultados brindan información acerca de órganos diversos. La irología es otro método de diagnóstico que examina el iris de los ojos (véase Iriología, p. 232).

La meta principal de la MCT es restaurar o mantener una corriente balanceada de *chi* a través del cuerpo. Esto se realiza usando una variedad de terapias, las cuales se escogen por la expectativa de su impacto sobre *chi*. Se cree que la acupuntura funciona cuando se insertan las agujas en acupuntos específicos en los meridianos, mejorando así la corriente de *chi*. Los meridianos no corresponden a los nervios, vasos sanguíneos ni a cualquier otro sistema conocido por la ciencia. Se promueven los remedios herbarios, la moxibustion (la quemadura de la hierba moxa), la succión (colocar una taza sobre el área herida para crear succión), acupresión, yoga, Tai Chi y Qigong con el propósito de restaurar el balance entre *yin* y *yang*, y promover el flujo de *chi*.

Afirmaciones

La medicina china tradicional se promueve como un sistema completo de cuidados para la salud capaz de cuidar y tratar todas las necesidades de los pacientes. Sin embargo, los occidentales por lo general la usan como una fuente de terapias complementarias para promover la salud. Aunque la MCT usa todos los procedimientos de diagnósticos y terapias, el uso de los occidentales a menudo toma varias terapias aisladas. De modo que, las declaraciones hechas de la acupuntura por lo general se hacen aisladamente del resto de la MCT, lo que no ocurriría en su ambiente tradicional.

Resultado de las investigaciones

Los estudios de las investigaciones por lo general se basan en una terapia u otra en particular, no en todo el sistema MCT. Varias de estas terapias se explican por separado en este libro, con la lista del estado de las evidencias. Algunos aspectos de la MCT, como la acupuntura para ciertos tipos de dolor, o Tai Chi como un régimen de ejercicios, están produciendo resultados beneficiosos. Algunos remedios de hierbas chinas, como el arroz rojo de levadura, son prometedores. Sin embargo, mucho del sistema permanece sin examinar ni probar. La creencia en *chi* está aumentando, pero se basa en la adopción de algunas o todas las cosmovisiones filosóficas y religiosas que fundamentan la MCT, y no en ninguna demostración de que *chi* realmente existe.

Advertencias

La MCT se basa en siglos de uso folclórico pero con poca evidencia clínica que apoye lo que afirma. Esto, en sí, no nos debe llevar a rechazar toda la MCT. Sin embargo, el sistema promueve muchas terapias y procedimientos de diagnósticos de valor cuestionable. La promoción de las terapias por el extenso uso tradicional ha hecho mucho daño a través de la historia humana. Cuando esas terapias son todo lo que una cultura tiene, su uso es trágico, pero comprensible. Cuando se dispone de otras terapias eficaces y seguras, esas terapias no necesitan escogerse y no se deben promover. Es posible que los métodos de diagnósticos cuestionables pierdan una verdadera enfermedad y proclamen la presencia de problemas que tal vez no existan. Esto de nuevo causará dolor y un sufrimiento que son evitables. Aunque algunos practicantes occidentales aclaman que la MCT es el mejor método para cuidar la salud, los chinos practicantes de la MCT están agregando procedimientos occidentales, como son la cirugía y los productos farmacéuticos. Ellos retienen las creencias religiosas fundamentales de su profesión, pero cuando se trata del cuidado de la salud, entonces reconocen que hay mejores métodos.

En lugar de contener hierbas beneficiosas, los remedios herbarios pueden contener hierbas tóxicas o contaminación que pueden ocasionar daños físicos.

Los productos herbarios de la MCT no están regulados en los Estados Unidos, haciéndolos vulnerables a normas poco estrictas de fabricación y embalaje. La calidad no es constante. Además de los daños físicos, puede ocasionar daños sicológicos al involucrarse en prácticas que alteran la conciencia como el yoga, la meditación y el Qigong (véase Yoga, p. 306; Meditación, p. 259; Qigong, p. 274). Por último, no se puede minimizar el daño espiritual que ocasiona introducir personas a una religión que no sea el cristianismo. Aunque algunas de las creencias fundamentales de la MCT son compatibles con las enseñanzas bíblicas, las principales son diferentes. Muchas de esas terapias introducen practicantes al dominio de lo oculto, con todos los peligros asociados con la participación demoníaca.

Recomendaciones

Algunos de los métodos generales para la salud en la MCT son compatibles con el cristianismo y la medicina convencional. El énfasis sobre el balance mediante la dieta, el ejercicio y la disminución de la tensión, es preferible al estilo de vida occidental rápido y de grandes tensiones. Algunas terapias en particular que se usaron para condiciones específicas demostraron ser de valor. Sin embargo, otras terapias de la MCT recomendadas para enfermedades específicas a menudo no se probaron de acuerdo a las normas occidentales y algunas de las que se probaron son ineficaces. Ya que esto lleva a la gente a las ideas religiosas orientales, sin la evidencia de los beneficios, parece que hay poca justificación para su uso, especialmente por los cristianos.

Categorías del tratamiento

Terapia complementaria
Para algunas indicaciones

Sin pruebas científicas
Para la mayoría de las indicaciones

Cuestionable científicamente
Para muchas indicaciones

Medicina energética
En manos de muchos practicantes

Lecturas sugeridas

Cassileth, Barrie R., *The Alternative Medicine Handbook*, W.W. Norton, NY, 1998, pp. 28-34.
Woodham, Anne, y David Peters, *Encyclopedia of Healing Therapies*, Dorling Kindersley, Londres y New York, 1997, pp. 90-91, 140-43, 192-93.

MEDICINA ENERGÉTICA

¿Qué es?

La medicina energética abarca un amplio campo que cubre una variedad de terapias de muchas partes del mundo. Aunque cada una se basa en la existencia de una energía no física que ha saturado el universo, la naturaleza de esa energía, la forma de las terapias y cómo se cree que se realiza la curación varía de una cultura a otra.

La medicina energética tradicionalmente ha sido parte de la medicina oriental, muy poco utilizada o estudiada en los Estados Unidos hasta los años 1970. Luego de reiniciar relaciones con China, las noticias introdujeron al mundo occidental novedades como la cirugía en la que la acupuntura parecía ser la única anestesia. Anunciaban la acupuntura como una anestesia probada para la cirugía aunque esta en sí todavía era una habilidad muy nueva en la medicina china, en contraste a su larga historia de uso en el occidente. Los periodistas escribieron entusiastas historias sin revisar con cuidado la información que podía revelar que, en por lo menos algunos casos, la acupuntura se usó para *reducir* la cantidad de anestesia requerida, no para reemplazarla. Los periodistas ignoraron el otro supuesto "milagro" de la medicina china: médicos que afirmaron hacer procedimientos quirúrgicos en pacientes mientras que estos leían en voz alta del Pequeño Libro Rojo, *Los dichos del presidente Mao*, para no sentir dolor alguno.

El interés en todo lo que fuera chino se reforzó en 1977 con el estreno de la película *Star Wars* [Guerras de las galaxias] de George Lucas. Con esto vino la idea de "La Fuerza", una energía o espiritualidad oculta, mística, invisible. La Fuerza era buena y maligna a la vez, los dos seres se mantenían balanceados, y con capacidad para triunfar en ambos lados. El caballero Jedi se asocia a ambos lados, aunque en la tradición genuina de Hollywood, los caballeros se vestían como los actores de las primitivas películas del oeste. Con frecuencia escribieron estas películas como epopeyas heroicas con los malos vestidos de negro y los buenos de blanco. Así fue para los disfraces de los caballeros Jedi: el malo Darth Vader en negro, su hijo y el maestro de su hijo en blanco. La Fuerza tampoco permitió la muerte. En su lugar, aunque el cuerpo se perdiera, uno se unía con la Fuerza, y se hacía más fuerte y capaz de comunicarse con los vivos si era necesario.

Pronto la película creó casi una secta entre sus fanáticos. Las vídeocintas todavía estaban en su infancia como un medio de entretenimiento para el hogar, así que los casetes no estaban disponibles. Era normal que los adolescentes vieran la película 25, 30 y hasta más veces. El *status*, en algunas escuelas superiores, en parte se determinaba por la cantidad de veces que un estudiante había visto la película durante las primeras semanas de su estreno.

Pronto, algunas personas que aparentemente no estaban bien versadas en teología, utilizaron el concepto de la Fuerza en sermones y comentarios teológicos. Algunos empezaron a referirse a la Fuerza como si fuera una realidad, no la creación de la imaginación de un escritor. Los periódicos informaban de grupos religiosos que se formaban alrededor de la idea, y aunque no duraron mucho, continuó la "verdad" de la película según la interpretaron los ingenuos e impresionables. Esa generación ya es adulta, y si se observa a muchos de los que buscaron una u otra de las formas de medicina energética, verá que pertenecen al grupo de esa edad. Se presume que aunque son mayores, sabios y ahora probablemente reconocen que la Fuerza es solo una fantasía teatral, siguen intrigados por las posibilidades inherentes en las filosofías de algunas de las diferentes medicinas energéticas.

Debido a que la medicina energética penetra tantas culturas diferentes, los nombres que se usaron para la energía varían de una cultura a otra. La energía, en la medicina china tradicional, se llama *chi* (a veces se deletrea *qi*), *prana* en la medicina ayurvédica de la India, *ki* en la práctica japonesa y otra variedad de nombres en la historia occidental, como *orgone* y bioenergía. *Biofield* [campo energético] es un nuevo término que el Centro Nacional para la medicina complementaria y alternativa en los Estados Unidos escogió para mencionarla.

Aunque varían los detalles, esta energía se cree que se extiende al universo, pero en cada persona toma una forma en particular llamada el "campo de energía humano" (CEH). De acuerdo a estas teorías, el CEH, o aura humana, contiene un número de capas, cada una con energía de diferentes frecuencias. La energía se transforma entre capas, y al fin en el cuerpo físico, mediante estructuras llamadas *"chakras"*. Esto toma la forma como de un torbellino, con siete *chakras* principales localizadas alrededor de la espina dorsal y la cabeza. Se cree que las enfermedades comienzan con el disturbio del campo energético que al cabo se transfiere a la esfera física o emocional. En la medicina energética, el CEH es lo primero que se debe tratar. De acuerdo a los practicantes, una vez que este queda balanceado y la energía fluye adecuadamente, entonces puede ocurrir la verdadera curación.

Desarrollo histórico

A través de los siglos diecinueve y veinte, se hicieron declaraciones de que el CEH se había detectado e identificado como una forma de radiación electromagnética (de la cual la luz, el calor y la radiación infrarroja son ejemplos conocidos). Franz Antontio Mesmer (1734-1815) declaró que la salud dependía del "magnetismo animal". Así que usó imanes en sus sesiones de curación, pero luego declaró que solo necesitaba sus manos, ocupándose en la práctica de lo que hoy llamamos hipnosis. Su método es la fuente del término moderno "mesmerizado".

Wilhelm Reich (1897-1957), siquiatra y colega de Freud, también declaró identificar el CEH. Él llamó su energía "orgone", diciendo que era una energía vital universal que podía generar con aparatos que vendía y que llamaba "cajas orgone". En un escándalo alrededor del tiempo de su muerte, una de las cajas orgone, hecha de acuerdo a sus presuntas especificaciones, se desarmó para examinarla. La caja no contenía más que una bombilla activada cuando se conectaba la caja. Se desconoce si Reich, un seguidor, o alguien más estaba perpetrando la estafa. La caja orgone cayó en desgracia hasta para los seguidores de las teorías de Reich y no se volvió a fabricar. Reich afirmó que usaba su orgone para curar y hasta producir células vivas de algo inanimado. Estas afirmaciones nunca se verificaron independientemente.

A principios de 1900, Walter J. Kilner, un médico londinense, inventó una malla especial llena de un tinte hecho de brea de carbón que según decía permitía ver las auras de las personas. Todavía se venden anteojos con esas mallas. Cuando usted mira a través de estas, la gente tienen un aura de colores. Sin embargo, los científicos demostraron que el tinte, que solo permite pasar las luces azules y rojas, es el causante de esto. Ya que estas regiones de los espectros de la luz no coinciden exactamente, dan la impresión de que son auras separadas alrededor de la persona. Es algo como el efecto de mirar un libro de muñequitos en 3-D de los años 1950. Sin los espejuelos especiales necesarios para ver la película en tercera dimensión, las ilustraciones son escasamente una serie de líneas poco separadas de diferentes colores.

En 1960 Semyon y Valentina Kirlian de nuevo proclamaron tener "pruebas" del campo de energía vital. Estos investigadores rusos, trabajando con conceptos que inicialmente se desarrollaron en los años 1890, afirmaron poder fotografiar campos de energía. Lo que ahora conocemos como fotografías de Kirlian que capturaban las presuntas imágenes de energía vital, también llamada "bioplasmas". Estas imágenes muestran auras y rayos de luces procedentes de las manos de las personas o hasta de las hojas de las plantas. Se dice que la intensidad, forma y color de estas figuras provee información valiosa respecto a la salud de la persona u organismo.

Los problemas surgen cuando los científicos independientes investigan estas fotografías de Kirlian que todos consideraron dramáticas. La repetición de las investigaciones muestran que las imágenes tienen una explicación completamente física. Por ejemplo, el color, la forma, el tamaño e intensidad de la imagen cambia al variar los factores tales como el nivel de humedad de los objetos fotografiados, el grado de la presión que se empleó en la película fotográfica, el tiempo de la exposición y el tipo de película que se usó. Para que sirva de ayuda diagnóstica, grabando el mismo campo de la energía vital y usando la misma película, tiene que tener un resultado reproducible constante. Y esto no sucede así.

Además, las auras de Kirlian se grabaron para cosas como centavos, presillas para papel y gotitas de agua, ninguna de las cuales se sabe que tenga un campo de energía vital. Esto muestra que dichas auras no están solo relacionadas a rasgos de organismos vivos.

A pesar de todas las evidencias, los promotores de la medicina energética todavía afirman que las fotografías de Kirlian brindan evidencia objetiva de la existencia del CEH. Algunos de sus defensores admitirían que no hay evidencia objetiva de la existencia de la energía vital o el CEH. Su creencia se convierte en un asunto de fe que no tiene bases en hechos demostrables.

En contraste, se puede detectar la radiación electromagnética que emana del cuerpo humano. Muchas técnicas de diagnóstico convencional hacen uso de estos efectos, tales como los electroencefalogramas y los electrocardiogramas. Sin embargo, esto no es lo que significa la medicina energética por su CEH. Las energías electromagnéticas se pueden detectar, generar y estudiar objetivamente, mientras dichos estudios nunca se hicieron con la energía vital.

El campo de energía humana

Ya que el CEH no se puede detectar objetivamente, la meditación se convierte en un aspecto importante de la medicina energética. La creencia es que, durante la meditación, los practicantes alcanzan un alto nivel de conciencia que les permite sentir el CEH. Algunos practicantes declaran que su uso de la meditación les permite alcanzar un estado donde están más armonizados con el campo de la energía universal y tienen mejor capacidad para detectar problemas con la energía de alguien. Algunos afirman que en este estado pueden realmente ver el CEH y recibir guía para la curación. La guía puede ser intuitiva, según las líneas en las que el Dr. Edward Bach creyó al desarrollar su terapia con flores, o tal vez sea directamente de las guías espirituales que brindan información a practicantes, como en el Reiki.

Muchos practicantes de la medicina energética dicen que el CEH se dividió en 7 capas o cuerpos. Cada capa trata con diferentes aspectos de la persona, algunos tienen más que ver con asuntos físicos, emocionales, mentales o espirituales. La curación que un practicante sugiera tal vez tenga tanto que ver con el asunto emocional o espiritual como con los síntomas físicos que alguien pueda estar experimentando. (Véanse otras terapias que se basan exclusivamente en la medicina energética, como Qigong, Reiki, Tai Chi y el Toque Terapéutico. Estos principios juegan papeles variados en todas las otras medicinas tradicionales de la China y la India.)

Resultado de las investigaciones

Aunque los instrumentos tal vez no sean capaces de detectar el CEH, es posible diseñar estudios para probar si la gente puede detectar el CEH, sea lo que sea. Durante los años 1970, un síquico inglés curador muy bien conocido, Matthew Manning, afirmó ser capaz de ver las auras humanas aunque estuvieran separadas del sujeto por una puerta cerrada. Ingeniaron una prueba usando dicha técnica de una puerta cerrada, una prueba que Manning consideró justa. Él creyó que podría ver el aura de alguien en el lado opuesto de la puerta cerrada, parado directamente en contra de la misma. También creyó que le sería posible decir si la persona se alejaba de la puerta cerrada porque el aura se desvanecería a medida que caminaba hasta que era imposible detectarla.

Si usted o yo tomáramos esa prueba y solo tuviéramos que declarar si la persona estaba lo suficientemente cerca para que se viera o no el aura, las probabilidades a fin de cuentas nos permitirían acertar más o menos la mitad de las veces. Alguien que realmente pudiera ver el aura tendría un nivel de éxito mucho más alto. Cuando se hizo el experimento de Manning (✔✔), se encontró que él contestó correctamente solo la mitad de las veces. La calificación de su éxito no era mejor que la de alguien adivinando o tirando una moneda al aire (véase el artículo de Tart y Palmer, bajo la sección Lecturas sugeridas).

En una prueba más reciente, a 10 personas que declararon ser capaces de ver auras humanas se les dio la oportunidad de probar sus habilidades. Entre los participantes había 5 individuos que ganaban su sustento como profesionales síquicos curadores.

En una habitación se colocaron 4 pantallas idénticas con voluntarios que se paraban por turno detrás de una de ellas. La gente sometida a la prueba creía poder detectar el aura de cada voluntario y determinar detrás de cuál pantalla estaba él o ella. Los resultados: 185 respuestas correctas de 720 intentos.

Como un control, otras 10 personas que no reclamaron tener ninguna habilidad especial y que no tenían experiencia alguna con el CEH se probaron exactamente de la misma forma (**✗✗✗**). Otra vez se hicieron 720 pruebas. Esta vez, 196 fueron correctas, 11 más de las que alcanzaron los individuos seguros de poder detectar auras. Los 2 individuos que mejores calificaciones tuvieron, entre todos los que probaron, acertaron el 50 y 40% de las veces. Estas las lograron 2 de las 10 personas en el grupo control, que declaró no tener habilidades para detectar auras, no fue así con aquellos que estaban convencidos de que podían verlas.

La prueba de los practicantes del Toque Terapéutico que hizo Emily Rosa, una niña de cuarto grado, también se considera una evidencia en contra de la habilidad de la gente para detectar el CEH. Este estudio (**✗✗**) obtuvo más publicidad después que se publicó el 1 de abril de 1998 en el *Journal of the American Medical Association*. Veintiún practicantes del Toque Terapéutico se sentaron detrás de la pantalla con Emily del otro lado. Ellos pusieron sus 2 manos por debajo de la pantalla, las palmas de las manos abiertas y hacia arriba. Declararon que eran capaces de detectar el aura de Emily si ella colocaba una de sus manos encima de las manos de ellos. Estos obtuvieron la respuesta correcta el 44% de las veces, que de nuevo es casi lo que podemos esperar de la casualidad.

Advertencias

Aunque la evidencia científica no apoya la existencia de un CEH, o la eficacia de muchas de las terapias de la medicina energética, hay aún preocupaciones. Los practicantes con frecuencia no separan lo espiritual de la curación física, y por lo tanto las prácticas espirituales están completamente entretejidas con los esfuerzos de curación de la mayoría de ellos. Las terapias que se usan en la medicina energética con frecuencia no se pueden separar de las creencias filosóficas y religiosas que están por debajo de la práctica. Estos practicantes afirman que se vuelve a equilibrar el aura de uno, involucrando las fuerzas espirituales que declaran son pobremente comprendidas. Aunque crean que estas son energías impersonales que se usan para nuestros propósitos elegidos, no hay cómo saber si este es el caso.

En nuestra opinión, la gente que se somete a la medicina energética se expone a verdaderas fuerzas espirituales sobre las cuales tienen poco control. Esto crea un serio problema para los cristianos, a quienes se les dijo (1 Juan 4:1): "Queridos hermanos, no crean a cualquiera que pretenda estar inspirado por el Espíritu, sino sométanlo a prueba para ver si es de Dios, porque han salido por el mundo muchos falsos profetas". No debemos involucrarnos con los seres o fuerzas espirituales, excepto con los que claramente proclaman a Jesucristo como Señor y Salvador.

Aunque la mayoría de las preocupaciones con las terapias de la medicina energética son primeramente espirituales; algunas terapias específicas pueden tener otros efectos adversos fisiológicos y sicológicos. Notaremos estos efectos en las explicaciones de las terapias particulares.

Recomendaciones

El área completa de la medicina energética se basa en ideas y creencias que tienen sus raíces en las religiones orientales y la filosofía esotérica occidental. Estas creencias a menudo están en conflicto directo con la enseñanza cristiana. La práctica puede exponer a las personas a las fuerzas espirituales que no provienen de Dios.

En general, los cristianos deben evitar por completo la medicina energética. Sin embargo, algunas terapias que han surgido en estos sistemas de creencia incluyen un componente físico. La acupuntura es un ejemplo. Creemos que una terapia como la acupuntura se puede aislar de la filosofía de la medicina energética. Los médicos, incluidos algunos cristianos, usan este tipo de terapia junto a la medicina convencional y rechazan la filosofía que profesan los practicantes orientales. En esos casos en los que hay una buena evidencia de que funcionan, valdría la pena considerarlas. Sin embargo, hay que permanecer alerta a la posibilidad de oír algunas ideas religiosas diferentes de algunos practicantes.

Por otra parte, la mayoría de las terapias que se basan en la medicina energética no implican contacto físico, aunque a veces se usó además de la manipulación de la energía. El Toque Terapéutico y el Reiki son ejemplos. Estas terapias están tan completamente entretejidas con los métodos de manipulación energética que los cristianos no deben usarlas bajo ninguna circunstancia. Los practicantes que ofrecen estas terapias a los pacientes deben aclarar muy bien las raíces religiosas de la terapia.

Categorías del tratamiento

Sin prueba científica

Para cualquier indicación ☹☹☹

Científicamente cuestionable

Medicina energética

Charlatanería o fraude

En manos de algunos practicantes

Lecturas sugeridas

Albrecht, Mark, y Brooks Alexander, "The Sellout of Science" [La venta de la ciencia], *Spiritual Counterfeits Project Journal* [Revista del proyecto de falsificadores de la espiritualidad] 2, No. 1, agosto de 1978, pp. 18-28

Fish, Sharon, "Therapeutic Touch: Healing Sciencie or Mystical Midwife?" [Toque Terapéutico: ¿Ciencia de curación o partera mística?], *Christian Research Journal* [Revista de investigación cristiana] 12, 1995, pp. 28-38.

Tart, C.T., y J. Palmer, "Some Psi Experiments with Matthew Manning" [Algunos experimentos Psi con Matthew Manning], *Journal of the Society for Psychical Research* 50 [Revista de la sociedad para la investigación síquica], enero de 1979, pp. 224-28.

MEDICINA HERBARIA

¿Qué es?

Muchas personas que practican esta clase de medicina piensan que no hay que dudar de ella. Durante miles de años la gente iba a los bosques y elegía las plantas que según había aprendido tenían cualidades curativas o calmantes. Hacían infusiones, cataplasmas o ingerían la planta sola o en una sopa o guisado. El uso que se daba a las plantas variaba de acuerdo a la parte del mundo en la cual vivía la gente, pero cuando las plantas se analizaban científicamente, a veces encontraban que contenía un componente con cierta utilidad médica. Así que por ejemplo, cuando un nativo americano hacía un té de corteza del sauce, lo que realmente estaba obteniendo era una forma de la química que hoy llamamos aspirina. Por lo tanto, en lugar de arriesgar los cambios y adulteraciones que existen con la química equivalente de una hierba u otra planta (además del adherente, los colorantes y otros aditivos), ¿por qué no regresar a las mismas hierbas?

La teoría parece buena para muchos, pero la realidad no lo es. Por lo menos, todavía. Un estimado de 1,400 plantas diferentes se usaron para hacer cerca de 20,000 remedios herbarios distintos en los Estados Unidos. Muy pocos de ellos se probaron científicamente en los seres humanos usando estudios controlados. La mayoría de los grupos antiguos de indígenas cuyas prácticas médicas son bien entendidas usaron muchos menos remedios. Además, no hay constancia de la manera en que se seleccionaron y usaron las hierbas. Un practicante de medicina herbaria podría usar parte de una planta, mientras que otro quizás use otra parte diferente de la misma planta. A veces el material está seco y polvoriento, otros insisten en que se debe usar la planta fresca. Algunos usan el polvo para hacer cápsulas, otros dicen que es mejor hacer el polvo en un té.

Los ingredientes activos a veces se quitan del material de la planta por extracción, un proceso similar a colar café. Por lo general el líquido es agua, aunque también se puede usar alcohol o vapor. Un extracto de alcohol se llama "tintura". En Europa, los remedios herbarios a veces se aplican como inyecciones, pero esto es raro en los Estados Unidos. Cómo se hace el remedio, y la parte de la planta que se use, hace una diferencia en el contenido final de la preparación y lo que sus usos potenciales puedan ser, aunque la misma hierba básica se haya usado para hacer la preparación.

Afirmaciones

La medicina herbaria está aumentando su popularidad. Los Investigadores Asociados de Encuestas Princeton hicieron la encuesta para la revista *Prevention* [Prevención] de 1999 en cuanto a suplementos herbarios y dietéticos que usan los adultos en los Estados Unidos. La Agencia de Salud brindó ayuda técnica para desarrollar la encuesta. Esta encontró que un 49% de los adultos informó haber usado un remedio herbario durante los 12 meses previos, y un 24% reportó usar remedios herbarios regulares. El uso regular más común de hierbas fue el ajo (13%), ginseng (8%), ginkgo (7%), corazoncillo (4%) y equinea (2%).

Las razones más comunes por las cuales la gente usa estos productos son: asegurarse de la buena salud (75%), mejorar energías (61%), prevenir o tratarse catarros e influenza (58%), mejorar la memoria (43%), aliviar la depresión (35%) y prevenir o tratar enfermedades serias (29%). La encuesta también informó las razones por las cuales la gente prefiere hierbas en lugar de recetas: prefieren productos naturales (43%), menos efectos secundarios (21%), más eficaces (14%), permite autotratamiento (11%), menos costosa (8%), y más suave (6%).

Como puede verse por los resultados de esta encuesta, muchos creen que puesto que los remedios herbarios son naturales, son menos perjudiciales que los productos farmacéuticos. Hay algo de verdad en eso porque, en general, los remedios herbarios son más suaves y menos concentrados. Sin embargo, las hierbas no son inocuas. Bajo la partida de cada hierba, señalaremos que virtualmente todos los remedios herbarios pueden tener efectos adversos. La gente ingiere sobredosis de hierbas populares como la efedra llegando a tener serios problemas y hasta muertes. Algunas hierbas como poleo y chaparral causan más daño que beneficio, haciéndonos llegar a la conclusión de que nunca deben usarse. Muchos productos herbarios también causan interacciones con las medicinas, otros suplementos y hasta los alimentos. Que sea natural no significa necesariamente que sea segura.

Resultado de las investigaciones

Los estudios de los remedios herbarios varían ampliamente en calidad, como veremos más adelante en este libro al tratar sobre hierbas específicas. La medicina herbaria descansa primordialmente en el uso tradicional, ignorando a veces el hecho de que diferentes indígenas a veces usaron la misma hierba en formas radicalmente distintas para prácticas de curación diversas. Básicamente, muchos asumen que si una hierba se ha usado durante mucho tiempo, debe ser eficaz de alguna forma. Esa suposición no es necesariamente válida.

El interés reciente en la medicina herbaria está motivando más pruebas clínicas, pero el enfoque radica en una pequeña cantidad de hierbas prometedoras, dejando que la mayoría de las preparaciones se queden sin probar. En Europa, por lo general se investigan los productos uniformes que difieren de los disponibles en EE.UU. Además, algunos promotores de la medicina herbaria argumentan que al probar un remedio tradicionalmente herbario si encuentran que no es efectivo, el problema reside en la prueba. Argumentan que si una hierba se probara con la potencia que ellos usan, los resultados serían muy diferentes. Ya que con frecuencia dichas pruebas no se realizan, es imposible argumentar con su lógica.

Algunos afirman que la medicina convencional es incompatible con la herbaria. Sin embargo, se debe recordar que más de un cuarto de los productos farmacéuticos en el mercado de hoy fueron originalmente aislados del material de la planta, más de la mitad vienen de fuentes naturales, cuando usted incluye los microorganismos y los animales. A medida que surgió la medicina convencional, los departamentos de farmacognosia se encontraron en la mayoría de las escuelas de farmacia. Aquí, las hierbas y otros productos naturales se examinaron por sus beneficios potencialmente terapéuticos. Su método era aislar los ingredientes activos debido a un número de dificultades con la medicina herbaria.

Por ejemplo, cuando descubrieron que la corteza del sauce servía para aliviar el dolor, o que la dedalera ayudaba en el fallo cardíaco congestivo se buscaban las preparaciones uniformes. Sin embargo, las plantas varían ampliamente de acuerdo a la cantidad de ingredientes activos que producen. La variedad particular de la planta, dónde se cultiva, el estado del tiempo en donde crece, cuándo se cosecha, cómo se trata y mantiene la planta cosechada, y muchos otros factores influyen en el contenido de la planta. Se encontró que la dedalera *(Digitalis purpurea)* contiene drogas con un efecto poderoso en el corazón, pero muchas de ellas también eran tóxicas. Las plantas que se relacionan estrechamente a la dedalera se examinaron para encontrar drogas similares, dando por resultado el descubrimiento de la digoxina. Se deben usar dosis específicas de digoxina para que sean eficaces sin causar intoxicación. Para asegurar que cada dosis contenía la misma cantidad de digoxina, la química activa se aisló y se preparó en forma pura, por tanto se evitó la necesidad de usar la hierba cruda.

Esta variación en los ingredientes activos en las plantas se hizo aparente en los años 1960 durante la guerra de Vietnam. Por ese tiempo, la marihuana ya se había convertido en una droga popular. Era (y es) ilegal, pero con frecuencia creció tanto en patios como en áreas boscosas, incluso en secciones aisladas de parques nacionales. La droga se fumaba, y todavía se fuma, por su "zumbido" o efectos de euforia suave.

Cuando enviaron a los soldados americanos a Vietnam, algunos buscaron la marihuana local para usarla como droga recreativa. Ellos asumieron que todas las marihuanas eran iguales. Las hojas de una planta en Vietnam tenían una apariencia idéntica a las que dejaron en Estados Unidos. Lo que no sabían los soldados era que el clima, la tierra, el desarrollo y las condiciones de cosecharlas en Vietnam crearon una droga muy diferente. La marihuana que encontraron era alucinógena, muy parecida al LSD. Además era soluble en la grasa, así que permanecía en el cuerpo. Un usuario fuerte podía experimentar episodios eufóricos mucho después de fumar la marihuana.

Los remedios herbarios se pueden preparar en lo que se llaman "fórmulas uniformes". En estas, una cantidad específica de un ingrediente activo está contenida en una dosis. Por ejemplo, la "norma australiana" del aceite del árbol de té contiene por lo menos el 30% de terpinene-4-ol (un ingrediente activo) y no más del 15% de 1,8-cineole (un irritante de la piel). Los reguladores australianos le exigen estas normas a los fabricantes para asegurar la alta calidad de los productos. Sin embargo, los productos uniformes son más caros, y se requieren regulaciones para que se cumplan las normas. En los Estados Unidos no existen esas regulaciones. Así que, se encontrarán enormes variedades en la cantidad de ingredientes activos en los productos del mercado americano.

Hay una creciente evidencia para apoyar esta preocupación. ConsumerLab.com es una compañía independiente que prueba las hierbas, vitaminas y suplementos que se venden en los Estados Unidos de acuerdo a las pruebas normales que generalmente se aceptan. Las pruebas iniciales han mostrado que muchos productos contienen niveles de ingredientes claves que son bajos, y en algunos casos *mucho* más bajos, que lo que dice la etiqueta. En preparaciones de pruebas de compañías diferentes, el laboratorio encontró, por ejemplo, que el 63% de la preparación *palmeto serrano* no contenía la cantidad de ingredientes activos que la etiqueta enumera. El laboratorio informó hallazgos similares con el 46% de productos de glucosamina-condroitina, el 100% de condroitina, el 23% de ginkgo y el 15% de productos de vitamina C. Usted puede encontrar los productos que pasaron la prueba si se subscribe al laboratorio de la Internet *(www.consumerlab.com)*. La compañía continúa publicando nuevas pruebas todos los años.

En 1995, *Consumer Reports* [Informes del Consumidor] estudió un número de productos ginseng. Las diferentes etiquetas enumeraban diversas cantidades de ginseng: desde 100 a 700 mg de ginseng por cápsula. Las pruebas químicas de las cápsulas encontraron cantidades muy diferentes de ginsenosidas las químicos que se creen ser el ingrediente activo del ginseng. (Nota: Con algunas hierbas, sabemos lo que causa cambios en los seres humanos. La corteza del sauce contiene ácido salicílico, el ingrediente clave en la aspirina y la razón para que un té de corteza del sauce reduzca o detenga algunos dolores. No conocemos cuál es el aspecto específico del ginseng que causa cambios para los humanos, aunque sospechamos que es el ginsenosidas.) Un problema aun mayor que el *Consumer Reports* encontró fue que no se mostraba en la etiqueta que las cápsulas que contenían mayores cantidades de ginsenosida tuvieran más ginseng.

En efecto, no había correlación entre las etiquetas y lo que los investigadores encontraban en las cápsulas.

Esta clase de variación en productos de diversos fabricantes es una razón por la que algunos productos son menos efectivos que otros. No contienen los suficientes ingredientes activos. El *Consumer Reports*, en mayo de 2000, publicó una encuesta masiva de 46,806 de sus lectores que en parte midieron cómo la gente percibía subjetivamente la eficacia de varias terapias. Un porcentaje muy alto de los que respondieron a la encuesta reportaron alguna, poca o ninguna ayuda de un número de productos herbarios que los estudios médicos habían demostrado que eran eficaces. Por ejemplo, el porcentaje de adultos que informaron que tenían alguna, poca o ninguna ayuda con varios desórdenes incluían: 82% de usuarios de ajo para el colesterol alto, 75% que usaban equinacea para el tratamiento del catarro, 82% que usaban melatonina para dormir, 76% que usaban glucosamina para la artritis, 76% que usaban corazoncillo para la depresión y 76% que usaban *palmeto serrano* para problemas de la próstata.

Estos niveles altos de insatisfacción eran inquietantes, pero no inesperados para los que estaban advertidos de la gran variabilidad en estos productos. Es razonable concluir que los productos, si se toman correctamente, no funcionan. ¿Por qué? La mejor explicación podría ser que es un producto de calidad pobre. Estos productos no son regulados en los EE.UU.

Otro problema con los remedios herbarios no reglamentados ha sido la contaminación. Más de 100 casos de daños severos de los riñones ocurrieron en Bélgica debido a que la *Stephania tetrandra* se remplazó por error con la *Aristolochia fangchi* en un remedio herbario chino. Más de la mitad de las mujeres, a quienes se les extrajeron los riñones porque no funcionaban, padecieron luego de cáncer en los tejidos adyacentes. Las especias *Aristolochia* son conocidas porque tienen compuestos venenosos para los riñones que causan cáncer. Esta tragedia terrible quizás sucedió debido a un simple error: los nombres chinos de las 2 especies que no se relacionan son muy similares.

Otros problemas sugieren que hubo acciones deliberadas. Las medicinas sintéticas se encuentran regularmente en los remedios herbarios. Se encontró que algunos productos efedra contienen mezclas de compuestos que no se encuentran en forma natural en ninguna especie efedra.

Es necesaria la regulación de los remedios y suplementos herbarios. Los consumidores han llegado a esperar la suprema calidad en productos de la salud. Pero hasta que no se hagan los cambios, los consumidores no pueden estar seguros de que esos remedios que compran contienen lo que dice la etiqueta.

Advertencias

A menudo hay dudas en cuanto a si cualquier remedio herbario en particular funciona o no, cuántos ingredientes activos contiene y si tiene efectos tóxicos de cualquier tipo. Por ejemplo, efedra, se usó para perder peso o mejorar el desempeño atlético, causó por lo menos 44 muertes y ha probado que es muy difícil quitarlo del mercado. Se informaron casos de adulteración deliberada de los remedios herbarios. Las medicinas relativamente económicas como la aspirina, antihistamínicos o esteroides se encontraron en remedios herbarios, en lo que parece ser un intento para que el remedio herbario parezca eficaz.

Otra preocupación es cómo los remedios herbarios interactúan con otras hierbas y medicinas. Por el hígado se eliminan muchas de ellas. Si el hígado está congestionado con la metabolización de los componentes de los remedios herbarios, se eliminaría menos de la droga y hasta podría llegar a tener niveles tóxicos. Otras hierbas (como el corazoncillo) estimulan el hígado para activarlo más en la eliminación de otras drogas, haciendo que estas sean menos eficaces. Por eso es importante dejar que los que le brindan cuidados de la salud, convencional y alternativa, médicos y farmacéuticos, sepan acerca de *todas* las medicinas y remedios que usted ingiere, incluyendo drogas, productos que compra sin recetas médicas, hierbas, vitaminas y suplementos dietéticos.

Se sabe muy poco acerca de los efectos a largo plazo que causa tomar remedios herbarios. Los usos más tradicionales de las hierbas incluyen el uso a corto plazo para una condición específica, aunque los practicantes en un país a veces siguen directrices que no se usan en otro. Por ejemplo, muchos practicantes de la medicina herbaria en Europa dicen que su experiencia requiere que el ginseng no se use durante más de 2 semanas a la vez. Sin embargo, en los Estados Unidos sus homólogos parecen sentirse cómodos recomendando su uso durante meses o años para aumentar la energía. El uso corriente de remedios herbarios y suplementos dietéticos a menudo es para condiciones como la depresión ligera, la ansiedad general, antienvejecimiento y para aumentar la energía, para los cuales los remedios se deben tomar por años. No hay información acerca de cómo el cuerpo tolerará este uso extendido.

Dada la falta general de información sobre los efectos tóxicos de muchas hierbas, se pueden proponer algunas guías generales. Las mujeres embarazadas o sexualmente activas y que pueden quedar embarazadas, deben tomar precauciones extremas en cuanto al uso de cualquier remedio herbario. Esto también se aplica a las madres que están amamantando. Se sabe muy poco acerca de los efectos que puedan causar los remedios herbarios a un feto y a los niños, pero tienen más potencial para causarles daño que en el caso de los adultos. No sabemos la cantidad exacta que se considere una dosis segura para un adulto. Sabemos aun menos para los fetos o los recién nacidos. Debido a esta falta de conocimiento, los bebés y los niños no deben tomar remedios herbarios (véase el capítulo 7, "La medicina alternativa y los niños").

Los adultos que toman remedios herbarios deben limitar su uso a períodos cortos excepto si se han hecho estudios a largo término (lo cual comienza a ser el caso de algunas hierbas). Nunca asuma que solo por ser algo natural es seguro. Lo opuesto puede ser cierto. Solo tome cantidades razonables de cualquier remedio herbario. Si las cosas no mejoran relativamente rápido, vea a su médico e infórmele qué ha estado tomando. No caiga en la trampa de creer que si una pequeña dosis lo ayuda un poco, una gran cantidad lo ayudará mucho. Este no es el caso con las drogas farmacéuticas ni tampoco es el caso con los remedios herbarios.

Solo use preparaciones uniformes que se compran en tiendas de confianza. La Farmacopedia de los Estados Unidos (USP) es una organización voluntaria de farmacéuticos expertos que evalúa las regulaciones por las que cualquier droga o remedio herbario se rigieron al fabricarse. Busque su sello de aprobación como una manera de determinar cuáles productos, que lo digan por lo menos, se hicieron de acuerdo a altas normas. Estos serán teóricamente los más seguros, aunque eso no signifique que las afirmaciones de los fabricantes sobre su eficacia, o que la verdadera cantidad en la botella, sea exacta. Considere subscribirse a www.consumerlab.com para ver si esta compañía independiente probó la marca que usted está considerando. Y cuando encuentre una marca de confianza, no siga buscando otra cosa. Estará mejor si se queda con una marca que le está dando los resultados que quiere en lugar de tratar de ahorrar unos centavos.

Todo lo que hemos hablado hasta aquí se aplica a las "medicinas herbarias", en la que los remedios herbarios se usan en formas similares a las medicinas recetadas. Otro término que a veces se encuentra en estos comentarios es "herbalismo". Este término, por lo general, se encuentra en una cosmovisión panteísta que ve los remedios herbarios como una función esencial de la unidad entre la humanidad y la naturaleza, no como químicas que tienen ciertos efectos físicos en el cuerpo. Por el contrario, los practicantes de los remedios herbarios creen que son uno de los medios que la Madre Tierra, o la Conciencia Universal, cuida de la humanidad. Por ejemplo, David Hoffman, un herbolario muy reconocido, escribe: "La tierra no es un mecanismo sicoquímico sino una entidad viva con el equivalente de los sentidos, inteligencia, memoria y capacidad para actuar". En otras palabras, la tierra es un ser viviente, personal. Para muchos de esos practicantes, es también el objeto de su adoración.

El herbalismo varía con la cultura, pero el sentido común es que se cree que las hierbas sirven para balancear o fortalecer la fuerza o energía vital de una persona. Así que, se escogen las hierbas de acuerdo a cómo se cree que pueda rebalancear la fuerza vital de una persona o provocar los mecanismos naturales de curación. De esta forma, la misma hierba se puede usar en maneras completamente diferentes en culturas distintas, o hasta entre pacientes distintos en la misma comunidad.

El herbalismo es un método religioso o mágico respecto a las hierbas. Una forma de magia usa la similitud de los objetos para causar intencionalmente los efectos deseados. Así que, las hierbas que crecen con formas similares a las partes de un cuerpo humano obtienen reputaciones mágicas por curar esas partes del cuerpo. Por ejemplo, las mandrágoras tienen raíces bifurcadas y carnosas que se asemejan a las partes bajas del cuerpo humano y se han usado, desde los tiempos bíblicos, para promover la fertilidad. La esposa de Jacob, Lea, coleccionó mandrágoras para usarlas de esta forma (Génesis 30:14-17). Este pasaje demuestra la futilidad del método del herbalismo, aunque la enseñanza principal es que la fertilidad es un don de Dios. Lea le dio sus mandrágoras a Raquel, la otra esposa de Jacob. Luego Lea salió en estado, mientras que Raquel usó las mandrágoras y por un tiempo permaneció estéril.

Dado que el método es claramente opuesto a la adoración cristiana de un verdadero Dios, los creyentes no deben usar los remedios herbarios en este contexto. Si busca a un experto en remedios herbarios, asegúrese de no estar exponiéndose a quienes ejercen de esta manera.

Recomendaciones

La medicina herbaria ha sido la fuente de medicina que la gente ha usado durante la mayor parte de la historia humana. Dada la diversidad de la creación de Dios, no es muy posible que hayamos descubierto todo el potencial de bendiciones que contiene el reino de las plantas. En efecto, una de las tragedias de la rápida destrucción de las selvas tropicales es que tal vez estemos perdiendo plantas indígenas capaces de curar algunas de nuestras enfermedades más devastadoras, incluso ciertas formas de cáncer. Sin embargo, aunque realmente aún no hemos descubierto todo lo que Dios nos ha dado, parece seguro asumir que es poco posible que todas las plantas curen algo.

Tradicionalmente el mercado de las hierbas se ha señalado como un grupo desorganizado de empresas familiares tratando de pelear contra las grandes y malas empresas farmacéuticas gigantescas. Ese ya no es el caso. Los remedios herbarios son un mercado multimillonario en dólares, con todos los peligros que acompaña este tipo de empresa gigante. El sentido común y la investigación cuidadosa son necesarios antes de aventurarse por un campo tan peligroso como cualquier agua infectada de tiburones.

Además, algunos remedios herbarios, como los de Bach (véase Remedios de Bach con flores, p. 476), se cree que funcionan porque han estado "vitalizados espiritualmente". Otros usan los remedios herbarios en el contexto de un tipo de práctica religiosa llamada "herbalismo". La brujería y el chamanismo usan una cantidad de hierbas alucinógenas y otros preparativos para tener acceso al mundo espiritual. En todos estos contextos, los remedios herbarios son herramientas para promover actividades ocultistas y se deben evitar. Lo que parece ser más importante en estas situaciones es tener discernimiento acerca de esos que fabrican y promueven estos preparativos.

Categorías del tratamiento

Terapias convencionales
Un creciente número de hierbas específicas para indicaciones determinadas, comentarios bajo el título de cada hierba

Terapias complementarias
Un pequeño, pero creciente número de productos e indicaciones herbarias

Sin pruebas científicas
Muchas hierbas, y algunos preparativos de las usadas como terapias convencionales

Científicamente cuestionable
Muchos productos herbarios

Charlatanería o fraude
En manos de algunos practicantes

Lecturas sugeridas

Blumenthal, M., J. Gruenwald, T. Hall, C. Riggins, y R. Rister, *German Commission E Monographs: Medicinal Plants for Human Use* [Monografías de la Comisión E Alemana: Plantas medicinales para el uso humano], American Botanical Council, Austin, TX, 1998.

DerMarderosian, Ara, ed., *The Review of Natural Products* [La revista de productos naturales], Facts and Comparisons, St. Louis, MO, varios años.

Fetrow, Charles W., y Juan R. Avila, *Professional's Handbook of Complementary and Alternative Medicine* [El manual del profesional para la medicina complementaria y alternativa], Springhouse, Springhouse, PA, 1999.

Foster, Steven, y Varro E. Tyler, *Tyler's Honest Herbal: A Sensible Guide to the Use of Herbs and Related Remedies* [El herbario honesto de Tyler: Una guía sensata para el uso de hierbas y remedios relacionados] 4ª ed., Haworth Press, Londres, 1999.

"Herbal Roulette" [Ruleta herbaria], *Consumer Reports* [Informes al consumidor] 60, no. 11, noviembre de 1995, pp. 698-705.

Hoffman, David, *The Elements of Herbalism* [Los elementos del herbalismo], Barnes & Noble, NY, 1997.

Jellin, Jeff M., Forrest Batz, y Kathy Hichens, *Pharmacist's Letter/Prescriber's Letter: Natural Medicines Comprehensive Database* [Carta del farmacéutico y recetador: base de datos comprensivos de medicinas naturales], Therapeutic Research Facility, Stockton, CA, 1999. También disponible por suscripción en: *www.naturaldatabase.com.*

Johnston, Barbara A., "*Prevention* Magazine Assesses Use of Dietary Supplements" [La revista *Prevención* evalúa el uso de los suplementos dietéticos], *HerbalGram* 48, 2000, p. 65.

"Mainstreaming of Alternative Medicine, The" [La aceptación general de la medicina alternativa], *Consumer Reports* 65, no. 5, mayo de 2000, pp. 17-25.

PDR for Herbal Medicines [Referencia del escritorio del médico para medicinas herbarias], 2ª ed., Medical Economics, Montvale, NJ, 2000.

MEDITACIÓN

¿Qué es?

La meditación es una palabra que se ha aplicado tan ampliamente a un grupo de actividades tanto saludables como dañinas que resulta difícil tener un acuerdo constante acerca de su impacto en la salud. Por ejemplo, la idea que una persona tiene respecto a la meditación puede ser sentarse quietamente mientras forza su cuerpo para relajarse. Va a inhalar profundamente, exhalar despacio y crear un momento de quieto descanso en medio de lo que de otra forma sería un día de mucha actividad. La idea de otra persona es aislarse de todo lo demás mientras sueña despierto o se concentra en algo que no es la preocupación primaria del momento. Una supervisora de cuentas de una agencia publicitaria habla de salir a una larga caminata mientras medita en el problema del cliente, la atención enfocada la ayuda a establecer soluciones creativas. Y para otros, la meditación puede ser el medio para comunicarse con seres espirituales o demonios. La meditación ofrece una gran gama de prácticas casi siempre diseñadas para sacar nuestra mente de los negocios diarios y las actividades estresantes, ayudándonos a estar más relajados y pensativos.

El tipo de meditación recomendado como terapia alternativa a veces puede tener su origen en las religiones orientales y el misticismo. La Meditación Transcendental (MT) es una reciente adaptación de esos viejos conceptos. En general, el que medita quiere relajarse en un ambiente pacífico. La mayoría se sienta con comodidad, enfocando sus pensamientos en algo que disminuye el problema o en pensamientos que distraen. Algunos se enfocan en su propia respiración, concentrándose en los movimientos del aire que entra y sale de sus pulmones. Otros repiten una mantra, una palabra o fórmula sagrada que da un maestro espiritual, o solo una frase corriente. Con la práctica, la gente puede conscientemente relajar sus músculos y aprender a controlar otras funciones corporales de las cuales por lo general no tienen control.

Afirmaciones

La meta inicial con la meditación es inducir un estado de relajación. Herbert Benson ha documentado los muchos beneficios para la salud de lo que él llama la "reacción relajante". Esto puede traer alivio de mucho de la tensión y ansiedad que la gente experimenta hoy. Ya que esta tensión puede causar numerosos problemas de salud, la meditación tiene el potencial de traer muchos beneficios saludables.

La meditación oriental y la mística no se desarrollaron para beneficiar la salud. Existen principalmente para la iluminación espiritual. La meta es callar o vaciar la mente racional de manera que la gente esté más consciente de su ser interior. Esto ocurre a medida que entran en un estado de conciencia alterado y se ponen en contacto con quienes creen en estas prácticas llamadas Unidad Universal. Aquí afirman recibir información acerca de sus problemas de salud y la curación que necesitan. Las terapias alternativas colocan gran énfasis en la intuición y la percepción que se gana durante la meditación, motivando a la gente a confiar en su propia intuición más que en las ideas racionales de otros.

Resultado de las investigaciones

Los estudios clínicos (✔✔✔✔) confirmaron que la meditación puede proveer resultados de corto término para reducir la tensión, aliviar el dolor crónico y reducir la presión sanguínea. Los estudios (✔✔✔) también mostraron que la meditación puede darle a cierta gente un mejor sentido de felicidad y control de sus cuerpos. Sin embargo, lo que no se mostró es si a largo plazo estos cambios tienen beneficios para la salud. Se hizo un número de estudios en esta área, pero al momento de escribir este libro no se pueden dar conclusiones.

Advertencias

Se sabe que la meditación causa problemas. Maharishi Mahesh Yogi, que fuera muy popular en los años 1960, fue el primer promotor de la Meditación Transcendental, e hizo mucho para familiarizar a los estadounidenses con la meditación y el hinduismo. Pero los estudios (✗✗) comprueban que sus resultados no siempre eran positivos. Casi la mitad de los que son activos como entrenadores de la MT reportaron episodios de ansiedad, depresión, confusión, frustración, tensión mental y física y explosiones inexplicables de conducta antisocial. Otros estudios (✗✗) documentaron efectos adversos tan serios como hospitalización psiquiátrico e intento de suicidio. Los problemas vienen cuando se ve la meditación como un simple ejercicio, cuando en efecto tiene un poder considerable para impactar profundamente a una persona sicológica y espiritualmente.

Algunos mantienen que la iluminación espiritual que ocurre al meditar puede involucrar contacto con guías espirituales. Incluso el intento de confiar más en la intuición de uno mismo va contra la declaración bíblica de que nuestra intuición guía a la falsedad y al engaño. De muchas maneras, los problemas de la humanidad se derivan de nuestra confianza en nosotros mismos para saber lo que es mejor. Dios le dijo a Moisés que tuviera a los israelitas cociendo flecos en las esquinas de sus ropas para recordarles estas enseñanzas importantes. "Estos flecos les ayudarán a recordar que deben cumplir con todos los mandamientos del SEÑOR, y que no deben prostituirse ni dejarse llevar por los impulsos de su corazón ni por los deseos de sus ojos" (Números 15:39; véase también Deuteronomio 12:8; Jueces 17:6).

La percepción que se recibe durante la meditación es especialmente problemática. La adivinación y las visiones son estados alterados de conciencia que se usan para obtener percepción espiritual. No obstante, si esta percepción no viene de Dios, solo sirve para revelar la futilidad y decepción de la mente de la gente. "El SEÑOR me contestó: 'Mentira es lo que están profetizando en mi nombre esos profetas. Yo no los he enviado, ni les he dado ninguna orden, y ni siquiera les he hablado. Lo que les están profetizando son visiones engañosas, adivinaciones vanas y delirios de su propia imaginación'" (Jeremías 14:14; véase también 23:16-17, 25-32). "El SEÑOR me dirigió la palabra: 'Hijo de hombre, denuncia a los profetas de Israel que hacen vaticinios según sus propios delirios, y diles que escuchen la palabra del SEÑOR. Así dice el SEÑOR omnipotente: ¡Ay de los profetas insensatos que, sin haber recibido ninguna visión, siguen su propia inspiración!'" (Ezequiel 13:1-3).

Recomendaciones

Los cristianos deben relajarse y reducir la tensión innecesaria en sus vidas. "Quédense quietos, reconozcan que yo soy Dios. ¡Yo seré exaltado entre las naciones! ¡Yo seré enaltecido en la tierra!" (Salmo 46:10). La Biblia nos dice que meditemos. "Recita siempre el libro de la ley y medita en él de día y de noche; cumple con cuidado todo lo que en él está escrito. Así prosperarás y tendrás éxito" (Josué 1:8; véanse también Salmos 1:2-3; 19:14; 49:3; 104:34; 119:97,99). Pero la meditación cristiana no es vaciar la mente de uno o concentrarse en el ser interior. Por el contrario, es llenar la mente de uno con verdades bíblicas mientras se concentra en el Creador, Dios del Universo. Ganaremos percepción cuando meditemos en la verdad bíblica. Pero esta perspectiva se basa en la Palabra de Dios revelada y nos guiará a una vida más ajustada a sus caminos.

Los cristianos deben hacer cualquier esfuerzo por retener el control de sus pensamientos. "Destruimos argumentos y toda altivez que se levanta contra el conocimiento de Dios, y llevamos cautivo todo pensamiento para que se someta a Cristo" (2 Corintios 10:5). Los estados alterados de conciencia abren a la gente a la sugestión espiritual, haciéndolos vulnerables a influencias dañinas o demoniacas.

Categorías del tratamiento

Terapia convencional

Terapia de corto término para reducir la tensión o ansiedad ☺☺☺☺

Dolor crónico ☺☺☺

Reducir la presión sanguínea ☺☺☺☺

Dar a cierta gente una mejor sensación de felicidad y control de sus cuerpos ☺☺

Sin pruebas científicas

Para otras indicaciones

Medicina energética

En manos de muchos practicantes no cristianos

Lecturas sugeridas

Haddon, David, y Vail Hamilton, *TM Wants You! A Christian Response to Transcendental Meditation* [¡La MT te quiere! Una respuesta cristiana a la Meditación Transcendental], Baker, Grand Rapids, 1976.

Heide, Frederick J., "Relaxation: The Storm Before the Calm" ["Relajación: La tormenta antes de la calma"], *Psychology Today* [Sicología hoy], abril de 1985, pp. 18-19.

NATUROPATÍA

¿Qué es?

La naturopatía es el sistema de atención a la salud que usualmente practican los doctores naturopáticos (D.N.). Su enfoque es en los medios "naturales" para prevenir y curar enfermedades; se oponen a usar drogas farmacéuticas y cirugías "no naturales". El método de la naturopatía trata de ser holístico, tomando en consideración el cuerpo, la mente y el espíritu. De acuerdo al *National College of Naturopathic Medicine* [Universidad Nacional de Medicina Naturopática], las enfermedades demuestran que el cuerpo trata de curarse a sí mismo mediante su "vitalidad inherente". Este concepto está presente en toda la medicina naturopática, pero se define de maneras diferentes. Para algunos, esto sencillamente significa una tendencia natural hacia la salud, pero para otros refleja el mismo tipo de energía vital que hemos visto en la medicina ayurvédica y en la china tradicional. Lógicamente la naturopatía ve su función principal como ayudante natural para producir curación, o quitar los obstáculos para curar.

De alguna manera, la naturopatía parece un método sensible para la salud y la curación. Se reconocen los papeles de la dieta, el ejercicio, las relaciones y otros aspectos en el modo de vivir. El énfasis en usar solo métodos naturales para curar tiene un impacto fuerte en muchas de las terapias recomendadas: remedios herbarios, suplementos, homeopatía y los remedios de Bach con flores. Se recomiendan el ejercicio y la terapia quiropráctica en lugar de la cirugía. La naturopatía a menudo se opone a la inmunización porque no es natural. De esta forma, aunque puede tratar con algunas dimensiones importantes de la salud y la curación, a menudo descuida otros asuntos y métodos valiosos.

La preparación de la naturopatía es variable. Algunos D.N. asistieron a un programa de 4 años, de los cuales los 2 primeros años son muy similares en contenido a lo que reciben los estudiantes en la escuela de medicina. Los 2 últimos años se enfocan en los tratamientos "naturales" que usan los D.N. más a menudo, incluyendo la homeopatía, remedios herbarios, acupuntura, bioretroalimentación, consejería, dieta y manipulaciones físicas. Algunos estados en la unión americana conceden licencia a los D.N. y el número está creciendo. A la persona con licencia de D.N. se le permite practicar todas las terapias asociadas con la naturopatía después de aprobar los exámenes para obtener el certificado que le entregan luego de 4 años de educación. Es muy preocupante que se pueda obtener un diploma de D.N. en maneras mucho menos rigurosas. Es muy importante determinar cómo un D.N. obtiene su diploma.

Afirmaciones

Los practicantes de la naturopatía afirman que pueden tratar la mayoría de las enfermedades generales y crónicas, y dicen que refieren a médicos convencionales a los pacientes que requieren cirugías complicadas o tratamientos de alta tecnología. El énfasis en la naturopatía es en la medicina preventiva y en enseñar a la gente modos de vivir saludables. Sin embargo, algunos practicantes tienen una relación antagónica con los médicos y se resisten a referirles pacientes. De igual forma, muchos médicos se oponen a los D.N. A ellos les preocupa que la naturopatía reciba mucho menos preparación en diagnosis médica, y por lo tanto tal vez no reconozcan los problemas serios de la salud. A pesar de eso, algunos planes de seguro médico cubren los servicios del D.N., tratándolos como proveedores de cuidados primarios en la misma manera que a un ayudante de un médico o enfermero.

Resultado de las investigaciones

No se han publicado, que nosotros sepamos, estudios relacionados a la naturopatía misma. Sin embargo, los relacionados a terapias específicas que usan los D.N. son relevantes y muestran mucha diversidad. La homeopatía tiene poco apoyo científico, aun cuando algunos remedios herbarios y suplementos tienen un creciente cuerpo de apoyo de investigaciones. No obstante, la vasta mayoría de los remedios herbarios que usan los D.N. solo tienen el apoyo de la evidencia empírica. Investigaciones recientes afirman la importancia que los D.N. le dan a la dieta, el ejercicio y la relajación.

La literatura naturopática le concede un énfasis mucho mayor a la evidencia anecdótica que a las pruebas clínicas controladas. Para muchos D.N. una larga tradición de uso en la naturopatía cuenta como evidencia significativa de su eficacia. Por ejemplo, en el verano de 2000, *Naturopathic Newsletter* [Boletín Naturopático], que publicó la Universidad de Bridgeport College de Medicina Naturopática, alabó un número de terapias alternativas de las cuales se hicieron poca o ninguna investigación controlada. Esto declara que los remedios de flores de Bach pueden tratar "cualquier condición emocional o mental", que las hierbas chinas son eficaces para una gran variedad de condiciones que van desde la esterilidad a las alergias y asma, que la acupuntura se debe considerar igual que las hierbas, y que la quiropráctica puede ayudar con los problemas del embarazo, condiciones del corazón y muchas otras enfermedades. Este periódico también promueve la medicina ayurvédica, la hipnosis y la terapia regresiva. Este tipo de promoción ingenua de todas las cosas "naturales" nos preocupan y nos hacen cuestionar la confianza de las recomendaciones que hacen muchos D.N. No todos ellos recomiendan todas las terapias, pero eso deja una gran responsabilidad en los pacientes, que deben ser muy cuidadosos al elegir un D.N.

Advertencias

La naturopatía es un método que ha demostrado tener pocos efectos secundarios, si se aceptan y se observan sus limitaciones. Con enfermedades serias como el cáncer, o en emergencias como ataques de corazón, un buen D.N. reconoce la necesidad de referir al paciente a otros que brinden cuidados especializados. Ellos, en su lugar, se concentran en asuntos relacionados con la salud en general y prevención de enfermedades. Sin embargo, puede ser perjudicial para el paciente si un D.N. se equivocara al diagnosticar una enfermedad seria o se demorara en referir a la persona al médico.

Algunos naturópatas afirman que las enfermedades surgen por la acumulación de toxinas en el cuerpo. Estos recomiendan una limpieza, a veces mediante dieta o ejercicios, pero también con el método de purgantes o terapias de quelación, algunas de las cuales son muy severas y pueden ser dañinas física y sicológicamente. Además, dado que la naturopatía está atada a las creencias vitalísticas, algunos naturópatas promueven los métodos de la Nueva Era para la salud y la espiritualidad. Es necesario usar el discernimiento cuando algún practicante pasa a comentarios filosóficos y religiosos.

Recomendaciones

La naturopatía destaca un método global para los cuidados de la salud que puede ser compatible con el bíblico. Sin embargo, la naturopatía a veces incluye la espiritualidad y vitalidad de la Nueva Era. En general, recomienda algunas prácticas y cambios en el modo de vida que pueden ser de beneficio. En nuestra opinión, hay riesgo con cualquier D.N. que se oponga a los médicos porque ese antagonismo pudiera dar por resultado una pérdida de tiempo para que los pacientes obtengan el tratamiento necesario en condiciones serias. Ya que algunos tratamientos naturopáticos no han demostrado efectividad clínica, no deben reemplazarse por terapias que demostraron dar resultados positivos. Animamos a los naturópatas a que apliquen el método científico a sus terapias. Aun más, creemos que la publicación de estudios que demuestran tanto la seguridad como la eficacia de cualquier terapia D.N. en particular aumentará su aceptación tanto del público laico como de los médicos convencionales.

Categorías del tratamiento

Terapia complementaria
Para algunas indicaciones

Sin pruebas científicas
Para muchas indicaciones

Cuestionable científicamente
Para algunas indicaciones

Medicina energética
En manos de algunos naturópatas

Lecturas sugeridas

Cassileth, Barrie R., *The Alternative Medicine Handbook,* W.W. Norton, New York, 1998, pp. 47-52.

Woodham, Anne, y David Peters, *Encyclopedia of Healing Therapies,* Dorling Kindersley, Londres y New York, 1997, pp. 118-21

ORACIÓN POR SANIDAD

¿Qué es?

La oración del cristiano consiste en hablar con Dios y oír su respuesta. La Biblia menciona numerosos casos en los que Dios, en respuesta a la oración, interviene directamente para sanar. El rey Ezequías se estaba muriendo cuando oró y recibió esta respuesta de Dios: "He escuchado tu oración y he visto tus lágrimas. Voy a sanarte" (2 Reyes 20:5).

Por lo general, la oración contribuye a dar beneficios saludables (véase la p. 272).

La oración para el consuelo personal y para resistir durante la enfermedad y a medida que se aproxima la muerte es integral para la espiritualidad cristiana.

La Biblia promete consuelo durante la enfermedad y el dolor. "Alabado sea el Dios y Padre de nuestro Señor Jesucristo, Padre misericordioso y Dios de toda consolación, quien nos consuela en todas nuestras tribulaciones para que con el mismo consuelo que de Dios hemos recibido, también nosotros podamos consolar a todos los que sufren" (2 Corintios 1:3-4).

La gente difiere en lo que ellos entienden por oración. La Biblia es muy específica: orar es comunicarse con Dios. Las peticiones que se hacen a Dios en oración deben, de acuerdo a la Biblia, estar siempre saturadas con humildad y de acuerdo a la voluntad de Dios y en el nombre de Jesús. "Ésta es la confianza que tenemos al acercarnos a Dios: que si pedimos *conforme a su voluntad,* él nos oye" [énfasis del autor] (1 Juan 5:14). Por último, lo que queremos vendrá solo si es la voluntad de Dios.

Larry Dossey, autor de *Healing Words* [Palabras que sanan], describe su perspectiva acerca de la oración como "muy diferente" del "antiguo punto de vista bíblico de la oración". Él afirma que la oración bíblica surge de un punto de vista mundial que "ahora es anticuado e incompleto" y constituye una "mitología patológica única". Para Dossey la oración es una actitud general de dejar las cosas en las manos del destino, o alguna Conciencia Universal.

Una investigadora en el campo de la espiritualidad y la sanidad, Elisabeth Targ, llama a la oración una forma de "sanidad distante" la cual es "cualquier esfuerzo puramente mental que emprende una persona con la intención de mejorar el bienestar físico o emocional de otra". La oración intercesora se ofrece para que un resultado específico ocurra en alguien más. Pero la oración bíblica es más que un "esfuerzo mental". Humildemente le pedimos a Dios que intervenga y cure a José del cáncer o acelere la recuperación de la cirugía de Susana.

Santiago 5:13-16 dirige una oración directa por sanidad:

> *¿Está afligido alguno entre ustedes? Que ore. ¿Está alguno de buen ánimo? Que cante alabanzas. ¿Está enfermo alguno de ustedes? Haga llamar a los ancianos de la iglesia para que oren por él y lo unjan con aceite en el nombre del Señor. La oración de fe sanará al enfermo y el Señor lo levantará. Y si ha pecado, su pecado se le perdonará. Por eso, confiésense unos a otros sus pecados, y oren unos por otros, para que sean sanados. La oración del justo es poderosa y eficaz.*

El aceite que aquí se menciona tal vez tiene 2 funciones. John Wilkinson, médico y teólogo, señala que el aceite se usó por sus propiedades medicinales, los ancianos quizás añadieran algún medicamento. Pero el aceite también tiene un importante valor simbólico. Los discípulos que Jesús mandó "también expulsaban a muchos demonios y sanaban a muchos enfermos, ungiéndolos con aceite" (Marcos 6:13). Como en el Antiguo Testamento, el aceite se asociaba muy estrechamente con la obra de Dios, y tal vez era un recordatorio de que Dios traería sanidad.

El énfasis en la oración bíblica yace en la *voluntad* de Dios, y no en lo que debemos *hacer* para convencerlo de que nos conteste. Una respuesta a la oración depende del poder de Dios y la voluntad suya y no de la nuestra. Recientemente ha habido mucho interés en evaluar si la oración intercesora realmente funciona. Investigaciones médicas están haciendo estudios clínicos con la esperanza de probar científicamente que la oración trae sanidad.

Resultado de las investigaciones

El interés en la investigación de la oración intercesora (al cual nos referiremos como "investigación de la oración") no es nuevo. En 1872, John Tyndall propuso que todos los cristianos oraran por los pacientes de un hospital en Londres al menos durante 3 años. Escéptico del cristianismo, Tyndall creyó que sus estudios brindarían una evidencia científica de que la oración era inefectiva.

El experimento nunca se realizó, pero generó una tormenta de controversia, con artículos volando desde las imprentas expresando preocupaciones científicas, teológicas y éticas. Francis Galton, un primo de Charles Darwin, notó que la gente a menudo oraba por el clero y la nobleza, en particular que se les concediera una larga vida. Él halló que realmente ellos vivían vidas más cortas que los profesionales "menos nobles". Para Galton, esto fue una clara evidencia de que la oración no funcionaba.

En 1988, el doctor en medicina Randolph Byrd, publicó un estudio sobre los efectos de la oración intercesora de casi 400 pacientes cardiacos de la unidad de cuidados intensivos en el Hospital General de San Francisco. Cristianos "nacidos de nuevo" oraron por la mitad de los pacientes y la otra mitad hizo un grupo de control. Los intercesores oraron por una recuperación rápida, y por prevención de complicaciones y de la muerte. La mejoría de los pacientes por quienes oraron fue significativa en 6 maneras en contraste con los que pertenecían al grupo de control, por quienes no se oró durante la investigación. Sin embargo, 23 medidas más que se tomaron durante este estudio no demostraron diferencias estadísticas importantes. Es más, cuando se reunieron los resultados, el grupo de oración solo tuvo una pequeña mejoría en general.

Si se miden 29 resultados diferentes, en lugar de 6, parecería una mejor forma de hacer la investigación, pero esto genera problemas. Mientras más resultados se midan, mayores serán los riesgos de hallar resultados positivos solo por casualidad. Además, si los 29 resultados solo tienen una pequeña diferencia (y en sí no es importante particularmente), si los agregamos producirán un resultado global que es estadísticamente importante. Byrd admite que sus resultados individuales "no se pueden considerar estadísticamente importantes por el gran número de variables que se examinaron". Solo cuando los resultados se combinan llegan a ser importantes en términos estadísticos.

Otro equipo de investigadores, que dirigió el doctor en filosofía William Harris, decidió repetir los estudios de Byrd. Esta vez, dividieron al azar, en 2 grupos, a 990 pacientes que se admitieron en la unidad de cuidados coronarios en Kansas City, Missouri. Un equipo de 5 cristianos (protestantes y católicos) oraron por la mitad durante 28 días. Se midieron 35 resultados médicos diferentes.

Este estudio no reprodujo los hallazgos de Byrd, que había desarrollado una herramienta de investigación para graduar y evaluar sus diferentes medidas y producir un resultado global. Cuando el equipo de Harris usó la herramienta de Byrd, las diferencias entre los 2 grupos no eran significativas. Tampoco encontraron diferencias estadísticas importantes para ninguna medida individual. Pero entonces desarrollaron una nueva herramienta que descubrió que el grupo por el cual se oró anotó una mejoría de un 10% que no obtuvo el grupo de control. Esta diferencia es estadísticamente significativa, pero Harris determinó que "no hay una manera conocida para atribuir importancia clínica a la misma". En otras palabras, ellos no saben cuánta diferencia esto realmente hace en la vida de una persona.

Intrigados por estos resultados, investigamos cualquier estudio controlado de los beneficios de la salud de la oración intercesora o prácticas semejantes. Encontramos un total de 19. Todos estos, excepto los 2 estudios ya descritos, fueron muy diferentes, usando tipos distintos de oración en pacientes con muchas condiciones de salud. Hemos agrupado estos estudios como sigue:

- Pequeños estudios examinando las condiciones físicas
- Estudios de calidad superior de las condiciones físicas
- Estudios de las condiciones sicológicas

Pequeños estudios examinando las condiciones físicas

En este grupo de 6 estudios breves siendo todos de un diseño menos que ideal, 2 tuvieron resultados positivos y 4 no mostraron beneficio alguno de la oración. Estos estudios (entre 16 y 53 participantes) examinaron los efectos de la oración intercesora en casos de diabetes, presión arterial, artritis reumática, dolor y curación de heridas después de una cirugía de hernia y leucemia. Tres emplearon la oración cristiana y los otros 3 una variedad de formas de oración de energía dirigida. En 2 de los estudios se observó que hubo una mejoría significativa entre las personas por quienes se oró en comparación al grupo controlado; uno involucraba la oración cristiana y el otro una combinación de oración tipo Reiki y LeShan.

Reiki es un método de llamar a la guía de espíritus para ayudar a un tipo de energía vital de curación (véase Reiki, p. 282).

Los proponentes de LeShan creen que el universo es interconectado y que cuando la gente logra un cierto estado de conciencia, pueden estimular y ampliar en otra persona la capacidad natural para autocurarse. Aunque afirman que su método no se basa en la energía vital, el concepto es similar. Se afirma que LeShan es completamente natural, queriendo decir con esto que no incluye nada sobrenatural.

Estudios de calidad superior de las condiciones físicas

Este grupo de 8 estudios, el cual incluye los 2 cardiacos de Byrd y Harris, se diseñó por completo de acuerdo a las normas actuales de investigación clínica de calidad superior. La mayoría consta de un gran número de participantes. Dos estudios involucraron una forma de imposición de manos además de oración. Uno de estos, incluyendo curadores "paranormales", no mostró curación importante. El segundo involucró pacientes con artritis reumática y constaba de 2 partes. Algunos pacientes informaron mucha más mejoría después de la oración cristiana, imposición de las manos y enseñanza cristiana. Sin embargo, esta parte no tenía grupo de control. La segunda parte fue al azar y doblemente ciega, pero el grupo por el que se oró no demostró beneficios en comparación con el grupo de control.

Otros 2 estudios examinaron la "sanidad espiritual", una forma de terapia energética, aunque ni siquiera los investigadores estaban seguros de lo que involucraba la terapia. En ninguno de los estudios se encontraron beneficios importantes.

Los últimos 2 en este grupo involucraron a pacientes que recibían una combinación de oración cristiana, judía, de la Nueva Era y budista. Uno era un estudio piloto que tuvo resultados "alentadores" pero, debido al pequeño número de participantes, no fue de confianza estadística. Basados en los hallazgos de este estudio piloto, los investigadores comenzaron un proyecto mayor con 1500 pacientes del corazón. El segundo estudio, incluyendo pacientes de SIDA, tuvo resultados mezclados (algunos positivos, otros negativos) usando una variedad de tipos de oración. De los 11 resultados medidos, 6 de los pacientes de SIDA en el grupo de oración mejoraron significativamente.

Estudios de las condiciones sicológicas

En los estudios de condiciones sicológicas, 3 al azar, del tipo doblemente ciego publicados durante los años 1990 no se mostraron beneficios. Uno empleó la oración LeShan, el segundo una forma general de oración a Dios, y el tercero involucró oración de voluntarios judíos y cristianos. Los 2 primeros mostraron cierto beneficio, pero ambos se diseñaron pobremente y no eran estudios controlados. La mejoría se encontró en las personas por quienes se oró, lo que podría ser resultado de otros factores.

En general, desde una perspectiva puramente científica, no se pueden sacar conclusiones de estos estudios a pesar de la mejoría que algunos tuvieron. Dos revisiones sistemáticas de la investigación de la oración llegaron a esta misma conclusión (véase Astin y Roberts, pp. 273, 273).

Advertencias

La investigación de la oración es controversial. Algunos la ven como una forma de probar a Dios, que no se debe hacer. Nosotros no estamos de acuerdo. No creemos que esta investigación sea inapropiada, aunque tenemos reservas acerca de su utilidad. La historia del vellón de Gedeón en Jueces 6:36-40 es un ejemplo de la respuesta de Dios a una petición específica para la evidencia de su realidad y poder.

Cuando los discípulos de Juan el Bautista le preguntaron a Jesús si era el Mesías, él les dijo que creyeran en él por lo que ellos podrían verificar mediante la observación. "Cuando se acercaron a Jesús, ellos le dijeron:

—Juan el Bautista nos ha enviado a preguntarte: '¿Eres tú el que ha de venir, o debemos esperar a otro?'

En ese mismo momento Jesús sanó a muchos que tenían enfermedades, dolencias y espíritus malignos, y les dio la vista a muchos ciegos. Entonces les respondió a los enviados:

—Vayan y cuéntenle a Juan lo que han visto y oído: Los ciegos ven, los cojos andan, los que tienen lepra son sanados, los sordos oyen, los muertos resucitan y a los pobres se les anuncian las buenas nuevas" (Lucas 7:20-22).

Pero los resultados de la investigación de la oración están muy lejos de una conclusión. Estamos en desacuerdo con aquellos, ya sean cristianos o no, que hacen de esos resultados inconclusos pilares primordiales de su afirmación teológica o filosófica. Además, nos preocupan los investigadores que utilizan sus estudios solo como oportunidad para apoyar sus creencias particulares acerca de la naturaleza de la oración, ya sea para argumentar o refutar el poder de la oración. La investigación científica, para ser válida, se debe dirigir de manera tal que no se fuercen los resultados debido a algunas ideas preconcebidas.

La investigación de la oración no deja de presentar riesgos. Los resultados inconclusos pueden llevar a alguna gente a rechazar la oración, y hasta al mismo Dios, sobre todo si llegan a él estrictamente sobre las bases de la evidencia científica. La gran variabilidad en lo que la gente entiende por oración es problemática no solo científicamente sino también en lo espiritual. Con frecuencia se usan formas de "oración" no bíblicas. En algunas investigaciones, la oración significó enviar energía de curación impersonal a otra persona. Elaine Harkness y sus colegas afirman que la curación que proviene de la oración proviene "de la 'canalización' por un curador de una 'energía' todavía indefinida de una 'fuente' al paciente". Quienes ven la oración de esta manera a menudo la llaman "curación distante" o "curación espiritual".

Varias actividades ocultas también se han definido como "oración" para permitir que se incluyan en las investigaciones de la oración. Marilyn Schlitz y William Braud igualan la oración con hechicerías, chamanismo, curación síquica y telepatía. Harkness incluye la meditación, magia y el uso de médiums o "doctores espirituales" como formas de curación a distancia. Una popular autora, Rosemary Guiley, ve la oración como una vibrante conexión interior con lo divino que la guía a ver la oración como un control sobre los poderes esotéricos.

Se ha expuesto a la gente a actividades ocultas llamándolas "oración", posiblemente sin su conocimiento. Los investigadores tienden a ignorar o hacer caso omiso a esas preocupaciones espirituales, pero las mismas son cruciales para la manera en que los cristianos evalúan estas investigaciones y toman decisiones acerca de si involucrarse o no en varios tipos de oraciones ofrecidas en ambientes de cuidados de la salud.

Evaluación teológica

El fallo fundamental teológico con todas las investigaciones de la oración es la presunción de que solo los humanos impactan los resultados. Desde este punto de vista, si la oración funciona, lo que pide la gente, vendrá.

Dossey y otros creen que a la oración siguen algunas leyes naturales, y la ciencia nos ayudará a entenderlas, igual que sucedió con la ley de la gravedad. Al verlo así, los resultados negativos o inconclusos cuentan como una evidencia en contra de que la oración sea efectiva.

Dicha premisa sostiene la verdad solo si la oración es *impersonal,* basada en alguna energía o poder del pensamiento o fuerzas desconocidas. Pero esa no es la oración bíblica. La oración, de acuerdo a la Biblia, no es una energía que, una vez emitida, cobra vida por su cuenta con resultados predicables. La investigación científica fácilmente podría medir si dicha energía "funciona", pero eso no es lo que significa la oración para los cristianos. La oración bíblica es un encuentro inherentemente *personal* con un Padre personal y amoroso. Por cierto, los resultados de investigaciones inconstantes son precisamente lo que debemos esperar con la oración, de acuerdo a la enseñanza bíblica sobre la oración para sanar.

Después que Santiago instruyó a los cristianos a orar por sanidad, presentó a Elías como ejemplo de hombre recto cuya oración era "poderosa y eficaz" (Santiago 5:16-18). Podemos aprender a orar siguiendo el ejemplo de Elías y, en particular, de un incidente que lo involucró a él y a los profetas de Baal (1 Reyes 18:16-40).

Este incidente compara la oración eficaz de Elías con la oración ineficaz de los profetas de Baal, un dios que adoraban las naciones alrededor de la antigua Israel. En ese tiempo, la gente de Israel dudaba si seguir a Dios o a Baal. Elías propuso una prueba para mostrar cuál era el verdadero Dios. Les dijo a los profetas de Baal que sacrificaran un buey, lo colocaran sobre la leña y luego oraran a Baal para que mandara fuego del cielo que quemara su ofrenda. Elías dijo que haría lo mismo, pero orando al Dios de Israel.

Los profetas de Baal fabricaron su altar de leña, colocaron su buey sacrificado y oraron a Baal. Desde la mañana hasta el mediodía, repitieron como una mantra las palabras "¡Baal, respóndenos!" Saltaban alrededor del altar del sacrificio, excitando sus ánimos hasta el frenesí. Llegaron aun a cortarse con cuchillos y dagas hasta quedar bañados en sangre. Eso continuó hasta la tarde.

El narrador resume este patético cuadro de los intentos por obtener respuesta de los cielos: "Pero no se escuchó nada, pues nadie respondió ni prestó atención" (1 Reyes 18:29).

Entonces Elías comenzó. Arregló el altar del Señor, que estaba en ruinas. Puso la leña sobre el altar, sacrificó a otro buey y lo colocó sobre la leña. Hizo que la gente mojara bien todo con agua, hasta llenó las trincheras que cavó alrededor del altar. Entonces oró: "SEÑOR, Dios de Abraham, de Isaac y de Israel, que todos sepan hoy que tú eres Dios en Israel, y que yo soy tu siervo y he hecho todo esto en obediencia a tu palabra. ¡Respóndeme, SEÑOR, respóndeme, para que esta gente reconozca que tú, SEÑOR, eres Dios, y que estás convirtiendo a ti su corazón!" (1 Reyes 18:36-37).

De repente, todo lo que estaba sobre el altar quedó envuelto en llamas. El fuego consumió hasta las piedras que Elías usó para fabricar el altar. "Cuando todo el pueblo vio esto, se postró y exclamó: '¡El SEÑOR es Dios, el Dios verdadero!'" (1 Reyes 18:39).

La teología en esta historia es particularmente relevante para las investigaciones de la oración. Nos recuerda que la Biblia prohíbe ciertas prácticas espirituales y demuestra su ineficacia en comparación con el poder de Dios. Los cristianos deben negarse a participar en investigaciones sobre la oración que involucren oración no cristiana.

Los profetas de Baal creyeron que mientras más oraran, más gritaran sus oraciones y más se entusiasmaran en el frenesí, más probabilidades tendrían de que sus oraciones fueran contestadas. Se enfocaron en lo que tenían que *hacer* para obtener una respuesta de Baal, su dios.

Un problema serio con la investigación de la oración es que tal vez fomente un método mecánico para orar. Utiliza y estudia la oración como si solo fuera otra "terapia" impersonal que se prueba cada vez que es necesaria. La oración, la espiritualidad y hasta el mismo Dios pueden llegar a verse como cosas útiles para obtener lo que queremos. La fe en Dios y su provisión es por lo tanto trivializada y denigrada.

La oración por sí sola se convierte fácilmente en algo mecánico. Aunque no nos cortemos con dagas para impresionar a Dios, ¿cuán a menudo pensamos que él estará más inclinado a contestar nuestras oraciones si hacemos algo extra o nos negamos algo? ¿Creemos que Dios estaría más dispuesto a oírnos si nos levantamos más temprano, o nos acostamos más tarde, u oramos durante más tiempo? ¿Tenemos la esperanza de que algunos estudios nos mostrarán la mejor manera de orar o las palabras correctas que debemos decir?

Elías no relacionó a Dios con rituales impersonales u oraciones repetitivas. Oró a Dios directa y personalmente. Le pidió que permitiera que la gente supiera en ese mismo día que él era el Dios de Israel. A Elías no le preocupaba tanto que su oración produjera ciertos resultados (como fuego del cielo), sino que Dios fuera glorificado. Y Dios contestó su oración.

A Dios no le interesa la repetición sin sentido. La Biblia asevera la insistencia en la oración (Lucas 18:1-5), pero Jesús nos dio el Padrenuestro mientras rechazaba la oración repetitiva. "Y al orar, no hablen sólo por hablar como hacen los gentiles, porque ellos se imaginan que serán escuchados por sus muchas palabras" (Mateo 6:7; véase también Isaías 29:13). Tristemente, hasta el hermoso Padrenuestro se puede recitar de forma que carezca de significado. Debemos presentar nuestras peticiones con humildad a nuestro Padre en los cielos, y depositar las cargas de nuestros corazones a sus pies.

Para los cristianos, los resultados inconclusos de la investigación de la oración pueden ser desconcertantes. ¿Quiere esto decir que Dios no contesta nuestras oraciones? O, aun peor, ¿acaso arbitrariamente escoge cuáles oraciones va a contestar? ¿Por qué no nos cura físicamente en respuesta a nuestras oraciones?

La investigación de la oración nunca responde a estas preguntas. La investigación clínica sobre la eficacia de la oración se diseñó para controlar el impacto de los factores humanos en los resultados. No puede tomar en consideración la decisión de Dios, si contesta o no una oración en particular, o incluso si va a demorar una respuesta.

Tal vez Dios decida no curar a una persona de gran fe a pesar de sus oraciones pidiendo curación. (La segunda parte de nuestro libro elabora sobre este punto.) Dios puede usar una enfermedad para ayudarnos en nuestro desarrollo espiritual y para recordarnos que necesitamos depender de él. La oración de Pablo para que le quitara "la espina en la carne" no recibió la respuesta que él quería al principio. Esta "espina" se cree ampliamente que se refiere a una enfermedad física.

> *Tres veces le rogué al Señor que me la quitara; pero él me dijo: "Te basta con mi gracia, pues mi poder se perfecciona en la debilidad." Por lo tanto, gustosamente haré más bien alarde de mis debilidades, para que permanezca sobre mí el poder de Cristo. Por eso me*

regocijo en debilidades, insultos, privaciones, persecuciones y dificultades que sufro por Cristo; porque cuando soy débil, entonces soy fuerte.

2 Corintios 12:8-10

Los resultados inconclusos de la investigación acerca de la oración también pueden deberse a otro factor: Las investigaciones no pueden asegurar que los que estaban en el grupo de control no recibieron oración. Tendríamos problemas éticos con cualquier intención de bloquear la oración. Otra multitud pudiera estar orando por los participantes en la investigación en ambos grupos. Debido a la falta de controles, algunos científicos piensan que este tipo de investigación nunca revelará respuestas claras.

Recomendaciones

Estos resultados inconclusos de esos experimentos no deben verse como evidencia en contra del poder de la oración. Dios nunca prometió contestar todas las oraciones inmediata ni afirmativamente. Como cualquier otro padre amoroso, Dios puede responder "¡No!" y todavía ser justo y amoroso. Dios puede contestar: "Solo espera. Sé paciente". "Espera" y "No" son respuestas a la oración que no se pueden medir con el método científico.

Los resultados inconclusos de la investigación de la oración son consecuentes con el hecho de que la voluntad de Dios difiere de una persona a otra. Quizás tenga razones para curar a alguien en una situación, y no curar a otro. A medida que se publican más estudios, los resultados continuarán variando porque no se puede forzar a Dios a actuar dentro de los controles de la investigación científica.

Creemos en el poder de la oración porque las Escrituras nos enseñan a orar. Recomendamos orar pidiendo sanidad basándonos en nuestras creencias teológicas, no en la investigación científica. Estas investigaciones dejan claro que los cristianos deben discernir qué significa la "oración" antes de dar la bienvenida a un moderno cuidado de la salud o participar en su práctica.

A medida que aprendemos a adaptarnos a las enfermedades, incapacidades y el conocimiento de nuestra inevitable muerte, la oración a Dios puede hacer una gran diferencia en nuestras vidas. Pero mientras oramos pidiendo sanidad, debemos recordar que Dios no prometió curarnos de todas las enfermedades, aunque hace un número de promesas notables:

- Salvación para cualquiera que desee volverse a él para recibir perdón.
- Una relación personal con aquellos que la inicien con él.
- La constante presencia de Dios durante esta vida para consolar a su pueblo durante las pruebas
- Vida eterna en su presencia para quienes pongan su fe en él.

Nosotros podemos, y debemos, orar por todas estas promesas cuando estamos enfermos y sufrimos. Debemos saber que él contestará estas oraciones. Nos dará fortaleza para soportar lo que debamos encarar. También podemos, y debemos, orar por sanidad. A pesar de no tener garantía de la curación física, tenemos algo aun mayor: el conocimiento de que el Señor del universo estará con nosotros en nuestro sufrimiento. Si conocemos estas promesas, y confiamos en Dios, seremos capaces de repetir con Pablo:

> *No digo esto porque esté necesitado, pues he aprendido a estar satisfecho en cualquier situación en que me encuentre. Sé lo que es vivir en la pobreza, y lo que es vivir en la abundancia. He aprendido a vivir en todas y cada una de las circunstancias, tanto a quedar saciado como a pasar hambre, a tener de sobra como a sufrir escasez. Todo lo puedo en Cristo que me fortalece.*
>
> Filipenses 4:11-13

Categorías del tratamiento

Terapia complementaria

En todas las situaciones, por la enseñanza bíblica 

Lecturas sugeridas

Astin, John A., Elaine Harkness, y Edzard Ernst, "The Efficacy of 'Distant Healing': A Systematic Review of Randomized Trials" [La eficacia de "curar a distancia": Una revisión sistemática de pruebas aleatorias], *Annals of Internal Medicine* [Anales de la medicina alternativa] 132, no. 11, junio de 2000, pp. 903-10.

Byrd, Randolph C., "Positive Therapeutic Effects of Intercessory Prayer in a Coronary Care Unit Population" [Los efectos terapéuticos positivos de la oración intercesora en una población de una unidad de cuidado coronario], *Southern Medical Journal* [Revista médica sureña] 81, no. 7, julio de 1988, pp. 826-29.

Dossey, Larry, *Healing Words: The Power of Prayer and the Practice of Medicine* [Palabras sanadoras: El poder de la oración y la práctica de la medicina], HarperSanFrancisco, New York, 1993.

Galton, Francis, "Does Prayer Preserve?" [¿Resguarda la oración?], *Archives of Internal Medicine* [Archivos de la medicina interna] 125, abril de 1970, pp. 580-81, 587; porción tomada de "Statistical Inquiries into the Efficacy of Prayer" [Investigaciones de las estadísticas sobre la eficacia de la oración], *Fortnightly Review* [Revista quincenal] 12, 1872, pp. 125-35.

Guiley, Rosemary E., *Prayer Works: True Stories of Answered Prayer* [La oración es eficaz: Historias verídicas de oraciones contestadas], Unity Books, Unity Village, MO, 1998.

Harkness, Elaine F., Neil C. Abbot, y Edzard Ernst, "A Randomized Trial of Distant Healing for Skin Warts" [Una prueba aleatoria de la curación a distancia de las verrugas], *American Journal of Medicine* 108, no. 6, abril de 2000, pp. 448-52.

Harris, William S., Manohar Gowda, Jerry W. Kolb, Christopher P. Strychacz, James L. Vacek, Philip G. Jones, Philip G. Forker, James H. O'Keefe, y Ben D. McCallister, "A Randomized, Controlled Trial of the Effects of Remote, Intercessory Prayer on Outcomes in Patients Admitted to the Coronary Care Unit" [Una prueba aleatoria controlada de lo efectos de la oración intercesora a distancia sobre los resultados en pacientes admitidos a una unidad de cuidado coronaria], *Archives of Internal Medicine* 159, octubre de 1999, pp. 2273-78.

Letters to the Editor on Intercessory Prayer Study [Cartas al editor acerca del estudio de la oración intercesora], *Archives of Internal Medicine* 160, junio de 2000, pp. 1870-78.

Roberts, L., I. Ahmed, S. Hall, y C. Sargent, "Intercessory Prayer for the Alleviation of Ill Health (Cochrane Review)" [Oración intercesora para aliviar la enfermedad] en *The Cochrane Library*, no. 4, Update Software, Oxford, 2000.

Schlitz, Marilyn, y William Braud, "Distant Intentionality and Healing: Assessing the Evidence" [La intención a distancia y la curación: Evaluación de la evidencia], *Alternative Therapies in Health & Medicine* 3, no. 6 , noviembre de 1997, pp. 62-73.

Targ, Elisabeth, "Evaluating Distant Healing: A Research Review" [Evaluar la curación a distancia: Una revisión investigativa], *Alternative Therapies in Health & Medicine* 3, no. 6, noviembre de 1997, pp. 74-78.

Wilkinson, John, *The Bible and Healing: A Medical and Theological Commentary* [La Biblia y la curación: Un comentario médico y teológico], Handsel, Edimburgo, Escocia; Eerdmans Grand Rapids, MI, 1998, pp. 248-55.

QIGONG

¿Qué es?

Qigong (se pronuncia CHI-gong) significa literalmente "trabajo con energía". En la medicina china tradicional (MCT), se cree que *qi* o *chi* (ambos se pronuncian CHI), es vital para mantener saludable a la persona. Hay hospitales chinos donde solo se dispone del Qigong, aunque la mayoría también tienen otros servicios para la salud, incluyendo una creciente cantidad de medicina occidental convencional.

La MCT se enfoca en las medidas preventivas: moderación física, ejercicio, dieta y técnicas de respiración. Cuando el Presidente Richard Nixon fue a China, el equipo noticiero filmó millones de chinos saliendo cada mañana a practicar técnicas de respiración y movimientos, como el popular arte marcial *Tai Chi*. Estas prácticas parecen encajar en los conceptos occidentales aunque todas se basan en los conceptos de energía vital espiritual y están en contra de las enseñanzas cristianas.

El término chino para la energía vital humana es *chi*. Se cree que *chi* es una mezcla de la energía heredada que pasa de padres a hijos en el momento de la concepción, y de la energía que se deriva de la comida y el aire que nos sostiene a través de la vida. Los chinos creen que el sistema de transportación para *chi* es una serie de meridianos que se extienden a través de nuestros cuerpos y unen la piel con los órganos internos para asegurar nuestro bienestar. (Para obtener más información sobre las creencias chinas respecto a la salud, véase Medicina china tradicional, p. 241, y Acupresión, p. 162). Se cree que el *chi* es el que nos protege de enfermedades y promueve la salud.

El Qigong consiste en meditación, ejercicios respiratorios y movimientos suaves repetitivos. *Tai Chi* y otras artes marciales se basan en estos mismos principios excepto que los movimientos físicos son progresivamente más activos y enérgicos.

Los ejercicios de Qigong involucran movimientos lentos y rítmicos de algunas partes del cuerpo mientras se está sentado o de pie. Los movimientos también se pueden hacer en una silla de ruedas o en la cama, haciendo de esto un tipo de ejercicio que literalmente se puede practicar a través de la vida de una persona. Dice la leyenda que los movimientos fueron inspirados en la observación de los movimientos instintivos de los animales salvajes.

Los practicantes de Qigong se concentran en la respiración mientras hacen los movimientos del ejercicio, y visualizan el *chi* fluyendo suavemente a través de sus cuerpos o acumulándose en áreas que pueden estar agotadas.

El Qigong se practica en dos formas muy diferentes: El Qigong interno, que implica balancear y manipular la corriente de *chi* en uno mismo. El Qigong externo, que es una habilidad que solo el terapeuta maestro puede desarrollar. Se dice que el maestro de Qigong es capaz de dirigir el *chi* externamente, curar a otras personas o mover objetos sin tocarlos. Estos maestros realizan grandes hazañas mediante lo que dicen ser la manipulación y dirección de estas energías no físicas. Los escépticos afirman que son trucos realizados a través de la prestidigitación o verdaderos poderes mágicos.

Afirmaciones

Dicen que la práctica del Qigong interno estimula a relajarse, promueve el bienestar general y disminuye la tensión. Es eficaz como complemento de terapias convencionales para pacientes que tengan problemas cardíacos y cáncer. Los ejercicios pueden ser de ayuda o servir de un suave régimen para los que están débiles o enfermos.

Las afirmaciones hechas respecto al Qigong externo son mucho más amplias y dramáticas. Los maestros de Qigong dicen que curan todo tipo de enfermedades serias y que revivieron hasta a cadáveres. Este aspecto de la práctica y de las creencias Qigong hacen surgir preocupaciones importantes para los cristianos.

Resultado de las investigaciones

Muchos de los informes (✔) sobre el Qigong vienen de China, aunque no han sido sistemáticamente revisados en occidente. Los estudios que se han visto (✔✔) a menudo se criticaron por no ser más que informes de 1 ó 2 pacientes, anecdóticos, historias de casos o informes muy limitados para usarse como pruebas de valor. Además, les faltan los controles necesarios para asegurar que cualquier cambio observable se deba al Qigong y no a una multitud de factores que pueden afectar a la persona y a su salud.

No existe evidencia de que el Qigong aumente la resistencia a las enfermedades, o que cure cualquier enfermedad. La evidencia de otros estudios (✔✔✔✔) de ejercicios suaves y regulares apoyan los efectos benéficos de ese componente de la práctica. Sin embargo, los estudios aleatorios y controlados del Qigong son necesarios, comparados con otros regímenes de ejercicio, para mostrar si tienen algún beneficio en el tratamiento de cualquier enfermedad o si esos beneficios se extienden más allá de lo que solo hacen los ejercicios.

Advertencias

De alguna manera, el Qigong presenta a la gente la importancia de tomar tiempo para relajarse y desarrollar algún tipo de rutina de ejercicio regular y suave. Sin embargo, igual que con el yoga, la meditación y otras prácticas orientales, nunca debemos olvidar que la meta final de muchas de esas prácticas es religiosa. Estas prácticas se diseñaron para ayudar a la gente a unirse más al campo de la energía universal y desarrollar la conciencia de esa energía. Aunque los ejercicios respiratorios y de movimientos puedan ser inocuos al principio, el Qigong es una introducción a un punto de vista mundial y a sistemas religiosos completamente diferentes al cristianismo (véase Medicina energética, p. 245).

El Qigong no deja de tener problemas. Existen numerosos informes (**✗✗**) de personas que sufrieron efectos secundarios, desde síntomas relativamente ligeros de dolores de cabeza, boca seca y movimientos espasmódicos en los músculos, hasta alucinaciones y crisis psicóticas. La mayoría de estos síntomas cesan en un par de meses después de dejar el Qigong, aunque otros demoran hasta un par de años para resolverse. Con el aumento de la popularidad del Qigong en China, se abrieron clínicas especializadas para atender el creciente número de pacientes con lo que ahora se llama "desórdenes mentales motivados por el Qigong".

Recientemente se tradujo al inglés un libro chino, *Qigong: Chinese Medicine or Pseudoscience?* [Qigong: ¿Medicina china o seudo ciencia?]. Los autores entrevistaron a muchos de los que se involucraron en los estudios y que al parecer demostraron asombrosas proezas con el uso externo del Qigong. Ellos llegaron a la conclusión de que la mayoría de estas declaraciones se basaban en fraudes o trucos de prestidigitación. Si los maestros de Qigong fueran capaces de hacer lo que afirman, en nuestra opinión estarían utilizando alguna forma de poder síquico o espiritual. Ya que está claro que esto no es de Dios, es muy posible que sea del maligno y por lo tanto no deben inmiscuirse los cristianos. Debemos asumir que las manifestaciones más benignas del Qigong son simplemente muestras menos potentes de la misma energía oculta.

Recomendaciones

Los cristianos deben ser holísticos en cuanto a su salud. Esto implica reconocer la importancia del ejercicio, disminuir la tensión y tomar tiempo fuera del ocupado horario para permitir que nuestros cuerpos y mentes se recuperen. Pero como todas estas cosas las podemos hacer con facilidad, sin involucrarnos en las prácticas y técnicas que están infundidas en las creencias y conceptos no cristianos, no debe haber razón para practicar el Qigong. Dada las aparentes habilidades paranormales de los maestros del Qigong, los cristianos deben ser muy precavidos antes de participar en sus terapias en cualquier nivel.

Categorías del tratamiento

Terapia complementaria

Técnica de ejercicio y respiratoria ☺☺

Sin pruebas científicas

Para otras indicaciones ☹☹☹☹

Cuestionable científicamente

Medicina energética

En manos de la mayoría de los practicantes

Lecturas sugeridas

Cassileth, Barrie R., *The Alternative Medicine Handbook,* W.W. Norton, New York, 1998, pp. 145-48.

Ng, Beng-Yeong, "Qigong-Induced Mental Disorders: A Review" [Qigong inducido, desórdenes mentales: Una revisión], *Australian and New Zealand Journal of Psychiatry* [Revista de siquiatría de Nueva Zelandia] 33, no. 2, abril de 1999, pp. 197-206.

Sancier, Kenneth M., "Medical Applications of Qigong" [Aplicaciones médicas de Qigong], *Alternative Therapies in Health and Medicine* 2, no. 1, enero de 1996, pp. 40-46.

Zixin, Lin, Yu Li, Guo Zhengyi, Shen Zhenyu, Zhang Honglin, y Zhang Tongling, *Qigong: Chinese Medicine or Pseudoscience?* [Qigong: ¿Medicina china o seudo ciencia?], Prometheus, Amherst, NY, 2000.

QUIROPRÁCTICA

¿Qué es?

Daniel David Palmer fue un curandero que se autoinstruyó el tiempo de los años 1890 cuando la ciencia tenía poco impacto en la medicina. El médico rural andaba en su caballo con su coche de casa en casa, dando a los pacientes más consuelo amoroso que un tratamiento importante. La medicina era algo popular, la mayor parte contenía tanto alcohol que los usuarios fuertes olvidaban sus incomodidades mientras hubiera otra dosis en la botella. Muchas personas usaban una nueva bebida de cola para conseguir un rápido estímulo, sin darse cuenta de que uno de los ingredientes era cocaína (que se ha eliminado y *no* se ha usado durante casi 100 años). Bayer, la compañía farmacéutica alemana, estaba probando 2 productos que llegarían a ser muy bien conocidos en el siglo veinte: uno era la aspirina, y el otro ¡heroína!

Palmer, dueño entonces de un abastecimiento, aprendió la curación magnética y el misticismo. También tuvo el buen sentido de desconfiar de mucha de la medicina contemporánea, y se propuso buscar la forma de curar a otros sin emplear drogas. La idea de manipular la espina dorsal para el tratamiento de enfermedades no era nueva cuando Palmer empezó a leer y a investigar al respecto. Se ha usado en una u otra forma durante siglos. Lo que hizo Palmer fue desarrollar una serie de procedimientos de manipulación para traer salud a los músculos, nervios y órganos que estaban desalineados. Y nombró a estos procedimientos con la palabra griega *cheirios* y *prakticos*, la que se traduce como: "hecho con las manos" o "manipulación". Palmer llamó a su método "quiropráctica".

El comienzo de la quiropráctica se remonta al sordo conserje Harvey Lillard, en Davenport, Iowa. Se decía que Lillard gozó de buena salud hasta que un día, cuando estaba haciendo un trabajo fuerte, se sintió que le había sucedido algo malo en la espalda. Quedó sordo instantáneamente y así permaneció durante los siguientes 17 años hasta que encontró a Palmer.

Lillard, sigue diciendo la historia, tenía un bulto en su espalda y Palmer determinó que era una vértebra fuera de lugar. Aplicó presión de acuerdo a su teoría cuidadosamente concebida y la vértebra volvió a su lugar. De inmediato el conserje pudo oír.

El recuento frecuente de esta historia ha dejado muchos detalles nebulosos. Es incierta la manera en que el conserje se hizo paciente de Palmer (él no era médico). No está muy claro por qué permitía que un dueño de un mercado manipulara su espina dorsal. Lo que pasó es que esta historia se convirtió en la base para las declaraciones de Palmer, teorías que afirmó probar, al menos para sí, con un segundo paciente cuya condición cardiaca se alivió mediante una manipulación similar. Sus técnicas ahora se llaman el Método Palmer de la quiropráctica.

La historia de la quiropráctica está llena de divisiones acerca de cuáles problemas se mejoran más y precisamente cómo se alivian las manipulaciones. En la actualidad, el concepto Palmer destaca que la alineación de la espina dorsal asegura una buena salud. La falta de alineación, llamada "subluxaciones", interfiere con la habilidad natural del cuerpo para curarse a sí mismo y esto necesita corregirse mediante la manipulación espinodorsal.

Palmer usó el término "subluxaciones" en una manera metafísica. En su punto de vista, las subluxaciones interferían con la corriente a través del cuerpo de la Inteligencia Innata (o chispa o vida o espíritu). Esta energía, por lo tanto, era una forma de esencia vital, como se usa en los sistemas médicos orientales. Su hijo, Bartlett Joshua Palmer, declaró que las subluxaciones eran la causa de todas las enfermedades. Esto desencadenó una división entre los que eran fieles a los dos Palmer y los quiroprácticos que buscaban bases científicas para su práctica. A la vista de estos últimos, las subluxaciones eran vértebras fuera de lugar que de alguna forma interrumpían la corriente del impulso de los nervios a través de la espina dorsal. De alguna forma esto causa dolor y enfermedades físicas. Sin embargo, la localización natural y la misma existencia de subluxaciones permanecen en disputa, hasta entre los quiroprácticos.

Estos, típicamente, usan rayos X y sus manos para determinar dónde es necesario manipular. Una forma de manipulación se hace rápido, usando presión con las manos con diferentes grados de fuerza. La manipulación causa ajustes que por lo general vienen acompañados de ruidos crujientes característicos. Otra forma de manipulación involucra movimientos más lentos y delicados. Con ambos, el alivio puede ser inmediato, quizás requiera un número de visitas, o tal vez llegue después de un período inicial de mayor incomodidad.

Afirmaciones

Las afirmaciones pueden variar, dependiendo de cuál versión de la quiropráctica use el terapeuta. Algunos tratan solo aquellas condiciones adecuadas a su preparación. Ellos se esfuerzan por apoyar tantas decisiones clínicas como sea posible con estudios quiroprácticos rigurosos que revelan beneficios claros. Otros quiroprácticos afirman que pueden curar casi cualquier enfermedad y tratan de practicar el equivalente de los cuidados de los médicos primarios. Estos quiroprácticos señalan que su preparación implica numerosos cursos basados en la ciencia, los cuales, afirman, les dan un conocimiento médico extenso. La mayoría cae en el medio, particularmente cuando su alcance de la práctica incluye diagnósticos de enfermedades comunes. Muchos quiroprácticos también trabajan como naturópatas, practicantes que se resisten a usar medicinas y cirugía, y destacan los métodos naturales para curar. Los quiroprácticos se reconocen por las iniciales D.Q. después del nombre, las cuales significan Doctor de Quiropráctica.

Resultado de las investigaciones

Se efectuaron cientos de estudios con quiroprácticos, derivando en más de 50 revisiones de la investigación. Por desgracia, muchos de los estudios tienen importantes fallas metodológicas que hacen que el uso de los resultados sea difícil. A pesar de esto, hay una evidencia sustancial (✔✔✔✔) de que las manipulaciones quiroprácticas alivian el dolor agudo (en menos de 6 semanas) de cintura.

Cuando se comparó con tratamientos aplicados por médicos de cuidados primarios o terapeutas físicos (✔✔✔), se encontraron pocas diferencias en la eficiencia o rapidez de la recuperación, aunque los pacientes informaron estar más satisfechos con los quiroprácticos. La evidencia (✔✔) del uso de la quiropráctica para el dolor de cuello y hombros es mucho menos convincente. No hay evidencia (✘✘✘) médica persuasiva que sea efectiva para otras condiciones como el asma y las alergias. Los informes (✘✘) son similares para el cáncer.

Advertencias

La manipulación quiropráctica no deja de tener efectos secundarios. Una revisión (✘✘) en 1996 que se publicó en *Journal of Family Practice* [Revista de la práctica familiar] identificó 165 accidentes, incluyendo 29 muertes, de las manipulaciones quiroprácticas. Heridas serias y muertes son mucho más probables con las manipulaciones del cuello por la presión que se hace sobre las arterias arriba de la espina dorsal mientras la cabeza gira. Las manipulaciones de la espina dorsal baja son mucho más seguras. Alrededor del 12% de los pacientes informaron efectos ligeramente adversos. Aunque este riesgo no es muy alto cuando el tratamiento es eficaz, se convierte en una problemática muy alta si la manipulación se hace para lidiar con condiciones para las cuales no se ha demostrado ser útil.

Los quiroprácticos que se adhieren a las raíces metafísicas de Palmer están dispuestos a promover o practicar las terapias energéticas y hasta enseñan cursos de filosofía de la Nueva Era.

Recomendaciones

Los quiroprácticos difieren en sus fundamentos científicos y creencias espirituales. Algunos promueven abiertamente otros métodos de la Nueva Era y chamánicos para curar. Otros toman un método muy científico para su profesión, y la practican de acuerdo a las guías basadas en las evidencias. La Asociación Cristiana de Quiroprácticos debe recomendarse muy altamente por separar las creencias de la Nueva Era y las prácticas de la quiropráctica científicamente basada.

La quiropráctica puede ser una intervención legítima y producir un muy bienvenido alivio a condiciones específicas musculares y del esqueleto. Aunque muchos quiroprácticos afirman que también es más económica que la medicina convencional, estudios al respecto indican lo opuesto. Por lo general se recomiendan muchas más visitas y el tratamiento con frecuencia continúa durante períodos más prolongados.

Un estudio en 1995 en el *New England Journal of Medicine* halló que los métodos de tratamientos diferentes para el dolor de espalda eran igualmente eficaces. Sin embargo, los médicos generales ofrecen el régimen menos costoso, mientras las atenciones de los quiroprácticos son la opción más cara y cuestan más que la cirugía ortopédica.

Categorías del tratamiento

Terapia convencional

Dolor agudo en la cintura	☺☺☺☺
Otras condiciones musculoesqueléticas	☺☺☺

Sin pruebas científicas

Enfermedades médicas o medicina preventiva	☹☹☹☹

Medicina energética

En manos de ciertos practicantes

Charlatanería o fraude

En manos de algunos practicantes

Lecturas sugeridas

Assendelft, Willem J.J., Lex M. Bouter, y Paul G. Knipschild, "Complications of Spinal Manipulations: A Comprehensive Review of the Literature" [Complicaciones de las manipulaciones de la espina dorsal: Un repaso comprensivo de la literatura], *Journal of Family Practice* 42, no. 5 [Revista de la práctica de la medicina], mayo de 1996, pp. 475-80.

Ernst, E., y W.J.J. Assendelft, "Chiropractic for Low Back Pain" [Quiropráctica para el dolor de la espalda baja], *British Medical Journal* 317, julio de 1998, p. 160.

Ofman, Joshua J., "Chiropractic Spinal Manipulation for Treatment of Acute Low Back Pain" [Manipulación quiropráctica de la espina dorsal para tratar el dolor agudo de la espalda baja], *Alternative Medicine Alert* [Aviso de medicina alternativa] 1, no. 4, abril de 1998, pp. 45-46.

REFLEXOLOGÍA

¿Qué es?

El Dr. William H. Fitzgerald, un médico especialista en oído, nariz y garganta, creó en 1915 el precursor americano de la reflexología. Él tenía una idea que describió como "terapia de zona", mediante una variedad de técnicas de relajación y terapias curativas similares a la reflexología que desde la antigüedad existía en África, Egipto, India y partes del Asia. Originalmente esto se relacionaba con los conceptos de la energía vital como el *chi* de la China y el *prana* de la India.

La reflexología, según evolucionó del trabajo del Dr. Fitzgerald, parece un masaje de los pies, pero se dice que es mucho más. En su forma del siglo veinte, el cuerpo se divide en 10 zonas verticales que corren desde los pies hasta la cabeza y bajan por cada brazo. La creencia era que la "energía" fluye a través de cada zona y se debe balancear para que los órganos de esa zona sean saludables. Las zonas del lado izquierdo del cuerpo tienen puntos de reflejos en la mano y pie izquierdo, las de la derecha corresponden a los puntos de reflejos de la mano y pie derecho. El desequilibrio en la energía conduce a la acumulación de los desperdicios (ácido úrico y cristales de calcio) en los puntos de reflejo.

Hoy la práctica de la reflexología involucra aplicación de presión en los puntos de reflejo para romper las acumulaciones granulares. Los practicantes afirman que esto permite el flujo libre y balanceado de la energía, la cual declaran que restaura la salud.

En el 1930, Eunice Ingham, enfermera y terapeuta física, proyectó todos los puntos de reflejo en los pies. Ella enseñó cuáles partes de cada pie correspondían a los distintos órganos. Por ejemplo, el cerebro se puede ayudar aplicando presión en la punta de los 3 dedos más grandes de ambos pies. La parte izquierda de la pelvis corresponde al calcañar del pie izquierdo, y así sucesivamente. En la actualidad algunos reflexólogos han llegado a creer que los problemas emotivos también se pueden resolver aplicando presión en ciertos puntos de reflejos.

Afirmaciones

Los practicantes afirman que la reflexología ayuda a casi todas las partes del cuerpo y alivia más de 100 dolencias. Esto incluye acné, asma, cirrosis hepática, catarro, fatiga, impotencia, infecciones y tensión. Se dice que funciona al mejorar la afluencia de la sangre a las partes correspondientes del cuerpo y elimina las acumulaciones tóxicas. Aunque este sistema luce como las terapias de energía de la medicina china tradicional (una de sus raíces históricas), algunos propulsores dicen que se basa en un tipo de energía completamente diferente. Otros no hacen distinción alguna, utilizando el mismo concepto de la energía vital que se utiliza en el Toque Terapéutico, la acupuntura y otras terapias de energía.

Resultado de las investigaciones

La reflexología puede beneficiar a la gente de la misma manera que los masajes ayudan a relajar y disminuir sus niveles de tensión. Sin embargo, hay muy poca evidencia científica que apoye las declaraciones de que los beneficios excedan las técnicas básicas de los masajes. La mayoría de los informes en la literatura son estudios de casos o informes de anécdotas (✔). Un pequeño número de estudios pilotos (✔✔) encontraron que la reflexología presta alguna ayuda, pero a larga escala, no existen investigaciones bien controladas.

Advertencias

Un número de practicantes afirma que la reflexología puede crear una "crisis de curación". Esta es una afirmación común en cualquier terapia que incluya la "desintoxicación". Síntomas como resfriado, mareos ligeros, sueño irregular y diarrea, se dice que son resultado de la eliminación de la toxina acumulada que causó los problemas que obligaron al paciente a acudir al practicante. No parece haber otro serio efecto secundario, aunque se deben tomar las precauciones normales. La reflexología no se debe seguir en lugar de un probado tratamiento eficaz, pero tal vez sea una terapia relajante auxiliar, igual que el masaje alivia la tensión de alguien con problemas cardíacos, cáncer y cosas semejantes.

Algunos reflexólogos interpretan su trabajo en términos de manipulación de la energía vital. Los cristianos deben discernir acerca de las creencias que promueve la persona encargada de dar este tipo de masaje en los pies.

Recomendaciones

La reflexología parece ser una forma de terapia que puede ayudar a relajarse. Pero dada su eficacia no probada y el potencial de implicaciones en la energía vital, no parece haber razón para que un cristiano se involucre en ella. En su lugar, aplíquese un masaje normal en los pies.

Categorías del tratamiento

Terapia complementaria

Relajarse, para personas con ansiedad o tensión ☺☺☺

Relajarse, para personas con dolores de cabeza u otros dolores ☺

Sin pruebas científicas

Para otras indicaciones

Cuestionable científicamente

Para la mayoría de las indicaciones, especialmente para curar cualquier enfermedad

Medicina energética

En manos de la mayoría de los practicantes

Lecturas sugeridas

Botting, Deborah, "Review of Literature on the Effectiveness of Reflexology" [Repaso de la literatura acerca de la eficacia de la reflexología], *Complementary Therapies in Nursing & Midwifery* [Terapias complementarias para enfermeros y parteras] 3, 1997, pp. 123-30.

Cassileth, Barrie, *The Alternative Medicine Handbook*, W.W. Norton, New York, NY, 1998, pp. 236-39.

REIKI

¿Qué es?

El término *Reiki* viene del japonés *rei*, que significa universal, y *ki*, que quiere decir fuerza vital, y se pronuncia "reiki". *Ki* es el vocablo japonés para *prana*, o *chi*, la energía vital universal. Sus propulsores afirman que Buda lo practicaba y eso se comentó en escritos Sanskrit antiguos que se perdieron. Algunos practicantes creen que la terapia se usaba en Roma a principios del primer siglo y que era el método de curación que practicó Jesús, aunque no hay apoyo bíblico ni Sanskrit para esta afirmación.

El Reiki moderno se desarrolló a partir de una experiencia que tuvo un monje zen budista a mediados de 1800. El monje, Mikao Usui, estaba en meditación, ayuno y oración en el Monte Koriyama en Japón durante 3 semanas cuando tuvo una experiencia síquica. Él informó que recibió la revelación del secreto para curar, el Reiki. Subsecuentemente, otros han informado que aprendieron más detalles a través de la canalización, el cual es el término de la Nueva Era para referirse a un método de consulta a los espíritus guías para obtener información de ellos.

El concepto central de todas las terapias Reiki es que cada persona está impregnada de la energía vital y que esta energía es incondicional, divina, amorosa y sanadora. Se cree que las enfermedades surgen cuando la energía no puede fluir propiamente en la persona, por lo general debido a bloqueos en las *chakras*, donde la energía vital se convierte de una forma a otra y, por último, en la materia física. El practicante es un canal, permitiendo que la energía Reiki fluya a través de él o ella, dirigiéndola hacia el paciente. El Reiki tiene un número de variantes, pero los métodos y creencias básicas son los mismos.

El entrenamiento en Reiki consiste en aprender a abrirse a la energía para que esta fluya libremente a través del practicante. Se cree que la energía en sí sabe lo que cada paciente necesita para curarse. La capacitación en Reiki requiere la participación de un maestro de Reiki. Hasta hace poco, el Reiki se celebraba en ceremonias secretas, a los practicantes se les confiaba conocimientos que no se revelaban a otros. Ahora se está promoviendo abiertamente en libros populares de medicina alternativa y revistas de enfermeros.

Los practicantes de Reiki deben pasar varias sesiones de "armonizaciones" durante su capacitación. Un maestro de Reiki llama pidiendo la ayuda de los espíritus guías para abrir las *chakras* de los estudiantes y llenarlas con energía vital. Los estudiantes informan ser capaces de sentir la energía fluyendo a través de ellos, lo que a menudo guía a sentir las manos calientes. También reciben intuitivamente símbolos especiales que luego se convierten en prácticas centrales para su curación. Al final de esta ceremonia, el practicante de primer grado de Reiki puede detectar y poner en movimiento la energía vital.

Para llegar a tener un segundo grado en Reiki, los practicantes deben aprender a usar tanto los símbolos recibidos en la primera armonización como enviar la energía vital a largas distancias. Aprenden cómo hacer contacto con espíritus guías y a utilizarlos durante la curación.

Solo se obtiene el grado de maestro de Reiki, en el tercer nivel, mediante la invitación de otro maestro de Reiki. Durante la capacitación, los practicantes consagran sus vidas al Reiki, llegan a encarnar la energía vital y ceden todo el control de las sesiones de sanidad a sus espíritus guías.

Las sesiones de sanidad en sí son muy parecidas a las del Toque Terapéutico. Los practicantes colocan sus manos, con las palmas hacia abajo, sobre o por encima del cuerpo del paciente. Mantienen las manos en un solo lugar y se compenetran con la energía vital. Se les enseña que no deben tratar de dirigir la energía, sino dejarla fluir a través de ellos. Inicialmente deben enfocar su intención en traer armonía y sanidad, pero una vez que la energía comience a fluir a través de ellos, no necesitan concentrarse en lo que están haciendo. El fluido de la energía causará las sensaciones de calor, frío, hormigueo, color o dolor y cuando estas disminuyen (después de 5 minutos más o menos) los practicantes pasan a otra área. Una sesión completa de sanidad puede demorar una hora o más.

Los practicantes también dibujan o visualizan los símbolos especiales para aumentar el poder de la energía que se dirige. Los practicantes de Reiki de segundo y tercer grados no necesitan estar presentes con sus pacientes porque afirman ser capaces de enviar energía vital a largas distancias.

Afirmaciones

La mayoría de los propulsores del Reiki afirman que esto relaja y alivia los dolores. Sin embargo, otros declaran que puede curar y mejorar casi todo, desde la esquizofrenia hasta el cáncer, problemas maritales hasta el vicio a las drogas. Un maestro de Reiki en la India afirma que puede recargar baterías gastadas con el Reiki.

Resultado de las investigaciones

Se han hecho muy pocos estudios controlados sobre el Reiki. Los artículos en revistas profesionales mayormente informan estudios de casos (✔), en los que se dijo que un individuo se recuperó o mejoró después de recibir el tratamiento.

Advertencias

El Reiki es completamente opuesto al cristianismo bíblico. La comunicación con los espíritus es parte integral de la práctica, durante la compenetración y las sesiones de sanidad. La Biblia censura el contacto con los espíritus como brujería, adivinación y espiritismo (Levítico 19:26,31; 20:6; Deuteronomio 18:9-14; Hechos 19:19; Gálatas 5:20; Apocalipsis 21:8). Comunicarse con espíritus guías es peligroso espiritual, física y emocionalmente. "Practiquen el dominio propio y manténganse alerta. Su enemigo el diablo ronda como león rugiente, buscando a quién devorar" (1 Pedro 5:8). En su literatura, los practicantes de Reiki afirman buscar lo que se llama la experiencia Kundalini, el pináculo de las experiencias síquicas, que puede causar severos disturbios emocionales y sicológicos. (Véase Yoga, p. 306.)

Recomendaciones

Los cristianos deben evitar por todos los medios el Reiki. Quienes se involucran en él necesitan protección de los espíritus demoníacos. Aunque evitemos la práctica de Reiki, debemos alcanzar a sus practicantes con el poder sanador de Jesús.

Categorías del tratamiento

Medicina energética

Posiblemente oculta 

Lecturas sugeridas

O'Mathúna, Dónal P., "Reiki as an Adjunctive Therapy for Relaxation y Pain Relief" [El Reiki como terapia auxiliar para relajarse y aliviar el dolor], *Alternative Medicine Alert* 2, no. 12, diciembre de 1999, pp. 136-38.

Stein, Diane, *Essential Reiki* [Reiki esencial], Crossing Press, Freedom, CA, 1995.

TAI CHI

¿Qué es?

Tai Chi, o Tai Chi Chuan, literalmente significan "último poder supremo" y es parte de la medicina china tradicional. Hay 5 estilos principales, con la forma *yang* que más se practica en occidente. Igual que el Qigong, el propósito de esta práctica es restaurar el balance de la corriente *chi* y así mejorar la salud.

La mayoría de los occidentales están familiarizados con el Tai Chi como un arte marcial que consiste en meditar, ejercicios respiratorios y movimientos lentos y elegantes. Viene en versiones breves y largas, durando alrededor de 10 ó 30 minutos, respectivamente. Cada sesión se compone de una serie de posturas específicas combinadas en un largo ejercicio. Practicarlo en el exterior se considera mejor porque permite que el *chi* universal en la tierra se levante a través de los pies de uno para llenar el *chi* de la propia persona.

Los practicantes de otras formas de karate como Tae Kwon Do, Kempo y otros, entienden poco del aspecto de las artes marciales del Tai Chi. Los movimientos son tan lentos y suaves que son muy cómodos para los ancianos, lo cual no es el caso con otras formas de artes marciales que involucran ataques y bloqueos. Sin embargo, un practicante habilidoso de Tai Chi puede acelerar los movimientos para que sirvan como una forma de autodefensa. Muchos occidentales también desconocen, o no les preocupan, los aspectos espirituales del Tai Chi.

Afirmaciones

Practicar Tai Chi se dice que trae claridad mental y espiritual. Introduce la relajación, beneficia la postura y promueve un sentido general de bienestar (esto también es cierto para las artes marciales más dramáticas). Se usa más para prevenir enfermedades que para ayudar a aliviar síntomas una vez que alguien se enferma. El Tai Chi se dice que tiene muchos beneficios generales para la salud, como bajar la presión sanguínea, los niveles del colesterol, tensión, depresión, fatiga y ansiedad. Otros dicen que mejora la circulación, digestión y apetito de la persona.

Resultado de las investigaciones

Se hicieron algunos estudios (✔✔✔✔) usando Tai Chi para ayudar a las personas a desarrollar fuerza y balance de modo que no se caigan tan a menudo. Las caídas son un problema importante entre los ancianos. Un pequeño número de estudios controlados (✔✔✔✔) halló que el Tai Chi aumenta la flexibilidad y la fuerza, aunque no fue así en otros estudios. Uno de estos (✔✔✔) examinó el número de caídas de personas entrenadas en Tai Chi, en comparación con los que aprendieron otros programas de balance. El programa de Tai Chi disminuye el número de las caídas a la mitad, una mejoría muy significativa. Sin embargo, no se explica si estas mejorías se derivaron de la naturaleza de la energía vital del Tai Chi, o la parte del ejercicio del programa. La mayoría de los practicantes cita la energía vital, mientras que la mayoría de los estudiantes occidentales de Tai Chi acreditan el aspecto del ejercicio porque los fuerza a dominar el balance.

En el 1999, un estudio (✔✔✔) del Tai Chi encontró que aunque bajó la presión arterial significativamente, produce casi las mismas mejorías que un programa moderado de ejercicio. Así que, aunque algunos estudios demostraron beneficios del Tai Chi, esos beneficios parecen ser de los aspectos del programa de ejercicios en general.

Advertencias

El Tai Chi es una forma que demanda más ejercicio que el Qigong. La gente que no está acostumbrada a hacer ejercicios debe ser más precavida y hacerse un chequeo general con un médico antes de comenzar un programa de Tai Chi o cualquier otro de ejercicios. Los estudios citados antes se hicieron con voluntarios saludables. La gente que está enferma, o débil debido a la edad o enfermedades, debe ser cautelosa acerca de comenzar cualquier programa de ejercicios. Los beneficios del Tai Chi tal vez no sean tan aparentes con pacientes que no sean saludables.

Las mismas precauciones que se expresan con otras terapias de energía vital se aplican al Tai Chi. No se debe olvidar la naturaleza religiosa y metas de las terapias orientales. Al intentar introducir a la gente al campo de la energía universal, y llegar a unirse con la Conciencia Universal, estas prácticas pueden ser la puerta para el dominio de lo oculto.

Recomendaciones

Con frecuencia el Tai Chi se ofrece en occidente como un régimen de ejercicios inocuos y como un arte marcial, y a menudo sin aspectos religiosos que comentar con los estudiantes. Sin embargo, muchos de los practicantes más serios se comprometen a ser seguidores de religiones orientales y pueden enseñar que estas creencias se deben aceptar para aprender adecuadamente el Tai Chi. De modo que, aunque tal vez haya algunos beneficios generales de la salud, el Tai Chi también puede traer grandes daños espirituales.

Hay programas de ejercicios diseñados para personas en cada punto de la escala de bienestar físico y con una variedad de dolencias preexistentes; por lo tanto, hay poca razón para utilizar uno sumergido en connotaciones religiosas cuando dichas alternativas no espirituales están ampliamente disponibles.

Categorías del tratamiento

Terapia complementaria

Desarrolla fuerza y balance para prevenir caídas 

Aumenta la flexibilidad y la fuerza ☺☺☺☺

Disminuye la cantidad de caídas de los ancianos ☺☺☺
Reduce la presión arterial o la ansiedad ☺☺☺

Sin pruebas científicas
Para otras indicaciones

Medicina energética
En manos de la mayoría de los practicantes

Lecturas sugeridas

Udani, Jay K., "Tai Chi to Prevent Falls in the Elderly" [El Tai Chi para prevenir caídas en los ancianos] *Alternative Medicine Alert* 1, no. 10, octubre de 1998, pp. 116-18.

Young, Deborah Rohm, et al., "The Effects of Aerobic Exercise and Tai Chi on Blood Pressure in Older People: Results of a Randomized Trial" [Los efectos del ejercicio aeróbico y el Tai Chi en la presión arterial en personas mayores: Resultados de una prueba aleatoria], *Journal of the American Geriatrics Society* [Revista de la sociedad americana de geriatría] 47, no. 3, marzo de 1999, pp. 277-84.

TERAPIA CRANEOSACRAL

¿Qué es?

El osteópata John Upledger desarrolló la terapia craneosacral en los años 1970 como una variedad de una antigua terapia llamada "osteopatía craneal". Aunque surgió de un método osteopático, la terapia craneosacral no se ve típicamente como parte de la medicina osteopática convencional.

La osteopatía craneal, en la cual se basa la terapia craneosacral, surgió de 2 ideas controversiales. La primera es la creencia de que los huesos del cráneo se pueden mover en relación del uno al otro. Esto es cierto en los bebés porque el movimiento de los huesos es necesario para el nacimiento normal. Sin embargo, esos huesos se funden naturalmente durante la niñez, o por lo menos permanecen en su lugar gracias a unos tejidos muy densos que los conectan y, por lo tanto, ya no se mueven hasta un grado importante en niños mayores, adolescentes o adultos.

La segunda controversia trata del fluido cerebroespinal y la idea del impulso rítmico craneal (IRC). El fluido cerebroespinal lleva nutrientes y protección al cerebro y la espina dorsal. Los osteópatas craneales afirman que pueden detectar pulsaciones en este fluido si sujetan la cabeza en sus manos. Afirman que pueden restaurar el IRC a un pulso normal usando presión para ajustar las posiciones relativas de los huesos del cráneo.

La terapia craneosacral también se concentra en los tejidos suaves (varias membranas y tejidos conectados) alrededor del cráneo y la espina, aunque la osteopatía craneal se enfoca en los huesos. La meta de ambas terapias es la misma: restauración de un IRC parejo y rítmico del fluido cerebroespinal. Se cree que la terapia mejora la función del sistema nervioso central, el sistema inmune y otros sistemas. Los terapeutas craneosacrales aplican una presión suave y sutil a la cabeza y el sacro (base de la espina) para manipular las membranas que dicen controlar el IRC.

Afirmaciones

Se cree que el IRC ejerce una influencia en los tejidos conectados que rodean todos los órganos mayores y músculos del cuerpo. La terapia craneosacral se usa principalmente para aliviar dolores crónicos en todo el cuerpo, pero especialmente los problemas musculares y la artritis. Se cree que también alivia la tensión, la depresión, corrige las limitaciones de aprendizaje y ayuda en la recuperación de pacientes con heridas de cerebro y cabeza, tanto como embolias y meningitis. Los terapeutas afirman que tienen mucho éxito con los niños porque sus huesos craneales aún no están solidificados.

Resultado de las investigaciones

Hay muchos informes anecdóticos (✔) de recuperaciones dramáticas de problemas crónicos, persistentes, especialmente a través del Instituto Upledger, en Florida. Sin embargo, un análisis en 1999 de cierta literatura investigadora encontró muy pocos estudios acerca de esa terapia. Es controversial todavía declarar que los huesos del cráneo en los adultos se pueden mover. Cierto número de estudios controlados dejan ver que los terapeutas craneosacrales no se ponen de acuerdo en cuanto a los valores de ritmo craneosacral que detectaron o en los efectos de las manipulaciones de unos y otros (**✗✗✗**).

Advertencias

La terapia craneosacral parece ser muy delicada, mucho más que la osteopatía craneal. Parece haber muy poco peligro con esta terapia, siempre que los problemas serios no se pasen por alto cuando se evitan los cuidados convencionales. Aunque los niños parecen ser más apropiados para estas terapias, cualquiera que intente manipular los huesos en crecimiento de ellos debe tomar grandes precauciones. Los médicos osteópatas son los que ofrecen la osteopatía craneal, pero la terapia craneosacral la puede ofrecer cualquiera que haya completado un curso terapéutico. Los practicantes del IRC tal vez tengan muy poca preparación y no estén calificados para diagnosticar problemas médicos.

Recomendaciones

Hay pocas evidencias de que esta terapia haga algo más que ayudar a relajar a las personas. Muchos expertos afirman que con solo acostarse se producirán mayores cambios en la presión del fluido cerebroespinal que cualquier manipulación de los huesos o membranas de la cabeza.

Categorías del tratamiento

Sin pruebas científicas

Para cualquier indicación

Científicamente cuestionable

Charlatanería o fraude
En manos de algunos

Lecturas sugeridas

Green, C., C.W. Martin, K. Bassett, y A. Kazanjian, "A Systematic Review of Craniosacral Therapy: Biological Plausibility, Assessment Reliability and Clinical Effectiveness" [Un repaso sistemático de la terapia craneosacral: Plausibilidad biológica, evaluación confiable y eficacia clínica], *Complementary Therapies in Medicine* [Terapias complementarias en medicina] 7, no. 4, diciembre de 1999, pp. 201-7

Roger, J.S., y P.L. Witt, "The Controversy of Cranial Bone Motion" [Controversia del movimiento del hueso craneal], *Journal of Orthopedic Sports and Physical Therapy* [Revista de terapia ortopédica, deportiva y física] 26, no. 2, agosto de 1997, pp. 95-103.

TERAPIA DE LA LUZ

¿Qué es?

Muchos factores afectan la forma en que nos sentimos, pero uno de los más comunes incluye la presencia o ausencia de luz del espectro completo. La conciencia de este impacto comenzó con estudios de personas que vivían en climas norteños donde las horas invernales de la luz diurna eran severamente limitadas. Los sicólogos y siquiatras hallaron una relación directa entre el aumento de la depresión y los períodos limitados de la luz del día. Otros estudios indican que la gente que está aislada de este tipo de luz porque trabaja de noche o permanece en el interior durante las horas de la luz diurna, también sufre de depresión más que aquellos cuyos trabajos y estilos de vida regularmente los llevan al exterior durante la luz diurna.

La terapia de la luz evolucionó como una forma artificial para ayudar a la gente que no se expone adecuadamente a la verdadera luz del día a lograr el mismo efecto en el interior. El uso de bombillas de luz eléctrica de espectro completo, a menudo colocadas en instalaciones de múltiples bombillos, traen al interior el equivalente de la luz del mediodía. Los bombillos son iguales a los que venden los centros de mercancía para jardines y que se usan durante el invierno para mantener en el interior las plantas que crecen en climas cálidos.

La luz se mide en grados Kelvin, K (sin el pequeño símbolo de los grados). Los bombillos para las casas, no importa cuánto brillen, oscilan entre 3200 K y 3500 K. Un bombillo de espectro completo (fluorescente e incandescente regular) oscila aproximadamente en 6500 K, igual que el sol del mediodía. Estos bombillos de espectro completo son muy seguros porque emiten muy pocos rayos ultravioleta (UV) en contraste con las luces para broncearse que arrojan muchos rayos ultravioleta.

Las cajas de luz se consideran apropiados para el tratamiento de síntomas debido a la privación de la luz. Alguien que esté severamente deprimido por estar en un área donde los días invernales son extremadamente cortos puede sufrir de desórdenes afectivos de la estación y se le dice que use una caja de luz multibombillo durante 8 o más horas al día. Otra persona descubrió que su ánimo mejoraba cuando la luz de la oficina se reemplazaba con bombillos de espectro completo. Esto se puede usar en una lámpara para el escritorio o el techo.

Otra forma de terapia usa la luz de diferentes colores para tratar enfermedades específicas creyendo estar asociadas con colores en particular (también llamada "terapia de color"). A veces las radiaciones UV y hasta los rayos láser se usan para la terapia de la luz.

Afirmaciones

Uno de los usos más comunes de la terapia de la luz es para aliviar la depresión que ocurre durante períodos de poco sol (llamados "desórdenes afectivos de la estación"). Este método se ha convertido en una terapia estándar que muchos siquiatras recomiendan, especialmente aquellos que practican en áreas invernales con las horas del día limitadas. La terapia de la luz también se considera normal para cierto número de desórdenes epidérmicos como la soriasis (también la luz incluye rayos UV en la terapia convencional para la soriasis).

Hay muchas otras declaraciones acerca del valor terapéutico de la luz. Por ejemplo, en la terapia de color, se dice que cada célula y tejido responde en forma diferente a los colores distintos. Se dice que las enfermedades relacionan la energía desequilibrada en los tejidos que se pueden volver a balancear mediante la luz de colores diferentes.

Una forma radical del tratamiento del cáncer incluye inyectar tintes en los tumores cancerosos de la piel basándose en la creencia de que los tintes absorben ciertos colores de luz y matan las células cancerosas.

Resultado de las investigaciones

Numerosos estudios (✔✔) demuestran que la gente que vive en latitudes más norteñas, donde los inviernos son prolongados y más oscuros, sufren de más depresión. En cualquiera otra parte la gente reporta (✔✔) más depresión donde la exposición a la luz solar es limitada, debido a las horas de luz diurna que tienen y también al horario y circunstancias de su trabajo. Los estudios (✔✔✔) demuestran que al introducir las cajas de luz de espectro completo en las casas de las personas se alivia la depresión relacionada con este asunto. Reemplazar la iluminación del lugar de trabajo con bombillas de espectro completo puede tener resultados terapéuticos similares.

La luz (✔✔) afecta la temperatura del cuerpo, la producción de hormonas y el patrón para dormir. Es (✔✔✔✔) necesaria para producir la vitamina D en la piel, y se usa para el tratamiento de la ictericia en los recién nacidos. Además, la luz adecuada (✔✔✔✔) es importante para evitar forzar la vista y la fatiga, especialmente cuando se está leyendo y trabajando.

Sin embargo, cuando los terapeutas de la luz afirman que pueden tratar y curar otras enfermedades, tienen poca o ninguna evidencia que los apoye. La terapia de color por lo general se basa en los principios de la energía vital y las *chakras* (véase la medicina energética, p. 245). Cada *chakra* está asociada con ciertos tejidos y emociones, pero también con un color en particular. Los practicantes afirman (✔) ser capaces de determinar si faltan ciertos colores. Se cree, entonces, que la luz de colores específicos es útil para el tratamiento de esas condiciones. A veces se usan los cristales para enfocar luces de diferentes colores y energías a la Además, algunos practicantes afirman ser capaces de "enviar" colores curativos a la persona solo visualizándola. No existe evidencia científica que apoye el uso de la luz para tratar o curar enfermedades de esta forma.

Advertencias

La terapia de la luz, que aumenta la exposición de alguien a la luz de espectro completo, no ha producido reacciones adversas. Las cajas de luz corrientes filtran la radiación UV, pero si no se hace esto, la sobreexposición puede derivar en quemaduras de sol, arrugas prematuras y cáncer de la piel. Aunque la luz adicional puede aliviar algunas formas de depresión, sigue siendo importante hablar a otros acerca de estos asuntos y buscar ayuda profesional.

La terapia de color no debe usarse en lugar del tratamiento convencional, especialmente para cualquier enfermedad seria. Los cristianos deben estar advertidos en cuanto a los practicantes de la terapia de color que basan sus ideas en la filosofía oriental y la energía vital.

Recomendaciones

La gente prospera en un balance adecuado de muchas sustancias naturales. Reconocemos la importancia del descanso, el ejercicio, la dieta y el agua para nuestra salud, pero también necesitamos una cantidad adecuada de luz diurna. Con nuestro modo de vivir lleno de actividad frenética pasamos más tiempo en el interior, la gente necesita trabajar empleando suficiente tiempo en el exterior, expuesta a la luz solar. Si eso no es posible, hacer uso de las cajas de luz de espectro completo puede traer algún alivio general para la depresión de la estación causada por la falta de luz. Sin embargo, la evidencia no apoya el uso de la luz o terapia de color para tratar o curar la mayoría de las enfermedades.

Categorías del tratamiento

Terapia convencional

Depresión
Evitar el esfuerzo de la vista
La ictericia en recién nacidos
Algunos desórdenes de la piel

Sin pruebas científicas

Terapia de color

Cuestionable científicamente

Terapia de color

Medicina de energética

Según la practiquen algunos terapeutas

Charlatanería o fraude

En manos de algunos practicantes

Lecturas sugeridas

Cassileth, Barrie R., *The Alternative Medicine Handbook*, W.W. Norton, New York, 1998, pp. 276-79.

Woodham, Anne, y David Peters, *Encyclopedia of Healing Therapies*, Dorling Kindersley, Londres y New York, 1997, pp. 186-88.

TERAPIA DE MASAJES

¿Qué es?

Haga mención del masaje a un grupo de personas y notará una de 2 reacciones. Algunos piensan en términos de una frotación tranquilizadora en la espalda ya sea por un ser querido o en un lugar como un club para la salud. Otros piensan en términos de algo sexual, conociendo que el anuncio de masajes en algunas publicaciones de la contracultura realmente son eufemismos para la oferta de prostitución. Cuando hablamos de terapias de masajes, ninguna de estas reacciones son exactas, aunque la frotación tranquilizadora en la espalda se asemeja mucho más a la realidad.

Los masajes se refieren propiamente a un amplio grupo de válidas terapias médicas que involucra la frotación o movimiento de la piel. Antiguos escritos y dibujos registran el valor que el masaje siempre ha tenido. Hipócrates, el famoso médico griego, escribió: "El médico debe tener experiencias en muchas cosas, pero especialmente en la frotación".

El masaje era parte del fundamento de la profesión de la terapia física, pero su uso en los cuidados de salud se desvaneció durante la mayor parte del siglo veinte. Algo de eso se relaciona con la disponibilidad de otras terapias, pero la asociación del masaje con el toque sexual también era importante. El toque físico se estaba viendo como menos apropiado en un ambiente médico, mientras que en salones de masajes ganó una reputación que tiene muy poco que ver con los cuidados de la salud. Sin embargo, a fines del siglo veinte, el masaje estaba recibiendo un renovado interés y respeto porque de nuevo se comprendió en su contexto histórico y médico.

En la actualidad disponemos de diferentes tipos de masajes, incorporándose a un número de terapias. La más conocida es probablemente el masaje sueco, en el cual las manos se mueven sobre la piel en movimientos deslizadores prolongados (también llamados "effleurage"). Los músculos se amasan, o se aplica a la piel una fricción ligera.

Otras formas de masajes incluyen el masaje Shiatsu, una forma de masaje mucho más profundo y más agresivo (véase Masaje Shiatsu, p. 236), y Rolfing, que usa cantidades importantes de presión para reequilibrar coyunturas y restaurar la elasticidad a la fascia (el tejido conectivo alrededor de todos los músculos). Además, la terapia craneosacral, la reflexología y la acupresión incluyen poner presión en partes específicas del cuerpo.

Bodywork es otro nombre para varias formas de masajes que también tienden a incluir la cura de la energía vital. Algunos de estos son solo pequeñas modificaciones del Reiki, el Toque Sanador y el Toque Terapéutico (ninguno de los cuales necesariamente incluye el contacto físico).

Afirmaciones

Su piel es el órgano sensorial más grande del cuerpo, y como tal, el toque en general es importante según usted se sienta. La declaración primaria que se hace en cuanto al masaje es que relaja a las personas, tratando directamente de reducir la tensión muscular, baja los latidos del corazón y reduce la presión sanguínea. También se dice que los masajes son útiles durante el desarrollo infantil, para quitar el edema causado por la inflamación y aliviar el dolor.

Resultado de las investigaciones

Aunque dicho masaje es una de las terapias más antiguas que se registran, son escasas las investigaciones sobre su eficacia. Sin embargo, algunos estudios están comenzando a verificar lo que la mayoría de la gente ya aprendió con la experiencia.

Los estudios (✔✔✔✔) con niños prematuros que recibieron un suave masaje mostraron un aumento de peso más rápido y salieron del hospital antes que los que no recibieron toques deliberados en esta manera. Otros estudios (✔✔✔✔) documentaron los efectos relajantes del masaje, incluyendo disminuir los niveles de ansiedad y, hasta cierto grado, disminuir algunos dolores. Las formas de masajes en el pecho también demostraron (✔✔✔✔) ayudar a pacientes con problemas respiratorios. Aunque todos estos beneficios son importantes, no hay un estudio que apoye ninguna afirmación de que los masajes curen o sirvan de tratamiento para enfermedades más serias.

Advertencias

El masaje en sí es muy seguro y eficaz para relajarse. El peligro principal surge si la gente piensa que realmente cura una enfermedad. Algunas de las formas más agresivas de masaje pueden causar hematomas y dolores después de su aplicación, y se debe usar con cuidado en los niños y los que son frágiles. Ya que algunas formas de masajes se pueden mezclar con las terapias de la energía vital, los cristianos deben investigar todo lo que pasará durante un masaje.

Recomendaciones

Como forma de ayudarse a uno mismo a relajarse, el masaje es una terapia vieja y valiosa. Dar un masaje o frotación en el hombro a un amigo o miembro de la familia puede ser una forma cariñosa de ayudarlo a aliviar algo de su tensión. Tener un masaje profesional puede dar un alivio extra mientras la causa por detrás de la tensión también se trate adecuadamente.

Categorías del tratamiento

Terapia convencional

Niños prematuros	☺☺☺☺
Relajador	☺☺☺☺
Disminuir los niveles de ansiedad	☺☺☺☺
Disminuir algunas clases de dolor	☺☺☺
Problemas respiratorios	☺☺

Terapia complementaria

Para otras indicaciones que incluye la disminución de la tensión

Sin pruebas científicas

Para otras indicaciones, en particular para curar cualquier enfermedad

Medicina energética

Ciertos tipos o por algunos practicantes

Lecturas sugeridas

Woodham, Anne, y David Peters, *Encyclopedia of Healing Therapies*, Dorling Kindersley, Londres y New York, 1997, pp. 186-88.

TERAPIA MAGNÉTICA

¿Qué es?

La terapia magnética o de imanes se basa en la creencia de que los imanes tienen propiedades curativas. El concepto data de 1500, pero su más famoso propulsor fue Franz Mesmer, médico austriaco del siglo dieciocho. Más tarde Mesmer defendió la hipnosis como terapia y le dio su nombre al término "mesmerizado" (véase Hipnosis, p. 217). Mesmer afirmó que la causa de todas las enfermedades son los problemas en la corriente del "magnetismo animal". Movió los imanes alrededor del cuerpo del paciente para corregir supuestamente la corriente de esta energía magnética.

Elisha Perkins fue un médico prominente de Nueva Inglaterra, a fines de 1700, se convirtió en promotor de la curación mediante imanes. Perkins movía varillas de metal, llamadas "tractores", sobre un área que afligía a un paciente con un problema, como el reumatismo. Estaba convencido de que la varilla funcionaba porque los pacientes hablaban muy bien del alivio que experimentaban. Perkins no se daba cuenta de que el alivio se debía a lo que ahora se llama "el efecto placebo". Una persona cree sentirse mejor debido a la fe en el tratamiento y no porque este le haya hecho algo. Se dice que quienes reaccionan positivamente a un objeto que parece medicina, pero que no tiene ninguna posibilidad de efecto bioquímico en el cuerpo, están reaccionando al placebo.

John Haygarth, médico contemporáneo de Perkins, demostró el efecto placebo de los tractores de este último. Haygarth hizo copias de madera de los tractores y los pintó para que se vieran como la varilla de metal que supuestamente estaba influenciando los campos magnéticos. Trató a los pacientes usando los tractores, pero un día usaba los de metal y el siguiente los de madera. Sus pacientes informaron sentirse mejor con cualquiera de los procedimientos. Estaban convencidos de que los tractores que él usaba los ayudaban, con todo eso, si las ideas de Mesmer sobre el campo magnético hubieran sido correctas, los días en que recibieron el "tratamiento" con los tractores de madera no les hubiera dado alivio alguno.

En la actualidad hay 2 formas de terapia magnética. Recientemente se han interesado, en especial, en la terapia magnética permanente, en la que los imanes se amarran sobre el cuerpo, se ponen en el colchón, o se colocan en los zapatos. Una segunda forma es la terapia con un campo de pulsaciones electromagnéticas basándose en el efecto electromagnético que descubriera el físico inglés Michael Faraday. Él notó que cuando la electricidad pasaba a través de una bobina de alambre producía un campo magnético. También observó que cambiando un campo magnético alrededor del objeto, se podía generar un voltaje eléctrico. La pulsación de un campo magnético es esencial para este efecto, y es completamente diferente a los efectos de imanes permanentes.

Las señales eléctricas se encuentran a través del cuerpo. Por ejemplo, un EKG es un registro de las señales eléctricas del corazón, y un EEG es un registro de las señales eléctricas del cerebro. Por lo tanto, se ha estudiado la terapia de pulsaciones del campo electromagnético como una forma de promover la curación al generar la corriente eléctrica en el cuerpo. La aplicación más ampliamente estudiada de la terapia del campo electromagnético ha estado en la curación de fracturas de huesos. Los resultados son prometedores, y la Administración de Alimentos y Drogas de los Estados Unidos aprobó su terapia.

Esta terapia que acabo de describir es muy diferente al uso popular de los imanes permanentes que no involucra ninguna pulsación de corriente eléctrica. No hay forma conocida para que un imán permanente pueda inducir una corriente eléctrica, sin embargo, la propaganda para los imanes permanentes con frecuencia citan los resultados prometedores de una terapia muy diferente a la pulsación electromagnética.

Afirmaciones

Las declaraciones de la terapia magnética permanente son muy amplias. Se promueven más comúnmente para el alivio de los dolores de cabeza y artritis. Para este propósito, los imanes se colocan en una variedad de correas y envolturas. Las plantillas de imanes se usan dentro de los zapatos para promover mejor la salud global.

Los propulsores de la terapia magnética permanente dicen que los imanes promueven un mejor fluido en la sangre de electrolitos con cargas eléctricas. Algunos fabricantes afirman que sus imanes curan el cáncer, alivian la inflamación de la próstata y curan casi todas las enfermedades conocidas de la humanidad.

En agosto de 2000, el *Consumer Justice Center* [Centro de justicia del consumidor], una corporación no lucrativa, demandó a los fabricante de imanes alegando que su propaganda violaba los estatutos de la protección del consumidor del estado de California (Corte Suprema del Estado de California Caso 00CC09419). Los fabricantes afirmaron que su zapato Magneforce™ "genera un campo magnético de penetración profunda el cual aumenta la circulación de la sangre; reduce la fatiga de las piernas y espalda; y ofrece un alivio natural al dolor y mejora el nivel de la energía". Alegaron que esta y muchas afirmaciones similares eran falsas y engañosas y con ellas "engatusaban al público en general con una cantidad sustancial de dinero". Casi de inmediato la compañía quitó estas afirmaciones de su sitio en Internet. Mientras escribíamos este libro, el caso todavía estaba pendiente.

Resultado de las investigaciones

Las afirmaciones de que los imanes permanentes aumentan el fluido sanguíneo se basan en dos estudios, uno que se hizo en un medio salino (agua salada) que contenía un tubo de cristal, y el otro en caballos. Sin embargo, estos estudios tuvieron una cantidad de errores importantes. Además, otros estudios encontraron que no hay aumento del fluido sanguíneo. Por otra parte, los escáneres MRI se usan mucho hoy y estos exponen a la gente a campos magnéticos 2 a 4 veces más fuertes que las almohadillas magnéticas. No obstante, no se informó que se produjeran cambios en la circulación de la sangre con el amplio uso de esta tecnología.

Los imanes se promueven más comúnmente (✔) para aliviar los dolores. Un estudio (✔✔✔) informó un alivio mejor de los imanes que de un tratamiento placebo para el dolor de la artritis en pacientes que padecían de polio. Sin embargo, otro estudio (✘✘✘) reportó que no había alivio del dolor en los hombros ni en el cuello con el uso de los collares magnéticos. Otro estudio más (✘✘✘) entre los pacientes que usaban la plantilla de imán o la que no era de imán tampoco encontró diferencia en el alivio del dolor del pie. En el último estudio, el 60% de los pacientes en ambos grupos reportaron mejoría, lo cual demuestra la importancia del efecto placebo. (Nota: Los tratamientos para el dolor son conocidos por ser muy susceptibles a los efectos placebo, indicando que la mente es un factor principal para controlar algunas formas de dolores.) Hasta la fecha en que se escribió este libro el estudio más reciente (✘✘✘) y solo el segundo doblemente ciego, encontró que el imán permanente no era mejor que un placebo en un estudio de 20 pacientes con dolor crónico de espalda.

Existe otro problema general con la terapia de imán estática. Los cálculos demostraron que el nivel de magnetismo al cual se expone el cuerpo con estos imanes es extremadamente pequeño, mucho menos que lo que sería necesario para influenciar la corriente de iones en la sangre. Por demás, algunas terapias de imanes estáticos usan almohadillas que se hacen colocando tiras de imanes juntas y alternando los polos norte y sur. Así también están hechos los imanes para el refrigerador y dan mucho más flexibilidad en la forma global del imán. El problema es que este diseño hace que la fuerza del campo magnético disminuya con rapidez a medida que usted se aleja del imán. Por eso es que los imanes que se usan para pegar papeles al refrigerador solo sostienen pocas hojas de papel.

En algunos casos, una almohadilla o cinto alrededor del imán terapéutico es lo suficientemente grueso como para evitar que se le pegue una presilla de papel. Esto hace que sea extremadamente imposible que entre suficiente campo magnético al cuerpo para ejercer una influencia.

Advertencias

No se han encontrado pruebas de que los imanes causen efectos secundarios. Los que tienen marcapasos deben evitar áreas magnéticas fuertes como las que existen en salones de MRI, pero los imanes que estamos evaluando son muy débiles para interferir con los marcapasos. Sin embargo, su uso en lugar de las terapias eficaces tal vez demore el descubrimiento del verdadero alivio. Esto puede tener consecuencias desastrosas cuando se trata de enfermedades serias.

Recomendaciones

Muchas personas están convencidas de que los imanes ayudan a aliviar una variedad de condiciones, lo cual da por resultado unas ventas anuales de más de 5 mil millones de dólares. No obstante, si solo se usa un cinto, una almohadilla o algo insertado, tal vez sea suficiente para producir un efecto beneficioso. Además, el efecto placebo es muy poderoso con los tipos de condiciones para los cuales el imán se recomienda normalmente. Durante los últimos siglos, la popularidad de la terapia del imán viene y va con frecuencia, lo cual sugiere que es breve debido al efecto placebo, y luego pierde apoyo cuando los pacientes no se mejoran. Ningún mecanismo fisiológico demuestra adecuadamente cómo funciona esta terapia.

Mucho del uso popular de los imanes se basó en los presuntos principios científicos, aunque ninguno se mantiene bajo un escrutinio cercano. Sin embargo, algunos propulsores aceptan ideas de la energía vital partiendo de la terapia de imanes. Mesmer dejó de usarlos cuando observó que al hipnotizar a las personas podía influenciarlas en formas similares. Esto lo llevó a describir el magnetismo animal en términos muy similares a la energía vital. Más tarde, los propulsores de la teosofía usaron el imán de esta misma forma. (La teosofía es un método filosófico-religioso que combina ideas de ocultismo y religiones orientales, colocando muchos de los fundamentos del movimiento de la Nueva Era.) Cada vez que la gente habla de los imanes en términos de su influencia sobre la energía generalizada del cuerpo, los cristianos deben estar alerta a las preocupaciones que hemos expuesto acerca de la medicina energética.

Categorías del tratamiento

Sin pruebas científicas
Cualquier indicación 

Cuestionable científicamente

Medicina energética
En manos de algunos practicantes

Charlatanería o fraude
En manos de algunos practicantes

Lecturas sugeridas

Collacott, Edward A., John T. Zimmerman, Donald W. White, y Joseph P. Rindone, "Bipolar

Permanent Magnets for the Treatment of Chronic Low Back Pain: A Pilot Study" [Imanes bipolares permanentes para el tratamiento del dolor crónico de la espalda baja: Un estudio piloto], *Journal of the American Medical Association* 283, no. 10, marzo de 2000, pp. 1322-25.

Livingston, James D., "Magnetic Therapy: Plausible Attraction?" [Terapia magnética: ¿Atracción plausible?] *Skeptical Inquirer* 22, no. 4, julio/agosto de 1998, pp. 25-30, 58.

Ramey, David W., "Magnetic and Electromagnetic Therapy" [Terapia magnética y electromagnética], *Scientific Review of Alternative Medicine* 2, no. 1, primavera/verano de 1998, pp. 13-19.

TERAPIA QUELACIÓN

¿Qué es?

El concepto subyacente de esta terapia la ha convertido en una de las formas médicas alternativas de las que más se habla para la población anciana. Hace mucho tiempo, en 1948, los médicos militares estadounidenses la usaban de manera ordinaria para tratar el envenenamiento con plomo. Un elemento químico, el ácido etileno diamino tetracético (EDTA), se inyecta en el flujo sanguíneo. Las moléculas de EDTA actúan como garras (la palabra en griego para garras es *chele*), atrapando otras moléculas. La sustancia que se inyecta atrapa el plomo y otros minerales, como el calcio, el magnesio y el hierro y los expulsa del cuerpo a través de los riñones.

Los primeros experimentos en la marina usaban inyecciones de EDTA para expulsar el plomo de los marineros envenenados. También usaban el líquido como agente limpiador para sacar el calcio que se acumula y que tupe tubos y calderas. Las placas de calcio rutinariamente se acumulan cuando alguien sufre de aterosclerosis, por lo que el Dr. Norman Clarke, del Hospital Providence en Detroit, formuló la teoría que propone que la quelación EDTA se podría usar para el tratamiento de problemas cardiovasculares y comenzó los experimentos a fines de los años 1950.

En la actualidad, EDTA se usa en algunas áreas como terapia alternativa para tratar la aterosclerosis, a pesar de la recomendación de la agencia estadounidense de salud que afirma: "Debido a los efectos secundarios potencialmente letales, [EDTA] no debe usarse para el tratamiento generalizado de la aterosclerosis". El alto nivel de colesterol lleva a acumular placas gruesas y duras en las arterias que pueden bloquear la circulación de la sangre y derivar en angina, enfermedades de la periferia arterial, ataques cardiacos o embolias. Los terapeutas que usan la quelación afirman que la gente con altos niveles de calcio en la sangre pueden aumentar el riesgo del desarrollo de la aterosclerosis debido a que EDTA saca el calcio de las placas y limpia las arterias de la persona.

Afirmaciones

En la actualidad, las terapias intravenosas y orales que aplican quelación EDTA se usan principalmente para tratar problemas cardiacos y enfermedades de la periferia arterial. Dicen que son económicas, alternativas eficaces para la cirugía del puente coronario o angio plastia, y eficaces para limpiar las arterias bloqueadas en las piernas. Sin embargo, algunos terapeutas de quelación también afirman que son útiles para tratar los desórdenes de la tiroides, la esclerosis múltiple, el cáncer, el Alzheimer y muchos otros desórdenes. No se han propuesto explicaciones adecuadas respecto a cómo pueden operar en estos otros desórdenes.

Una variedad de la terapia intravenosa de quelación EDTA es la llamada "quelación oral". Se ingieren varias sustancias por la boca para disminuir el suero de colesterol y tratar problemas como los que provocan los metales pesados (níquel, mercurio, etc.) tóxicos. Entre las sustancias que se sugieren para la quelación oral está la vitamina C, el zinc, el ajo y ciertos aminoácidos. El concepto se basa solo en informes anecdóticos (✔).

Resultado de las investigaciones

Cuando el EDTA se usó por primera vez en los años 1950 para tratar el envenenamiento por plomo, los pacientes que tenían angina informaron (✔) que sintieron aliviarse sus síntomas. La angina es un dolor en el pecho como resultado de un suministro inadecuado de sangre en los músculos del corazón, debido con frecuencia a arterias coronarias tupidas. En los años siguientes, se publicaron muchos informes (✔✔) que indicaban que la terapia de quelación ayudaba a la gente que padecía de enfermedades coronarias. Sin embargo, la mayoría fueron informes de pequeños grupos de pacientes en los que no se usaba control alguno para ver si el EDTA realmente causaba la mejoría. Un estudio (✔✔✔) controlado en 1990, aunque solo se componía de 10 personas, reportó beneficios de la quelación, lo cual llevó a una cantidad de estudios controlados mayor. Todo esto, incluyendo un gran estudio aleatorio, no encontró beneficios ni a largo ni a corto plazo de la terapia (✘✘✘✘). En 1997 una revisión de lo mejor de estos estudios (✘✘✘) concluyó que el uso de la terapia de quelación para la aterosclerosis "se debía considerar obsoleto". Otra conclusión acerca de esa terapia fue que "se debe considerar como una práctica no ética".

No solo los resultados en los pacientes no tuvieron éxito alguno, sino además la explicación propuesta en cuanto a cómo debiera funcionar ha mostrado ser científicamente inverosímil. Un mes de terapia de quelación podría eliminar no más de 1% de todas las placas de calcio. Tan rápido como se eliminan, más calcio se libera de los huesos para reemplazarlas. Además, el calcio constituye solo una pequeñísima fracción de lo que hay en la placa. El colesterol y los tejidos fibrosos son mucho más abundantes, y no hay razón para creer que el EDTA los elimine. Este es un buen ejemplo de una terapia alternativa basada en ideas que parecen tener bases científicas, pero luego de un examen más cuidadoso se revela que es infundada.

Advertencias

La terapia de quelación tiene serios problemas potenciales con sus efectos secundarios. Puede resultar en un nivel de calcio en la sangre peligrosamente bajo (el calcio en la sangre es más accesible que el calcio en la placa). Estos niveles bajos podrían llevar al tétano (espasmos musculares). El uso de EDTA en envenenamiento por plomo puede perjudicar severamente los riñones y hasta ocasionar la muerte. Estos riesgos solo se justifican si existiera un peligro mayor, como el del envenenamiento por metales pesados. La Asociación Americana del Corazón y varias organizaciones de médicos informaron muchos efectos negativos de la terapia y se oponen a su uso para el tratamiento de la aterosclerosis. Los proponentes dicen que algunos de los daños sucedieron por la cantidad de EDTA que usaron, y que si la reducen también reducen los riesgos. Las infusiones intravenosas demoran 3 a 4 horas, por lo general requieren 40 o más tratamientos durante un par de meses. La terapia de quelación es muy cara, cuesta entre 3,000 y 10,000 dólares. Este tipo de terapia, creemos que por razones correctas, casi nunca la cubre el seguro médico.

Recomendaciones

La terapia de quelación intravenosa solo se debe usar en casos de envenenamiento con metal pesado si las pruebas objetivas demuestran la presencia de los niveles tóxicos de metales específicos. Los riesgos para otros usos intravenosos de quelación o cualquiera de quelación oral no están justificados a la luz de la falta de evidencia de la eficacia de la terapia. La abundancia de evidencia en contra de su eficacia en las enfermedades coronarias plantea serios cuestiones éticas en cuanto a los motivos de quienes siguen ofreciendo esta terapia. Además, es muy cara, lo cual indica que puede ser muy lucrativa para los que la ofrecen.

Categorías del tratamiento

Terapia convencional

Envenenamiento con metal pesado ☺☺☺☺

Científicamente cuestionable

Para cualquier otro uso, particularmente enfermedades de la arteria coronaria, angina y enfermedades de la periferia vascular ☹☹☹☹

Fraude y charlatanería

En manos de algunos practicantes

Lecturas sugeridas

Sampson, Wallace, "The Pharmacology of Chelation Therapy" [La farmacología de la terapia de quelación], *Scientific Review of Alternative Medicine* [Repaso científico de la medicina alternativa] 1, no. 1, otoño/invierno de 1997, pp. 23-25.

Sorrentino, Matthew, "EDTA Chelation Therapy Not Recommended for Peripheral Vascular Atherosclerotic Disease" [Terapia de quelación EDTA no recomendada para enfermedades ateroscleróticas de la periferia vascular], *Physician's Guide to Alternative Medicine* [Guía de los médicos para la medicina alternativa], ed. Marc S. Micozzi, American Health Consulting, Atlanta, GA, 1999, pp. 127-29.

TOQUE TERAPÉUTICO

¿Qué es?

El Toque Terapéutico es una terapia alternativa que ha ganado una popularidad y aceptación impresionantes entre los enfermeros aunque esto preocupa a algunos de ellos. Cerca de 100 escuelas de enfermerías enseñan la práctica, y decenas de miles de profesionales de cuidados de la salud están adiestrados en esto.

Se dice que el Toque Terapéutico se basa en una cantidad de prácticas antiguas de la salud, incluso algunos practicantes incluyen como parte de su herencia la imposición bíblica de las manos. El Toque Terapéutico al principio se hizo popular durante un período cuando muchos miembros profesionales de los cuidados de la salud estaban buscando maneras de mostrar mayor compasión por sus pacientes. Los experimentos se extendían desde traer hombres de medicina Navajo y Hopi a los hospitales que servían a una amplia población nativa americana hasta tener grupos de oración pidiendo por una rápida curación para los pacientes del corazón. Muchas enfermeras demandaron cambios en las responsabilidades del hospital para así poder emplear más tiempo con sus pacientes.

El Toque Terapéutico, como se introdujo al principio, parecía ser inocente, amoroso y quizás hasta una terapia curativa que permitía tener más contacto con los pacientes. Lo que no siempre se comprendió era que la terapia se basa en la manipulación de la energía humana no física llamada *prana,* o *chi.* Por lo tanto, creemos que los cristianos deben evitar esta terapia.

Los practicantes del Toque Terapéutico trabajan para sentir las energías no físicas a través de una forma de meditación llamada "centramiento". Los practicantes obtienen acceso a sus espíritus internos de los cuales reciben guía para la sesión de sanidad.

Se les pide a los pacientes que se sienten o acuesten cómodamente, y los practicantes entonces pasan sus manos sobre los pacientes. Por lo general, las manos se mantienen a una distancia de 5 a 10 centímetros de la piel, aunque algunos practicantes a veces hacen contacto físico. Lo último es popular con algunos enfermeros que consideran que entonces esto es una variedad de la imposición de las manos. Ellos también reconocen que tocar a sus pacientes a menudo estimula una reacción de relajación, especialmente cuando el paciente está hospitalizado y conectado a varias máquinas y monitores. Una profunda interacción personal a menudo le recuerda al paciente, a través del toque, su humanidad y el amor del que lo cuida. Esta es otra razón para que el Toque Terapéutico se hiciera popular antes que sus ramificaciones más serias fueran comprendidas.

La próxima fase del Toque Terapéutico hace claro que este forma parte del peligroso campo de minas de las terapias conocido como medicina energética. Después de pasar sus manos sobre el paciente, los practicantes evalúan el campo de energía de los pacientes por el desequilibrio y perturbación, creyendo que es el precursor de la enfermedad. Esto se corrige de 2 maneras. Una es "alisar", un procedimiento en el cual el practicante usa largas extensiones o pases de las manos sobre el cuerpo. Se cree que esto suaviza el campo de la energía. El otro método de tratamiento es dirigir energía a puntos específicos del cuerpo. Si los practicantes "sienten" que un área del campo de la energía está "caliente", enviarán energía fría visualizando el frío en sus mentes. Si sienten que un área está fría, ellos visualizarán calor, y así sucesivamente. No hay forma de verificar objetivamente estas evaluaciones o tratamientos.

Durante todas estas técnicas, los practicantes necesitan permanecer centrados e intentando traer sanidad. El área de energía del paciente se vuelve a evaluar al final de la sesión terapéutica. Entonces se anima al paciente a relajarse durante 20 a 30 minutos.

Afirmaciones

La afirmación más común es que el Toque Terapéutico estimula la relajación, alivia el dolor, promueve la curación y fortalece el sistema inmune. Sin embargo, se han hecho otras muchas declaraciones. Por ejemplo, se dice que el Toque Terapéutico alivia el síndrome premenstrual, la depresión, complicaciones en bebés prematuros e infecciones secundarias debido al SIDA, baja la presión sanguínea, disminuye el edema, ayuda con la contracción abdominal y las náuseas, quita la fiebre, estimula el crecimiento de niños prematuros y acelera la curación de fracturas, heridas e infecciones. Dolores Krieger, una de las 2 personas que desarrollaron esta práctica, también declara que en "varios casos" los bebés prematuros que se había declarado muertos resucitaron al dársele el Toque Terapéutico. Los bebés, ella afirmó, se recuperaron por completo.

Resultado de las investigaciones

El Toque Terapéutico es único entre las terapias alternativas por haber sido la terapia más investigada. Sin embargo, las revisiones de esta investigación generalmente la encontraron muy débil. Por ejemplo, en el área de la curación de heridas, es frecuente señalar que 2 estudios (✔✔✔✔) encontraron que el Toque Terapéutico aceleró la curación de las heridas. Citado con menos frecuencia están los estudios más recientes (✘✘✘✘) que encuentran efectos opuestos. Ahora hay 5 estudios en esta área: 2 muestran una curación más rápida con el Toque Terapéutico, 2 muestran una más lenta, y 1 no muestra diferencia alguna. En resumidas cuentas no existe un apoyo claro de su eficacia para curar heridas. Un examen más detallado de todas las otras áreas de investigación relativas al Toque Terapéutico revela patrones similares.

Advertencias

Puesto que es una terapia que se basa en la energía de la vida espiritual los cristianos deben evitar esta práctica. Si la gente se siente mejor como resultado de los tratamientos del Toque Terapéutico, la explicación más razonable es que se benefician del cuidado y la atención que le brindó el practicante. Aunque estos efectos se desprecian como "solo" una reacción placebo, con frecuencia son reales y reflejan los beneficios de lo que se llamaba "buen trato para el paciente". Sin embargo, debemos saber, especialmente los cristianos, que todo lo que se siente bien realmente no es bueno para nosotros.

Los 2 iniciadores del Toque Terapéutico fueron Dolores Krieger, una budista, y Dora Kunz, entonces presidenta de la Sociedad Teosófica en América. La última de estas organizaciones formó las bases del movimiento de la Nueva Era, y ha sido una promotora importante de las creencias orientales místicas y ocultas. *Buckland's Complete Book of Witchcraft* [El libro completo de brujería de Buckland] describe una práctica que es idéntica al Toque Terapéutico, pero se llama "curación *pranic*". Esto se ha practicado durante mucho tiempo en la religión *wicca*. Mediante la participación en el Toque Terapéutico, la gente gradualmente puede caer en estos otros sistemas religiosos. Por ejemplo, Krieger recomienda el uso de la adivinación y afirma que sus estudiantes aprenden a desarrollar el significado síquico para comunicarse con los árboles, pájaros y otros animales.

El Toque Terapéutico con facilidad guía a otras prácticas como el Reiki o al Toque Sanador de Barbara Brennan, el cual incluye comunicarse con espíritus guías. La Biblia prohíbe todas esas prácticas con claridad (Deuteronomio 18:9-14).

Aunque las implicaciones espirituales del Toque Terapéutico deben ocupar el primer lugar en nuestra mente, existen otras preocupaciones. Krieger ha advertido que los pacientes pueden "sobrecargarse" de Toque Terapéutico, haciéndolos sentirse inquietos, irritables, ansiosos, hostiles o con dolores. Otros advierten que puede empeorar la fiebre o hasta estimular el crecimiento de células cancerosas. Algunos de estos efectos tal vez se deba al estado meditativo que se induce en los pacientes, que se ha sabido que causa problemas (véase Meditación, p. 259).

Los efectos placebo son beneficiosos si provienen de las terapias que no causan estos efectos físicos. Pero se pueden causar efectos perjudiciales similares de maneras no físicas, y entonces se les llama "efectos nocivos" (véase la p. 31). Aunque no exista la energía vital humana, decirles a las personas que están pasando energía a través de ellos puede causar efectos negativos.

Recomendaciones

Los cristianos deben pasar tiempo con los enfermos, orar por ellos, consolarlos, darles masajes e imponer las manos sobre ellos. Pero deben conectar sus prácticas y motivaciones directamente con Jesucristo y la creencia en su poder, no en el Toque Terapéutico o cualquier otra terapia sujeta a creencias y prácticas orientales místicas y ocultistas. Aunque el Toque Terapéutico y la práctica cristiana de la imposición de las manos tiene una similitud superficial, estas 2 maneras de alcanzar la sanidad espiritual son incompatibles.

Categorías del tratamiento

Sin pruebas científicas

Para cualquier indicación ☹☹☹

Científicamente cuestionable

Medicina energética

En manos de la mayoría de los practicantes, posiblemente oculta

Charlatanería o fraude

En manos de algunos practicantes

Lecturas sugeridas

Buckland, Raymond, *Buckland's Complete Book of Witchcraft* [El libro completo de brujería de Buckland], Llewellyn, St. Paul, MN, 1987.

Fish, Sharon, "Therapeutic Touch: Healing Science or Mystical Midwife?" *Christian Research Journal* 12, 1995, pp. 28-38.

O'Mathúna, Dónal P., "The Subtle Allure of Therapeutic Touch" [La atracción sutil del Toque Terapéutico], *Journal of Christian Nursing* 15 [Revista de enfermeros cristianos], invierno de 1998, pp. 4-13.

VISUALIZACIÓN

¿Qué es?

La visualización describe una gran gama de técnicas que usan la mente para influir en el cuerpo. Por lo general la gente se sienta o acuesta cómodamente, cierra sus ojos, e imagina alguna escena o imagen relajante. Al imaginarse en un ambiente así, al fin su cuerpo se relaja.

Una variante es la formación de imágenes guiadas, que a veces se experimenta en grupo, en el que una persona describe en voz alta la imagen para ayudarlo a visualizarla. En ambos métodos, se agrega música para mejorar el ambiente.

La visualización también puede ser más activa, como cuando los atletas se visualizan corriendo perfectamente la última etapa de su carrera, o dándole a la pelota en forma perfecta. Se cree que al repasar el comportamiento en la mente de uno se mejora el desempeño. Algunas investigaciones encontraron que puede haber una reacción muscular igual a la que visualiza un atleta. Se cree que el recuerdo de la visualización del músculo ayuda a un atleta a mejorar su actuación si la competencia se efectúa poco después de la técnica de la visualización.

La visualización para curarse es algo parecida. Al imaginar la función óptima de las células y tejidos del cuerpo, algunos mantienen que las células comenzarán a actuar de esa forma y por lo tanto mejorarán la curación. El método de visualización Simonton, por ejemplo, es una técnica popular donde los pacientes visualizan las células de su cuerpo luchando y consumiendo las células cancerosas.

Una cantidad de terapias alternativas incorpora formas más preocupantes de la visualización. Algunos incorporan la visualización como una forma de encontrar guía de sí mismo o para conectarse con espíritus guías. Un experimento famoso que describe un libro llamado *Conjuring Up Philip* [Que aparezca Felipe] comenzó con la "creación" de un personaje que las personas llamaban Felipe y que tenía ciertas características muy definidas. En ceremonias de espiritismo, ellos visualizaron que se comunicaban con esa persona, y pronto estaban recibiendo comunicaciones de él. Este experimento se promueve como una evidencia del poder de la visualización, no obstante pocos son los que mencionan la posibilidad de que se hayan comunicado con un espíritu que estaba dispuesto a jugar con ellos. La visualización puede ser una forma inocente de relajarse o una actividad ocultista.

Afirmaciones

Se dice que la visualización es una manera de mejorar la actuación, cambiar la conducta y relajarse. Pero también se dice que puede sanar directamente, enviar energía vital o comunicarse con los espíritus. Los aspectos más controversiales están atados a la Nueva Era y creencias postmodernas de que la gente puede crear realidad. Los muy conocidos promotores de técnicas sanadoras orientales, Zangpo y Feuerstein, declaran: "Los pensamientos e imágenes que mantenemos en nuestras mentes no solo son abstractos, ni ideas inefectivas o neuronas disparándose en nuestro cerebro, sino que también están activos formando la realidad". Como tal, se cree que la visualización demuestra el poder de la mente para cambiar la realidad física.

Resultado de las investigaciones

Imaginar cosas causa reacciones físicas. Si visualizamos comida, a menudo sentiremos que se produce saliva; si recordamos una situación que nos da miedo, el corazón latirá más rápido. Pero hay una gran diferencia entre estas reacciones relativamente simples y las pruebas demostradoras de que visualizando nuestras células luchando contra una enfermedad las hará más eficaces. Muchas de las evidencias anecdóticas (✔) apoyan estos tipos de afirmaciones. Sin embargo, una cantidad de estudios bien diseñados, pero no controlados, (✔✔) encontraron que aun cuando se produzca relajación, no hay evidencia de que la visualización aminore cualquier enfermedad ni complemente otros tratamientos.

Advertencias

Lógicamente, usar la visualización para llamar a los espíritus está prohibido en la Biblia. Profundizar en la siquis de uno mismo puede tener efectos adversos, como exactamente sucede a veces con la meditación. Los mismos autores citados antes, que no son cristianos, sino propulsores de la visualización y las religiones orientales, también afirman: "Aceptar ingenuamente ciertas prácticas de visualización, tal vez perjudique nuestra salud mental y física no solo en esta vida, *sino también en encarnaciones futuras*... Aunque la persona no sufra ningún efecto adverso ahora, se ha hecho la conexión con dominios bajos y se efectuará en el futuro" [énfasis en el original].

Recomendaciones

La visualización de imágenes neutrales, un arroyo tranquilo, un jardín de flores, incluso un patrón relajante, puede ser de ayuda para relajarse. Puede ser especialmente útil en la consejería profesional. Sin embargo, no hay evidencia para mostrar que ayude a curar ninguna enfermedad o brindar una sanidad más rápida. El uso de la visualización para comunicarse con nuestro "ser interior" o el dominio espiritual está bíblicamente prohibido, y es peligroso. Si se recomienda la visualización, pida una descripción completa de lo que involucra antes de participar. Evite ir a practicantes que posiblemente estén involucrados en terapias o prácticas de la Nueva Era.

Categorías del tratamiento

Terapia complementaria
Relajarse 

Sin pruebas científicas
Promover la curación

Medicina energética
En manos de la mayoría de los terapeutas

Lecturas sugeridas

Owen, Iris M., *Conjuring Up Philip: An Adventure in Psychokinesis* [Evocar a Filipo, una aventura en la sicoquinesis], Harper & Row, NY, 1976.

Zangpo, Shakya, y Georg Feuerstein, "The Risks of Visualization: Growing Roots Can Be Dangerous" [Los riesgos de la visualización: Echar raíces puede ser peligroso], *The Quest* [La búsqueda], verano de 1995, pp. 26-31, 84.

YOGA

¿Qué es?

En los Estados Unidos se ha presentado el yoga como un ejercicio delicado y una terapia para relajarse. Con frecuencia se enseña en clubes para la salud, centros para ancianos y programas de educación para adultos y locales similares. Se usa para controlar la tensión y se puede recomendar para ejecutivos de negocios. Sin embargo, el yoga no es un ejercicio aparte de otras cosas. La palabra *yoga* significa literalmente "unión". Como una parte integral de la religión hindú, implica unión con lo "divino". Es fundamentalmente un ejercicio espiritual diseñado para traer iluminación espiritual.

El yoga incorpora tanto las *asanas* (posturas físicas) como las *pranayamas* (ejercicios respiratorios). Se considera que las *asanas* relajan el cuerpo y la mente, y los lleva a una armonía espiritual. Las *pranayamas*, aunque se enfocan en la respiración física, se diseñaron para regular la corriente de *prana*, el término hindú para la energía vital. Los ejercicios son para ayudar a una persona a llegar a un estado meditativo en el que ocurre la unión con la Gran Inconciencia, motivando la iluminación espiritual.

Se espera que el avance en yoga traiga cambios morales y de carácter, teniendo por la máxima meta la realización de la naturaleza divina de uno. Dada estas raíces orientales, el yoga es una práctica profundamente religiosa.

Sin embargo, muchos lo consideran como un sencillo grupo de ejercicios respiratorios y de postura diseñados para mejorar la fuerza y flexibilidad y promover la relajación. Los diferentes ejercicios se dirigen a la respiración, movimientos y postura. Ciertos movimientos se hacen mientras se exhala, otros mientras se inhala. La respiración se coordina para ayudar a mantener varias posturas.

Existen diferentes formas de yoga, con posiciones de dificultad variada. La que más se practica en el occidente es *hatha yoga*.

Afirmaciones

El yoga se promueve, más comúnmente, como una forma para reducir la tensión, aumentar la flexibilidad y promover una mejor circulación sanguínea. Se han hecho otras afirmaciones de que puede aliviar el dolor de espalda y cuello, y tratar la epilepsia y el asma.

Sin embargo, los comprometidos con las raíces espirituales del yoga declaran que esto motiva una iluminación y unión espiritual con lo divino. El pináculo de dicha iluminación se llama "el despertar Kundalini". En la mitología hindú, Kundalini es la diosa serpiente que descansa en la base de la espina dorsal. Cuando se levanta, la serpiente viaja por la espina dorsal, activando el *prana* de una persona y limpiando las *chakras* de la persona ("energía transformadora") (véase Medicina energética, p. 245). Esto último libera las habilidades síquicas, incluyendo los poderes de sanidad. Por último, Kundalini alcanza la *chakra* cabeza y así abre al practicante a la iluminación de fuentes ocultas y guías de los espíritus.

Resultado de las investigaciones

Investigaciones clínicas (✔✔✔) muestran que los ejercicios yoga pueden mejorar el bienestar físico. Los estudios (✔✔✔) también muestran que pueden disminuir la tensión y ayudar a aliviar el dolor crónico. Se realizaron muchos estudios con yoga para condiciones específicas, pero muchos de ellos presentaron desperfectos metodológicos. Sin embargo, una cantidad de estudios (✔✔) demuestra que los pacientes con asma presentan mejorías cuando agregan yoga a su régimen general del tratamiento. No se podría determinar de estos estudios si esos beneficios provienen de la disminución de la tensión y los ejercicios respiratorios o de la energía vital y la naturaleza espiritual del yoga.

Un punto importante que se debe recordar al evaluar estos estudios es que los beneficios vienen solo con una práctica constante y regular. El estudio que más anima fue el que se hizo con pacientes asmáticos que practicaban yoga diariamente durante 1 hora durante 6 semanas. Si se practica menos constante o durante períodos más breves, es posible que sea menos beneficioso, o no tenga beneficio alguno.

Advertencias

El yoga, se debe recordar, no cura enfermedades. De modo que usarlo en lugar de terapias convencionales de eficacia puede aumentar los problemas. Si la gente cree que el yoga y la meditación pueden prevenir todas las enfermedades, tal vez se resistan a buscar ayuda para enfermedades serias hasta que estas hayan progresado demasiado. Además, algunas de las posturas y el esfuerzo físico pueden causar problemas físicos. Como con todos los programas de ejercicio, la gente debe asegurarse de no tener problemas ocultos de salud y comenzar despacio.

Las dimensiones espirituales del yoga también deben recordarse. La gente que lo inicia como una forma de ejercicio pronto se verá expuesta a sus enseñanzas religiosas. Gradualmente, se verá buscando la iluminación espiritual para la cual se creó el yoga. Aparte de los peligros espirituales, involucrarse intensamente con las prácticas espirituales orientales se sabe que causa problemas sicológicos y emocionales. Se sabe también que la gente que ha progresado al punto de tener experiencias Kundalini, han tenido crisis síquicas.

Recomendaciones

El yoga es una terapia alternativa que se hace difícil aceptar o rechazar de todo corazón. Como un grupo de ejercicios físicos y respiratorios, puede mejorar el bienestar general. Como una práctica profundamente religiosa con la meta de la unión con lo divino, es contraria al cristianismo bíblico. A pesar de su reputación como simple programa de calistenia siguen apareciendo informes de daños físicos y espirituales. Aunque no parezca haber razones claras para que los cristianos condenen todas las formas de yoga, Pablo nos da algunos consejos útiles: "'Todo me está permitido', pero no todo es para mi bien" (1 Corintios 6:12). Dado su origen y riesgos, la responsabilidad descansa en el que promueve el yoga para demostrar por qué esta forma de ejercicio y relajación debe elegirse cuando existen tantas otras que no tienen ninguna dependencia espiritual.

Categorías del tratamiento

Terapia complementaria

Mejora el bienestar físico y la flexibilidad ☺☺☺
Disminuye la tensión ☺☺☺
Alivia el dolor crónico ☺☺
Asma ☺☺

Sin pruebas científicas

Para otras indicaciones

Medicina energética

En manos de la mayoría de los practicantes

Lecturas sugeridas

Cassileth, Barrie R., *The Alternative Medicine Handbook*, W.W. Norton, New York, 1998, pp. 248-51.

Greenfield, Russell H., "Yoga as an Adjunct en the Long-Term Relief of Asthma" [Yoga como un auxiliar para el alivio a la larga del asma], *Alternative Medicine Alert* 1, no. 11, noviembre de 1998, pp. 127-30.

13

Remedios herbarios, vitaminas y suplementos dietéticos

La medicina herbaria es mucho más complicada y no solo consiste en escoger ciertas hierbas y usarlas. Las hierbas son potencialmente peligrosas, algunas pueden ser fatales. Algunas se inter relacionan de maneras negativas con las recetas y las medicinas que se compran sin recetas. Involucra muchas variables en las mismas plantas, en su preparación y en las compañías que las hace y las vende.

La misma hierba puede afectar personas en forma diferente. La edad, género, condición física y otros factores pueden ocasionar en la persona una reacción a estos remedios. Los ancianos, enfermos crónicos y mujeres que están embarazadas o con niños de pecho, nunca deben tomar remedios herbarios sin una coordinación cuidadosa con su médico y farmacéutico. Lo que parece ser inofensivo para algunos, a otros les puede causar serios problemas de salud o hasta la muerte. Y los niños no son pequeños adultos para darles pequeñas dosis. Cualquier padre que esté considerando un remedio herbario para un niño, primero debe buscar el consejo de un médico competente.

Los cuatro métodos principales de los remedios herbarios

- Medicina ayurvédica: En Ayurveda, la medicina tradicional de la India, la reacción biológica de las hierbas no es una preocupación. Por el contrario, las hierbas caben en un sistema complejo de la medicina energética. Hay las 3 *doshas*, o humores, que consisten de *vata* (aire), *pitta* (fuego) y *kafa* (agua). Esto proviene de los 5 elementos de aire, fuego, agua, tierra y éter. En este sistema de creencia, las hierbas se dividen por sus gustos: Astringente, amarga, picante, salada, ácida y dulce. El gusto se relaciona a las propiedades de sanidad. Un remedio herbario siempre sirve para traer balance entre los elementos, un concepto radicalmente diferente a la medicina convencional.
- Medicina china tradicional: Un sistema médico de balance entre *yin* y *yang*, la medicina china tradicional (MCT) clasifica los elementos de forma similar a Ayurveda, aunque los elementos incluyen la madera y el metal junto con la tierra, el fuego y el agua. Los practicantes de MCT creen que existe una relación directa entre una hierba y uno de los elementos. La madera es ácida, el metal es acre, el fuego es amargo, el agua es salada y la tierra es dulce. Las hierbas se

eligen de acuerdo a sus gustos, su habilidad para restaurar el balance y de acuerdo a un sistema elaborado en el cual las hierbas se clasifican con relación a las enfermedades médicas específicas. Es un sistema extraño tanto para la comprensión científica como para los sistemas de creencia cristiana.

- Herbalismo: En este sistema una hierba se ve como un medio para transmitir la energía vital o como una forma para permitir que los "espíritus naturales" impacten la salud de la gente. Este método es parte de muchas religiones de la naturaleza, como el chamanismo, las religiones nativas americanas y la brujería (*wicca*). Mientras que en la práctica, algunas hierbas contienen ingredientes que impactan el cuerpo o la mente con su uso, el herbalismo enseña que las hierbas son espiritualmente activas. Las hierbas se pueden escoger por la manera en que las plantas se asemejan a las partes del cuerpo que están enfermas o dolidas. El herbalismo representa una religión o método mágico para las hierbas, en lugar de uno científico.
- Medicina herbaria: Debido a que los productos herbarios por lo general actúan más lentamente que los equivalentes farmacéuticos, los pacientes que confían en la medicina convencional son los más dados a probar las hierbas para condiciones que duran hasta años en lugar de las enfermedades de corto término. Muchos productos farmacéuticos modernos originalmente se derivaron de las plantas, pero hoy están disponibles principalmente en preparaciones sintéticas. De los 4 métodos para los remedios herbarios, la medicina herbaria se considera la más científica. Este método ha motivado la investigación clínica que ha revelado que algunas hierbas se deben considerar para tratar ciertas enfermedades y condiciones.

Los nombres similares son confusos. Puede ser peligroso

Una gran advertencia. Los nombres de las medicinas que se parecen y la mala escritura de los médicos ha llevado a mezclar medicamentos en la medicina convencional, lo que ha causado complicaciones y hasta muertes.

El mismo problema de los nombres parecidos existe con los remedios herbarios. Las plantas tienen tanto el nombre *común* (ej. matricaria) y un nombre científico en latín universalmente aceptado de 2 partes (matricaria es *Tanacetum parthenium*). La primera palabra significa el género de la planta; la segunda es la especie. Por desgracia, las mismas especies de plantas pueden tener varios nombres comunes, y a veces el mismo nombre común se refiere a varias especies totalmente diferentes. Por ejemplo, el remedio herbario equinacea puede hacerse de una cantidad de especies diferentes: *Equinacea purpurea, Equinacea pallida* o *Equinacea angustifolia*. Los efectos de cada especie son algo diferentes, y nadie sabe si tienen la misma potencia incluso cuando actúan de la misma forma.

En ocasiones, es necesario cambiar un nombre científico después que los científicos reconocen que una planta no se clasificó correctamente. Como resultado, se refieren a la misma planta con más de un nombre científico. La manzanilla es un buen ejemplo. Más comúnmente se identifica como *Matricaria recutia*, pero las mismas especies también se han llamado *Matricaria chamomilla, Chamomilla recutita* y un número de otros nombres en latín.

A la confusión de la manzanilla se agrega el hecho de que algunos ven la manzanilla como el mismo milenrama. Milenrama *(Achillea millefolium)* es la variedad europea. Y se pensó que la milenrama europea era la misma variedad americana, que ahora resulta ser una especie separada *(Achillea lanulosa)*. Ahora, ya tiene una idea.

Las vitaminas y los suplementos pueden tener los mismos problemas. Por ejemplo, la vitamina E viene en una variedad de formas, conocida químicamente como tocoferoles. Algunas (específicamente alfa-tocoferol) probaron ser eficaces para ciertas indicaciones. Sin embargo, hay una natural (d-alfa-tocoferol) y la sintética (dl-alfa-tocoferol). La gamma tocoferol tal vez sea la más potente, pero no está disponible en forma de suplemento. Otras no se han estudiado. No obstante, todas se llaman vitamina E.

El suplemento glucosamina también viene en formas diferentes: glucosamina hidrocloruro y glucosamina sulfato, 2 químicas completamente diferentes, aunque todas las probabilidades indican que tienen efectos similares en el cuerpo.

Cuando nos referimos a las hierbas, la mayoría de la gente usa el nombre común en español. Pero hasta estos nombres comunes pueden variar enormemente de un país a otro, y a veces hasta en partes diferentes del mismo país.

En nuestra descripción de los remedios herbarios, trataremos que los nombres tengan sentido haciendo una lista de todos los nombres más comunes para una hierba. Queremos ayudarle a hacer decisiones sabias acerca de lo que debe comprar o *no* comprar. Le dejaremos saber cuáles remedios son eficaces, y cuáles no lo son. Cada vez que esté considerando un remedio de medicina alternativa, recuerde estos datos:

1. Sepa el nombre científico (en latín) de cualquier hierba o suplemento tanto como el nombre común.
2. Sepa cuál parte de la planta tiene la mejor evidencia de eficacia (raíz, hojas, flores, tallo o toda la planta) y busque una marca que especifique cuál parte está usando.
3. No confíe en la etiqueta de la botella. La lista de ingredientes no garantiza que el producto realmente contenga esos ingredientes. Busque productos que declaren que se probaron independientemente, y verifique esas declaraciones.
4. Escoja las marcas de las cuales se hicieron investigaciones. A menudo hay marcas europeas que ahora se venden en los Estados Unidos.

Una nueva compañía, ConsumerLab.com, ha comenzado a probar las marcas más populares de suplementos, hierbas y vitaminas. Sus hallazgos iniciales son muy preocupantes. El laboratorio encontró que un alto porcentaje de los productos no contiene la cantidad de ingredientes claves que menciona el rótulo. En algunos casos, la actividad de ingredientes activos era *mucho* menor, lo cual es una pérdida de su dinero. Y algunos eran muy altos, lo cual puede ser peligroso para su salud.

Para saber cuáles productos pasan la inspección, considere suscribirse al sitio del Internet, ConsumerLab.com *(www.consumerlab.com).* Sus métodos tienen algunas limitaciones, ya que nadie conoce los ingredientes activos en algunas hierbas. Así que aunque la cantidad declarada de un ingrediente esté en el producto, este tal vez no sea el compuesto que hace que la hierba funcione. ConsumerLab.com informa qué *contiene* un producto, no si es eficaz.

ConsumerLab.com y algunas otras organizaciones están dando un primer paso importante para evaluar la calidad de los productos. Sin embargo, solo se completaron las pruebas de una pequeña cantidad de productos. El que usted considera, tal vez no se haya probado. Entonces, ¿qué hacer? Por desgracia, es difícil saberlo, y usted debe considerar el método de "comprador alerta".

Las siguientes descripciones de varios remedios herbarios alternativos, vitaminas y suplementos dietéticos enumeran lo que se conoce de cada uno de ellos, las declaraciones que se han hecho, la información disponible en cuanto a las investigaciones de alta calidad, las advertencias y nuestras recomendaciones. Cada uno de los remedios enumerados se clasificó según la eficiencia y seguridad. Para una explicación completa del criterio usado al clasificar las hierbas, vitaminas y suplementos, véase el capítulo 11, "Cómo usar el resto de este libro".

He aquí la clave para los símbolos que se usaron.

EVIDENCIA PARA USAR LOS REMEDIOS:

Si la evidencia muestra que un remedio tiene beneficios, clasificamos la *evidencia* (no el beneficio) usando el criterio siguiente basado en cuánta, y qué tipo de evidencia apoya el remedio:

✔✔✔✔ Pruebas aleatoria múltiples y controladas demuestran la eficacia y seguridad de estos remedios.

✔✔✔ Por lo menos una prueba aleatoria, controlada o prueba no aleatoria apoya el uso de este remedio.

✔✔ Series no aleatorias o informes de numerosos casos en la literatura médica examinados por colegas médicos que apoyan el uso de este remedio.

✔ Hay evidencia anecdótica en humanos para apoyar el uso de este remedio.

EVIDENCIA EN CONTRA DEL USO DE LOS REMEDIOS

Si la evidencia muestra que no hay beneficio, o si muestra un potencial para hacer daño o un verdadero perjuicio, calificamos la *prueba* (no el potencial dañino) usando el criterio siguiente:

XXXX Pruebas aleatorias múltiples y controladas demuestran la falta de beneficio o el potencial dañino que causa este remedio.

✗✗✗ Por lo menos una prueba aleatoria y controlada o pruebas no aleatorias apoyan la falta de beneficios o el potencial dañino que causa este remedio.

✗✗ Series no aleatorias o informes de numerosos casos en la literatura médica examinados por colegas médicos muestran la falta de beneficio o el potencial dañino que causa este remedio.

✗ Existe evidencia anecdótica en humanos para mostrar la falta de beneficio o el potencial dañino que causa este remedio.

La clave: Guía del lector

Dado que la evidencia para cualquier remedio en particular puede incluir la prueba que no solo apoya sus beneficios sino que también muestra su potencial perjudicial, hemos compilado una guía sencilla que esperamos sea útil. Esta clasificación es nuestro "mejor estimado" de los beneficios o perjuicios de cualquier remedio en particular para una indicación en particular. Otros podrían (y con frecuencia sucede) derivar diferentes conclusiones viendo la misma evidencia:

☺☺☺☺ 75%–100% confianza en que el remedio es potencialmente beneficioso

☺☺☺ 50%–74% confianza en que el remedio es potencialmente beneficioso

☺☺ 25–49% confianza en que el remedio es potencialmente beneficioso

☺ 0–24% confianza en que el remedio es potencialmente beneficioso

☹ 0–24% confianza en que el remedio no tiene ningún beneficio o es potencialmente perjudicial

☹☹ 25–49% confianza en que el remedio no tiene ningún beneficio o es potencialmente perjudicial

☹☹☹ 50–74% confianza en que el remedio no tiene ningún beneficio o es potencialmente perjudicial

☹☹☹☹ 75–100% confianza en que el remedio no tiene ningún beneficio o es potencialmente perjudicial

Categorías de los remedios

Cada remedio o medicina herbaria también se clasifica para definir cómo se pueden ver según nuestros conocimientos. Algunos caben en varias categorías. Estas son:

Categoría	Nombre de la categoría
1	Remedios convencionales
2	Remedios complementarios
3	Remedios sin prueba científica
4	Remedios científicamente cuestionables
5	Medicina energética
6	Charlatanería o fraude

LECTURAS SUGERIDAS

Citamos lecturas sugeridas al final de cada explicación del remedio. Aquí incluimos los análisis más importantes de las investigaciones y las más recientes revisiones sistemáticas de ellas. Al revisar la evidencia clínica respecto a la eficiencia y seguridad, hallamos tres fuentes particularmente detalladas. El libro de Fetrow y Ávila es útil para los cuidados profesionales de la salud con el contacto directo del paciente. El libro Foster y Tyler está escrito para una audiencia en general. La tercera fuente, "*Natural Database*" [Base de Información Natural], de Jellin, Batz y Hichens, no solo es detallada sino que actualiza diariamente su versión en Internet, algo ideal para quienes tienen preguntas clínicas acerca de los remedios. Ellos los clasifican de acuerdo al aumento de los efectos secundarios como "Probablemente inocuo", "Posiblemente inocuo". "Probablemente dañino", "Posiblemente dañino", "Dañino" o "Contraindicación".

Fetrow, Charles W., y Juan R. Ávila, *Professional's Handbook of Complementary and Alternative Medicine* [Manual del profesional acerca de la medicina complementaria y alternativa], Springhouse, Springhouse, PA, 1999.

Foster, Steven, y Varro E. Tyler, *Tyler's Honest Herbal: A Sensible Guide to the Use of Herbs and Related Remedies* [El herbario honesto de Tyler: Una guía juiciosa del uso de hierbas y remedios afines], 4ª edición, Haworth Herbal Press, New York, 1999.

Jellin, Jeff M., Forrest Batz, y Kathy Hichens, *Pharmacist's Letter/Prescriber's Letter: Natural Medicines Comprehensive Database* [Carta del farmacéutico y recetador: base de datos comprensivos de medicinas naturales], Therapeutic Research Facility, Stockton, CA, 1999. También se puede obtener suscribiéndose a: *www.naturaldatabase.com.*

ACEITE DE CAYEPUTI (TEA TREE OIL)

¿Qué es?

El aceite de cayeputi es nativo de Australia y su nombre en inglés proviene de los primeros marineros británicos comandados por el capitán James Cook, el primero que informó su uso (y el de la cubeba) a los occidentales. Cook y su tripulación lo usaron para hacer té caliente. Luego, queriendo una bebida más fuerte, el capitán y sus hombres elaboraron una cerveza de hojas de picea la cual descubrieron que era "muy astringente", de acuerdo al relato del capitán. Para corregir eso, mezclaron las hojas de cayeputi con las hojas de picea. La cerveza que resultó de la mezcla todavía no era muy buena, aunque consideraron que al menos se podía ingerir, algo que no se podría decir del brebaje de picea solo.

El capitán Cook no se daba cuenta de que las tribus nativas usaban el árbol de té por sus propiedades antisépticas. En efecto, no fue hasta 1930 que se notó el potencial del árbol medicinal en una revista médica australiana.

El aceite de cayeputi tiene el nombre oficial de *Melaleuca alternifolia,* y el aceite se obtiene de sus hojas. A veces este se vende como Aceite de Melaleuca, una sustancia que no se debe comprar sin una revisión cuidadosa. Hay varias especies de cayeputi, y el aceite de otra especie que no sea *Melaleuca alternifolia* contiene una alta concentración de irritantes dérmicos.

El aceite de cayeputi tiene un color limón pálido y un olor a nuez moscada. El aceite es una mezcla compleja de casi 100 compuestos llamados "terpenes".

Afirmaciones

El aceite de cayeputi se usa como un agente general antibacteriano. Fuera de Australia obtuvo fama durante la Primera Guerra Mundial debido al extenso uso que le dieron las tropas australianas para las quemaduras, heridas e infecciones. Basados en esta historia, el aceite de cayeputi sigue siendo popular como antiséptico natural y se agrega a muchos productos "naturales" como los cosméticos, pastas de dientes y productos para el cabello.

El aceite de cayeputi se cree que es eficaz contra una amplia variedad de bacterias, virus y condiciones de hongos, incluyendo pie de atleta, tiña, infecciones respiratorias y vaginales. Como un remedio de primeros auxilios penetra la piel con facilidad y se cree que es útil para el tratamiento de quemaduras, rasponazos, picadas y varias irritaciones de la piel. Algunas personas creen que es un eficaz repelente de insectos.

El aceite de cayeputi está entre las esencias más populares que se usan en aromaterapia, ya sea por inhalación o en varios productos para el cuidado del cuerpo. También se ha usado para los cuidados dentales. Se diluye en agua para emplearse como enjuague bucal y gargarismo, y en formas más concentradas se usa para aliviar las aftas, los herpes y las enfermedades de las encías.

El aceite de cayeputi se utiliza para ayudar a prevenir o tratar el acné, catarros e influenza, infecciones por fermentación, verrugas, congestión nasal y dolor de garganta.

Resultado de las investigaciones

Las pruebas de laboratorio señalan que el aceite de cayeputi mata una variedad de microorganismos. Un número de estudios (✔✔✔✔) encontró que el aceite de cayeputi puede ayudar a erradicar las infecciones de hongos en las uñas, las cuales son relativamente difíciles de controlar hasta con drogas convencionales recetadas. Por ejemplo, un estudio (✔✔✔✔) mostró que un ungüento de un 10% de aceite de cayeputi es tan eficaz como una crema de 1% de tolnaftato para disminuir los síntomas de pie de atleta (*tinea pedis*). Incluso en otro estudio (✔✔✔), el 100% del aceite de cayeputi era tan eficaz como el 1% de clotrimazole para mejorar la apariencia de las uñas y los síntomas. Sin embargo, ambos tratamientos son conocidos por tener una alta proporción de ser recurrentes. Además, por lo menos hay un estudio (✘✘✘) mostrando que el aceite de cayeputi no era mejor que el placebo en contra de las infecciones de hongos en los pies. Los estudios clínicos (✔✔✔) también mostraron que es de alguna forma eficaz contra el acné. En otro estudio (✘✘✘), comparando el 5% de aceite de cayeputi con la loción de peróxido de benzoyl, hallamos que el primero es más tolerable, pero menos eficaz y tenía una acción más lenta. Existen informes de casos (✔)

que reportan que el aceite de cayeputi alivió las infecciones vaginales por causa del fermento. No se han demostrado beneficios (**✗✗**) al agregar aceite de cayeputi a la pasta de diente.

Advertencias

El aceite de cayeputi nunca se debe tomar internamente y siempre se debe diluir cuando se aplica a la piel herida. Investigaciones respecto a cómo mata los microbios revelaron que también elimina ciertos tipos de células humanas. Esto puede dar por resultado una curación más lenta y un aumento de cicatrices cuando se usa para quemaduras. Todos estos hallazgos deben advertirle contra su uso en la pasta de diente, lavados bucales y pastillas para chupar, todas las cuales se pueden ingerir con facilidad. Se dio a conocer un número relativamente pequeño de reacciones alérgicas y el uso a largo término puede motivar la dermatitis.

Ya que el aceite de cayeputi puede irritar la piel, pruébelo primero con una pequeñísima cantidad en un pequeño parche. Este aceite se puede aplicar sin diluir y con seguridad en gotas para las uñas de las manos o de los pies (para el tratamiento de infecciones de hongos, por ejemplo). No se debe aplicar a la piel herida ni cerca de los ojos.

La Base de Información Natural clasifica el aceite de cayeputi como "Probablemente dañino" para el uso oral en los niños y en las mujeres que están embarazadas o amamantando. Se clasifica como "Posiblemente seguro" para el uso externo, excepto en mujeres embarazadas y dando de lactar, para lo cual no hay información confiable disponible.

Recomendaciones

Este aceite es eficaz contra un número de microorganismos y puede ser un agente que ayude para las infecciones menores de la piel. Sin embargo, se debe usar con cautela en las heridas abiertas, infecciones más serias y quemaduras. El aceite de cayeputi nunca debe ingerirse.

Dosis

El aceite de cayeputi debe aplicarse 2 veces al día en las áreas afectadas. No se debe ingerir.

Categorías del tratamiento

Terapia complementaria

Uso externo para hongos en las uñas o infecciones de la piel	☺☺
Acné ligero	☺
Infecciones en la boca	☹
Tomarse por alguna razón	☹☹☹☹

Sin pruebas científicas

Otras indicaciones

Lecturas sugeridas

Foster, Steven, y Varro E. Tyler, *Tyler's Honest Herbal: A Sensible Guide to the Use of Herbs and Related Remedies,* 4ª ed., Haworth Herbal Press, NY, 1999, pp. 369-70.

Jellin, Jeff M., Forrest Batz, y Kathy Hichens, *Pharmacist's Letter/Prescriber's Letter: Natural Medicines Comprehensive Database,* Therapeutic Research Facility, Stockton, CA, 1999, pp. 901-2.

Schiedermayer, David, "Tea Tree Oil as a Topical Antimicrobial Agent" [Aceite de cayeputi como un agente antimicrobio para el uso externo], *Alternative Medicine Alert* 1, no. 5, mayo de 1998, pp. 52-56.

ACEROLO O ESPINA OXIACANTA [HAWTHORN]

¿Qué es?

El acerolo o espina oxiacanta puede llamarse "cerca viva". Este arbusto espinoso crece a una altura de casi 3 metros si no se poda con regularidad, y en Alemania se usaba para marcar lotes de terreno. Los arbustos brindan belleza y, debido a su naturaleza espinosa, seguridad evitando que la traspasen.

Por cualquiera de los nombres, el acerolo es el nombre que se empleó para una cantidad de especies *crataegus*. El uso más popular para los propósitos medicinales es *Crataegus laevigata;* sin embargo, muchas de las especies *crataegus* se intercambian en los remedios. Las hojas, flores y fruto de la mayoría de las especies contienen una cantidad de sustancias biológicas que pueden dilatar los vasos sanguíneos y bajar la presión arterial. Los flavonoides antioxidantes se encuentran en concentraciones muy altas en los brotes jóvenes y las hojas. En muchas partes del mundo el acerolo se conoce mejor como un tónico cardiaco.

Afirmaciones

El acerolo se ha usado para tratar varias enfermedades del corazón, particularmente la angina. Se dice que relaja los músculos lisos en los vasos coronarios y esto puede ayudar a evitar la angina. Las bayas del acerolo se usaron durante siglos en Europa y Oriente por sus efectos beneficiosos para el sistema cardiovascular. Los médicos europeos lo usaban para la hipertensión, fallos del corazón, miocardiopatía y angina.

Resultado de las investigaciones

Los estudios de laboratorios con animales mostraron que los extractos de *crataegus* contienen antioxidantes y pueden prevenir coágulos anormales de sangre. En los animales los extractos también mostraron mejorar los niveles anormales de colesterol y la aterosclerosis mediante una variedad de mecanismos. En varios estudios con animales, los extractos altamente concentrados mostraron un efecto protector sobre el corazón sin aumentar el fluido cardiaco de la sangre

Estudios con animales también mostraron que el acerolo dilata los vasos sanguíneos e impide la enzima que convierte la angiotensina (por lo tanto hace de ACE [por sus siglas en inglés] inhibidor, similar a los inhibidores ACE por receta). También se ha mostrado que tiene un ligero efecto diurético.

En los humanos, los casos de estudio (✔✔✔) mostraron que el acerolo aumenta la fuerza de la contracción del corazón y aumenta el fluido de la sangre coronaria mientras disminuye los latidos del corazón y el consumo de oxígeno. Un reciente estudio (✔✔✔) aleatorio, placebo controlado, doblemente ciego en pacientes con fallos cardiacos mostró una clara mejoría en la función cardiaca en pacientes que tomaban un extracto de *crataegus*. Sin embargo, el acerolo parece ser más eficaz para los casos ligeros de fallos del corazón y tal vez sea inapropiado para las etapas más avanzadas. Los médicos usan un sistema llamado etapas *New York Heart Association* (Asociación New York del Corazón [ANYC]) para describir la severidad de las enfermedades cardiovasculares. En la etapa I, los pacientes enfermos del corazón solo tienen síntomas con actividad agotadora y en la etapa II los síntomas ocurren con actividades menos agotadoras. Un mayor desarrollo de las enfermedades cardiovasculares estimula los síntomas con actividad moderada (etapa III) o cualquier actividad (etapa IV). El experimento de los síntomas incluye palpitaciones, dificultad para respirar, fatiga o dolor de pecho.

Advertencias

El acerolo demostró ser tolerable, relativamente libre de efectos adversos y, en efecto, cuando se compara con otras drogas que aumentan la función del corazón, puede tener beneficios para el corazón. Sin embargo, usar (✘✘) acerolo puede aumentar marcadamente la actividad cardiovascular y nunca debe probarse sin supervisión médica.

Recomendaciones

Ahora se están realizando otros estudios de acerolo en seres humanos con enfermedades del corazón en varios centros médicos. Los estudios europeos que apoyan el acerolo usan 2 productos, Crategult® (vendido como HeartCare®) y Faros® (en los EE.UU. no lo hay). Debido a su aparente característica favorable de efectos secundarios, es casi seguro utilizar el acerolo en la etapa I o II de la ANYC en pacientes con insuficiencia cardiaca; sin embargo, solo debe tomarse bajo supervisión médica y es probable que no se deba usar en la etapa III o IV de la ANYC para insuficiencia cardiaca.

La Base de Información Natural califica el acerolo como "Probablemente dañino" durante el embarazo ya que puede aumentar las contracciones del útero. Se recomienda que no se use con los niños o durante el tiempo de lactar ya que no hay suficiente información disponible para establecer que sea seguro en estos individuos.

Dosis

Un polvo que contiene de 300 a 1000 mg de extracto seco por lo general se toma oralmente 3 veces al día o se usa para hacer un té.

Categorías del tratamiento

Terapia complementaria

Enfermedades de la arteria coronaria ☺☺

Mejora la fracción de expulsión, tolerancia al ejercicio y para disminuir síntomas subjetivos en etapas I y II de la ANYC de insuficiencia cardiaca 

Sin pruebas científicas

Otras indicaciones, incluyendo etapas III o IV de la ANYC de insuficiencia cardiaca.

Lecturas sugeridas

Jellin, Jeff M., Forrest Batz, y Kathy Hichens, *Pharmacist's Letter/Prescriber's Letter: Natural Medicines Comprehensive Database,* Therapeutic Research Facility, Stockton, CA, 1999, pp. 475-80.

Loew, D., "Phytotherapy in Heart Failure" [Fitoterapia en insuficiencia cardiaca], *Phytomedicine,* 4, no. 3, 1997, pp. 267-71.

Mashour, Nick H., George I. Lin, y William H. Frishman, "Herbal Medicine for the Treatment of Cardiovascular Disease" [Medicina herbaria para el tratamiento de enfermedades cardiovasculares], *Archives of Internal Medicine,* 158, 1998, pp. 2225-34.

AJO

¿Qué es?

El ajo es la hierba más común que toman los estadounidenses. La revista *Prevention* informa que más de 24 millones de ellos regularmente toman suplementos de ajo. Se le acreditan muchas bondades, tanto reales como imaginarias, pero sus usos en ocasiones se cruzan entre sí. Por ejemplo, todos los que alguna vez han ido a una cita para comer y quieren mantener el aliento fresco antes de un beso han oído la advertencia de no comer nada con ajo. El olor que permanece apaga instantáneamente el romance. Pero también se dice que el ajo aumenta el poder sexual.

Los amantes de las historias de terror y las películas baratas de los autocines conocen la importancia de mantener el ajo colgado alrededor del cuello si se tiene que aventurar a salir durante la luna llena. Esto tal vez era la única protección folclórica contra los vampiros, aunque no está claro si ha tenido propiedades mágicas al confrontar al cadáver o simplemente ofende su sentido del olor.

Aparte de lo místico, el ajo, ya sea una astilla, picadito, un diente entero o aplastado, es uno de los aromáticos más comunes que se utilizan en la cocina. Se dice que el *Allium sativum,* también conocida como la melaza del pobre o diente de ajo, se originó en Asia central. Luego se introdujo en el área mediterránea. Ahora se cultiva en todo el mundo.

Las partes medicinales del ajo son los dientes frescos de la cabeza, el diente seco y el aceite preparado del diente. Las cebollas, chalotes y puerros también pertenecen a la familia del ajo. Estas plantas contienen derivados ricos en azufre del ácido amino-cisteinico, los cuales se consideran beneficiosos.

Cuando el ajo crudo se corta o machaca, la enzima *alliinasa* inter acciona con el compuesto *cysteine alliin,* dentro del diente para producir *allicin.* Este le da al ajo su aroma y gusto típico, pero es muy volátil y por lo general se descompone ya sea durante unas horas a la temperatura normal o después de cocinarse durante 20 minutos.

Los compuestos más estables como *ajoene* y *dithiins* se forman cuando el ajo se machaca con el aceite. Estos compuestos pueden estar estables durante más de un año.

También se cree que el allicin es una de las sustancias medicinales más importantes en el ajo, aunque poca o ninguna cantidad de ese ingrediente se presenta en el diente de ajo intacto. La planta de ajo produce allicin como defensa natural contra las bacterias y otros organismos. El allicin es muy irritante y en estudios de laboratorio se ha mostrado que mata bacterias.

La inestabilidad del allicin hace difícil estudiar sus efectos clínicos y los de sus derivados. Numerosos investigadores están analizando la actividad del allicin para disolver la sangre, las propiedades antibacterianas o antihongos y su potencial antioxidante. La mayoría de los estudios clínicos usaron tabletas de polvo de ajo seco, y esa es la preparación que comentaremos.

Afirmaciones

Todos los ancianos egipcios, griegos, romanos, babilonios y chinos escribieron acerca de las propiedades curativas del ajo. En Egipto, el *Codex Ebers Papyrus* (1550 a.C.) mencionó el poder sanador del ajo. Plinio el Viejo y Herodoto mencionaron el uso medicinal del ajo. Los curadores chinos lo empleaban como tratamiento para reducir la presión arterial. Se dice que Hipócrates lo usó en el siglo quinto antes de Cristo para tratar la lepra. En 1722, los ciudadanos franceses informaron protección de la plaga si tomaban vinagre de ajo. En 1858, Louis Pasteur reportó la actividad antibacteriana del ajo. Durante la Primera Guerra Mundial se administró como un emplaste antiséptico.

Se dice que el ajo ayuda a bajar los lípidos de suero y prevenir cambios vasculares debido a la edad. Durante mucho tiempo se ha creído que es eficaz para prevenir enfermedades del corazón bajando el colesterol y actuando como un ligero descoagulante de la sangre. Los hierberos usan el ajo para la presión arterial alta, diarrea, tiña, dientes hipersensibles, catarros, gripe, tos, dolor de cabeza, hongo de los pies, gota, reumatismo, cáncer, mordida de serpientes y como un afrodisíaco.

Resultado de las investigaciones

Los estudios aislados en hepatocitos (células del hígado) indican que las enzimas clave en el proceso natural del cuerpo para producir colesterol, particularmente una enzima llamada "HMG-CoA reductase", puede inhibirse por las sustancias que contienen azufre en el ajo. Esta es la misma enzima que está afectada por los medicamentos recetados llamada "estatinas" que disminuyen los niveles del colesterol.

Muchas pruebas clínicas (✔✔✔✔) reportaron que el ajo bajó el colesterol, pero la mayoría de estos solo tienen una pequeña cantidad de pacientes. Un metanálisis de 5 pruebas seleccionadas en 1993 incluyeron un total de 410 individuos. Tres pruebas usaron tabletas de polvo de ajo seco, una de ellas empleó polvo de ajo y otra utilizó un extracto de ajo. La dosis era equivalente a casi la mitad de un diente de ajo al día. En términos generales (✔✔✔✔), disminuyó un 9% en los niveles de colesterol en las personas que se trataron con ajo.

Otro metanálisis se publicó a fines del año 2000 e incluyó 13 estudios. Los autores concluyeron que había evidencia de que el ajo bajaba los niveles del colesterol más que el placebo (✔✔✔), pero solo a una extensión muy pequeña. Ellos preguntaron si esto haría alguna diferencia para la salud de los pacientes. Además, cuando se examinaron los 6 estudios de más alta calidad (**XXXX**), el ajo no produjo una reducción estadísticamente significativa en los niveles del colesterol. El estudio más reciente que examinamos, publicado en enero de 2001 (**XXX**), tampoco encontró beneficio alguno del ajo respecto a bajar el colesterol.

Los estudios con animales indican que los compuestos que contienen azufre en el ajo pueden inhibir el desarrollo de la aterosclerosis (endurecimiento de las arterias). El ajo parece que indirectamente también afecta las enfermedades relacionadas a la aterosclerosis al disminuir la presión arterial alta y los niveles lípidos, y probablemente previniendo la formación de coágulos de sangre. Los estudios con animales hallaron que el ajo podría prevenir la formación de placas arterioscleróticas que estrechan las arterias y reducen su tamaño. El efecto directo del ajo en aterosclerosis se debe a su habilidad de reducir el contenido de lípidos en las células de las arterias y prevenir la acumulación de lípidos entre las células. Un repaso sistemático de estas últimas pruebas clínicas (✔✔✔✔) con el ajo llegó a la conclusión de que este tiene potencial par prevenir y controlar los desórdenes cardiovasculares. Un gran número de pruebas clínicas se están efectuando ahora las cuales podrían hacer posible declaraciones más conclusivas acerca del uso del ajo como preventivo y el tratamiento de las enfermedades relacionadas a la aterosclerosis.

Un metanálisis de 18 estudios epidemiológicos (✔✔) reveló que comer dientes de ajos crudos tal vez tenga un efecto beneficioso para prevenir el cáncer del estómago y colorrectal. Sin embargo, los estudios epidemiológicos no son controlados, y hay mucha variabilidad entre los estudios, con algunos de muy poca calidad. La mayoría de los estudios se hicieron en China, donde los dientes de ajo sueltan más allicin que el ajo de cualquier otro lugar del mundo (tres veces lo que un ajo que se cosecha en los Estados Unidos). Los autores fueron muy precavidos en sus conclusiones, pero tal vez esta sea una área de gran interés para el futuro.

Aunque el ajo se toma más a menudo que cualquier otra hierba, un censo del *Consumer Reports* de casi 47,000 estadounidenses (**XX**) encontró que solo el 18% dijo que le había ayudado con su colesterol alto, solo el 15% reportó que le ayudó con su artritis, y solo el 12% afirmó que le ayudó con su dolor de espalda. Esta pobre satisfacción del consumidor, a pesar de los resultados ligeramente positivos de las investigaciones, se podría explicar por la falta de regulación de estos productos en los Estados Unidos, lo cual puede resultar en una pobre calidad del producto. Además, en la fabricación hay diferencias significativas entre las preparaciones de ajo.

El ajo fresco tal vez sea la única preparación que logre una cantidad significativa de allicin en la dieta. El olor y malestar de estómago que pueda causar el masticar ajo crudo, sin embargo, lo hace una pobre elección como agente para bajar el colesterol. El ajo cocinado tal vez se tolere mejor, pero cocinarlo por un tiempo prolongado también desactiva los compuestos que contienen azufre, considerados útiles. No se dispone de ningún estudio bien diseñado a largo plazo que use ajo crudo o cocinado.

Debido a la variabilidad entre los productos, los fabricantes actuales por lo general muestran el contenido del allicin o su presencia potencial como descripción de su eficacia. Hay dificultades técnicas significativas en la preparación comercial de los suplementos de ajo debido a la rápida descomposición de los compuestos de azufre volátiles.

Los fabricantes idearon métodos para ayudar a preservar el allicin. Las tabletas del polvo de ajo están cubiertas y contienen ajo fresco seco congelado. Es más, de acuerdo a la Base de Información Natural, la mayoría de los estudios clínicos que mostraron beneficios del ajo probaron la marca del producto Kwai®. Una vez que se ingiere, la cubierta de la superficie de la tableta se disuelve en el estómago, permitiendo que la enzima alliinase convierta el alliin inactivo en el allicin activo. La tableta no tiene olor ya que la digestión de la cápsula se espera que ocurra lo suficientemente lejos en las vías digestivas para evitar el olor a ajo.

Otro método aplica la rápida deshidratación del ajo cortado, se presume que antes que se produzca el allicin. La rápida degradación de estos compuestos que sigue a la deshidratación minimiza el contenido del allicin en el polvo de ajo normal. Pero otro método incluye inactivar el alliinase y agregar de nuevo la enzima al producto final seco. Por desgracia, los ácidos del estómago desnaturalizan con facilidad el alliinase. Los productos que usan aceite de ajo destilado o polvo de ajo mostraron resultados conflictivos en los humanos y no se pueden recomendar en estos momentos.

Un estudio en Alemania informó que solo alrededor del 25% de los productos de ajo disponibles tenían una cantidad de allicin equivalente a un diente de ajo fresco. Algunos productos sin olor no contenían ningún compuesto activo. Se han manifestado preocupaciones acerca de la calidad y pureza del ajo vendido en los Estados Unidos. ConsumerLab.com, una compañía independiente que permite a los promotores usar su sello de aprobación de los productos que cumplen sus requisitos (por lo general satisfacen las normas de las pruebas de Alemania respecto a la cantidad de los ingredientes activos en la preparación), está planeando examinar los productos de ajo en el año 2001. Los resultados, cuando estén disponibles, podrán verse suscribiéndose a su dirección electrónica.

Advertencias

El ajo por lo general se considera seguro. Los problemas más comunes son el gusto y olor desagradables, algo que por desgracia también puede ocurrir con las preparaciones tan mencionadas “sin olor” que hay en el mercado.

El ajo crudo puede causar malestar de estómago, reflujo y síntomas de gases y además puede quemar la piel. Puede ejercer cierta actividad como disolvente de la sangre, así que no se recomienda para los pacientes que toman diluyentes para la sangre o aspirina. El ajo puede aumentar los efectos de los disolventes de la sangre (Coumadin®) y puede aumentar los efectos de otras drogas antiplaquetas, drogas orales para la diabetes o insulina.

La Base de Información Natural califica al ajo como "Posiblemente dañino" cuando se usa en grandes cantidades oral o externamente, sobre todo en los niños. Se clasifica "Probablemente seguro" en el embarazo y tiempo de lactar, cuando se ingiere en cantidades iguales a las que se encuentran en las comidas, pero "Posiblemente dañino" durante el embarazo y tiempo de lactar en cantidades mayores a las que se encuentran en las comidas.

Recomendaciones

La evidencia de un número de estudios sugieren que el ajo puede tener un efecto ligero para bajar el colesterol y la presión arterial. Este efecto parece ser más evidente en individuos con los niveles del colesterol o presión arterial alta. Los estudios en Alemania para determinar los beneficios del ajo usaron Kwai, mientras que los investigadores japoneses usaron Kyolic®. Ambos productos están disponibles en los Estados Unidos. Un número de pruebas bien diseñadas, sin embargo, no mostraron ningún beneficio significativo de los suplementos del ajo. Una dosis alta de ajo puede prevenir o estimular el regreso de las plaquetas del colesterol que causan aterosclerosis. La calidad variable de las preparaciones del ajo pueden ser la causa de los resultados diferentes en los estudios.

El ajo fresco realmente puede recomendarse como componente de una dieta centrada en las plantas y como parte de una estrategia global para modificar el modo de vida y bajar los niveles del colesterol. Los productos de polvo de ajo también se pueden usar; sin embargo, hay preocupaciones acerca de la durabilidad limitada de estos productos antes de usarlos al igual que la falta de conocimientos acerca de la consistencia en el proceso del fabricante.

El ajo se puede cocinar ligeramente para evitar los efectos secundarios del diente crudo, pero si se cocina demasiado desactivará los compuestos del azufre que pueden ser los agentes activos.

Para los pacientes con hipercolesterolemia, el efecto de bajar el colesterol con el ajo es modesto y no sustituye la terapia medicinal si se desea una disminución mayor del colesterol.

Comerse un diente de ajo al día tal vez tenga algunos beneficios para prevenir el cáncer, aunque este hallazgo es relativamente nuevo.

Dosis

Para los efectos relativos a las enfermedades del corazón, la mayoría de los estudios usan de 600 a 900 mg al día, que por lo general se divide en 3 dosis. Los efectos de la prevención del cáncer se vieron al comer el equivalente de un diente de ajo al día. Hay una gran variedad en la potencia del producto del ajo.

Categorías del tratamiento

Terapia complementaria

Hipercolesterolemia, presión arterial alta, aterosclerosis ☺

Prevención del cáncer estomacal y colorrectal

Prevención de los cambios vasculares relativos a la edad

Sin pruebas científicas

Otras indicaciones, incluyendo aplicaciones externas.

Lecturas sugeridas

Barrett, B., D. Kiefer, y D. Rabago, "Assessing the Risks and Benefits of Herbal Medicine: An Overview of Scientific Evidence" [Evaluación de los riesgos y beneficios de la medicina herbaria: Un repaso de la evidencia científica], *Alternative Therapies in Health and Medicine* [Terapias alternativas en la salud y la medicina] 5, no. 4, julio de 1999, pp. 40-49.

Fleischauer, Aaron T., Charles Poole, y Lenore Arab, "Garlic Consumption and Cancer Prevention: Meta-Analyses of Colorectal and Stomach Cancers" [El consumo del ajo y la prevención del cáncer: Metanálisis de cánceres colorrectales y del estómago], *American Journal of Clinical Nutrition* [Revista americana de nutrición clínica] 72, no. 4, octubre de 2000, pp. 1047-52.

Jellin, Jeff M., Forrest Batz, y Kathy Hichens, *Pharmacist's Letter/Prescriber's Letter: Natural Medicines Comprehensive Database,* Therapeutic Research Facility, Stockton, CA, 1999, pp. 407-9.

Koscielny, J.; D. Klüssendorf, R. Latza, R. Schmitt, H. Radtke, G. Siegel, y H. Kiesewetter, "The Antiatherosclerotic Effect of *Allium sativum"* [El efecto antiateroesclerótico de *Allium sativum*], *Atherosclerosis* [Aterosclerosis] 144, no. 1, mayo de 1999, pp. 237-49.

Schulz, Volker, Rudolf Hänsel, y Varro Tyler, *Rational Phytotherapy: A Physician's Guide to Herbal Medicine,* [Fitoterapia, Una guía para el médico de medicina herbaria] 3ª ed., Springer-Verlag, Berlín, Alemania, 1998, p. 112.

Stevinson, Clare, Max H. Pittler, y Edzard Ernst, "Garlic for Treating Hypercholesterolemia, A Meta-Analysis of Randomized Clinical Trials" [Ajo para tratar hipocolesterolemia, un metanálisis de pruebas aleatoreas clínicas], *Annals of Internal Medicine* 133, no. 6, septiembre de 2000, pp. 420-29.

Warshafsky, Stephen, Russell S. Kamer, y Steven L. Sivak, "Effect of Garlic on Total Serum Cholesterol: A Meta-Analysis" [Efecto del ajo en el suero del colesterol: un metanálisis, *Annals of Internal Medicine* 119, no. 7, octubre de 1993, pp. 599-605.

ANDROSTENEDIONE

¿Qué es?

En 1998 la androstenedione, también llamada "andro", llegó a ser el suplemento dietético más famoso y controversial en los Estados Unidos. Eso fue cuando el gran jugador de pelota Mark McGwire bateó más jonrones que nadie antes en la pelota profesional. McGwire alcanzó el récord jonrronero de Roger Maris. Un reportero notó botellas de androstenedione y otros suplementos dietéticos en el compartimento de

McGwire. Este admitió que estaba tomando los suplementos y dijo que creía que contribuyeron a su óptimo bienestar físico.

El uso de drogas para mejorar la actuación de los atletas se ha convertido en un asunto de ética. Muchas organizaciones deportivas (aunque no las de béisbol de las ligas mayores) prohibieron el andro. En parte debido a la crítica que recibió McGwire en cuanto al ejemplo que estaba dando a los atletas jóvenes, el pelotero anunció al siguiente año que ya no seguía tomando andro.

El uso que dan los atletas a las esteroides sigue siendo controversial, aunque popular. La mayoría de las organizaciones deportivas prohíben el uso de esteroides, por lo general debido a sus efectos secundarios peligrosos y la inigualdad en la actuación que se genera artificialmente. En 1990, la ley del control de los esteroides anabólicos hizo que fuera más difícil obtenerlo sin recetas, y los médicos que habían ayudado a algunos atletas a comprarlos comenzaron a negar estas peticiones no medicinales. Como reacción, algunos atletas volvieron al uso de fuentes "naturales" de esteroides, comúnmente conocidos en el gimnasio como "prohormonas".

El andro se encuentra en la patata mejicana y el pino blanco escocés, lo cual significa que se puede vender casi sin restricciones como suplemento dietético en los Estados Unidos. Después que se anunció que Mark McGwire usó andro, las ventas del suplemento aumentaron 5 veces, incluso entre los adolescentes. La creencia circuló por los gimnasios y centros de ejercicios: si quiere batear más lejos, correr más rápido o levantar más pesas, tome andro.

El cuerpo humano fabrica naturalmente una variedad de hormonas esteroides. La androstenedione fabricada por el cuerpo se convierte en otra hormona mejor conocida como testosterona y estradiol. Muchos creen que algunas de estas hormonas aumentan la actuación atlética.

Afirmaciones

Andro es uno de varios productos anunciados como "impulsores de testosterona" para mejorar la actuación deportiva, aumentar la energía y acelerar la recuperación de los ejercicios. Algunos la toman para elevar el estímulo y la función sexual.

La androstenedione se clasifica como esteroide. Los esteroides son hormonas que tienen numerosos efectos a través del cuerpo, incluyendo los llamados efectos anabólicos y androgénicos. Los atletas buscan los efectos anabólicos para aumentar la masa musculosa, la agresividad física y reducir la grasa del cuerpo. Esperan evitar cualquiera de los efectos androgénicos, los cuales tratan con el desarrollo de los órganos masculinos y características masculinas. Algunos hombres informan (**X**) efectos androgénicos secundarios indeseados, como acné, dolor e inflamación de los senos, niveles anormales de colesterol, reducción de los testículos, cambios en la conducta, disminución de los niveles de la hormona testosterona masculina y un creciente riesgo del cáncer pancreático y de la próstata. En las mujeres, estos esteroides pueden causar masculinización, la voz se vuelve más profunda, crecen pelos faciales, acné, crecimiento de los genitales, sangría anormal, calvicie patrón masculino y piel áspera. Siempre se sospechó que las atletas femeninas que vienen de detrás de la Cortina de

Hierro del comunismo usaban esteroides por la apariencia masculina de algunas de ellas.

Las investigaciones farmacéuticas han hecho cientos de esteroides, esperando encontrar productos anabólicos sin efectos androgénicos, pero no han alcanzado el éxito completo.

Resultado de las investigaciones

A pesar de la popularidad del andro, hay pocas investigaciones para apoyar su uso. El empleo más primitivo de andro fue con el antiguo establecimiento de los deportes de Alemania Oriental. Ellos desarrollaron un atomizador nasal de corta duración que podrían usar sin que se notara cuando a los atletas se les hacía la prueba de las drogas para las competencias.

Después de la caída del muro de Berlín, otros países tuvieron acceso a la investigación y prácticas de la Alemania Oriental, guiando a un grupo de alemanes a buscar una patente para la androstenedione. La aplicación de la patente afirmó (✔) que andro daba por resultado niveles de testosterona más altos en la sangre, pero casi no dieron detalles.

La primera prueba aleatoria controlada de androstenedione oral se reportó en 1999. En la primera parte, a 10 hombres se les dio andro o un placebo. Durante las 6 horas siguientes, los niveles de androstenedione en la sangre de los que tomaron las esteroides primero aumentó y luego volvió a lo normal. No hubo cambios en el nivel de esteroide en la sangre cuando se comparó con los que usaron el placebo.

En la segunda parte del estudio (✘✘✘), 20 hombres comenzaron un programa de entrenamiento de pesas, con la mitad tomando andro y la otra mitad tomando un placebo. Después de la octava semana, la composición de todo el cuerpo, fuerza muscular y análisis de fibras musculares mostraron que habían ganado mejorías importantes. Sin embargo, no hallaron diferencias relevantes entre los que tomaron andro y los que emplearon el placebo, no había diferencias en los niveles de testosterona. No obstante, los que tomaron andro tenían niveles más altos de estrógeno (un esteroide femenino importante) y niveles de colesterol más bajos HAL. HAL es la forma "buena" de colesterol, con niveles bajos que se asocian con enfermedades cardiacas. Estos hallazgos se repitieron recientemente en 2 estudios más (✘✘✘✘).

Advertencias

Aunque en los estudios anteriores no se reportaron efectos adversos visibles, los niveles elevados de estrógenos se asociaron con algunas formas de enfermedades del corazón y el cáncer. En algunos estudios (aunque no en todos) se encontró que (✘✘) la gente que por naturaleza produce grandes cantidades de androstenedione tienen mayor riesgo de contraer ciertos cánceres. No se han estudiado los efectos a largo plazo del uso de andro. Otro estudio encontró varios productos de androstenedione contaminados con otro esteroide prohibido, aumentando las preocupaciones acerca de la calidad del producto.

También es de gran preocupación a qué llegará la gente para alcanzar el éxito atlético. Como atletas que fuimos, nosotros dos entendemos el deseo de ganar y la atracción del logro y la aprobación atlética. Pero para los cristianos, el costo de alcanzar la fama y el bienestar se debe evaluar a la luz de los valores divinos. Esto es especialmente importante cuando consideramos hasta qué punto iremos como padres para ayudar a nuestros hijos a lograr éxito en los deportes.

Un atleta dotado tal vez gane una ventaja competitiva de algunas drogas, aunque no de andro. Sin embargo, el costo será alto en términos de lo que se enseña acerca de la importancia de ganar, no importa cómo. El costo moral, ético y físico puede ser extremadamente destructivo. Espiritualmente, la medalla esperada y otros honores se pueden convertir en dioses falsos.

Recomendaciones

Los autores de este libro y casi todas las organizaciones deportivas importantes así como la medicina deportiva no ven razón para usar androstenedione, aunque hay una cantidad de razones significativas para evitarla. La información disponible (**✗✗**) sobre androstenedione no presta ningún apoyo al supuesto valor como un agente que mejora el desempeño, pero aumenta la preocupación acerca de sus efectos secundarios, en especial cuando se toma durante mucho tiempo. Los peligrosos efectos secundarios son un riesgo con el uso a largo plazo de la mayoría de las drogas para mejorar el desempeño. Los atletas jóvenes, que no se mejorarán tomando andro, realmente están comprando valores falsos. Las mujeres que están embarazadas o amamantando no deben usar andro. La Base de Información Natural califica al andro como "Posiblemente dañino".

Dosis

Los atletas por lo general toman de 50 a 100 mg de androstenedione 2 veces al día alrededor de 1 hora antes de los ejercicios o al levantarse por la mañana.

Categorías del tratamiento

Sin pruebas científicas

Mejora la actuación de los deportes, aumenta la energía, acelera la recuperación de los ejercicios o aumenta el estímulo o función sexual 

Lecturas sugeridas

Jellin, Jeff M., Forrest Batz, y Kathy Hichens, *Pharmacist's Letter/Prescriber's Letter: Natural Medicines Comprehensive Database,* Therapeutic Research Facility, Stockton, CA, 1999, pp. 52-53.

O'Mathúna, Dónal P., "Androstenedione for Performance Enhancement: Hard-Hitting Hormone or Harmful Hype?" [Androestenidione para mejorar el desempeño físico: ¿Hormona fuerte o propaganda dañina?], *Alternative Medicine Alert,* 2, no. 9, septiembre de 1999, pp. 97-100.

Yesalis III, Charles E., "Medical, Legal, and Societal Implications of Androstenedione Use" [Implicaciones legales y sociales del uso del androstenediono], *Journal of the American Medical Association,* 281, no. 21, junio de 1999, pp. 2043-44.

ANTIOXIDANTES

¿Qué son?

Los antioxidantes son un grupo diverso de compuestos que llevan a cabo la misma reacción química, previenen o demoran la oxidación. La oxidación en una reacción química en la que, más comúnmente, los átomos de oxígeno se agregan a otro compuesto. Un ejemplo conocido de oxidación es el óxido de hierro. Las reacciones de oxidación, que se requieren para la vida, ocurren en cada célula del cuerpo.

El proceso mediante el cual la comida se deshace para liberar su energía incluye numerosas reacciones de oxidación, motivo parcial por el cual continuamente necesitamos respirar oxígeno. Muchos compuestos biológicos pueden padecer de oxidación, pero a veces esto no es deseable en el cuerpo. Particularmente sensibles a la oxidación son las proteínas, lípidos (sustancias grasientas que hacen todas las células membranas), y el ADN, la química de nuestros genes. Aunque queremos oxidar nuestra comida, no deseamos oxidar estos otros compuestos. La oxidación inapropiada puede estabilizar las moléculas saludables, motivando lo que es conocido como tensión oxidativa que puede causar serios problemas como el daño al cerebro y contribuir al proceso de envejecimiento.

Cuando el oxígeno reacciona con otros compuestos en nuestro cuerpo, a veces produce lo que se conoce como "radicales libres". Un radical libre es un elemento químico que contiene un electrón sin pareja. Normalmente en los compuestos los electrones existen en pares y por lo tanto son químicamente estables. Cuando un átomo o grupo de ellos contiene un electrón disparejo, busca otra química de forma que se empareje con el electrón existente y se haga más estable.

Los radicales libres a menudo existen durante solo una fracción de segundos antes que reaccionen en una de dos maneras. Los mecanismos de defensa natural del cuerpo los expulsan sin ocasionar daños, o los radicales libres pueden reaccionar y formar otros. Esta última reacción química puede causar daños irreversibles. Por ejemplo, los radicales libres son capaces de oxidar el colesterol LDL, la variedad "mala" que hace que el colesterol se adhiera a las paredes de las arterias, posiblemente tupiéndolas e impidiendo la circulación de la sangre. El LDL oxidado se incorpora más fácilmente a las paredes de los vasos sanguíneos, motivando enfermedades del corazón debido a la estrechez de los vasos sanguíneos. Otros daños que causan los radicales libres es involucrarse en el desarrollo de otras enfermedades crónicas y desempeñar una función en el proceso general del envejecimiento.

En el peor de los procesos hay una cadena de reacciones de radicales libres que destruye continuamente los compuestos necesarios del cuerpo hasta que estos radicales libres son exterminados por los llamados "basureros de los radicales libres". Entre estos basureros están los antioxidantes. Más importante aun, los antioxidantes pueden hacer más lenta la producción de radicales libres y reparar los daños que causó la oxidación.

Una cantidad de vitaminas funcionan como antioxidantes en el cuerpo. Entre ellas está la vitamina C, vitamina E y betacaroteno (que se relaciona con la vitamina

A). Estas también son las vitaminas que se encuentran en muchas de las frutas y vegetales que se anuncian para la buena salud, entre otras: zanahorias, tomates, cítricos, papas, ajíes verdes, col, espinacas, boniatos, col rizada, bróculi y calabazas. Gran cantidad de compuestos en el cuerpo actúan como antioxidantes. Se considera que algunas de las terapias alternativas, que hemos comentado en detalles en otra parte del libro, funcionan, por lo menos en parte, como antioxidantes. Esto incluye la terapia de quelación, el extracto de semilla de uva y el selenio.

Afirmaciones

El cuerpo continuamente produce los radicales libres y los antioxidantes naturales del cuerpo los exterminan así mismo. Además, tenemos enzimas que eliminan los radicales libres y otras que pueden reparar algunos de los daños que ellos causan. Sin embargo, hay partes del cuerpo que seguirán experimentando algunos de los daños de los radicales libres a pesar de estas defensas naturales. Este es un problema que empeora entre los que fuman o trabajan en ambientes llenos de humo.

Algunos creen que la acumulación gradual de los daños que causan los radicales libres causan o aceleran el envejecimiento, por lo menos hasta un punto. Por eso es que los antioxidantes se promueven para prevenir el deterioro general que ocurre con el envejecimiento. Otros beneficios, más específicos, también se destacan.

Es probable que el área de mayor interés para el uso de los antioxidantes sea la prevención de enfermedades del corazón, especialmente la aterosclerosis (obstrucción de las arterias), la cual puede ocasionar ataques del corazón. Se recomiendan los antioxidantes para otras enfermedades relacionadas con la edad que involucran los daños oxidativos incluyendo las embolias o derrames, el cáncer, las cataratas y enfermedades de Alzheimer.

Resultado de las investigaciones

El papel de los antioxidantes para prevenir las enfermedades cardiovasculares se han estudiado durante décadas. Una de las causas básicas de esta enfermedad son las placas que se acumulan en las arterias. Esto comienza cuando el colesterol se deposita dentro de los vasos. Las moléculas que el colesterol transporta (LDL) están oxidadas, causando que liberen su colesterol en las paredes de los vasos sanguíneos. Esto endurece los vasos, restringe el fluido de la sangre y a veces llega a bloquear las arterias. Aunque ahora existen varios tratamientos de cirugía para corregir esto, es preferible prevenirlo. Los antioxidantes previenen la oxidación de LDL en los experimentos de laboratorios, y ahora se están estudiando para ver si también previenen las enfermedades cardiovasculares en las personas.

Los estudios epidemiológicos son encuestas complejas en los que a la gente se les pregunta acerca de muchos de los factores relativos a su salud. Estos (✔✔) mostraron, por ejemplo, que aumentar la cantidad de vitamina E o betacaroteno en la dieta se asocia con un menor riesgo de muerte por enfermedades del corazón. Ya que ambos son antioxidantes, algunos ven que esta es una evidencia de que los antioxidantes protegen contra las enfermedades del corazón. Sin embargo, la conexión aún no es tan clara como parece. Los estudios son epidemiológicos por naturaleza, un poco como las encuestas que se toman después de los hechos. Estos 2 componentes hacen una variedad de cosas en el cuerpo, y cualquiera de estos pudiera proteger el corazón. También puede suceder que la gente que consuma suplementos de la vitamina E realmente esté haciendo algo más que brindar la verdadera protección al corazón. Por ejemplo, tal vez comen más frutas y vegetales, o quizás hagan más ejercicios. Puede ser que esas otras actividades o la combinación de los suplementos de vitamina E y todos los demás factores, estén brindando la protección necesaria.

Por estas razones, son necesarios los estudios clínicos controlados antes de llegar a conclusiones definitivas. Los estudios (✗✗✗) con betacaroteno muestran que estos suplementos no brindaron protección alguna. Los resultados anteriores acerca de la vitamina E son más prometedores en 2 estudios (✓✓✓), pero no en otros más grandes (✗✗✗). El primer estudio americano (✗✗✗✗), publicado a principios del año 2000, examinó los efectos de las drogas convencionales, suplementos de vitamina E o placebo en casi 10,000 pacientes con enfermedades cardiovasculares. Los que tomaban drogas convencionales cortaron su riesgo para los efectos negativos en un 20 a 25%, los que tomaron vitamina E no estaban mejor que los que ingirieron placebo.

El Instituto de Medicina es el cuerpo responsable para establecer los niveles recomendados de varios nutrientes en la dieta. Es parte de la *National Academy of Sciences* [Academia Nacional de Ciencias], que es una sociedad privada no lucrativa de científicos distinguidos con el deber impuesto por el congreso de advertir al gobierno federal sobre los asuntos científicos. En abril de 2000, el instituto publicó una nueva serie de "Referencias del Consumo Dietético" (DRI, por sus siglas en inglés) para los antioxidantes, la cual se expandió y cambió lo que previamente se llamaba Recomendación de Porciones Dietéticas (RDA, por sus siglas en inglés). La RDA es ahora uno de los 4 tipos de DRI, con nutrientes a los que se le ha asignado un DRI en particular dependiendo de la calidad de evidencia científica disponible para ese nutriente. Para el informe de los antioxidantes, los expertos de EE.UU. y Canadá revisaron todas las investigaciones clínicas sobre la vitamina C, vitamina E, selenio y carotinoides (como betacaroteno). Su informe determinó que "no ha sido posible establecer que los antioxidantes dietéticos u otros nutrientes que pueden alterar los niveles de estos marcadores biológicos (tensión oxidativa) estén por sí mismos relacionados como causa del desarrollo o prevención de las enfermedades crónicas".

El informe recomendó una nueva RDA diaria de vitamina C para adultos (75 mg para las mujeres y 90 mg para los hombres, con una recomendación de 35 mg diario adicionales para los fumadores), de vitamina E (15 mg de alfatocoferol), y de selenio (55 microgramos). La RDA es el promedio diario dietético que se ingiere para satisfacer las necesidades nutritivas en casi todos los individuos saludables. Las recomendaciones de la vitamina E se hacen más complicadas porque tiene 8 formas naturales. La forma activa en los humanos es alfatocoferol. Solo una pequeña porción de las otras formas se convierte en alfatocoferol. Muchos productos no declaran con claridad cuál forma contienen, haciendo difícil saber la cantidad del material activo que tiene el producto. En cuanto a las carotinoides, no se hicieron recomendaciones porque no había suficientes datos sobre los cuales basar las conclusiones. Estas RDA afectan a los Estados Unidos y el Canadá.

Advertencias

Estudios anteriores parecen indicar que el betacaroteno reduce la incidencia de algunos cánceres, pero los últimos resultados crean preocupaciones importantes. Los estudios (*XXX*) comenzaron a mostrar que los fumadores y las personas expuestas a otros agentes que causan cáncer, como los asbestos, que tomaron suplementos de betacaroteno, tenían niveles aun más altos de cáncer que la gente con el mismo riesgo que no tomó el suplemento. Dosis más altas de betacaroteno causaron cambios en los niveles de enzima de los animales que hicieron otros agentes más peligrosos que causan cáncer. Algunos estudios sugieren que mucha vitamina C puede tener un efecto pro oxidante para algunas personas, causándoles daño o enfermedades.

Por estas y otras razones, algunos investigadores advierten tener precaución en la cantidad de suplementos de antioxidantes que agregan a su dieta. Como sucede con la mayoría de las cosas buenas, demasiado puede tener un efecto perjudicial. El informe sobre los antioxidantes del Instituto de Medicina contiene un nuevo aspecto estableciendo un Nivel Máximo Tolerable de Consumo (UL, por sus siglas en inglés) para los suplementos. El UL es el nivel más alto que posiblemente *no* tenga riesgo de efectos adversos para la salud para casi todo el mundo. La gente que toma más del nivel máximo tolerable de consumo se expone a grandes riesgos de padecer efectos adversos. El UL para la vitamina C establecido es de 2000 mg diarios basándose en el riesgo de padecer serias diarreas. El UL para la vitamina E es 1000 mg al día basándose en el creciente riesgo de sangría porque la vitamina E puede prevenir la obstrucción sanguínea. El UL para selenio es 400 microgramos al día basándose en el riesgo de selenosis, una condición que se asoció con la pérdida del pelo y de las uñas. No se estableció UL para la carotinoides, pero de nuevo esto se debe a la falta de información, no porque no haya riesgos de efectos secundarios.

El Instituto de Medicina recomienda que no se ingieran más de 2000 mg de vitamina C al día. Otros estudios mostraron que varios gramos de vitamina C al día puede ser apropiado para reducir o eliminar los efectos secundarios de los tratamientos de excesiva tensión física como la quimioterapia para el cáncer. El problema es que lo que es adecuado varía debido a muchos factores, incluidos altura, peso, edad y salud en general del paciente.

Todos estos riesgos se asocian con grandes cantidades de suplementos antioxidantes. Una dieta rica en comidas que contienen antioxidantes no se ha asociado con estos riesgos. El único riesgo conocido por comer grandes cantidades de estos alimentos son los que vienen en general por comer demasiado.

Recomendaciones

Una dieta rica en frutas y vegetales proveerá cantidades significativas de antioxidantes. Sin embargo, algunas recomendaciones de la gente que promueve la importancia de la salud y los antioxidantes requieren que usted tome suplementos o consuma muchas libras de ciertas frutas y vegetales, lo cual no es una solución práctica. Los efectos de consumir grandes cantidades de suplementos antioxidantes durante un largo tiempo no son conocidos. En contraste a la mezcla compleja de antioxidantes que se encuentra en las comidas naturales, los suplementos de antioxidantes están altamente purificados y concentrados. Los terapeutas alternativos que recomiendan suplementos aparentemente no reconocen las contradicciones de sus recomendaciones para volver a las mezclas naturales que están presentes en los remedios herbarios.

El mejor consejo es satisfacer la mayoría de sus necesidades de antioxidantes mediante una dieta saludable que se suple con una sola multivitamina. No obstante, ConsumerLab.com publicó resultados basándose en su sitio de Internet por subscripción en el año 2001 respecto a 27 productos de multivitaminas. Los resultados alarmantes se resumen en la p. 467. Tal vez haya algunas personas en particular, como los que tienen un alto riesgo de contraer cáncer o enfermedades del corazón, o mujeres embarazadas, que necesiten suplementos. Esto lo debe administrar un profesional de la salud. Hasta que no se conozca más acerca de estos suplementos, la prudencia demanda tomar precauciones.

Categorías del tratamiento

Terapia convencional

Necesidades específicas para algunos niveles de antioxidantes ☺☺☺

Sin pruebas científicas

Suplementos masivos para prevenir y tratar enfermedades crónicas ☹☹

Charlatanería o fraude

En manos de algunos practicantes.

Lecturas sugeridas

Institute of Medicine, *Dietary Reference Intakes for Vitamin C, Vitamin E, Selenium, and Carotenoids* [Referencia dietética para el consumo de vitamina C, vitamina E, Selenio y Carotinoides], National Academy Press, Washington, D.C., 2000).

Smaglik, Paul, "Food as Medicine" [Comida como medicina], *The Scientist*, 24 de mayo de 1999, p. 14.

ARÁNDANO AGRIO [CRANBERRY]

¿Qué es?

Mencione el arándano agrio y la primera cosa que la mayoría de los estadounidenses recordará es una salsa de baya que con frecuencia se sirve durante las reuniones de los días festivos. El jugo de arándano también es popular como bebida sin alcohol. A eso le agregamos que muchos han oído que el jugo los protege de infecciones en las vías urinarias (IVU). Como remedio herbario, aparte del jugo y la salsa, el arándano ha sido uno de los 10 remedios naturales más vendidos durante una cantidad de años en los Estados Unidos. Se consiguen fácilmente ya que crecen a través de todos los

Estados Unidos en un pequeño arbusto *(Vaccinium macrocarpon)*, que también se llama el "arándano trepador de pantano".

Afirmaciones

En un estudio que se publicó en 1923, un voluntario saludable comió arándano agrio cocinado y su orina se hizo más ácida. Dado que la bacteria causante de IVU no se desarrolla muy bien en ambientes ácidos, los productos de arándano ganaron reputación como preventivo y tratamiento de IVU. Esta fama permanece hasta la actualidad.

Además, se dice que el jugo de arándano elimina el olor rancio de la orina. El olor es un aspecto especialmente problemático y vergonzoso de incontinencia. El jugo de arándano agrio también se emplea como diurético, antiséptico y para tratar el cáncer y la fiebre.

Resultado de las investigaciones

Después de los primeros informes (✔) se supo que el jugo de arándano agrio bajó la acidez urinaria, otros estudios (✘✘) hallaron resultados contradictorios. En la década de los 1980 se hizo muy claro que el jugo de arándano no baja la acidez urinaria constantemente. Sin embargo, se reportó (✔✔) que produce compuestos que pueden prevenir que las bacterias se adhieran al forro de las vías urinarias. Esta acción previene que la bacteria se reproduzca y crezca.

El primer estudio controlado (✔✔✔) del jugo de arándano agrio se publicó en *Journal of the American Medical Association* [Revista de la Asociación Médica Americana] en 1994. Mujeres ancianas que tomaban 10 onzas de jugo de arándano al día tuvieron menos IVU que las que tomaron una bebida roja de gusto parecido. Sin embargo, un estudio controlado (✘✘✘) en 1999 con niños de alto riesgo para desarrollar IVU encontró que tomar jugo de arándano no alteró la frecuencia de sus infecciones.

Advertencias

No se encuentran reacciones adversas o tóxicas con el jugo de arándano agrio mientras no se consuma en grandes cantidades; ingerir más de un galón de jugo causa diarreas. No obstante, muchas bebidas de arándano contienen gran cantidad de azúcar, por lo tanto se añaden muchas calorías si se consume con frecuencia.

Es necesaria una advertencia en particular con los jugos hechos de cualquier otro arándano agrio que no sea la variedad común de Estados Unidos *(Vaccinium macrocarpon)*. El arándano agrio alpino *(Vaccinium vitis-ideae)*, el de arbustos altos (*Viburnum opulus*, o bola de nieve), y el de la montaña (*Arctostaphylos uva-ursi*, o gayuba) son arbustos similares de cuyas frutas se hacen jugos recomendados para la IVU. Todos estos contienen compuestos llamados hidroquinolones que causan toxicidad del hígado. Nadie debe usar estos jugos durante un tiempo prolongado, y nunca se le debe dar a niños de menos de 12 años. Las mujeres que estén embarazadas o amamantando también deben evitar estas variedades de arándano.

Recomendaciones

Los jugos y extractos de arándano agrio pueden brindar cierta protección contra la IVU, aunque hay poca evidencia clínica que apoye esto. Debido a que el jugo está disponible y es relativamente económico, se puede agregar con facilidad a la dieta de uno, especialmente para personas que son propensas a tener IVU. Las bayas también ofrecen algunos beneficios de sus antioxidantes, aunque contienen una pequeña cantidad comparados a otras fuentes como el arándano europeo y las semillas de las uvas. Sin embargo, una vez que se desarrollan los síntomas de la IVU, consulte a su médico para comenzar el uso de antibióticos.

Dosis

La mayoría de los estudios usan de 10 a 16 onzas de jugo al día, aunque se sabe muy poco acerca de la cantidad necesaria para prevenir o tratar las infecciones de las vías urinarias.

Categorías del tratamiento

Terapia complementaria

Tratamiento o prevención de la IVU ☺☺

Desodorante urinario para pacientes de incontinencia ☺☺

Sin pruebas científicas

Otras indicaciones.

Lecturas sugeridas

DerMarderosian, Ara, editor, "Cranberry" [Arándano agrio], en *The Review of Natural Products*, Facts and Comparisons, St. Louis, MO, julio de 1994.

Fetrow, Charles W., y Juan R. Ávila, *Professional's Handbook of Complementary and Alternative Medicine*, Springhouse, Springhouse, PA, 1999, pp. 201-4.

Jellin, Jeff M., Forrest Batz, y Kathy Hichens, *Pharmacist's Letter/Prescriber's Letter: Natural Medicines Comprehensive Database*, Therapeutic Research Facility, Stockton, CA, 1999, pp. 306-7.

Lee, Yee-Lean, John Owens, Lauri Thrupp, y Thomas C. Cesario, "Does Cranberry Juice Have Antibacterial Activity?" [¿Tiene el jugo de arándano agrio una actividad antibacteriana?], *Journal of the American Medical Association*, 283, no. 13, abril de 2000, p. 1691.

ARÁNDANO [BILBERRY]

¿Qué es?

Este arándano *(Vaccinium myrtillus)* ha sido, durante mucho tiempo, una fruta popular para comer y cocinar. Las bayas que crecen en un arbusto están estrechamente relacionadas con los arándanos agrios, y se encuentran más corrientemente en el norte y centro de Europa tanto como en las Montañas Rocosas. Tienen un gran valor nutritivo, y fue como resultado de su uso regular en conservas que se afirmó que poseen cualidades medicinales. Hoy el extracto de la fruta arándano se ha convertido en uno de los remedios herbarios más populares que se venden en los Estados Unidos. El extracto también se considera una de las herramientas médicas corrientes entre los médicos europeos que encaran tratamientos de una variedad de desórdenes en los ojos.

Afirmaciones

El arándano se ha hecho popular en primer lugar por su supuesta habilidad para mejorar la visión. Durante la Segunda Guerra Mundial, los pilotos de la Fuerza Aérea Real Británica lo disfrutaban con sus comidas. Los que comieron las conservas de arándanos sintieron que tenían mejor visión cuando volaban por la noche para hacer bombardeos. Como no hallaron nada más que explicara el cambio en su visión nocturna, llegaron a la conclusión de que los arándanos debían ser lo que los ayudaba a ver mejor.

Hoy, el extracto de arándano se usa para tratar un sinnúmero de problemas de la visión, incluido glaucoma, cataratas, retinopatía diabética, visión nocturna y degeneración macular. Otros la recomiendan para la angina, enfermedades del corazón, insuficiencia venosa, venas varicosas y aterosclerosis. Si las hojas de arándano se toman oralmente son útiles para el tratamiento de la artritis y la gota. También se usa para el tratamiento de la diarrea o diabetes. Las últimas dos condiciones se trataron en Europa durante mucho tiempo con arándano, pero es su impacto con respecto a la visión lo que le ha dado al extracto la popularidad en Estados Unidos.

Resultado de las investigaciones

Los ingredientes activos del arándano que parecen impactar la salud son los compuestos llamados "antocianina". Este es una clase de compuesto llamado "flavonoides", que se conoce por tener propiedades antioxidantes. Las hojas de arándano también contienen altos niveles de cromo, los cuales pueden bajar el azúcar en la sangre en algunos individuos (véase Cromo, p. 377).

Los estudios con animales mostraron que la antocianina estabiliza el colágeno, hace que los capilares sanguíneos sean menos porosos después de las heridas y disminuye la inflamación. Además se ha encontrado que mejora la circulación en los vasos sanguíneos más pequeños.

El extracto de la fruta de arándano se ha probado en un número de estudios (✔✔) en personas con una variedad de problemas de la visión. Sin embargo, casi todos estos estudios han tenido pocos pacientes, no controlados, y fueron de muy poca duración, haciendo muy difícil llegar a conclusiones definitivas.

En 2 estudios controlados sobre la visión nocturna (✘✘✘), se notaron pequeñas mejorías durante las 2 primeras horas después de ingerir el extracto, pero una semana más tarde los que tomaron el extracto no tenían mejor visión nocturna que los que ingirieron el placebo. El uso en la Segunda Guerra Mundial no era científico y el impacto del arándano solo es conocido mediante anécdotas (✔), no en estudios controlados. También es posible que comer arándanos se convierta casi en un talismán de buena suerte, dada la naturaleza supersticiosa de algunos hombres en actividades de alto riesgo durante la guerra.

La Comisión E Alemana llegó a la conclusión de que el arándano es posiblemente eficaz para la diarrea aguda, los problemas circulatorios y cuando se usa para leves inflamaciones de la boca o garganta.

Advertencias

Aunque no se informaron efectos adversos por tomar el extracto, algunos animales a los que se les dio extracto de fruta de arándano durante períodos prolongados desarrollaron anemia, estados de excitación agudos y problemas con el tono muscular. Las grandes dosis fueron fatales para los animales. Al considerar los efectos del extracto en la circulación de la sangre, se pueden producir interacciones con la terapia anticoagulante.

Como con todos los suplementos dietéticos vendidos en los Estados Unidos, su calidad varía demasiado. Se hizo un estudio de la concentración de antocianina en 15 extractos de arándano. El producto con más concentración, tenía más de 100 veces la antocianina que el derivado con menos, y los demás tenían todos niveles intermedios. Otro estudio estimó que la gente necesitaba 50 mg de antocianina diaria para ver algún beneficio. De los 15 productos de arándano que se probaron, solo 5 darían esta cantidad de antocianina si se tomaban según se recomendaba. Sin embargo, las últimas recomendaciones en cuanto a tomar antioxidantes incluyen una nueva referencia, el Nivel Máximo Tolerable de Consumo. Esto reconoce que ingerir demasiados antioxidantes puede causar efectos adversos. Y puede ser un verdadero problema, dada la gran variedad en las concentraciones de antioxidantes en los extractos de arándano.

Recomendaciones

Existe muy poca evidencia clara para apoyar el uso del extracto del fruto de arándano para el tratamiento de los problemas de los ojos. Su popularidad en Europa no significa que sea válida, tampoco significa que debe ser un tratamiento de primera elección. Dado que hay otras muchas pruebas eficaces a la disposición, la terapia regular no se debe evitar ni demorar. Según los efectos tóxicos encontrados en animales, el uso del extracto del arándano debe limitarse a solo períodos cortos.

Dosis

La dosis varía considerablemente, con pocos conocimientos acerca de cuánto se necesita. Las investigaciones usaron de 60 a 120 mg de extracto de arándano 2 veces al día para los problemas de los ojos.

Categorías del tratamiento

Terapia complementaria

Diarrea aguda 
Problemas circulatorios
Dolor de garganta 
Diabetes 

Sin pruebas científicas

Cualquier otra indicación, incluyendo glaucoma, cataratas, visión nocturna, angina, artritis, gota, enfermedades del corazón, aterosclerosis, insuficiencia venosa, o venas varicosas 

Lecturas sugeridas

Barrette, Ernie-Paul, "Bilberry Fruit Extract for Night Vision" [Extracto del fruto de arándano europeo para la visión nocturna], *Alternative Medicine Alert* 2, no. 2, febrero de 1999, pp. 20-21.

Fetrow, Charles W., y Juan R. Ávila, *Professional's Handbook of Complementary and Alternative Medicine,* Springhouse, Springhouse, PA, 1999, pp. 65-67.

Jellin, Jeff M., Forrest Batz, y Kathy Hichens, *Pharmacist's Letter/Prescriber's Letter: Natural Medicines Comprehensive Database,* Therapeutic Research Facility, Stockton, CA, 1999, pp. 99-101.

Prior, Ronald L., y Guohua Cao, "Variability in Dietary Antioxidant Related Natural Product Supplements: The Need for Methods of Standardization" [Variabilidades en los suplementos naturales antioxidantes dietéticos: La necesidad para métodos de normalización], *Journal of the American Nutraceutical Association* [Revista de la Asociación Nutraceutical Americana] 2, no. 2, verano, 1999, pp. 46-56.

ARROZ ROJO CON LEVADURA [RED YEAST RICE]

¿Qué es?

Los amantes de la comida china están bien familiarizados con el arroz rojo con levadura, aunque con frecuencia no se dan cuenta de ello. Muchos de los platos de comidas y pescados chinos tienen un color rojo que proviene de la levadura roja. El arroz rojo con levadura es el producto del arroz fermentado con la levadura *Monascus purpureus.* Se usa como preservativo de la comida y para dar sabor y hacer vino de arroz rojo.

En los Estados Unidos, un suplemento adecuado de la dieta que contiene levadura roja se llama Cholestin™ y se vende en cápsulas llenas de arroz rojo con levadura de color rojo-naranja. El uso de esta medicina natural se mencionó en un libro de medicina china tradicional llamado el *Ben Cao Gang Mu,* escrito durante la dinastía Ming (1368-1644). El texto médico declara que el arroz rojo con levadura ayuda a mejorar la circulación de la sangre y disminuir los coágulos sanguíneos.

El arroz rojo con levadura se usa como un polvo seco llamado "Zhitai", o en extracto con alcohol para quitar el gluten del arroz que se llama "Xuezhikang". El Cholestin es el que más se asemeja al Zhitai.

Afirmaciones

El arroz rojo con levadura se vende como suplemento dietético, lo que significa que no está sujeto a las pruebas que la FDA requiere de todas las drogas. Esa designación también significa que el fabricante no puede afirmar que cura o trata ninguna enfermedad. Sin embargo, es aceptable una afirmación de que mejora el funcionamiento del cuerpo. La FDA disputó en los tribunales la validez de la afirmación del fabricante de que Cholestin, una marca en particular de arroz rojo con levadura, fuera un suplemento dietético, pero perdió el caso. La FDA afirmó que Cholestin es realmente una droga y debe regularse como agente farmacéutico. El juez no estuvo de acuerdo, declarando que Cholestin, según está definido bajo la ley del Suplemento Dietético de la Salud y Educación de 1994, es eso: un suplemento dietético.

Se dice que el arroz rojo con levadura promueve los niveles del colesterol saludable en la sangre. Algunos indican que controla los niveles altos del colesterol en pacientes con exceso del mismo y mantiene niveles deseados del colesterol en aquellos con niveles normales. Esto es importante porque los niveles altos del colesterol son conocidos por el cúmulo de las placas en las arterias (aterosclerosis). Esto restringe el fluido de la sangre a través de los vasos, lo cual puede llevar a aumentar la presión sanguínea y tener mayor posibilidad de sufrir ataques del corazón o embolias.

Resultado de las investigaciones

El colesterol está presente en la sangre en una cantidad de formas diferentes, incluyendo lipoproteínas de baja densidad (LDL, por sus siglas en inglés) y lipoproteínas de alta densidad (HDL, por sus siglas en inglés). Los exámenes de sangre se informan en términos del total del colesterol, colesterol LDL y colesterol HDL. Los estudios (✔✔✔✔) encontraron que tener los valores bajos de las 2 primeras medidas (total del colesterol y LDL) y un valor alto del tercero (HDL) es lo más deseable. Una cantidad de estudios en China (✔✔✔) mostraron que el Zhitai y el Xuezhikang reducen el total de los niveles del colesterol y el colesterol LDL, aunque simultáneamente aumentan el nivel del colesterol HDL.

La primera prueba clínica de Cholestin (✔✔✔), el producto de Estados Unidos, se publicó en febrero de 1999, y reportó que este redujo a cero el total de colesterol en un 16% y el colesterol LDL en un 22%, pero dejó igual los niveles del colesterol HDL.

Estos son resultados muy animadores, aunque no inesperados. Desde 1987 la medicina convencional ha estado usando un grupo de drogas llamadas "estatinas" para rebajar los niveles del colesterol. El primero de estos estaba aislado de la levadura del mismo género que se usó en el arroz rojo con levadura. Ese compuesto se llamó "lovastatin", y está comercialmente disponible como medicina llamada Mevacor®. Los análisis de Cholestin revelan que también contienen lovastatin, junto con otros compuestos similares a la estatina. Ingerir la dosis diaria que se recomienda le da a la persona el equivalente de cerca de 10 mg de estatinas. Los pacientes (✔✔✔✔) que toman 10 mg de Mevacor® tienen un 17% de disminución en el colesterol LDL, casi lo mismo que el que se obtiene del Cholestin. Por lo tanto, tomar Cholestin puede ser prácticamente lo mismo que ingerir una dosis baja de Mevacor. La FDA buscó regular el Cholestin igual que el Mevacor, creyendo que sus ingredientes activos eran básicamente los mismos, pero perdieron el caso en los tribunales.

Aunque la evidencia apoya el uso médico de estatinas entre las personas con los niveles del colesterol alto, no sabemos de ninguna evidencia que demuestre que la gente saludable con los niveles del colesterol normales se beneficiaran tomando cualquier producto de arroz rojo con levadura.

Advertencias

Los estudios del Cholestin y sus equivalentes chinos no informaron efectos adversos más que malestar estomacal en una pequeña cantidad de pacientes. Sin embargo, se ha encontrado que a otra pequeña cantidad de ellos el Mevacor les causó daños en el hígado, dolor muscular y daños en los riñones. Por estas razones, a los pacientes que toman Mevacor se les advierte que se examinen el hígado regularmente.

Debido a que los fetos en desarrollo requieren tener el colesterol en formas únicas, estas drogas pueden dañar a la criatura por nacer. Los estudios de animales hallaron anormalidades en el desarrollo de los huesos. Por lo tanto, estos productos no se recomiendan para mujeres que pudieran salir en estado o ya estén embarazadas. La FDA calificó el lovastatin con una X queriendo decir que jamás se debe ingerir durante el embarazo. No podemos encontrar estudios que muestren que los productos sean seguros en las mujeres que están amamantando, así que harían bien en evitarlo durante este tiempo.

Dado que el arroz rojo con levadura contiene el mismo tipo de medicina que la estatina farmacéutica, deben tomarse las mismas precauciones. Aunque la presencia de otros constituyentes en la preparación pueda actuar para prevenir algunos de estos efectos secundarios, esto no se ha demostrado en los estudios de largo término. Una de las razones por las cuales las drogas están disponibles solo por receta es para asegurar la supervisión adecuada de los médicos. Ya que el arroz rojo con levadura está disponible como suplemento dietético sin regular, la gente lo puede usar para automedicarse sin examinarse la sangre como es debido para prever cualquier daño al hígado. Aunque esto no será un problema para la mayoría de las personas, tal vez lo sea para otros, y no tenemos la forma de predecir cuáles hígados se van a perjudicar a causa de cualquiera de las estatinas. Además, sin supervisar los niveles del colesterol en la sangre, algunas personas pueden tomarla sin necesitarla, y otras con los niveles de colesterol muy alto tal vez no reduzcan suficiente colesterol.

Por último, aunque no menos importante, tomar arroz rojo con levadura dentro de las 24 horas siguientes a ingerir productos de toronja puede aumentar dramáticamente los niveles de arroz rojo con levadura en el flujo sanguíneo y aumentar el riesgo de los efectos adversos. Si usted decide ingerir arroz rojo con levadura, evite los productos de toronja.

Recomendaciones

El Cholestin parece ser un remedio natural que hace lo que afirma, por lo menos para quienes tienen niveles altos de colesterol; sin embargo, no hay evidencia de que ayude a los que tienen normales los niveles del colesterol o los triglicéridos (un término general para todos los lípidos sanguíneos). La gente que tiene niveles del colesterol ligeramente altos se puede beneficiar de esto. Es más económico que los productos farmacéuticos, pero también viene sin supervisión. Aunque el Cholestin se fabrica bajo condiciones de alta calidad y es de una concentración regularizada, nada previene la venta de productos de baja calidad por compañías de pocos escrúpulos. A los que toman arroz rojo con levadura, les recomendamos que pidan a su médico personal un examen regular de la sangre. También, como declaran sus productores, los niveles del colesterol se mantienen mejor controlados con una estrategia combinada de dieta, ejercicio, disminución de la tensión y, en algunos casos, la terapia de medicina.

Dosis

La dosis usual es 1200 mg 2 veces al día, tomada con las comidas.

Categorías del tratamiento

Terapia complementaria

Bajar los niveles del colesterol alto o los triglicéridos 

Sin pruebas científicas

Controlar los niveles del colesterol normal o los triglicéridos
Cualquier otra indicación

Lecturas sugeridas

Heber, David, *Natural Remedies for a Healthy Heart* [Remedios naturales para un corazón saludable], Avery, Garden City Park, NY, 1998.

Jellin, Jeff M., Forrest Batz, y Kathy Hichens, *Pharmacist's Letter/Prescriber's Letter: Natural Medicines Comprehensive Database*, Therapeutic Research Facility, Stockton, CA, 1999, pp. 786-87.

BARDANA O LAMPAZO [BURDOCK]

¿Qué es?

La bardana es discutiblemente la más conjurada de las hierbas que se usan con propósitos medicinales. Esto no es porque la hayan condenado, sino por la naturaleza de la planta misma. La bardana, originaria de Europa y silvestre en los Estados Unidos, es un erizo con ganchos. Cualquiera que encuentre la planta mientras camina en el bosque, se pinchará la piel o, en el mejor de los casos, se le pegará a la ropa. La Inglaterra de Shakespeare tenía tantas plantas de bardana esparcidas en el campo que una vez el autor las usó en una de sus producciones como símbolo de una molestia que no se va. La audiencia de sus días entendió bien lo que quiso decir.

La medicina herbaria basada en la bardana por lo general se hace de las raíces secas de 2 tipos separados de las plantas de bardana, *Arctium lappa* (gran bardana) y *Arctium minus* (bardana común). Ambas tienen un uso intercambiable. El más conocido es como tónico para purificar la sangre. Este uso sigue siendo popular en Europa oriental, la cual es todavía la fuente principal de estos remedios herbarios.

Afirmaciones

La bardana seca se utiliza como "purificador de la sangre" cuando se prepara como té. Sin embargo, también se usa para el tratamiento crónico de condiciones dérmicas como acné, eczema, piel reseca y soriasis. Otras alegaciones dicen que la raíz de la bardana seca elimina el exceso de fluidos (actúa como diurético), y es útil para tratar infecciones y la fiebre. Otros la emplean para tratar la anorexia nerviosa, el reumatismo, la gota, catarros y cistitis. En Asia, las raíces frescas y las hojas se ingieren como comida. Tiende a bajar los niveles de azúcar y por eso se cree que previene la diabetes.

Resultado de las investigaciones

Numerosos estudios examinaron los extractos de bardana y hallaron una gran variedad de ingredientes. Aunque se probó en análisis con animales, son pocos los ingredientes que se han probado en los humanos. Alrededor de la mitad del peso de la planta consiste de un carbohidrato llamado "inulina", el cual hace nutritivo el material fresco. Algunas evidencias (✔✔) apoyan la afirmación de que la bardana baja el nivel de azúcar en la sangre. No obstante, en conjunto, hay pocas pruebas que apoyen las muchas otras declaraciones que se hacen acerca de la bardana.

Advertencias

Teóricamente, los efectos de la bardana sobre el azúcar en la sangre tal vez sean de ayuda. Sin embargo, es posible que baje demasiado el azúcar en la sangre a las personas cuya diabetes se estabiliza por otros medios. Algunos usuarios de bardana para condiciones de la piel reportaron reacciones alérgicas (✘). Los problemas más serios con la bardana surgen de la contaminación. Sus raíces son muy similares a las de belladona o belladona mortal *(Atropa belladonna)*. Se reportaron (✘) numerosos casos de envenenamiento con belladona provenientes de los que tomaron preparaciones de bardana que luego mostraron que estaban contaminadas con las raíces de la belladona. Los síntomas del envenenamiento incluyen visión borrosa, dolor de cabeza, torpeza para hablar, boca seca e inquietud, pero pueden derivar en alucinaciones y convulsiones. Si esto comienza a suceder después de tomar bardana, llame inmediatamente a su médico o al centro de control de envenenamiento e infórmeles lo que haya tomado. De nuevo esto demuestra por qué cualquiera que considere usar alguno de estos remedios herbarios debe asegurarse de emplear solo productos preparados por proveedores respetables que los conozcan.

Recomendaciones

La bardana fresca puede añadir variedad a las ensaladas y brindar algunos beneficios ligeros a la salud para aquellos que no son diabéticos. Sin embargo, el proceso de secamiento elimina muchos de esos beneficios. Hay poca evidencia clínica que apoye las muchas afirmaciones medicinales acerca de la bardana. No deben usarla mujeres embarazadas o que estén dando de lactar; la Base de Información Natural la clasificó como "Probablemente dañina" durante el embarazo. No se debe usar si está lactando debido a la falta de información confiable. Si decide comprar la raíz seca, asegúrese de usar una marca de reputación.

Dosis

Por lo general la gente toma de 2 a 6 gramos de la raíz seca 3 veces al día, o use la raíz para hacer té.

Categorías del tratamiento

Terapia complementaria

Planta nutritiva y comestible 

Diabetes ☺

Sin pruebas científicas

Acné, eczema, piel seca, soriasis, reumatismo, gota, catarro, cistitis o cualquier otra indicación.

Lecturas sugeridas

Fetrow, Charles W., y Juan R. Ávila, *Professional's Handbook of Complementary and Alternative Medicine*, Springhouse, Springhouse, PA, 1999, pp. 110-13.

Foster, Steven, y Varro E. Tyler, *Tyler's Honest Herbal: A Sensible Guide to the Use of Herbs and Related Remedies*, 4ª ed., Haworth Herbal Press, NY, 1999, 71-72.

Jellin, Jeff M., Forrest Batz, y Kathy Hichens, *Pharmacist's Letter/Prescriber's Letter: Natural Medicines Comprehensive Database*, Therapeutic Research Facility, Stockton, CA, 1999, pp. 169-70.

BAYA DE SAÚCO [ELDERBERRY]

¿Qué es?

La baya de saúco ha sido tema tanto de la mitología como de la medicina. Los arqueólogos datan el cultivo del arbusto hasta la Edad de Piedra y hay historias a través de Europa respecto a la relación del arbusto con espíritus y brujas. Se usó como conductor de arsénico cuando las notorias hermanas Brewster despachaban a los solitarios jóvenes con vino de baya de saúco adulterado con veneno en la obra de teatro y la película *Arsenic and Old Lace* [El arsénico y el encaje antiguo].

Muy aparte de las fantasías y el uso teatral, las bayas de saúco, que crecen en una variedad de antiguos arbustos del género *sambucus*, se han disfrutado en pasteles, conservas y, desde luego, en el vino. (Las bayas de saúco comestibles se tienen que cocinar o se corre el riesgo de sufrir náuseas, vómitos y diarreas cuando se comen.) Las especies más populares se usaban en remedios herbarios incluyendo las flores y frutas cocinadas del saúco americano *(Sambucus canadensis)* y la baya de saúco cocinada de los antiguos europeos *(Sambucus nigra)*.

Afirmaciones

Las bayas de saúco maduras se usaron durante siglos para dar sabor y hacer jugos y vino. Los remedios medicinales, en especial, se hacen de extractos de sus flores.

La tradición usaba las bayas de saúco más comúnmente por sus efectos diuréticos y laxantes. Muchos otros usos se han informado, que van desde tratamientos para el sarampión, cáncer y dolores de muelas hasta repelente de insectos. Otro uso ha sido para tratar la diabetes. Otros recomiendan la baya de saúco americana para la epilepsia, gota, dolores de cabeza, neuralgia, soriasis, reumatismo, dolores de garganta y constipación. Las primeras flores europeas se usaron para la tos, catarros, laringitis, influenza y sinusitis. Las bayas de saúco europeas se usaron para tratar la influenza, la ciática, la neuralgia y el cáncer.

Las flores de saúco, que por lo general se mezclan con hojas de milenrama y hierba buena, se utilizan a menudo para hacer un té que actúa como un estimulante ligero.

Resultado de las investigaciones

Existe muy poco apoyo para la vasta mayoría de los usos del extracto de baya de saúco. Sin embargo, las investigaciones más recientes en animales hallaron que el extracto baja los niveles de glucosa en la sangre mediante una actividad como de la insulina. Además, una prueba con humanos (✔✔✔) mostró que un producto que contiene el jugo de baya de saúco europeo (Sambucol®) puede acortar la duración del catarro y aliviar algunos de los síntomas de gripe en adultos y niños. El compuesto específico que causa esto, o cualquiera de los otros efectos declarados, no se ha identificado. Esta evidencia anecdótica y los antiguos estudios prometedores necesitan explorarse con más profundidad.

Advertencias

Todas las partes de la baya de saúco americana contienen cianogénico glucósido que puede emitir cianuro. Estos compuestos prevalecen más en las hojas, tallos y la fruta que no está madura, y por lo tanto no deben usarse al preparar jugo de baya de saúco. Las flores y frutas maduras por lo general están libres de estos compuestos. Los niños que usan los tallos como cerbatana (**✗**) sufren envenenamiento por cianuro. Otras reacciones adversas, las cuales también están relacionadas con el cianuro, incluyen diarreas y vómitos. No se informa que los saúcos europeos contengan compuestos cianogénicos. La Base de Información Natural afirma que las bayas de saúco en una mayor cantidad que la que se encuentra en la comida no deben usarse durante el embarazo o tiempo de lactar. Sin embargo, un producto de baya de saúco, Sambucol, ha mostrado ser inocuo en los niños.

Recomendaciones

Durante siglos se han elaborado jugos y vinos de baya de saúco. Tal vez esto tenga algunos beneficios para la salud, aunque muy ligeros. El uso medicinal de muchos de esos productos parece ser inapropiado por lo menos con el saúco americano dado el riesgo de envenenamiento por cianuro y la disponibilidad de otros remedios farmacéuticos y naturales que tratan eficazmente las condiciones para las cuales se recomiendan la baya de saúco. Sin embargo, además de las náuseas, vómitos y diarrea si la fruta no se cocina bien, una prueba clínica del jarabe de baya de saúco europeo reportó que no había efectos secundarios en los adultos ni en los niños.

Dosis

No existe consenso.

Categorías del tratamiento

Terapia complementaria

Gripe ☹

Sin pruebas científicas

Cualquier otra indicación médica 

Lecturas sugeridas

DerMarderosian, Ara, ed., "Elderberry" [Baya de saúco], en *The Review of Natural Products* Facts and Comparisons, St. Louis, MO, julio de 1992.

Fetrow, Charles W., y Juan R. Ávila, *Professional's Handbook of Complementary and Alternative Medicine*, Springhouse, Springhouse, PA, 1999, pp. 235-37.

Jellin, Jeff M., Forrest Batz, y Kathy Hichens, *Pharmacist's Letter/Prescriber's Letter: Natural Medicines Comprehensive Database*, Therapeutic Research Facility, Stockton, CA, 1999, pp. 44-45, 363-65.

BOTÓN DE ORO [GOLDENSEAL]

¿Qué es?

El botón de oro es uno de los remedios herbarios más populares en los Estados Unidos, por ser nativo de las áreas boscosas de los estados del este y medio oeste. Era una medicina antiséptica normal para los estadounidenses nativos y las familias pioneras que se establecieron al oeste, aprendiendo las maneras indígenas a medida que viajaban. Los cherokees también usaban el botón de oro para los padecimientos estomacales, una idea que los pioneros adoptaron mucho más tarde en específico para problemas intestinales.

El botón de oro *(Hydrastis canadensis)*, parte de la familia ranúnculo, es una yerba pequeña con un tallo subterráneo de color amarillo brillante, del cual obtiene su nombre. También se le conoce como: raíz dorada, raíz de ojo y frambuesa de tierra (porque tiene una fruta roja pequeña).

Afirmaciones

Las tribus nativas americanas usaron el botón de oro como diurético y estimulante, para lavado de los ojos, enjuague bucal, úlceras en el estómago y como tinte. Se incluyó entre las listas oficiales de las hierbas medicinales en 1955.

En la actualidad, se sigue usando como antibiótico natural, antiséptico y antidiarreico. Su uso más popular es en el tratamiento de catarros, especialmente combinado con la equinacea. Algunos promotores por Internet lo venden como una panacea, por ejemplo: "El botón de oro es un tipo de hierba curalotodo que fortalece el sistema inmunológico, actúa como antibiótico, tiene propiedades antiinflamatorias y antibacterianas, potencia la insulina y limpia los órganos vitales. Promueve la capacidad de funcionamiento del corazón, los sistemas linfáticos y respiratorios, el hígado, páncreas y colon". Los herbolarios usan botón de oro como solución óptica para el tratamiento de la conjuntivitis y como diurético y laxante. También se recomienda para el zumbido del oído, congestión nasal, llagas, hemorroides, gastritis, anorexia, úlcera péptica, colitis, dolor menstrual, infecciones de las vías urinarias, flatulencia, fiebre, neumonía y cáncer. Externamente se ha usado para eczema, picazón, acné, caspa, tiña, fiebre causada por herpes y heridas. El botón de oro también ha incrementado su popularidad por la creencia falsa, aunque prevaleciente, de que puede enmascarar el uso de drogas ilícitas durante las pruebas para saber si están presentes en la orina.

Resultado de las investigaciones

No se han dirigido estudios clínicos sobre el botón de oro. Sin embargo, contiene una droga llamada "berberina", la cual ha mostrado tener una gran actividad antimicrobiana. La barberina se encuentra en muchas hierbas con reputaciones antimicrobiales, incluyendo agracejo, raíz de la uva Oregon y varias hierbas chinas. En una prueba aleatoria controlada, una sola dosis de berberina (400 mg) redujo significativamente el volumen de defecación y la duración de la diarrea entre pacientes con disentería bacteriana. En otra prueba, la berberina fue más efectiva que el placebo y tan eficaz como una receta normal de antibióticos para tratar niños con el parásito *giardia.*

No obstante, los estudios de berberina usaron cantidades mucho mayores de la cantidad que tienen el botón de oro y sus productos. Se estima que se necesitarían 25 o más cápsulas comerciales de botón de oro para obtener la misma cantidad de la berberina que se usó en esos estudios. También existe el problema que las investigaciones no examinaron los efectos de la berberina en el cuerpo, y hay evidencias de que se absorbe muy pobremente en las vías digestivas. Más importante aun, no hay informes de que la berberina sea activa contra los virus, los cuales causan los catarros y la gripe que dicen que el botón de oro previene y cura.

Advertencias

El botón de oro es difícil de cultivar y su escasez ha aumentado en sus medios naturales. Esto ha hecho que los precios alcancen hasta 100 dólares por libra y ha llevado a muchos productores a usar en sus productos de botón de oro otra hierba que contiene berberina y que es más económica. Algunas de esas hierbas son más tóxicas que el botón de oro.

Grandes cantidades de botón de oro causan náuseas, vómitos, entumecimiento, alta presión arterial y problemas respiratorios. Se reportaron algunas muertes y, además, se usó para provocar abortos. Por lo tanto debe evitarse completamente durante el embarazo o cuando una mujer pueda salir en estado. Nunca debe darse botón de oro a los bebés o madres que están amamantando.

La berberina aumenta los niveles de bilirrubina en la sangre, la cual causa ictericia. Aunque hay poca o ninguna indicación de que el botón de oro pueda causar ictericia, el hecho de que uno de los ingredientes activos aumente la bilirrubina significa que es potencialmente perjudicial para el que sufre ictericia, empeorando su estado.

Recomendaciones

El botón de oro quizás tenga algunas propiedades como antibiótico cuando se aplica externamente al cuerpo o para evitar la diarrea. No existe evidencia de que sus ingredientes se absorban en las corrientes sanguíneas cuando se toma internamente, o que sea útil contra las infecciones virales. La larga lista de efectos secundarios y potencial de intoxicación, así como el estado de las especies de la planta en peligro de extinción, hace que el uso popular para la diarrea, catarros y la influenza no tenga justificación alguna.

El uso del botón de oro para los catarros debiera desalentarse por otras razones. Como nación, usamos tantos antibióticos para dolencias menores, de corta duración, que ya tenemos organismos resistentes a los antibióticos. Recurrir a los productos naturales solo extiende la preocupación. Si usted tiene un catarro, tome mucho líquido y descanse, dejando que la dolencia menor siga su curso. Entonces, cuando en realidad necesite medicinas, hay una mayor oportunidad de que funcione con la menor dosis posible.

Dosis

Oralmente, se recomienda una gran variedad de dosis, pero la más común es de 0.5 a 1 gramos 3 veces al día.

Categorías del tratamiento

Terapia complementaria

Catarros ☹☹☹

Influenza ☹☹☹

Sin pruebas científicas

Otras indicaciones

Lecturas sugeridas

Bergner, Paul, *The Healing Power of Echinacea, Goldenseal, and Other Immune System Herbs* [El poder sanador de la equinacea, botón de oro y otras hierbas del sistema inmunológico], Prima, Rocklin, CA, 1997.

Jellin, Jeff M., Forrest Batz, y Kathy Hichens, *Pharmacist's Letter/Prescriber's Letter: Natural Medicines Comprehensive Database*, Therapeutic Research Facility, Stockton, CA, 1999, pp. 440-41.

O'Mathúna, Dónal P., "Goldenseal for Upper Respiratory Infections" [Botón de oro para infecciones respiratorias superiores], *Alternative Medicine Alert* 3, no. 5, mayo de 2000, pp. 56-58.

CALÉNDULA [MARIGOLD]

¿Qué es?

Aunque la caléndula se ha usado medicinalmente durante siglos, no se considera que sean eficaces todas sus variedades. La caléndula común se encuentra en los jardines a través de Estados Unidos y consiste de un número de especies relacionadas (las especies *Tagets*). Pero la planta de caléndula con flores anaranjadas y amarillas, una variedad que a veces se llama caléndula de tiesto y que los científicos reconocen con el nombre *Calendula officinalis,* es la que más se usa para curar.

La parte de la flor que se utiliza es la florecita ligulada, que a menudo llaman erróneamente pétalos de la flor. Esta parte de la flor se usa para hacer tinturas y extractos, o a veces se seca y se usa como sazón igual al azafrán.

Afirmaciones

El uso más antiguo y común de las tinturas de la caléndula es para el tratamiento de una variedad de condiciones dérmicas, para promover la curación y reducir la inflamación. También se dice que previene las infecciones de las heridas abiertas. Se ha usado para aliviar la fiebre y los espasmos, controlar la dismenorrea (períodos dolorosos de la menstruación) y para el tratamiento de cáncer. También se ha recomendado para el tratamiento de la fiebre, inicio de los períodos de menstruación, úlceras estomacales, hemorragias nasales, venas varicosas, hemorroides y conjuntivitis.

Resultado de las investigaciones

Varios estudios en animales mostraron que los extractos de la caléndula tienen un efecto antiinflamatorio. Los compuestos particulares que causan este efecto no se identificaron. Por cierto, se sabe poco acerca de lo que pudieran ser los ingredientes activos de la caléndula, aunque se investigó mucho en esa área. Sin embargo, pocos estudios han examinado las tinturas y extractos en los humanos, y los que se publicaron son breves y limitados. Estos estudios (✔✔✔) muestran que el ungüento de la caléndula ayuda a curar las heridas, incluso las quemaduras del sol, y pueden afectar positivamente otros tipos de heridas. Los estudios (✔✔✔) sobre quemaduras del sol también muestran que el ungüento ayuda a la curación.

Advertencias

Solo existe un informe (✘) de un efecto adverso serio con la caléndula. Este fue un caso de shock anafiláctico después de hacer unas gárgaras con un extracto. La caléndula pertenece a las familias de las aster y las margaritas (como la ambrosía, equinacea y matricaria) a la que alguna gente es alérgica. Cualquiera que sea alérgico a una de estas plantas, debe ser precavido al principio cuando aplique los productos de caléndula. Teóricamente, el uso concomitante de la caléndula con hierbas o recetas que tengan efectos de sedantes pueden aumentar los efectos adversos.

La Base de Información Natural cataloga la caléndula como "Posiblemente dañina" para el uso oral durante el embarazo debido a los efectos posibles de aborto. No existe la suficiente información confiable para que los niños o mujeres que estén amamantando la usen oralmente o para el uso externo de mujeres embarazadas; por lo tanto, estas personas no deben usarla.

Recomendaciones

Antes de desarrollar los antibióticos, los extractos de la caléndula se usaban extensamente para prevenir las infecciones y ayudar a curar heridas. Pero a pesar de su amplio uso, hay poca evidencia de que sea dañina. Aunque hay poca evidencia clínica que apoye su eficacia, su larga historia y los pocos estudios apoyan sus propiedades para curar heridas.

Dosis

Los productos más comunes son los tés, tinturas, y ungüentos, llevando a una variedad de dosis recomendadas.

Categorías del tratamiento

Terapia complementaria

Aplicación externa para heridas superficiales de la piel	☺☺☺
Picadas de insectos	☺☺☺
Oralmente para la inflamación de la mucosa oral	☺☺
Uso externo para ayudar heridas mal curadas	☺☺
Úlceras en las piernas	☺☺

Sin pruebas científicas

Otras indicaciones, como colitis, úlceras del duodeno y gástricas, y la dismenorrea

Lecturas sugeridas

DerMarderosian, Ara, ed., "Calendula" [Caléndula], in *The Review of Natural Products*, St. Louis, MO, Facts and Comparisons [Hechos y comparaciones], enero de 1995.

Dietz, Vance, "Calendula Preparations to Treat Cutaneous Infections" [Preparaciones de caléndula para tratar infecciones cutáneas], *Alternative Medicine Alert* 1, no. 11, noviembre de 1998, pp. 140-42.

Jellin, Jeff M., Forrest Batz, y Kathy Hichens, *Pharmacist's Letter/Prescriber's Letter: Natural Medicines Comprehensive Database*, Therapeutic Research Facility, Stockton, CA, 1999, pp. 186-87.

CAPSAICÍN

¿Qué es?

El capsaicín es el ingrediente activo en la pimienta de chile o ají picante, también conocida como cápsicum y extracto de ají picante. Los ajíes picantes se han cultivado durante siglos, dando por resultado muchas variedades de las especies más comunes: *Cápsicum frutescens* y *Cápsicum annum.*

Afirmaciones

El ají picante se ha usado principalmente como una especie para cocinar, pero también tiene una larga tradición de uso medicinal. El capsaicín se usa oral y también externamente. Por vía oral se ha usado para problemas gastrointestinales (para estimular la digestión y los gases, cólicos, diarreas, dolores) y para la circulación, colesterol alto, mareos, fiebre, aterosclerosis y enfermedad del corazón. Externamente se utiliza para aliviar el dolor de la osteoartritis, artritis reumática y neuralgia (un dolor agudo o ardiente que se origina en los nervios).

El capsaicín (como el emplasto de mostaza) era conocido como un "contrairritante", una sustancia colocada sobre un área adolorida que causa más irritación, la cual de alguna manera alivia el dolor original. Otros declaran que si el capsaicín se toma oralmente puede disminuir el colesterol en la sangre y reducir la tendencia de coágulos sanguíneos.

A principios de los años 1970, los expertos en nutrición de la Universidad de Arizona, en Tucson, estudiaron el valor para la salud de la dieta típica mejicana campesina, que incluye el ají jalapeño tan picante que la cara de quien lo come se enrojece. Al mismo tiempo se creía que la habilidad del ají para subir la temperatura del cuerpo ayudaba a mantener saludable a los campesinos cuando en realidad mucha de su comida implicaba severos problemas intestinales. Aunque los ajíes chilis son diferentes, también pueden subir la temperatura del cuerpo y estos se sospechan que son capaces de causar varios de los mismos efectos. Esta también es la razón para la seguridad relativa de la comida que llamamos chili. El chili, que incluye el ají y otros ingredientes, se desarrolló originalmente en el siglo diecinueve en el suroeste de Estados Unidos como una manera de evitar perder carne que había comenzado a descomponerse. Se suponían que los que se comían la carne preparada con chili, no se enfermaban.

Resultado de las investigaciones

Los efectos contrairritantes del capsaicín se investigaron extensamente (✔✔✔✔), motivando que la FDA lo aprobara como analgésico externo. Se puede conseguir en una variedad de cremas que se compran sin recetas y dan resultado cuando se usan adecuadamente. El capsaicín causa que la sustancia P se agote, mediante la cual los nervios periféricos transmiten un estímulo doloroso hacia atrás a la espina dorsal. Por lo tanto, el capsaicín evita que el cerebro perciba el dolor. Sin embargo, demora unos días usar toda la sustancia P que ya existe en el área del dolor. Así que el capsaicín solo es eficaz cuando se usa repetidamente para los dolores crónicos como los de artritis y neuropatía. Se debe aplicar 4 a 5 veces diarias por lo menos durante 4 semanas. La evidencia para apoyar el uso interno de capsaicín es insustancial, con la posible excepción (✔✔) de su uso como un estimulante digestivo.

Advertencias

Irónicamente, si no se agota toda la sustancia P en un área, la intensidad del dolor puede aumentar. Así que es muy importante usar suficiente crema de capsaicín. Esto puede ser un problema cuando la gente hace sus propias cremas, ya que la cantidad de capsaicín varía extensamente entre las variedades de ajíes. El capsaicín es muy irritante en los ojos, heridas abiertas y membranas mucosas. Después de aplicar la crema a la piel, los residuos de capsaicín son prácticamente insolubles en agua fría y solamente un poco solubles en agua caliente. Se puede quitar de las manos usando vinagre. La crema puede ser de utilidad para la culebrilla o soriasis, pero la piel debe observarse con mucho cuidado por si se producen señales de irritación excesiva.

Recomendaciones

El capsaicín es un analgésico eficaz para ciertos tipos de artritis y dolor crónico en los nervios de los brazos y piernas. Tiene pocos efectos secundarios, mientras se mantenga alejado de los ojos y las heridas abiertas. La Base de Información Natural lo ha calificado "Posiblemente seguro" durante el embarazo y si está amamantando, pero solo cuando se toma como una comida o se usa externamente. El capsaicín puede ser dañino cuando se toma oralmente en cantidades mayores que en las comidas, especialmente para niños y mujeres embarazadas o amamantando. Como todos los que han comido ajíes picantes saben, hay una gran variedad en el gusto de las personas por el ají. Estas diferencias se aplican a la tolerancia de la piel tanto como al sentido del gusto.

Dosis

El capsaicín es muy potente, así que los preparativos tópicos a menudo contienen entre 0.025 y 0.075%, lo cual no se debe aplicar más de 3 a 4 veces al día.

Categorías del tratamiento

Terapia convencional

Tópico para dolor crónico de los nervios periféricos (neuropatía) ☺☺☺☺
Algunas formas de artritis ☺☺☺☺

Terapia complementaria

Oralmente como un estimulante digestivo ☺☺
Culebrilla y soriasis 

Sin pruebas científicas

La mayoría de los problemas gastrointestinales, circulación, colesterol alto, mareos, fiebre, aterosclerosis, enfermedades del corazón o cualquier otra indicación médica.

Lecturas sugeridas

Foster, Steven, y Varro E. Tyler, *Tyler's Honest Herbal: A Sensible Guide to the Use of Herbs and Related Remedies,* 4ª ed., Haworth Herbal Press, NY, 1999, pp. 89-91.

Jellin, Jeff M., Forrest Batz, y Kathy Hichens, *Pharmacist's Letter/Prescriber's Letter: Natural Medicines Comprehensive Database*, Therapeutic Research Facility, Stockton, CA, 1999, pp. 197-98.

Schiedermayer, David, "Capseicin (Hot Pepper Extract) for Neuropathic Pain" [Capsaicín (extracto de ají picante) para dolor neuropático], *Alternative Medicine Alert* 1, no. 1, enero de 1998, pp. 7-9.

CARDO DE LECHE [MILK THISTLE]

¿Qué es?

Por mucho tiempo el cardo de leche ha sido un producto principal típico de la medicina europea, y sigue siendo uno de los suplementos herbarios más vendidos (más de

18 millones de dólares en ventas anuales solo en Alemania, que supera, más o menos, 6 veces las ventas en aumento en los EE.UU.). Durante muchos años se consideró de valor para las mujeres que amamantan y que requieren un estímulo en su producción de leche, aunque los estudios ahora prueban que es ineficaz para este propósito. Todavía sigue siendo común su uso como un tónico para el hígado y una ayuda digestiva.

El cardo de leche de la variedad llamada *Silybum marianum* (previamente llamado *Carduus marianus*) se encuentra con facilidad en Europa, África Oriental y Estados Unidos. Un miembro de la familia aster, el cardo de leche crece a una altura de hasta 3 metros. Tiene una flor como una brocha de color morado brillante, y en el verano, produce unas semillas negras de las que proviene la droga.

El cardo de leche se ha conocido por otros nombres comunes, incluidos el cardo santo, cardo Santa María, cardo mariano, cardo de las damas y cardo real. Sus nombres espirituales se derivan de la creencia de que las venas blancas en las hojas de las plantas llevaban la leche de la virgen María. Sus nombres asociados con los caballeros vienen del hecho de que se encontró que en Inglaterra crecía cerca del Castillo Dumbarton.

Afirmaciones

Durante 2000 años, el cardo de leche se ha usado como medicina herbaria. El nombre latín, *Silybum*, se derivó de Dioscorides, un herbolario en la antigua Grecia que usó el término *silybon* para describir las plantas con cardo. Plinio el Viejo, un escritor romano (23-79 d.C.), informó que el jugo de la planta era excelente para "sacar las bilis". Culpepper (1787), un herbolario inglés, describió su uso para quitar obstrucciones del hígado y el bazo y como un remedio para la ictericia. Los eclécticos, una escuela de médicos herbolarios a fines del siglo diecinueve, usaban el cardo de leche para la congestión en el hígado, el bazo, los riñones, las venas varicosas y los desórdenes de la menstruación. El cardo de leche se usa mucho en Europa, donde ha estado comercialmente disponible durante casi 30 años para problemas como la dispepsia, hepatitis, protección del hígado, pérdida del apetito y enfermedades del bazo. Se ha usado en forma intravenosa para tratar personas envenenadas con el hongo *Amanita phalloides* (también llamado Cápsula de la Muerte).

Resultado de las investigaciones

En las investigaciones para encontrar las formas de usar medicinalmente el cardo de leche, se consideraron un número de propiedades y acciones bioquímicas. Esto incluye la antioxidación, regeneración de las células del hígado a través de la síntesis de proteínas y normalización de las membranas. Muchos de estos estudios usaron un compuesto aislado del cardo de leche llamado "silymarin", que no es lo mismo que usar el mismo material de la planta. Un estudio (✔✔✔) de hepatitis viral aguda que se trató con silymarin sugirió una mejoría. Sin embargo, estudios más recientes (✘✘✘✘) de personas con infecciones de hepatitis B aguda y personas alcohólicas no confirmaron estos resultados.

Los resultados de los estudios de silymarin y enfermedades crónicas del hígado son igualmente mixtos. Un estudio (✔✔) sobre alcohólicos con cirrosis mostró mejorías de la función del hígado con el silymarin (140 mg 3 veces al día). Sin embargo, una prueba más grande (✘✘✘) aleatoria y controlada en alcohólicos mostró que tanto silymarin como el placebo dieron mejorías similares en el laboratorio y la biopsia del hígado. En una serie de casos (✔✔) en el cual el cardo de leche se usó en pacientes con hepatitis C, se dijo que supuestamente ayudó, mientras que en otras series (✘✘) no fue de ayuda.

Dos estudios que, con frecuencia se citan para apoyar el uso del cardo de leche, se criticaron por ser débiles. Un estudio (✘✘✘) que recientemente se publicó no pudo confirmar la expectativa de mejorar la vida gracias al beneficio de silymarin para la cirrosis, pero sugirió una expectativa de mejorar la vida para los pacientes de hepatitis C (13 de los pacientes que recibieron silymarin, no murieron, en contraste con 4 muertes entre 16 que recibieron un placebo), aunque esta diferencia no era estadísticamente significativa.

Otro estudio (✔✔✔) reciente estudió el silymarin para ver si reducía los efectos secundarios de una droga llamada "tacrine" cuando se usaba en pacientes con enfermedades de Alzheimer. Aunque silymarin no probó prevenir la inflamación del hígado inducida por tacrine, sí redujo la tasa de efectos gastrointestinales y otros efectos secundarios (como la boca reseca, mareos y vértigos) sin ningún impacto en el estado mental de los pacientes con Alzheimer. Estos autores determinaron que el silymarin (en una dosis de 420 mg al día) se podría coadministrar con tacrine para mejorar la tolerancia en las fases iniciales del tratamiento de las enfermedades de Alzheimer.

La Comisión E Alemana, un comité de expertos responsables de evaluar la seguridad y eficiencia de las medicinas herbarias, recomendó cardo de leche como un tratamiento de apoyo para las condiciones crónicas de la inflamación del hígado.

Advertencias

No se detectaron serios efectos secundarios en el cardo de leche. Los animales que se han sometido a grandes dosis de cardo de leche no mostraron efectos tóxicos. Algunos pacientes informaron excrementos más flojos. En las pruebas clínicas grandes, raramente se informaron dolores en las coyunturas, dolor de cabeza y urticaria. No hay reportes de interacciones de drogas ni información confiable que muestre que sea segura para niños o mujeres en estado o amamantando.

Recomendaciones

El cardo de leche se ha convertido en un suplemento herbario popular para la hepatitis y la cirrosis. Hay datos extensos de laboratorio y estudios en animales que sugieren un beneficio de protección del hígado con el silymarin. Sin embargo, los estudios clínicos en los humanos son mixtos. La mayoría de los estudios europeos usaron Legalon®, disponible en los EE.UU. como Thisylin®. Estos estudios positivos sobre la hepatitis alcohólica y la cirrosis muestran pruebas de mejorar las funciones del hígado y extender la vida pero se deben considerar en comparación con los estudios de igual calidad que muestran que el cardo de leche no es mejor que el placebo.

No se publicaron pruebas controladas del cardo de leche para la hepatitis C, aunque los investigadores del Cedars-Sinaí en Los Ángeles hace poco iniciaron una. Para pacientes con hepatitis o cirrosis, el cardo de leche parece ser seguro y económico. Para los pacientes alcohólicos con enfermedades en el hígado, la abstinencia del alcohol sigue siendo el punto central de la terapia, y, para pacientes con riesgos de contraer hepatitis A y B, hay vacunas. Para los pacientes con hepatitis C crónica, el cardo de leche sigue sin probarse. Para los pacientes con hepatitis viral aguda, hepatitis alcohólica y cirrosis, tal vez exista un beneficio modesto, pero la evidencia permanece inconclusa.

Los pacientes quizás quieran probar el cardo de leche para la hepatitis crónica pero deben conocer que la evidencia solo sugiere un beneficio en el comienzo de la cirrosis y la hepatitis crónica.

Dosis

Una dosis típica es de 200 a 400 mg de extracto al día, aunque en los estudios se han evaluado hasta 800 mg diarios. La Comisión E Alemana recomendó una forma regularizada de por lo menos 70% de silymarin. Por desgracia, no hay garantía en los Estados Unidos de que los productos con estas etiquetas realmente contenga esta cantidad de silymarin. Así que, solo compre marcas de confianza. Nadie hace recomendaciones para la duración de la terapia.

Categorías del tratamiento

Terapia complementaria (basada en el contenido de silymarin)

- Hepatitis viral aguda ☺☺☺
- Hepatitis alcohólica ☺☺
- Cirrosis ☺☺
- Quejas de dispepsia ☺☺
- Tratamiento de los daños tóxicos del hígado ☺☺
- Tratamiento de apoyo para las enfermedades crónicas de la inflamación del hígado y la hepatitis crónica ☺☺
- Hepatitis C ☺
- Disminuir los efectos secundarios de tacrine en pacientes con enfermedad de Alzheimer ☺☺

Sin pruebas científicas

- Otras indicaciones

Lecturas sugeridas

DerMarderosian, Ara, ed., "Milk Thistle" [Cardo de leche], in *The Review of Natural Products*, Facts and Comparisons, St. Louis, MO, enero de 1997.

Jellin, Jeff M., Forrest Batz, y Kathy Hichens, *Pharmacist's Letter/Prescriber's Letter: Natural Medicines Comprehensive Database*, Therapeutic Research Facility, Stockton, CA, 1999, pp. 641-43.

Schulz, Volker, Rudolf Hänsel, y Varro Tyler, *Rational Phytotherapy: A Physician's Guide to Herbal Medicine*, 3ª ed. [Fitoterapia racional: Una guía de un médico para la medicina herbaria], Springer-Verlag, Berlín, Alemania, 1998, pp. 214-16.

CARTÍLAGO DE TIBURÓN [SHARK CARTILAGE]

¿Qué es?

El cartílago de tiburón es una terapia para el cáncer que el Dr. William Lane hizo popular en su libro *Sharks Don't Get Cancer* [Los tiburones no tienen cáncer] (1992) y *Sharks Still Don't Get Cancer* [Todavía los tiburones no tienen cáncer] (1996). Lane creyó que los tiburones no tenían cáncer, y notó que sus esqueletos tampoco tenían huesos. En su lugar, están hechos de cartílagos que no contienen vasos sanguíneos. Otra investigación mostró que el cáncer, para crecer, requiere de un extenso suplemento sanguíneo. Esto ocurre mediante un proceso llamado "angiogenesis". Si el cartílago contiene algo que previene el crecimiento de los vasos sanguíneos, esto debe ser capaz de detener el crecimiento del cáncer cortando sus suplementos de sangre.

Afirmaciones

El cartílago de tiburón se vende en los Estados Unidos como suplemento dietético y por lo tanto no se tiene que probar ni regular por la FDA. Por esta razón, se anuncia como de beneficio para la salud de los huesos y las coyunturas. Sin embargo, su reputación más popular es como tratamiento para el cáncer, sobre todo el de seno, colon, intracraneal y de la espinal dorsal. Se estima que casi 50,000 estadounidenses lo usan todos los años para este propósito. También se usa para la soriasis, inflamación intestinal, problemas de la retina relacionados con la diabetes y para sanar heridas.

Resultado de las investigaciones

Aunque el Dr. Lane afirma tener el apoyo de las investigaciones para sus afirmaciones acerca del cartílago de tiburón, los resultados de esos estudios no son muy convincentes. La investigación en los animales mostró que el cartílago de una variedad de animales disminuye el crecimiento de los vasos sanguíneos. Lane extrajo el cartílago de tiburón y probó el producto en los humanos en clínicas de tratamiento de cáncer en Cuba y Méjico. Esta investigación llevó a 3 publicaciones que apoyaban la eficacia del cartílago de tiburón contra el cáncer. Un estudio (✔✔) solo tenía 8 pacientes y ningún grupo de control. El segundo solo reportó diferencias en platinas de microscopios hechos con tumores de animales tratados y sin tratar. El tercero (✔✔) informó acerca de entrevistas con 21 pacientes de cáncer que se comunicaron con Lane para expresarles su aprecio por este producto. Uniéndolos todos, esto constituye una evidencia extremadamente débil de su eficacia.

Se publicó una pequeña cantidad de estudios que apoyan la eficiencia del cartílago de tiburón, pero no fueron controlados o tenían problemas importantes de diseño. Un estudio en 1998 que publicó Miller (✘✘✘) probó la seguridad y eficacia del cartílago de tiburón en 60 pacientes con formas avanzadas de cáncer. Ellos encontraron que el cartílago de tiburón era inactivo con todas las formas de cáncer estudiadas, principalmente del seno, colon y los pulmones. Durante el estudio, una pequeña proporción de pacientes se convirtieron en estables, pero esto fue casi el mismo porcentaje que reaccionaron a los placebos en otros estudios. La Base de Información Natural de Medicina Comprensiva, una publicación independiente que evaluó la seguridad y eficacia del tratamiento natural, calificó el cartílago de tiburón como "Probablemente ineficaz".

Sin embargo, continúa la investigación para agentes eficaces antiangiogénicos y agentes prometedores parecen estar en el horizonte. Uno de esto se ha aislado de un extracto de cartílago de tiburón y se está probando para la actividad anticáncer. Este método, sin embargo, es muy diferente a la forma actual del uso del cartílago de tiburón como suplemento dietético. La gente dice necesitar de 60 a 90 gramos de cartílago de tiburón al día. El extracto experimental se está probando con una dosis de menos de 0.1 gramos diario de los compuestos purificados antiangiogénicos.

Advertencias

No se reportaron serios efectos secundarios en las pruebas realizadas con el cartílago de tiburón. Las cantidades recomendadas como necesarias para el tratamiento del cáncer son muy grandes, y no es muy agradable al paladar. Por lo tanto, los efectos secundarios más comunes son náuseas, vómitos y mal gusto en la boca, dispepsia, vértigos, altos niveles de azúcar en la sangre y calcio, disminución de fuerzas y desempeño, debilidad y fatiga, alteración de la conciencia y constipación. Casi la mitad de los pacientes en el estudio de Miller (**✗✗**) informaron problemas de este tipo. El peligro mayor con el cartílago de tiburón y otras terapias alternativas para el cáncer, es que la gente puede evitar los tratamientos eficaces mientras que están tomando estos que son ineficaces.

Recomendaciones

El cartílago de tiburón cuesta alrededor de 700 dólares al mes. Este es un precio muy alto que pagar por una terapia que muestra poca evidencia de eficacia. Aunque el cáncer sigue siendo una enfermedad devastadora, la medicina convencional ha desarrollado tratamientos confiables y eficaces para algunos tipos de cáncer. Si el cáncer progresa hasta el punto donde no queden tratamientos, el estudio de Miller sugiere que el cuidado de apoyo es tan eficaz como el cartílago de tiburón. Es posible que este método hasta el fin de la vida produzca más bendiciones espirituales y de relaciones que la continua insistencia en las "curas" elusivas.

Dosis

La dosis más común que se recomienda para prevenir el cáncer varía de 0.5 a 4.5 gramos diarios, divididos en un pequeño número de dosis que se toman con las comidas. Para tratar el cáncer, los propulsores recomiendan ingerir dosis mucho más altas.

Categorías del tratamiento

Terapia complementaria

Cáncer ☹☹☹☹

Sin pruebas científicas

Para cualquier indicación ☹☹☹☹

CharlataneríaCharlatanería o fraude
En ciertos casos ☹☹☹☹

Lecturas sugeridas

Jellin, Jeff M., Forrest Batz, y Kathy Hichens, *Pharmacist's Letter/Prescriber's Letter: Natural Medicines Comprehensive Database*, Therapeutic Research Facility, Stockton, CA, 1999, pp. 837-38.

McCutcheon, Lynn, "Taking a Bite out of Shark Cartilage" [Tomar una mordida del cartílago de tiburón], *Skeptical Inquirer* 21, no. 5, septiembre/octubre 1997, pp. 44-48.

Miller, Denis R., et al., "Phase I/II Trial of the Safety and Efficacy of Shark Cartilage in the Treatment of Advanced Cancer" [Fase I/II de la prueba sobre la seguridad y eficacia del cartílago de tiburón en el tratamiento del cáncer avanzado], *Journal of Clinical Oncology* 16, no. 11, noviembre de 1998, pp. 3649-55.

CHAPARRAL

¿Qué es?

Chaparral es el escenario favorito de las antiguas películas de vaqueros. El término se refiere en general a un área densa de arbustos y pequeños árboles. Sin embargo, cuando hablamos de remedios herbarios, nos referimos a la planta creosota, el arbusto más común que se encuentra en las áreas desérticas del suroeste de los Estados Unidos y Méjico. El nombre botánico del arbusto es *Larrea tridentata,* aunque *Larrea divaricata* y *Larrea mexicana* también se refieren al mismo arbusto o a uno que es muy similar. El arbusto es una fuente de creosote, lo que ha motivado mucho interés en encontrar usos, sobre todo medicinales, para el otro material de la planta.

Afirmaciones

Los nativos estadounidenses hicieron un té de las hojas y espigas y lo usaron para una amplia variedad de condiciones, incluyendo la artritis, cáncer, enfermedades venéreas, tuberculosis, catarros y como un tónico para el pelo. Durante los años 1960 el interés se enfocó en sus propiedades anticancerosas, en particular en el ingrediente principal en el té, ácido nordihidroguaiarético (NDGA, por sus siglas en inglés.) Más recientemente, las declaraciones se enfocaron en sus propiedades antihongo, antibacteriana y antiviral. Debido a estas afirmaciones, chaparral se ha convertido en un remedio herbario popular entre los infectados con SIDA.

Resultado de las investigaciones

Las ratas a las que se les dio NDGA mostraron un crecimiento más lento de sus cánceres, pero cuando se estudió el té de chaparral en los humanos, los resultados fueron extremadamente variables. NDGA es un antioxidante potente, lo cual puede explicar por qué afecta varios sistemas vivos. Sin embargo, ningún estudio clínico apoya cualquiera de los beneficios pretendidos del uso de chaparral.

Aunque los informes anecdóticos de un efecto "anticáncer" (✔) tal vez justifiquen los estudios muy cuidadosos y controlados, los lectores también deben estar advertidos de que el uso de chaparral ha demostrado estimular el crecimiento de ciertos tumores.

Advertencias

Cuando los estudios con ratas se continuaron durante largo tiempo, a las que se les dio chaparral desarrollaron problemas en sus nódulos linfáticos y riñones. También se reportaron (✗✗) 13 casos de daños en el hígado en personas que tomaron chaparral. Dos de estas personas necesitaron transplantes de hígado. En 1992, la FDA publicó una advertencia de la relación potencial entre el chaparral y la intoxicación del hígado. Además, se informaron (✗✗) varios casos de problemas con los riñones luego de ingerir chaparral. Esto motivó que se quitaran muchos de los productos de las tiendas, aunque han vuelto a reaparecer en años recientes. Por ejemplo, un suplemento dietético que contiene chaparral se ha vendido para el herpes simple. El fabricante declara que un proceso patentado de fabricación lo hace no tóxico; sin embargo, para nuestro conocimiento, otros no confirmaron esta afirmación.

Recomendaciones

Ya que no se demostró la eficiencia de chaparral, y debido a que puede tener serios efectos tóxicos, no se recomienda tomarla en ninguna de sus formas. El chaparral debe evitarse. Cualquiera que ya esté sufriendo daños del hígado o ictericia realmente debe evitar este remedio por completo.

Dosis

Ninguna dosis es inocua.

Categorías del tratamiento

Sin pruebas científicas

Para cualquier indicación ☹☹☹☹

Científicamente cuestionable

Para cualquier indicación ☹☹☹☹

Charlatanería o fraude

En manos de algunos practicantes

Lecturas sugeridas

Foster, Steven, y Varro E., Tyler, *Tyler's Honest Herbal: A Sensible Guide to the Use of Herbs and Related Remedies,* 4ª ed., Haworth Herbal Press, NY, 1999, pp. 109-11.

Jellin, Jeff M., Forrest Batz, y Kathy Hichens, *Pharmacist's Letter/Prescriber's Letter: Natural Medicines Comprehensive Database,* Therapeutic Research Facility, Stockton, CA, 1999, pp. 229-30.

Sheikh, M. Nasreen, Rosanne M. Philen, y Lori A. Love, "Chaparral-Associated Hepatotoxicity" [Hepatotoxicidad asociada con chaparral], *Archives of Internal Medicine* [Archivos de la medicina interna] 157, no. 8, abril de 1997, pp. 913-19.

COENZIMA Q_{10}

¿Qué es?

Coenzima Q_{10} también llamada "Co-Q_{10}" o "ubiquinona", es un antioxidante que se encuentra en muchos alimentos, especialmente la carne y el pescado. Co-Q_{10} es un compuesto grasosoluble químicamente similar a las vitaminas E y K grasosolubles. De muchas maneras Co-Q_{10} trabaja como una vitamina, pero no se clasifica como una de ellas porque el cuerpo humano la produce (y las vitaminas no). Es necesaria para permitir la producción de energía en las células del cuerpo y previene la oxidación en las membranas. Se usa más ampliamente en Japón donde el gobierno, en 1974, aprobó Co-Q_{10} para el tratamiento de problemas del corazón. Se informa que se usa extensamente en Europa y Rusia. La mayoría de Co-Q_{10} se hace fermentando remolachas y azúcar de caña con una levadura especial.

Afirmaciones

Hace varios años Co-Q_{10} fue un suplemento dietético extremadamente popular luego de decirse que prevenía el envejecimiento, curaba el cáncer y elevaba los niveles de energía. Las razones para esto eran mayormente teóricas y anecdóticas. Por ejemplo, se encontró que Co-Q_{10} estaba más presente en grandes niveles entre los jóvenes y vigorosos que entre los ancianos y débiles. La teoría era que quizás una disminución de los antioxidantes causaran algunos de los estragos del envejecimiento. Al tomar esta idea un paso más adelante, se postuló que si la gente comenzaba a tomar el antioxidante, realmente podría revertir el envejecimiento restaurando el mismo balance químico que tenían en sus cuerpos cuando eran jóvenes. Este tipo de postulación es la base para muchas investigaciones científicas. Sin embargo, no es más que una idea. Pero fue suficiente para que algunos que promovían la teoría en la prensa popular como un "hecho", informaran que los científicos habían descubierto el secreto para revertir el envejecimiento. Aunque la teoría *no se había probado todavía,* las implicaciones eran que el descubrimiento se había confirmado.

Luego vinieron los anuncios con titulares junto a las líneas de "Los científicos descubrieron la fuente de la juventud" y "La píldora milagrosa que agrega años a su vida".

Co-Q_{10} es caro y su popularidad ha decaído. Hoy, Co-Q_{10} se anuncia principalmente para prevenir una variedad de condiciones cardiacas, incluyendo la insuficiencia cardiaca congestiva y la angina. También se usa para la diabetes, presión arterial alta, enfermedad de Huntington, distrofia muscular, fatiga crónica, SIDA e esterilidad masculina. Algunos la usan exteriormente para enfermedades periodontales y para prevenir las arrugas.

Resultado de las investigaciones

Una de las teorías originales acerca de Co-Q_{10} quedó destrozada a principios de marzo de 2000, cuando los resultados de las pruebas (**✗✗✗**) observaron que las propiedades antienvejecimiento no tenían sentido. Sí, el antioxidante disminuye con la edad. No, no parece haber causa y efecto directo que se pueda contrarrestar al tomar los suplementos.

El asunto de la enfermedad del corazón es menos claro. Varios estudios (✔✔) mostraron que la gente con ciertos tipos de enfermedades del corazón tienen un nivel bajo de Co-Q_{10}. Sin embargo, la mayoría de las investigaciones (✔✔✔✔) demuestran que el tratamiento (hasta 100 mg) a largo plazo para pacientes con insuficiencia cardiaca congestiva solo mejora ligeramente la capacidad máxima para los ejercicios y la calidad de vida. En algunas pruebas clínicas la proporción de los pacientes que mostraron mejorías fue similar a la proporción que se benefició con las medicinas convencionales como el inhibidor de ACE (extracto de adrenocortical) y la digoxina. La revisión de Overvad y sus colegas determinaron que las pruebas (✔✔✔✔) doblemente ciegas muestran efectos cardiacos positivos al ingerir suplementos de Co-Q_{10}, especialmente cuando hay insuficiencia cardiaca crónica. Ellos hicieron énfasis en que estos efectos necesitan investigarse más porque todos los estudios tenían problemas en sus diseños. Uno de estos (✘✘✘) realizado en abril de 2000 notó que los suplementos no beneficiaban a los pacientes con insuficiencia cardiaca congestiva que recibían terapia médica normal.

Otras investigaciones cardiovasculares (✔✔✔) mostraron efectos positivos para la angina y la presión arterial alta. Estos informes (✔✔) de Co-Q_{10} reportan que disminuyen la cardiotoxicidad de la quimioterapia (con Adriamycin®). Existen informes de casos (✔✔) en que mejoraron las funciones en pacientes con enfermedades de Huntington y distrofia muscular después de usar Co-Q_{10}, pero la primera prueba no ciega (✘✘) en pacientes de Huntington no encontró beneficio alguno. Tal vez (✔) mejore la función del sistema inmunológico en pacientes con SIDA. Pequeños estudios (✘✘) no mostraron efectos de azúcar en la sangre en los casos de diabetes. Los estudios (✘✘✘) con Co-Q_{10} no mostraron mejorías en la actuación atlética ni cuando se aplicó externamente para las enfermedades periodontales. Ningún estudio determinó si las mejorías a largo plazo son resultado de Co-Q_{10} ni se comparó directamente con las medicinas convencionales.

ConsumerLab.com es una compañía independiente de pruebas que permite que los promotores usen su sello de aprobación para satisfacer las preocupaciones en cuanto a calidad y pureza de la Co-Q_{10} que se vende en los Estados Unidos. Lo hace satisfaciendo las normas alemanas de pruebas en cuanto a la cantidad de ingredientes activos en la preparación. De los 29 productos probados, todos menos 1 contenían la cantidad de Co-Q_{10} que decía la etiqueta (el único producto que falló contenía solo 17% de lo que informaba la etiqueta). Los resultados de esta y otras pruebas se pueden ver si se suscribe a su sitio en la Internet.

Advertencias

En los estudios clínicos que incluyen Co-Q_{10} no se reportaron efectos adversos significativos al tomar 200 mg diariamente durante 6 a 12 meses, o 100 mg diarios hasta durante 6 años. Algunas personas informaron (✘) náuseas de corta duración. Aun más, las estatinas (las drogas que disminuyen los niveles del colesterol) y algunas drogas orales para la diabetes (Micronase®, Dymelor® y Tolinase®), disminuyen los niveles de Co-Q_{10}. El significado clínico de esto no se conoce.

Recomendaciones

En términos generales, el antiguo entusiasmo por la Co-Q_{10} como suplemento cardiaco ha disminuido a medida que se informaron los resultados de otras investigaciones de calidad superior. No hay prueba de que disminuya la tasa de mortalidad ocasionada por enfermedades del corazón. Los beneficios que se informaron tal vez se deban a que es un antioxidante. No obstante, es un antioxidante muy caro, dado que las frutas y los vegetales brindan grandes cantidades de estos compuestos. Además, hay mucho acerca de cómo la Co-Q_{10} funciona y qué tan bien funciona a través de los muchos años que una persona la tome que sigue siendo incierto. Aún más, hay un número de medicinas convencionales bien establecidas que son relativamente baratas y disminuyen los riesgos de muertes en pacientes con insuficiencia cardiaca. Las personas que tienen riesgo por problemas cardiacos tal vez quieran considerar el uso de Co-Q_{10}, pero deben consultar a sus médicos, sobre todo si ya están tomando otro medicamento para el corazón, una droga para bajar el colesterol o un agente oral para la diabetes, debido a que Co-Q_{10} podría potencialmente reaccionar con cada uno de estos medicamentos.

La Base de Información Natural recomienda que no se tome Co-Q_{10} durante el embarazo o si está amamantando porque hay información insuficiente acerca de los usos de estos en cualquiera de esas condiciones.

Dosis

La mayoría de los estudios usaron de 50 a 200 mg dividido en 2 ó 3 dosis durante el día.

Categorías del tratamiento

Terapia complementaria

- Insuficiencia cardiaca congestiva ☺☺
- Angina ☺☺
- Presión arterial alta ☺
- Disminuir riesgos de daños al corazón (cardiotoxicidad) en pacientes que reciben el agente Adriamycin para la quimioterapia ☺☺

Sin pruebas científicas

- Antienvejecimiento ☹☹☹
- Mejorar la actuación atlética ☹☹
- Mejorar las funciones en personas que padecen enfermedades de Huntington ☹
- Diabetes ☹
- Distrofia muscular
- Fatiga crónica
- Esterilidad masculina

Prevención de la aterosclerosis
Enfermedades periodontales
Cualquier otra indicación

Lecturas sugeridas

Jellin, Jeff M., Forrest Batz, y Kathy Hichens, *Pharmacist's Letter/Prescriber's Letter: Natural Medicines Comprehensive Database,* Therapeutic Research Facility, Stockton, CA, 1999, pp. 271-73.

Khatta, Meenakshi, Barbara S. Alexander, Cathy M. Krichten, Michael L. Fisher, Ronald Freudenberger, Shawn W. Robinson y Stephen S. Gottlieb, "The Effect of Coenzyme Q_{10} in Patients with Congestive Heart Failure" [El efecto de la Coenzima Q_{10} en pacientes con insuficiencia cardiaca congestiva], *Annals of Internal Medicine* [Anales de la medicina interna] 132, no. 8, abril de 2000, pp. 636-40.

Overvad, K., B. Diamant, L. Holm, G. Holmer, S. A. Mortensen, y S. Stender, "Coenzyme Q_{10} in Health and Disease" [La Coenzima Q_{10} en la salud y la enfermedad], *European Journal of Clinical Nutrition* [Revista europea de la nutrición clínica] 53, no. 10, octubre de 1999, pp. 764-70.

COHOSH NEGRO [BLACK COHOSH]

¿Qué es?

Durante siglos, los nativos estadounidenses conocían el remedio herbario cohosh negro como "raíz india". Se usó casi exclusivamente para el tratamiento de los dolores menstruales y para aliviar el dolor del parto. El primer uso sigue siendo popular. El último está cayendo en desuso debido a los riesgos para los no nacidos.

El cohosh negro, también conocido como raíz de serpiente negra y raíz de maraca es un remedio herbario elaborado con las partes que están debajo de la tierra (raíz y rizoma) de una planta norteamericana llamada *Cimicifuga racemosa*. Esté consciente de que el cohosh azul es una planta que no tiene relación alguna *(caulophyllum thalictroides)*, aunque ambos se llaman raíz india y se usan en forma similar.

Afirmaciones

Los nativos usaban el cohosh negro para una variedad de enfermedades que incluyen el reumatismo, dolor de garganta y problemas menstruales. Sigue siendo popular como una forma para disminuir los calores de la menopausia y como una terapia alternativa para reemplazar las hormonas. Otros usos son para los dolores premenstruales, dismenorrea, indigestión y como un repelente de insectos.

Resultado de las investigaciones

Durante los años 1960, se llevaron a cabo estudios extensos en animales para identificar cualquier compuesto parecido al estrógeno en el cohosh negro sobre la teoría de que esto explicaría los informes anecdóticos. No se encontró nada como el estrógeno, pero investigaciones realizadas más tarde revelaron que el extracto baja los niveles de hormona luteinizada, que se encuentra en la menstruación.

Cinco estudios clínicos en Alemania usaron un producto llamado Remifemin®. Este es un extracto normalizado diseñado para enviar cantidades constantes de *triterpene glycosides* (aunque no está claro si estos son los ingredientes activos). Los primeros 3 estudios no eran ciegos, pero los segundos sí lo eran (✔✔✔). Muchas mujeres que tomaban el extracto informaron que sintieron alivio de los síntomas de la menopausia en comparación con las que recibieron un placebo. En un estudio, las mujeres que ingerían cohosh negro informaron el mismo grado de alivio que las que tomaban la terapia para reemplazar la hormona, mientras que las que le recibieron placebo reportaron no haber mejorado.

Advertencias

Debido a que el cohosh negro tiene algunos efectos en la menstruación y las hormonas del sexo femenino, no debe usarse durante el embarazo o si está amamantando a un niño. Aumenta el riesgo para el aborto. (Este consejo es uniforme para virtualmente todas las hierbas. El efecto de casi todas ellas en el desarrollo de los niños no nacidos es desconocido. Cuando las hierbas se consideran con propiedad, su uso lo debe administrar un médico que tenga conocimientos acerca de este tipo de remedios.) El efecto secundario más común del cohosh negro son problemas intestinales, aunque se sabe muy poco acerca de lo tóxico que pueda ser. Por esta razón, los que recetan el remedio en Alemania sugirieron que no se tome más de 3 a 6 meses.

Recomendaciones

El cohosh negro parece traer alivio para algunos síntomas menstruales y de menopausia, aunque se sabe muy poco acerca de cómo puede ser esto. Toda la información clínica disponible probó solo un producto alemán, Remifemin®, la que ahora se puede conseguir en los EE.UU. No hay garantía de que otros productos den los mismos resultados. Debido a la falta de información, especialmente acerca de lo tóxico que pueda ser, no se puede recomendar el uso del cohosh negro de todo corazón, aunque realmente merece futuras investigaciones. *Natural Database* [Base de Información Natural] lo ha calificado "Inseguro" durante el embarazo y la lactancia. El cohosh negro puede ofrecerle algún beneficio a las mujeres que no puedan, o prefieran no usar la terapia para reemplazar la hormona durante la menopausia. Tenga cuidado de no confundir cohosh negro con cohosh azul, ya que este último es mucho más tóxico.

Dosis

Las recomendaciones de las dosis varía ampliamente de 8 a 2400 mg del rizoma o raíz seca 3 veces al día. La Comisión E Alemana recomendó 40-80 mg al día de Remifemin. No confunda el cohosh negro con 2 plantas que no se relacionan con esta, cohosh azul y cohosh blanco.

Categorías del tratamiento

Terapia complementaria

Manejo de los síntomas de la menopausia, en especial los calores ☺☺☺

Manejo de los síntomas premenstruales y dolores menstruales ☺☺

Sin pruebas científicas

Estimulante para la menstruación 

Indigestión

Reumatismo

Cualquier otra indicación

Lecturas sugeridas

Foster, Steven, y Varro E. Tyler, *Tyler's Honest Herbal: A Sensible Guide to the Use of Herbs and Related Remedies* [El herbario honesto de Tyler: Una guía juiciosa del uso de hierbas y remedios afines], 4a ed., Haworth Herbal Press, New York, 1999, pp. 51-53.

Jellin, Jeff M., Forrest Batz, y Kathy Hichens, *Pharmacist's Letter/Prescriber's Letter: Natural Medicines Comprehensive Database* [Carta del farmacéutico y del recetador: Base de datos comprensivos de las medicinas naturales], Therapeutic Research Facility, Stockton, CA, 1999, pp. 112-13.

Tillem, Joya, "Black Cohosh for the Treatment of Perimenopausal and Menopausal Symptoms" [Cohosh negro para el tratamiento de los síntomas perimenopausia y menopausia], *Alternative Medicine Alert* 3, no. 2, febrero 2000, pp. 17-19.

CONSUELDA [COMFREY]

¿Qué es?

La consuelda es una hierba muy popular que se usa sola y en combinación con muchas otras. Las hojas, raíz y rizoma (un tallo parecido a la raíz) de una cantidad de especies de *Symphytum* se emplean en estas preparaciones. La planta crece extensamente a través de América del Norte, también es conocida por el nombre común de *blackwort, knitbone* y raíz resbaladiza.

Afirmaciones

Algunos la reconocen como una hierba maravillosa y curalotodo. El uso más común era el de una crema que se creía que ayudaba a curar cortadas, morados, quemaduras y heridas. Se ha usado como gárgaras para las enfermedades periodontales y dolor de garganta. Para el consumo interno, por lo general se hacía en té (o un extracto mezclado conocido como "bebida verde"). Se dice que cura úlceras estomacales, limpia la sangre y alivia la congestión bronquial. Algunos recomiendan la consuelda para el exceso de menstruación, diarrea, tos constante, reumatismo, bronquitis, cáncer y angina.

Resultado de las investigaciones

Los análisis de los compuestos que contiene la consuelda muestran que alrededor de un tercio de las raíces consisten de un carbohidrato llamado "mucílago". Este tipo de compuesto podría formar un fina capa sobre la piel que sirve de alguna protección y es analgésico para la irritación. Otro compuesto llamado "allantoin" se encuentra en la raíz y es conocido porque estimula la proliferación de las células, la cual puede ser útil para curar heridas. Los estudios (✔✔) mostraron eficacia cuando la consuelda se usó externamente para el tratamiento de morados y torceduras. Sin embargo, no se han encontrado otros ingredientes de beneficio en los extractos de la consuelda, aunque encontraron varios compuestos que ocasionaron serios efectos tóxicos.

Advertencias

Todas las especies de consuelda contienen una variedad de compuestos llamados alcaloides pirrolizidina, y las raíces contienen estos materiales cerca de 10 veces más que las hojas. Todos estos compuestos se conocen por ser tóxicos para el hígado y pueden causar cáncer del hígado y los pulmones.

A los animales que se les dio consuelda, en 6 meses desarrollaron tumores en el hígado y la vejiga y tenían otros daños claramente visibles en el hígado. Se informaron numerosos casos de enfermedades del hígado venooclusivo (los vasos sanguíneos en el hígado se bloquean, motivando la muerte de sus tejidos) luego que las personas ingirieron consuelda. Un artículo de la revista británica *Lancet* sugirió que la causa más común de esta enfermedad en particular es comer plantas que contengan alcaloides pirrolizidina. Por esta razón, la mayoría de las autoridades médicas recomiendan que por ninguna razón se tome internamente la consuelda. La Asociación Americana de Productos Herbarios recomendó que todos los productos con alcaloides pirrolizidina tóxica (como la consuelda) llevaran en la etiqueta esta declaración: "Solo para uso externo. No se aplique a la piel rota o raspada. No lo use mientras esté amamantando".

Recomendaciones

Tal vez la consuelda tenga algún valor cuando se aplica externamente para el tratamiento de leves morados o torceduras. Ya que se dispone de una buena cantidad de otras medicinas y remedios naturales para estas condiciones, no vemos ninguna razón para escoger la consuelda. Si alguien insiste en usar consuelda, debe hacerlo con mucho cuidado y por períodos breves ya que la piel absorbe los ingredientes activos de los medicamentos tópicos. Las preparaciones de consuelda nunca deben usarse en cortadas o donde la piel esté rota. Los riesgos de toxicidad hacen que cualquier uso interno de consuelda sea inapropiado y el uso externo poco sabio. La Base de Información Natural declara que la consuelda no debe usarse ni siquiera externamente durante el embarazo ya que no hay información que muestre su seguridad. Se calificó "Dañina".

Dosis

Ningún uso oral de consuelda es seguro, y pocos la recomendarían para uso externo. No use el ungüento de consuelda sobre la piel rota ni durante más de 10 días.

Categorías del tratamiento

Terapia complementaria

Externamente sobre piel sana, para morados o torceduras, sin embargo debido al potencial de su toxicidad, no recomendamos su uso. ☹

Científicamente cuestionable

Gárgaras para enfermedades periodontales y dolor de garganta 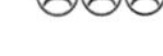

Uso oral para úlceras estomacales, congestión bronquial, tos persistente, bronquitis, excesiva menstruación, diarrea, reumatismo, cáncer, angina, o cualquier otra indicación médica. ☹☹☹☹

Sin pruebas científicas

Exteriormente para ayudar a curar cortadas o heridas ☹☹

Lecturas sugeridas

DerMarderosian, Ara, ed., "Comfrey" [Consuelda], en *The Review of Natural Products* [La revista de productos naturales], Facts and Comparisons, St. Louis, MO, octubre de 1995.

Foster, Steven, y Varro E. Tyler, *Tyler's Honest Herbal: A Sensible Guide to the Use of Herbs and Related Remedies,* 4ª ed. Haworth Herbal Press, NY, 1999, pp. 121-25.

Jellin, Jeff M., Forrest Batz, y Kathy Hichens, *Pharmacist's Letter/Prescriber's Letter: Natural Medicines Comprehensive Database,* Therapeutic Research Facility, Stockton, CA, 1999, pp. 283-84.

CORAZONCILLO [ST. JOHN'S WORT]

¿Qué es?

Durante siglos cualquiera que se sintiera plagado de emociones que lo llevaran al abatimiento se volvía al corazoncillo *(Hypéricum perforátum)* para aliviarse. Al principio, usar esta hierba significaba luchar contra los demonios y espíritus malignos culpables del problema. El vocablo "hypéricum" se deriva de las palabras griegas *hyper* y *eikon,* que se traducen "enzima" e "icono", una alusión a las antiguas hierbas usadas para protegerse contra los espíritus malignos. *"St. John"* (el nombre en inglés de corazoncillo) se deriva del hecho que las flores de la planta florecen alrededor del día de San Juan (junio 24). También, cuando los bulbos y las flores se aprietan, exudan un pigmento rojo que se asociaba con la sangre de Juan el Bautista.

Más recientemente y por las mismas razones, algunos llaman a la hierba "*St. Joan's wort*" como mártir Juana de Arco.

Hoy, con nuestro más sofisticado conocimiento de bioquímica, muchas personas consideran que consumir corazoncillo es la respuesta perfecta para revertir la depresión ligera. El remedio, hecho de un extracto de las flores de *Hypéricum perforátum*, es el antidepresivo más ampliamente recetado en Alemania, el cual se usa incluso más que el Prozac®. En los Estados Unidos rápidamente se convirtió en uno de los remedios herbales más vendidos. En 1999, de acuerdo a la revista *Prevention*, fue la cuarta hierba que más se usó en Estados Unidos (después del ajo, el ginseng y el ginkgo).

Afirmaciones

El corazoncillo se usó principalmente para las formas ligeras y moderadas de depresión y ansiedad. También se recomienda para la gente con insomnio y fatiga crónica generalizada. Los herbolarios han citado los beneficios medicinales durante por lo menos 400 años. En los Estados Unidos, la mención más antigua que se recuerda del corazoncillo pudo haber sido la de Griffith (1847), quien declaró que la hierba se puede tomar como un aceite o ungüento para las úlceras, tumores y como diurético. A través de los siglos, el corazoncillo se ha usado para dolencias como desórdenes nerviosos, depresión, neuralgia, problemas de los riñones, heridas y quemaduras.

Más recientemente, se ha postulado como tratamiento para los virus. Las pruebas están en sus etapas más primitivas para ver si, en particular, uno de sus ingredientes activos, hypericin, tendría impacto contra las infecciones del VIH. Sin embargo, queda pendiente de las investigaciones que solo están comenzando, mientras tanto permanece como conjeturas.

Resultado de las investigaciones

En Alemania se han realizado muchos estudios clínicos (✔✔✔✔); los aleatorios se revisaron en el artículo de Linde que se enumera debajo. Cuando Linde hacía sus escritos, estaban en camino en los Estados Unidos 4 pruebas clínicas adicionales a gran escala. Linde encontró mucha variación en la calidad de las pruebas examinadas y los tipos de depresión estudiados. No obstante, llegó a la conclusión de que el corazoncillo es mejor que el placebo, aunque no se podía determinar si funcionaba mejor para un tipo de depresión u otra. Sin embargo, los expertos advirtieron que el Prozac (o los antidepresivos SSRI SSRI (por sus siglas en inglés) [Inhibidor Selectivo de la Recapitación] Serotonina]similares o MAO inhibidores) nunca debían usarse en conjunto con el corazoncillo.

Desde el repaso de Linde se ha publicado una cantidad de estudios nuevos y extensos. Cuatro de estos se probaron en más de 150 personas, haciendo sus conclusiones más confiables. En todos estos estudios (✔✔✔✔), el corazoncillo era eficaz para aliviar la depresión y ansiedad de ligera a moderada. Además, un estudio encontró que el corazoncillo era tan eficaz como el Prozac, otro halló que era tan eficaz como una droga estrechamente relacionada, sertraline, y dos estudios más observaron que era tan eficaz como imipramine, un antiguo antidepresivo tricíclico. En estos dos últimos estudios, los sujetos informaron significativamente menos efectos secundarios con el corazoncillo. Los autores del estudio más reciente BMJ llegaron a la conclusión de que esta hierba "debía considerarse para el primer tratamiento de depresiones ligeras a moderadas, sobre todo durante el nivel de cuidado primario".

A pesar de la creciente evidencia de que el corazoncillo funciona, no hay seguridad de cómo lo hace. Una ventaja de este remedio, en relación a otros productos herbarios es que está a la disposición en forma regular. Esto significa que cada lote contiene una cantidad específica de una química, por lo general hypericin. Sin embargo, nadie sabe si hypericin es realmente el ingrediente activo en el remedio. Esta es una de las preguntas que los investigadores esperan determinar en estudios futuros.

Algunos fabricantes de corazoncillo regularizan sus productos con la norma de un segundo compuesto, hyperflorin. Además del hypericin y el hyperflorin, hay otros compuestos en el corazoncillo con actividad biológica, incluyendo los flavonoides, componentes de los aceites esenciales y el carotenoides. La pregunta que surge es si el hypericin, el hyperflorin, los otros componentes o una combinación de todos ellos, son los ingredientes activos en la planta. Mientras esto no se descubra, la evaluación y normalización de los productos será difícil.

Aun más, debido a la falta de regulación de los suplementos dietéticos en los Estados Unidos, hay una variación significativa en los productos disponibles en este país. Un estudio, que comisionó *Los Angeles Times*, encontró una variedad impresionante en el porcentaje de los ingredientes activos en una cantidad de marcas diferentes del corazoncillo. Esta variedad tal vez explique por qué los estadounidenses parecen tener una reacción menos favorable a la hierba que sus vecinos europeos. En mayo del 2000, el *Consumer Report* informó de una encuesta grande (**✗✗**) de más de 46,000 personas. Entre los que respondieron e informaron que tenían depresión, el 30% dijo que probaron el corazoncillo. De estos, solo el 17% dijo que los ayudó "mucho", mientras que el 55% dijo que los ayudó "poco o nada". El ConsumerLab.com, una compañía independiente que permite a los promotores usar su sello de aprobación de los productos que pasan su criterio (por lo general satisface las normas de las pruebas de Alemania respecto a la cantidad de ingredientes activos en la preparación) está planeando examinar el corazoncillo. Los resultados, cuando estén disponibles, podrán verse suscribiéndose a su sitio en Internet (www.consumerlab.com).

Advertencias

Los efectos secundarios del corazoncillo son relativamente ligeros y poco frecuentes. Sin embargo, por lo general, los estudios solo duraron 8 semanas, así que se desconocen los efectos a largo término. Los síntomas más comunes son incomodidad intestinal, fatiga, boca reseca, vértigos, erupción de la piel y (con dosis muy altas) hipersensibilidad a la luz. Aunque se desconoce la manera en que el corazoncillo combate la depresión, es probable que tenga un efecto similar a los antidepresivos de la farmacia, lo cual significa que probablemente afecte cómo funciona. Así que, los pacientes que tengan recetas antidepresivas deben avisar a sus médicos antes de comenzar a tomar el corazoncillo o cualquier otro remedio herbario.

La FDA advirtió a los médicos a principios de 2000 acerca de un estudio que efectuó el Instituto Nacional de la Salud que mostraba una interacción importante entre el corazoncillo y el indinavir, un inhibidor proteasa que se usa para tratar la infección del VIH. En este estudio, los pacientes que tomaban corazoncillo junto con indinavir disminuyeron sustancialmente los niveles de indinavir en su sangre. Es posible que esto se debiera a la inducción del citocromo P450 vía metabólica. Ahora, antes que usted pase la página (después de todo, ¿a quién le interesa esta vía P450?), déjenos explicarle la importancia de este hallazgo.

Muchas de las medicinas recetadas que se usan para tratar condiciones como la enfermedad cardiovascular, depresión, convulsiones y ciertos cánceres o para prevenir condiciones como el rechazo de trasplantes o el embarazo (anticonceptivos orales), se metabolizan mediante la vía P450. Esta es una de las maneras importantes del cuerpo para eliminar los compuestos extraños del mismo. Si se induce (una forma de estimulación que se sospecha que ocurre con el corazoncillo), causará que muchas otras drogas se descompongan mucho más rápido que lo normal, posiblemente hasta antes que tengan su efecto normal. Una interacción importante y potencialmente peligrosa de la droga podría ocurrir entre el corazoncillo y muchos medicamentos recetados. La siguiente tabla enumera las interacciones de las drogas que ya se han informado debido a la inducción de P450. Muchas otras drogas también se pueden afectar. Para prevenir la pérdida del efecto terapéutico de cualquier droga metabolizada mediante la vía citocromo P450, los pacientes que consumen estas drogas no deben ingerir el corazoncillo. De la misma manera, los pacientes que consumen el corazoncillo no deben tomar ninguna de estas recetas.

Drogas cuyos niveles de sangre disminuyeron	**Uso más común para estas drogas**
Indinavir	Tratamiento de VIH
Ciclosporin	Prevención del rechazo de los trasplantes de órganos
Ethinylestradiol	Píldora anticonceptiva
Theophylline	Broncodilatador para el asma y enfermedades de los pulmones
Warfarin	Prevención de coágulos sanguíneos
Phenprocoumon	Prevención de coágulos sanguíneos
Digoxin	Tratamiento para la insuficiencia cardiaca

Otro efecto secundario potencial del corazoncillo es que puede causar fototoxicidad en personas de tez muy clara. En Europa, los que recetan hierbas sugieren que tal vez sea prudente para esta gente no exponerse a una luz solar intensa mientras estén tomando la hierba. La Base de Información Natural, por ejemplo, clasifica el corazoncillo como "Posiblemente dañino" en dosis mayores de 1800 mg al día "debido al riesgo de las reacciones fotosensibles". Sin embargo, solo se reportó un caso de fototoxicidad en un humano a pesar de su amplio uso. En efecto, en un estudio de 3,250 personas que usaron el corazoncillo, solo el 2.4% experimentó efectos secundarios de cualquier tipo. Hasta la fecha, ningún estudio ha examinado los efectos de largo término por usar la hierba. Se clasifica "Posiblemente dañina" para las embarazadas y las que están amamantando.

Recomendaciones

El corazoncillo parece ser un tratamiento leve y relativamente seguro para formas ligeras de depresión, ansiedad o insomnio. Ciertos tipos de depresiones pueden reaccionar mejor que otros. No obstante, no hay información disponible respecto a los efectos a largo plazo de quienes toman esta hierba, así que solo se debe usar como una opción a corto plazo. Dada la naturaleza complicada de la depresión y ansiedad, tomar el corazoncillo, o cualquier otra píldora sola, no se debe considerar como una manera adecuada de tratar con estas condiciones. También deben aplicarse los temas sicológicos, relacionales y espirituales.

Además, el corazoncillo nunca se debe ingerir con ningún medicamento recetado sin que el médico o farmacéutico primero la revisen para estar seguros de que no haya ninguna interacción. Cuando vaya a seleccionar un producto, recuerde que la mayoría de los estudios se realizaron con fórmulas alemanas. Estas se pueden conseguir en los Estados Unidos bajo las marcas llamadas Kira®, Perika®, Movana® y Quanterra® corazoncillo.

Dosis

La mayoría de los estudios usaron 300 mg de extracto 3 veces al día. Estos extractos se normalizaron para que contengan 0.3% de hypericin.

Categorías del tratamiento

Terapia complementaria

Ligera depresión	☺☺☺☺
Ansiedad	☺☺
Indigestión	☺
Uso externo para morados, arañazos, quemaduras ligeras y dolor muscular	☺

Sin pruebas científicas

SIDA	☹☹☹☹
Cualquier otra indicación	

Lecturas sugeridas

Ernst, E., "Second Thoughts About Safety of St John's Wort" [Nueva consideración acerca de la seguridad del corazoncillo], *Lancet* 354, diciembre de 1999, pp. 2014-16.

Jellin, Jeff M., Forrest Batz, y Kathy Hichens, *Pharmacist's Letter/Prescriber's Letter: Natural Medicines Comprehensive Database*, Therapeutic Research Facility, Stockton, CA, 1999, pp. 864-66.

Linde, Klaus, Gilbert Ramirez, Cynthia D. Mulrow, Andrej Pauls, Wolfgang Weidenhammer, y Dieter Melchart, "St. John's Wort for Depression—An Overview and Meta-Analysis of

Randomised Clinical Trials" [Corazoncillo para la depresión, un repaso y metanálisis de pruebas aleatorias clínicas], *BMJ* 313, agosto de 1996, pp. 253-58.

Schrader, E., "Equivalent of St. John's Wort Extract (Ze 117) and Fluoxetine: A Randomized, Controlled Study in Mild-Moderate Depression" [Equivalente del extracto del corazoncillo (Ze 117) y Fluoxetine: Un estudio aleatorio, controlado en la depresión ligeramente moderada], *International Clinical Psychopharmacology* [Clínica internacional sicofarmacología] 15, no. 2, marzo de 2000, pp. 61-68.

Woelk, Helmut, "Comparison of St. John's Wort and Imipramine for Treating Depression: Randomised Controlled Trial" [Comparación del corazoncillo e Imipramine para el tratamiento de la depresión: Prueba aleatoria controlada], *BMJ* 321, septiembre de 2000, pp. 536-39.

CORTEZA DEL SAUCE [WILLOW BARK]

¿Qué es?

El té de corteza del sauce era una bebida de elección para aliviar a los que se sobrepasaban con los primeros vinos y cervezas, al igual que para los que sufrían de artritis. Aunque los antiguos no sabían que estaban obteniendo ácidos salicílicos del té, es probable que este ingrediente fuera la razón para la temprana popularidad del té de corteza del sauce. Ahora sabemos que era el antecedente de la aspirina (ácido acetilsalicílico).

La corteza del sauce se ha usado como un antiinflamatorio por lo menos desde los tiempos del antiguo Egipto. Tanto el sauce blanco *(Salix alba)*, nativo de Europa y que ahora crece extensamente en los Estados Unidos, como el sauce negro *(Salix nigra)*, nativo de América del Norte, tienen una corteza que se usaba en forma de polvo o extracto con alcohol para hacer una tintura. También se usó una cantidad de otras especies de *Salix*.

Afirmaciones

Se ha sabido que varias culturas alrededor del mundo usan la corteza del sauce medicinalmente, no solo por sus propiedades para aliviar el dolor y bajar la fiebre, sino también como un tónico digestivo. La China antigua, Hipócrates y otros médicos griegos, y los romanos, recomendaban los remedios de la corteza del sauce. Alrededor del siglo diecisiete las tribus de los estadounidenses nativos usaban especies de sauce para el dolor y la fiebre y es probable que supieran de estos efectos medicinales antes de la llegada de los europeos.

La corteza del sauce fue un remedio popular entre los estadounidenses de los tiempos de la colonia para disminuir la inflamación y la fiebre y tratar dolencias que fluctuaban desde la gota hasta la intoxicación alimenticia. A veces las hojas del sauce también se usaban en remedios para cólicos y otras condiciones. Los ungüentos con corteza del sauce se usaban externamente para cortadas y quemaduras.

Los usos modernos para la corteza del sauce aún descansan en los efectos como los de la aspirina, aunque se considera que actúa más ligera y lentamente que la aspirina. Como un analgésico para el dolor, se dice que la corteza del sauce alivia los dolores musculares, los dolores de cabeza por tensión y la artritis.

Debido a que los estudios hallaron que la aspirina funciona como un agente termogénico (creador del calor y quemador de calorías) en combinación con la cafeína y la efedrina, la corteza del sauce a veces se incluye en las fórmulas para perder peso. También se cree que la corteza del sauce ayuda a prevenir o tratar la bursitis, el reuma, dolor de los nervios y muchas otras enfermedades que involucran la inflamación de los tejidos.

Resultado de las investigaciones

Los científicos suecos investigaron más de 50 plantas que se usaron en la medicina tradicional sueca para tratar las enfermedades inflamatorias y las heridas. El sauce de chiva *(Salix caprea)* estaba entre la media docena de plantas que previenen un número de reacciones bioquímicas que están incluidas entre las causantes de las inflamaciones. La corteza del sauce contiene un compuesto llamado "salicina" en niveles bajos (1 a 2%). El hígado y los intestinos convierten la salicina en ácido salicílico. Este grupo compuesto se llama salicilato. Se ha demostrado que la salicina, el ácido salicílico y la aspirina disminuyen la inflamación, bajan la fiebre y alivian el dolor.

No sabemos de ningún estudio controlado del uso de los productos de la corteza del sauce en los seres humanos. Posiblemente esto refleje el extenso uso de la aspirina, la que se desarrolló de los extractos de la corteza del sauce. A principios del siglo diecinueve se aislaron de la corteza del sauce muestras puras de ácido salicílico, salicina y otros salicilato. En 1852, el ácido salicílico se fabricó químicamente de otro compuesto que ya estaba disponible, eliminando así la necesidad de usar el material de la planta. En 1899, la compañía alemana Bayer modificó químicamente el ácido salicílico para hacer una forma menos irritante al estómago: la aspirina. Esto representó uno de los primeros éxitos para la farmacognosia, la ciencia de tomar un remedio herbario, identificar el ingrediente activo y producir químicamente una forma que se tolere mejor y esté más a la disposición del público. La aspirina se ha estudiado extensamente en pruebas humanas, y en muchas maneras los resultados respaldan los usos tradicionales de la corteza de sauce.

Advertencias

La aspirina, y todos los salicílicos, pueden tener efectos adversos e interacción de drogas. Esto también se aplica a la corteza del sauce. Pueden ser irritantes al estómago y se puede producir una condición conocida como toxicidad salicílica (náuseas, vómitos, diarreas, vértigos y letargo). Algunas personas son hipersensibles al salicílico y las personas con un historial de alergias o asma deben evitar los productos de la corteza del sauce.

No debe darse corteza del sauce a niños que tengan fiebre que pueda deberse a ciertas enfermedades virales, incluyendo la varicela o influenza, debido al riesgo del síndrome de Reye. La corteza del sauce también debe evitarse en las mujeres embarazadas y cualquiera que tenga úlceras. Los efectos secundarios no son frecuentes pero puede incluir náuseas, diarreas y molestias digestivas. El uso excesivo a largo plazo puede causar úlceras estomacales.

La aspirina detiene los coágulos sanguíneos, y ahora se recomienda para algunas personas que tengan riesgo de embolias (causadas por los coágulos sanguíneos). Sin embargo, si alguien ya está tomando algún medicamento anticoagulante, el uso de los productos de la corteza del sauce puede aumentar el riesgo de una hemorragia.

La Base de Información Natural clasifica la corteza del sauce como "Posiblemente dañina" durante el tiempo de lactar. Se clasifica "Posiblemente dañina" durante la niñez porque teóricamente puede causar el síndrome de Reye (como hace la aspirina en los niños menores de 17 años de edad que toman aspirina durante las infecciones virales, como la influenza o la varicela). Se recomienda que no se tome la corteza del sauce si está dando a lactar debido a la información inadecuada para establecer su seguridad.

Recomendaciones

Aunque la investigación moderna ha convalidado los usos tradicionales de la corteza del sauce, esto no significa que tomar corteza del sauce en lugar de aspirina es lo mejor que se haga. La corteza del sauce, como todas las otras hierbas y plantas, varía en las concentraciones de ingredientes activos, dependiendo en cuándo y cómo se cosecha, almacena y procesa. Ya que se dispone ampliamente de la aspirina, es económica y regularizada, esta es la que siempre deben usar los que estén tomando estos productos durante largo tiempo. Para el uso ocasional como es aliviar dolores de cabeza u otros dolores, la corteza del sauce es una alternativa eficaz y segura.

Dosis

Por lo general, se recomienda de 120 a 240 mg de salicina al día, aunque los productos varían considerablemente en su poder.

Categorías del tratamiento

Terapia complementaria

Dolor en los adultos	☺☺
Inflamación de los tejidos suaves en los adultos	☺☺
Dolores de cabeza en los adultos	☺☺
Fiebre en los adultos	☺☺
Advertencia: No usarlo en niños menores de 17 años de edad	☹☹☹☹

Lecturas sugeridas

Fetrow, Charles W., y Juan R. Ávila, *Professional's Handbook of Complementary and Alternative Medicine*, Springhouse, Springhouse, PA, 1999, pp. 669-71.

Jellin, Jeff M., Forrest Batz, y Kathy Hichens, *Pharmacist's Letter/Prescriber's Letter: Natural Medicines Comprehensive Database*, Therapeutic Research Facility, Stockton, CA, 1999, pp. 981-82.

CREATINA

¿Qué es?

La creatina es un suplemento que normalmente se usa en los deportes y que se ha hecho muy popular entre los que levantan pesas y los jugadores de fútbol. Al contrario de los esteroides y estimulantes, la creatina es un componente normal en la dieta, se encuentra en la carne y el pescado. Hasta los vegetarianos pueden, usualmente, producir suficiente creatina en sus cuerpos ya que el hígado la fabrica de otras proteínas. La importancia de la creatina en el ejercicio se notó hace mucho tiempo, en 1847, cuando la carne que se obtenía de zorros salvajes que mataban en una cacería se comparó con la de los zorros que crecían en cautividad. La carne del zorro salvaje tenía más de 10 veces la cantidad de creatina. A pesar de esta información temprana, no fue hasta los años 1990 que la creatina surgió en el escenario atlético, cuando los corredores británicos advirtieron que esta les dio un aumento de energía significativo y legal. El Comité Internacional Olímpico y la Asociación Nacional de Atléticos Colegiales no prohíben la creatina, ya que es un constituyente normal de la dieta de la gente. Desde entonces la creatina se ha vendido en grandes cantidades a tal extremo que en 1999 en los Estados Unidos, se usaron 2.5 millones de kilogramos como un suplemento.

Afirmaciones

Muchos programas de fútbol de la escuela secundaria y la universidad, abierta o calladamente, apoyan el uso de la creatina. Cuando en 1998 Mark McGwire rompió el récord de jonrones de Roger Maris, la creatina era uno de los suplementos que admitió haber tomado. Algunos productos afirman que la creatina hará a un atleta bien entrenado 5% más fuerte o rápido. Aunque no parezca ser mucho, esto puede hacer de un buen atleta uno magnífico, ¡si eso fuera cierto! Se dice que la creatina provee más energía y demora el comienzo de la fatiga a los corredores recreativos o a la persona que levanta pesas en algunas ocasiones. Realmente esto sería bueno, ¡si fuera verdad!

Resultado de las investigaciones

La creatina juega un papel importante durante el ejercicio para proveer energía a los músculos. La verdadera molécula-energía en las células de los músculos es una sustancia llamada ATP. Cuando comenzamos a hacer ejercicios, ATP provee energía, pero casi se usa por completo en un par de segundos. Para que nos sostenga durante los próximos pocos segundos, los almacenes de ATP se rellenan usando una sustancia hecha de creatina llamada "creatina fosfato" (CF). Por lo tanto, la creatina juega un papel importante para abastecer los músculos, pero solo para ejercicios de alta intensidad que duran menos de medio minuto. Teóricamente, entonces, al aumentar la cantidad de creatina en el cuerpo, un atleta pudiera desempeñarse con una alta intensidad durante períodos un poco más largos. Además, ya que la creatina es vital para rellenar los niveles de ATP, más creatina en el cuerpo permitirá que los músculos se recuperen más rápidamente para la próxima ronda de ejercicios.

Los estudios (✔✔) encontraron que el suplemento de creatina aumenta la cantidad de creatina y CF almacenada en las células musculares. Los atletas que durante 3 días tomaron 20 gramos de creatina diariamente aumentaron sus niveles en un 17%, pero más de la mitad de la creatina se excretó sin cambios en la orina. También había grandes diferencias en la manera en que la gente reaccionó. Los que comenzaron con los niveles más bajos (por lo general los vegetarianos) fueron los que más cambiaron. Se cree que esta variabilidad influyó en los resultados de los estudios que investigaron si la suplementación mejoraría la actuación atlética de la gente.

Desde 1990 se han hecho más de 30 pruebas clínicas aleatorias usando creatina para mejorar la actuación. Sin embargo, todos estos estudios han sido relativamente pequeños, los grandes solo han tenido 40 sujetos, y el promedio, 12 sujetos. Dada la variabilidad de cómo responde la gente a la creatina, esto hace que sea muy difícil llegar a conclusiones firmes acerca de la eficacia de la misma. Estos estudios usaron atletas masculinos y saludables mayormente, y los probaron corriendo, nadando, montando bicicleta, remando en un kayak y levantando pesas. En general, los resultados fueron muy variables. Una revisión en 1999 de esta investigación encontró 11 estudios (✔✔✔✔) con resultados positivos, 6 (✘✘✘✘) con resultados mezclados y 11 (✘✘✘✘) con resultados negativos. Un metanálisis de 32 estudios (✘✘✘✘) presentados en la reunión del año 2000 de la *American College of Sports Medicine* [Sociedad Americana de Medicina Deportiva] no mostró efectos generales de suplementos de creatina en actuaciones de alta intensidad.

Cuando se examinaron los estudios un poco más de cerca, algunos patrones comenzaron a hacerse evidente. Para los ejercicios recreativos y aeróbicos (✘✘✘✘), no hay una clara mejoría en la actuación. El sistema de creatina-CF juega una muy pequeña función en este tipo de ejercicios. No hay beneficios para ejercicios anaeróbicos de una vez, (por ejemplo, los de esfuerzo máximo como el esprint o levantar pesas) (✘✘✘✘). Este tipo de ejercicio depende mayormente del ATP almacenado y no del CF. Sin embargo, el suplemento de creatina parece tener algunos beneficios limitados cuando los atletas hacen repetidas vueltas de ejercicios de alta intensidad y corta duración, con descansos de solo unos minutos (✔✔✔). Este tipo de ejercicio es importante en el entrenamiento, donde los atletas tal vez hagan un esfuerzo máximo, descansan y empiezan de nuevo. Similarmente, los que levantan pesas pueden hacer un esfuerzo máximo al levantar peso, descansar y comenzar de nuevo. Parece que la creatina puede permitir que los atletas realicen este tipo de ejercicio de intensidades más altas y con más repeticiones. Este tipo de entrenamiento más intenso puede preparar mejor al atleta para su competencia. Sin embargo, casi todos los estudios se hicieron en ambientes controlados, y no se sabe si la creatina deriva un mejor desempeño cuando sería más importante, es decir, durante la competencia. También existe el peligro de que el entrenamiento más intenso podría llevar a perjudicar o dejar quemado al atleta.

Advertencias

Se dieron muchos informes anecdóticos (✘) de dolores musculares, problemas gastrointestinales y problemas de riñones. Sin embargo, los estudios no hallaron efectos adversos. Teóricamente, es posible que luego de usarlo durante mucho tiempo se afecten los riñones, pero solo encontramos un estudio que examine este asunto. Se examinó un pequeño número de atletas (✔✔) tomando 10 gramos de creatina diarios durante 5 años o más, y no se encontraron problemas de los riñones. No obstante, 2 casos informaron (✘) problemas del riñón después de suplir la creatina. Estos pacientes tal vez hayan tenido enfermedades de los riñones antes de ingerir los suplementos, lo cual podría justificar que las personas con enfermedades de riñones, o que tienen un alto riesgo, deben tener precauciones extras al tomar creatina. Cualquiera que esté tomando otro medicamento que pueda interferir con los riñones también debe tener cuidado.

El otro único efecto secundario establecido de la creatina (✘) es que lleva a aumentar el peso de 2 a 6 libras debido al aumento de la retención de líquido en los músculos. Esto puede ser un problema para los atletas que compiten en categorías por peso y puede llevar a maneras no saludables de reducir su peso para la competencia. Debido al gran interés en la creatina, entre atletas de la escuela secundaria, es decepcionante que no haya información disponible sobre la seguridad de esta práctica. Por esta razón, la Sociedad Americana de Medicina Deportiva no recomienda el suplemento de creatina para los que tienen menos de 18 años de edad. Se dispone de muy poca información sobre los efectos del suplemento durante un largo tiempo para cualquier grupo de edad. Además, las mujeres que están embarazadas o amamantando deben evitar la creatina ya que la información que existe es muy poco confiable para usarse en estas situaciones.

Hay alguna preocupación en cuanto a que los productos de creatina que se venden en los Estados Unidos sean de una calidad variable. ConsumerLab.com, una compañía independiente que hace pruebas y que usa las normas alemanas para probar hierbas, vitaminas y suplementos que se venden en los Estados Unidos, probó 13 productos de creatina comprados en el año 2000. La mayoría de los productos satisfacían las normas. Uno falló porque contenía menos de los ingredientes enumerados en la etiqueta, y se encontró una significativa cantidad de impurezas (véase *www.consumerlab.com*).

Nota: La creatina se deshace en el cuerpo para convertirse en creatinina y se excreta en la orina. El médico examina los niveles de creatinina regularmente como una manera de descubrir ciertos problemas, como las enfermedades de los riñones. El suplemento de la creatina motiva a elevar los niveles de la creatinina, imitando la enfermedad de los riñones, aunque la función de los riñones sea normal.

Recomendaciones

Para los atletas cuyos entrenamientos involucran repeticiones de alta intensidad, el suplemento de la creatina puede proveer algunos beneficios. Pero la gente reacciona en formas muy variadas y las mejorías no son tantas. Por ejemplo, en un estudio con los que levantan pesas, los que tomaron creatina levantaron 7.8 kg más después del suplemento, pero los que usaron un placebo fueron capaces de levantar 7.0 kg más. La diferencia fue estadísticamente significativa, pero quizás no sea realmente importante desde un punto de vista práctico, especialmente con el potencial desconocido de los efectos adversos.

Como cristianos, también debemos preocuparnos acerca de cuán lejos vamos al promover los logros atléticos. Nosotros dos fuimos atletas competitivos y fuimos bendecidos de muchas maneras en nuestra experiencia con los deportes. Pero el deseo de ganar debe balancearse con otros valores de importancia. No se justifica el tomar suplementos de beneficio y seguridad incierta. Esto comunica muy fácilmente a otros, especialmente a los más jóvenes, que ganar es todo lo que importa, no importa cuál sea el costo.

Para los atletas recreativos y aquellos que hacen ejercicios aeróbicos, los suplementos de creatina no les darán beneficio alguno. Dada la falta de información sobre la seguridad a largo plazo, sería recomendable no tomar suplementos durante un tiempo largo. La carne y el pescado tienen creatina, así que estas comidas brindarán las cantidades adecuadas para casi todo el mundo.

Dosis

Por lo general los atletas comienzan con una dosis extra de 20 gramos al día durante 4 a 6 días (por lo general tomando porciones de 5 gramos 4 veces al día, a menudo mezclada en bebidas con azúcar). Seguido de esto, se toma una dosis de 2 gramos al día para mantener los niveles elevados. Sin embargo, los investigadores hallaron que la misma cantidad de creatina se puede almacenar en los músculos después de tomar 3 gramos al día durante 30 días. Este segundo régimen se considera que es más suave para los riñones.

Categorías del tratamiento

Terapia complementaria

La mejoría del desempeño muscular durante ejercicios anaeróbicos breves de alta intensidad ☺☺☺☺

Posible aumento de la masa muscular ☺

Sin pruebas científicas

Ejercicio recreativo o aeróbico ☹☹☹

Aumento de la resistencia o mejoría de la actuación en la mayoría de los atletas entrenados ☹☹☹

Lecturas sugeridas

Demant, T.W., y E.C. Rhodes, "Effects of Creatine Supplementation on Exercise Performance" [Efectos del suplente de la creatina en el desempeño de los ejercicios], *Sports Medicine* [Medicina Deportiva] 28, no. 1, julio de 1999, pp. 49-60.

Jellin, Jeff M., Forrest Batz, y Kathy Hichens, *Pharmacist's Letter/Prescriber's Letter: Natural Medicines Comprehensive Database,* Therapeutic Research Facility, Stockton, CA, 1999, pp. 307-8.

Terjung, Ronald L., et al., del American College of Sports Medicine, "The Physiological and Health Effects of Oral Creatine Supplementation" [Los efectos fisiológicos y de la salud del suplemento oral de creatina], *Medicine & Science in Sports & Exercise* [La medicina y ciencia en el deporte y ejercicio] 32, no. 3, marzo de 2000, pp. 706-17.

CROMO [CHROMIUM]

¿Qué es?

El cromo es un mineral que durante años y años pocas personas han apreciado o entendido. Se conoce como un elemento escasamente detectable, lo que significa que nuestro cuerpo necesita muy poco. Por cierto, es tan poco lo que necesitamos de este mineral que hasta 1959 no se reconoció que fuera esencial. Incluso, ahora que se comprende mejor, hay bastante que sigue siendo incierto. Muchos no obtienen el estimado seguro y adecuado que sugiere la dieta diaria, aunque para mayoría de las personas no parece tener efectos dañinos. El Instituto de Medicina considera que el nivel de dosis diaria debe ser 25 microgramos para las mujeres y 35 microgramos para los hombres (un microgramo es igual a una millonésima de gramo). En varios estudios realizados no se encontró efectos dañinos para las personas que consumen dietas con menos de 20 microgramos de cromo diario.

Por fortuna, si todavía conserva algo de niño en usted y le gusta comer mantequilla de maní regularmente, entonces obtendrá todo el cromo que necesita. El cromo está presente en el maní igual que en los granos de trigo, la levadura seca y otros granos enteros. Las comidas como el hígado, queso americano, cereales y germen de trigo también contienen el mineral. Estas fuentes naturales contienen pequeñísimas cantidades de cromo, y nuestro cuerpo solo absorbe de 1 a 2% de eso, aunque eso parece ser suficiente para casi todo el mundo. A pesar de la pequeña cantidad necesaria, un creciente número de propulsores recomiendan cromo, y muchos están comprando más y más suplementos que contienen este mineral.

Afirmaciones

De acuerdo a Barbara Stoecker, una investigadora especializada en cromo, los 2 suplementos de minerales que más se venden en los Estados Unidos son el calcio y el cromo. Esto se debe a que los usos más populares del cromo se relacionan a 2 áreas de preocupaciones serias: Para el tratamiento de la diabetes y para ayudar a las personas a perder peso. Además, se ha dicho que el cromo aumenta la energía de la gente, mejora la actuación atlética, disminuye los antojos, cura el acné, ayuda a dormir, alivia la depresión, reduce la presión arterial y hasta extiende la vida de la persona. ¿Acaso es de sorprenderse que el cromo tenga tanta demanda?

El cromo, por lo general, se vende como un complejo llamado "cromo picolinato" porque se dice que esta fórmula de cromo se absorbe mejor en los intestinos de la mayoría de las personas. A menudo se agrega a combinaciones de hierbas, especialmente las que se venden para ayudar a perder peso, incluyendo la muy popular Metabolife 356®.

Resultado de las investigaciones

La investigación en cuanto al cromo como un tratamiento para la diabetes se debe considerar separada de todas las demás declaraciones. La investigación del laboratorio ha mostrado que el cromo juega un importante papel en la forma que trabaja la insulina para regular el azúcar en la sangre. En 1999 se publicó una cantidad de estudios clínicos sobre los efectos del cromo en la salud debido a una conferencia internacional que en parte auspició el Departamento de Agricultura de los EE.UU. Entre estos, había varios estudios (✔✔✔✔) que mostraban que los suplementos del cromo ayudaron a un cierto grupo de personas con diabetes mellitus tipo 2. Esta forma de diabetes, antiguamente llamada "diabetes del adulto", se debe al sobrepeso, y normalmente se puede controlar sin la terapia de la insulina (la cual es necesaria en la diabetes tipo 1). En los estudios clínicos, algunos pacientes que tomaban suplementos de cromo disminuyeron la cantidad de medicamentos recetados para la diabetes que tomaban, pero otros no mostraron mejoría alguna. La mayoría de los investigadores creen que el cromo solo beneficia a los pacientes a quienes les falta el mismo en sus dietas. Piensan que si usted ya absorbió suficiente cromo de su comida, no obtendrá beneficio del que agregue mediante un suplemento. Por desgracia, este conocimiento no es tan práctico como parece. Verdaderamente no hay una prueba disponible que determine con confianza si alguien tiene deficiencia de cromo.

Aunque el cromo puede ser de ayuda para algunas personas con diabetes, hay muy poca evidencia de que ayude a perder peso. Aun más, por lo menos un estudio (✘✘✘) encontró que el cromo picolinato causó aumento del peso en una mujer joven y obesa que no hacía ejercicios. Unos cuantos estudios encontraron que es eficaz para bajar la grasa del cuerpo, pero muchos más (✘✘✘✘) notaron que era ineficaz. Los estudios enfocados en el cromo para la diabetes reportaron que los pacientes no perdieron peso. La marina de los EE.UU. dirigió uno de los estudios más grandes en esta área (✘✘✘) y halló que los suplementos del cromo no son mejores que un placebo para perder grasa o peso. Sin embargo, se encontró (✔✔✔) que si se toma oralmente, el cromo disminuye los niveles de colesterol y triglicéridos.

Advertencias

Una de las continuas controversias en esta área se relaciona con la seguridad de tomar suplementos de cromo. Durante los estudios de investigación clínica, no se informaron reacciones adversas. EPA de Estados Unidos declaró que una dosis segura es 350 veces la que se recomienda usar diariamente, y los estudios en animales notaron que es muy segura. El Instituto de Medicina fue incapaz de establecer un "Nivel Máximo Tolerable de Consumo" por falta de información. No obstante, los reportes (✘✘) de casos de intoxicación, sobre todo los que incluyen daños de los riñones, comenzaron a aparecer en la literatura médica. Se informó que en dosis de 200 a 400 microgramos al día, el cromo causa disturbios mentales y musculares. En una dosis de 1.2 a 2.4 gramos al día, se informó que causa anemia y otros problemas del sistema sanguíneo.

La Base de Información Natural clasifica al cromo como "Posiblemente seguro" durante el embarazo y el tiempo de lactar aunque se use para tratar la diabetes en el embarazo. Cuando el cromo se toma como suplemento no aumenta el nivel del cromo normal de la leche de pecho.

Dos estudios que usaron tejidos que crecieron experimentalmente encontraron que el cromo picolinato puede causar daños genéticos, el cual podría producir cáncer. Algunos expertos creen que esto se debe a la combinación del cromo picolinato, no al cromo en sí, y están buscando otras maneras de administrarlo. Se han hecho muy pocos estudios en esta área, lo que debe servir de advertencia para que se tome precaución al usar el cromo durante períodos prolongados.

Recomendaciones

El cromo es una parte esencial de la dieta, no una medicina con un efecto similar para todos. Su deficiencia puede causar problemas.

La mayor evidencia que existe del uso eficaz de los suplementos de cromo es para el tratamiento de la diabetes en pacientes que tengan deficiencia de este elemento. Ya que no hay maneras confiables de probar dichas deficiencias, alguien que tenga la diabetes tipo 2 tal vez quiera hablar con su médico acerca de un tratamiento de cromo. Es esencial vigilar estrechamente los niveles de glucosa en la sangre. Si el cromo ayuda, es posible que sea necesario disminuir otros medicamentos, pero si no es así, será necesario mantenerlos.

Más importante aun, los ejercicios, la dieta y el control del peso juegan un papel relevante para cuidar la diabetes y no se deben descuidar. Si los suplementos del cromo son de beneficio, es importante continuar la vigilancia, especialmente de los riñones, ya que la diabetes por sí sola puede motivar problemas renales que el cromo puede empeorar.

Aunque tal vez valga la pena probarlo con algunos pacientes que tengan alto el colesterol o el nivel de los triglicéridos, hay opciones mucho más eficaces.

Dosis

La dosis de cromo adecuada que se recomienda ingerir es 25 microgramos para las mujeres y 35 microgramos para los hombres. Muchos productos contienen cromo picolinato y se recomiendan tomar 200 microgramos 3 veces al día.

Categorías del tratamiento

Terapia complementaria

Diabetes tipo 2 para quienes tienen deficiencia de cromo	☺☺☺
Diabetes tipo 2 para quienes no tienen deficiencia de cromo	☹☹☹
Colesterol y triglicéridos alto	☺

Sin pruebas científicas

Pérdida de peso	☹☹☹☹
Mejorar la actuación atlética	☹☹☹
Aumentar la energía	☹☹
Ayudar a dormir	
Aliviar la depresión	

Disminuir la presión arterial alta
Para cualquiera otra indicación

Lecturas sugeridas

Jellin, Jeff M., Forrest Batz, y Kathy Hichens, *Pharmacist's Letter/Prescriber's Letter: Natural Medicines Comprehensive Database*, Therapeutic Research Facility, Stockton, CA, 1999, pp. 252-53.

O'Mathúna, Dónal P., "Chromium Supplementation in the Treatment of Diabetes Mellitus, Type II" [Suplente de cromo en el tratamiento de la diabetes mellitus, clase 2], *Alternative Medicine Alert* 3, no. 4, abril de 2000.

Porter, David J., Lawrence W. Raymond, y Geraldine D. Anastasio, "Chromium: Friend or Foe?" [Cromo: ¿amigo o enemigo?], *Archives of Family Medicine* [Archivos de la medicina de la familia] 8, septiembre/octubre de 1999, pp. 386-90.

Stoecker, Barbara J., "Chromium" [Cromo], en *Modern Nutrition in Health and Disease* [La nutrición moderna en la salud y la enfermedad], 9ª ed., Williams & Wilkins, Baltimore, MD, 1999, pp. 277-82.

CUBEBA [KAVA]

¿Qué es?

La historia de la cubeba es una mezcla de mito, magia, mercadeo y realidad. Lo que sí es cierto es que esta era la bebida ceremonial escogida en las Islas del Pacífico desde algún tiempo antes de que su historia se escribiera a través del siglo dieciocho cuando los europeos por primera vez se pusieron en contacto con esa gente. Se dice que el primero en informar sobre la cubeba fue el Capitán James Cook, que la llamó "pimienta embriagadora". La bebida de cubeba era el equivalente a un coctel entre amigos que toman por primera vez lentos sorbos de su bebida alcohólica favorita luego de un día de trabajo fuerte. La cubeba ayudaba a los nativos a relajarse y ser más sociales, y debido a sus efectos, había muchas historias acerca de su origen.

Una de ellas afirma que la cubeba proviene de la tumba con los restos de una sirvienta del rey de Tonga. Mataron a la sirvienta para usarla en una fiesta real que el rey declinó respetuosamente. En su lugar, después del entierro, se esperaba que se usara la planta que salió de la tumba para hacer la bebida ceremonial.

Menos... bueno... repugnante es otra leyenda en la cual una mujer de Samoa vio a una rata que cambió su conducta radicalmente después de probar una planta. Ella la trajo a su gente y ellos descubrieron el beneficio estimulante de la hierba.

La verdadera preparación de la bebida ceremonial, por lo menos en el siglo dieciocho, no era muy placentera. La raíz de una especie de árbol de pimienta se cortaba en trozos pequeños y la pasaban entre los isleños para preparar la bebida. Ellos masticaban los pedazos para obtener el jugo y una masa algo pulposa, y luego escupían todo eso en una vasija. Los "cocineros" no consumían ni una gota del jugo. A todo esto le agregaban agua de coco, después de lo cual lo colaban a través de las fibras del coco. Los pedazos de la pulpa se esprimían para obtener tanto como fuera posible de la mezcla del jugo con el agua de coco y luego se dejaba reposar. Por último el agua de coco y la mezcla del jugo de la cubeba se echaban en una segunda vasija y se consumía con rapidez. Por suerte, la preparación de la cubeba contemporánea es mucho más higiénica.

La cubeba, o *kava-kava*, o "pimienta embriagadora", es un remedio herbario prometedor hecho del arbusto que crece principalmente en las Islas Pacíficas del sur. Las partes debajo de la tierra (raíces y rizoma) de *Piper methysticum* se usan para hacer el extracto.

Afirmaciones

Los fabricantes afirman que la cubeba es un "destructor natural de la tensión" y una manera natural para aliviar la ansiedad (una alternativa para drogas como el Valium®). También se usa para promover el sueño. Un promotor afirma que usar la hierba equivale a sumergirse en la bañadera y darse un masaje. Otros la recomiendan para ayudar a curar una herida, como tratamiento para el dolor de cabeza (incluso migraña), catarros, reumatismo, tuberculosis, cistitis crónica, problemas de la menstruación y como un afrodisiaco.

Resultado de las investigaciones

Más de una docena de compuestos aislados de la planta demostraron relajar los músculos y aliviar el dolor. No se realizaron pruebas clínicas en los Estados Unidos. Una revisión sistemática que se publicó en el año 2000 encontró 7 estudios aleatorios y controlados en pacientes con una variedad de desórdenes asociados con la ansiedad: agorafobia, fobia específica, desórdenes generalizados de ansiedad y ajustes de desórdenes con ansiedad. Estos estudios fueron limitados porque usaban relativamente pequeñas cantidades de pacientes, pero todos mostraron que la cubeba era de alguna forma eficaz para aliviar la ansiedad generalizada. Una investigación (✔✔✔) halló que la cubeba era tan eficaz como la oxazepam, una droga como el Valium. Otra (✔✔✔) mostró que redujo las "disfunciones sicosomáticas" asociadas con los síntomas de la menopausia. Sin embargo, los estudios clínicos que mostraron que la cubeba es efectiva, usaron fórmulas que contienen de 30 a 55% de cubeba lactona. Los extractos contienen 70% de cubebapirones que tal vez sea más eficaz.

Advertencias

Los efectos secundarios son relativamente ligeros, siendo los más comúnes los problemas intestinales, debilidad muscular y reacciones alérgicas. Otros efectos secundarios menos frecuentes incluyen dolor de cabeza, mareos, pupilas dilatadas, desequilibrio y (raramente) reacciones alérgicas de la piel. La somnolencia pueden ser un problema, especialmente si se toma con alcohol u otro sedante, aunque una prueba aleatoria, controlada no mostró efectos secundarios de la mezcla de cubeba y alcohol. De todas formas, los que manejan u operan máquinas mientras ingieren cubeba deben toman precauciones y estar alerta a cualquier cambio posible que surja. Como con cualquier otro medicamento que afecte el cerebro, puede desarrollarse un síndrome de abuso. Como con todos los remedios herbarios, puede haber una gran variabilidad en la fortaleza de las distintas preparaciones de cubeba.

El abuso crónico de la cubeba motiva un síndrome llamado "kavaismo", que se caracteriza por ocasionar ojos colorados, piel reseca y escamosa, y la piel, ojos y uñas amarillentas y descoloradas. Si deja de usar la cubeba, las señales del síndrome desaparecen lentamente. Recientemente se publicó un caso que informó (**✗**) enfermarse del hígado después de consumir cubeba durante 2 meses.

La Base de Información Natural califica la cubeba como "Posiblemente dañina" cuando se usa oralmente durante más de 3 meses, y como "Posiblemente dañina" durante el embarazo y si está amamantando.

Recomendaciones

La cubeba es algo prometedora como una forma ligera para tratar la ansiedad. Sin embargo, se han hecho muy pocas investigaciones clínicas al respecto, y ningún estudio ha examinado sus efectos a largo plazo. La ansiedad generalizada es un desorden común que puede tener muchas causas. Usar hierbas o drogas exclusivamente puede dar por resultado un alivio de los síntomas sin dirigir las causas emocionales y espirituales que puedan existir detrás de ellos. El uso de la cubeba que por lo general proviene de un autodiagnóstico, tal vez no sea de confianza ni preciso. La ansiedad también es una de las condiciones para las cuales los placebos son los más eficaces, lo que también puede contribuir a la eficacia general de la cubeba o *kava*.

Dosis

La mayoría de los estudios usaron una dosis de alrededor de 100 mg del extracto de cubeba 3 veces al día. Sin embargo, los productos varían mucho en la concentración de las lactonas de cubeba que contenga.

Categorías del tratamiento

Terapia complementaria

Ligera ansiedad	☺☺☺
Tensión	☺☺
Inquietud	☺☺

Sin pruebas científicas

Otras indicaciones

Lecturas sugeridas

Escher, Monica, Jules Desmeules, Emile Giostra, y Gilles Mentha, "Hepatitis Associated with Kava, A Herbal Remedy for Anxiety" [La hepatitis asociada con la cubeba, un remedio herbario para la ansiedad], *BMJ* 322, enero de 2001, pp. 139.

Jellin, Jeff M., Forrest Batz, y Kathy Hichens, *Pharmacist's Letter/Prescriber's Letter: Natural Medicines Comprehensive Database*, Therapeutic Research Facility, Stockton, CA, 1999, pp. 549-50.

Pittler, Max H., y Edzard Ernst, "Efficacy of Kava Extract for Treating Anxiety: Systematic Review and Meta-Analysis" [Eficacia del extracto de la cubeba para tratar la ansiedad: Repaso sistemático y metanálisis], *Journal of Clinical Psychopharmacology* 20, no. 1, febrero de 2000, pp. 84-89.

DHEA

¿Qué es?

La dehidroepiandrosterona es una hormona esteroide, es decir, es un mensajero químico que lleva información alrededor del cuerpo. Se encuentra en altas concentraciones en el cerebro. Nuestros cuerpos la producen particularmente en altas cantidades durante 2 períodos de nuestras vidas. El primero es durante el desarrollo del niño no nacido, con la producción casi cesando en el nacimiento. El segundo período comienza alrededor de los 7 años de edad y aumenta al máximo a mediados de los 20 años, antes de disminuir gradualmente. Cuando usted está en los 60, típicamente solo tendrá 10 a 20% de las cantidades máximas de la hormona que tenía en su juventud.

Esta disminución ha llevado a la gente a especular que la DHEA ¡puede ser la fuente elusiva de la juventud! No obstante la función real de la DHEA es desconocida. Lo único que es cierto es que nuestros cuerpos normalmente la usan para hacer muchas de las otras hormonas que necesitamos.

Afirmaciones

Se supone que los suplementos diarios de DHEA hagan el envejecimiento más lento, quemen la grasa y fabriquen masa muscular, fortalezcan el sistema inmunológico, sirva para el tratamiento de lupus y ayuden a evitar las enfermedades del corazón, cáncer, diabetes, enfermedades de Alzheimer y Parkinson. Los suplementos también deben aumentar la libido, aliviar la depresión y aumentar un sentir general de fuerzas, resistencia y bienestar. La última afirmación es que será una alternativa natural para reemplazar la terapia de hormonas en las mujeres postmenopaúsicas y que servirá para el tratamiento de la resequedad vaginal y mejorará la fortaleza de los huesos.

Otros proveedores de la medicina alternativa anuncian los suplementos DHEA para condiciones como la fatiga crónica, el síndrome de disfunción inmune y el síndrome de fibromialgia. La mayoría de estos proveedores primero examinarán los niveles de DHEA en la sangre o la saliva y entonces lo suplirán con pequeñas cantidades de DHEA (10 a 50 mg por día) y supervisarán los niveles de DHEA.

Resultado de las investigaciones

En las últimas 2 décadas se hicieron estudios sugiriendo que la DHEA tal vez juegue un papel en muchas de las condiciones enumeradas en las anteriores afirmaciones. Sin embargo, la mayoría de estos estudios se hicieron en animales. En general, los estudios en animales son un paso importante para desarrollar tratamientos seguros y eficaces para los humanos. No obstante, hay una precaución muy significativa y necesaria en relación a los estudios con animales, y aquellos con DHEA en particular. Los humanos y unos pocos primates son las únicas especies conocidas que produzcan DHEA naturalmente y que tengan niveles tan altos en la sangre. Esto quiere decir que los resultados de estos estudios animales no se aplican directamente a los humanos. Ellos ayudan a continuar la investigación, pero no debe usarse para hacer afirmaciones de confianza acerca del efecto de la DHEA en los humanos.

Por desgracia, debido a que el mercado le ha sacado provecho a los resultados de los primeros estudios que puedan o no resultar correctos, circulan abundantes afirmaciones sin fundamentos acerca de los beneficios de la DHEA. Desde 1994 se ha anunciado ampliamente y está a la completa disposición como un suplemento dietético, que ha ayudado a promover el uso extenso antes de que su eficiencia y seguridad se hayan investigado por completo.

Estos estudios tempranos y positivos estimularon la investigación de la DHEA en los humanos, los resultados que recientemente están comenzando a aparecer. Algunos estudios (✔✔) en personas mayores mostraron evidencias preliminares de que la DHEA puede mejorar el ánimo de la gente y tener efectos antidepresivos. No se encontró que mejorara la memoria o atención (✘✘). Varios estudios (✘✘✘) mostraron que el descenso en los niveles de DHEA es independiente del estatus mental y del envejecimiento en los hombres. Es posible que con el paso del tiempo un hombre con un nivel muy alto de DHEA tenga la misma probabilidad de tener pérdidas en la agilidad mental que un hombre con un nivel muy bajo. Los resultados de las investigaciones dijeron en el año 2000 (✔✔) que los niveles bajos de DHEA están asociados con un aumento del riesgo de la enfermedad isquémica del corazón en la edad media del hombre. Los varones con niveles bajos de DHEA tenían un aumento de riesgo del 59% de posibilidades de ataque del corazón. Sin embargo, esta información no contesta la pregunta si al ingerir DHEA subirán estos niveles o se reducirá el riesgo cardiovascular en los hombres.

Algunos atletas que usan DHEA afirman que el aumento de los niveles de testosterona permiten que los músculos crezcan y por consecuencia tienen un entrenamiento más vigoroso. Muy pocos estudios examinaron estas afirmaciones, pero un estudio (✘✘✘) en 1999 con hombres jóvenes y saludables que tomaban DHEA encontró que no aumentó los niveles de testosterona, tampoco le dio a los hombres más músculos ni obtuvieron más fuerzas que cuando tomaron un placebo.

Los expertos de Europa que juzgaron las formas de DHEA vendidas allá afirman que son posiblemente seguras y eficaces si se toman como un adjunto para el tratamiento del lupus sistemático eritematosis (SLE, por sus siglas en inglés) y cuando se toman para la depresión. Resultados similares se hallaron para la disfunción eréctil en los hombres y cuando las mujeres usan DHEA vaginalmente para el tratamiento de atrofia vaginal o para aumentar la densidad de los huesos (osteoporosis o osteopenia). Aún más, se considera segura y eficaz como una terapia de reemplazamiento para las mujeres con insuficiencia documentada de las glándulas adrenales. En estos casos (✔✔) se ha encontrado que mejora el bienestar y la sexualidad.

Mientras escribimos este libro, sigue siendo muy pronto para decir si la DHEA se convertirá en una terapia útil y segura. Se necesitan más investigaciones para confirmar si algún problema en particular se puede tratar con DHEA, aunque parece mejorar el sentido de bienestar de una persona. Es necesaria la investigación del potencial de sus efectos adversos, especialmente para el uso a largo plazo.

Advertencias

Una de las mayores preocupaciones acerca de la DHEA surge por ser un esteroide natural. Estos compuestos son poderosos, con una amplia gama de acciones. Los niveles altos de DHEA en la sangre se han relacionado (✗✗) a un número de cánceres, especialmente cáncer del seno en las mujeres y cáncer de la próstata en los hombres. En el cuerpo, la DHEA se puede convertir en testosterona, estrógeno y otras hormonas sexuales. Esto motiva los temores de que altas dosis tendrán efectos negativos sobre las muchas funciones influenciadas por estas otras hormonas. Los altos niveles de estas hormonas también se han relacionado a una cantidad de cánceres y enfermedades del corazón.

Además, el uso de la DHEA se asocia (✗✗) con el acné, aumento de pelos faciales, pérdida de la cabellera, voz más profunda, aumento de peso, disminución del colesterol HDL (colesterol saludable), pruebas de hígado anormal, resistencia a la insulina e insomnio ligero.

Otro problema con la DHEA surge por su disponibilidad desde 1994 bajo la Ley de la salud y educación para el suplemento dietético. Ya la FDA, ni ninguna otra agencia federal, regulan estos productos. Así que, por ejemplo, un estudio en 1998 acerca de los productos DHEA encontró que unos pocos de la mitad de estos contenían la cantidad de DHEA que declara la etiqueta, ¡y otros ni siquiera lo contienen! Otros productos afirman que contienen plantas esteroides que se pueden convertir en DHEA. Sin embargo, ¡este proceso químico de conversión no ocurre en el cuerpo humano!

La Base de Información Natural califica la DHEA como “Posiblemente dañina” cuando se usa a largo término, en altas dosis o durante el embarazo o tiempo de lactar.

Recomendaciones

En este momento, las investigaciones no apoyan concluyentemente el uso de los suplementos DHEA para la mayoría de los propósitos para los cuales se venden. Aunque tal vez no sea irrazonable para un proveedor de los cuidados de la salud usar este suplemento mientras se esté supervisando los niveles de la sangre o la saliva, virtualmente todavía no hay una evidencia convincente de que este tipo de intervención sea eficaz, y hay importantes riesgos teóricos de que la DHEA por ser una hormona esteroide puede impactar numerosos procesos bioquímicos en los humanos y puede estimular el cáncer. Por lo tanto, algunos investigadores comentaron que el uso de DHEA, excepto si tiene una cuidadosa prueba clínica supervisada, no está justificado. Los interesados en la eterna juventud debieran buscarla en otra parte (Apocalipsis 21:4).

Dosis

La mayoría de los estudios usan 50 mg al día para el tratamiento de DHEA. Se han usado dosis más altas para condiciones específicas.

Categorías del tratamiento

Terapia complementaria

Deficiencia de DHEA comprobada 

Auxiliar para el tratamiento de lupus sistemático eritematosis ☹
Depresión ☹
Disfunción eréctil ☹
Vaginalmente para la atrofia vaginal ☹
Aumento de la densidad de los huesos (osteoporosis u osteopenia) ☹
Nota: En estos momentos el potencial de riesgos en la mayoría de los casos parece ser más importante que los beneficios potenciales.

Sin pruebas científicas
Antienvejecimiento o actuación deportiva ☹☹
Cualquier otra indicación

Lecturas sugeridas

Brown, Gregory A.; Matthew D. Vukovich, Rick L. Sharp, Tracy A. Reifenrath, Kerry A. Parsons, y Douglas S. King, "Effect of Oral DHEA on Serum Testosterone and Adaptations to Resistance Training in Young Men" [Los efectos de la DHEA oral en el suero de testosterona y adaptaciones al entrenamiento usando la resistencia en los jóvenes], *Journal of Applied Physiology* [Revista de fisiología aplicada] 87, no. 6, diciembre de 1999, pp. 2274-83.

Jellin, Jeff M., Forrest Batz, y Kathy Hichens, *Pharmacist's Letter/Prescriber's Letter: Natural Medicines Comprehensive Database,* Therapeutic Research Facility, Stockton, CA, 1999, pp. 326-27.

Parasrampuria, J., K. Schwartz, y R. Petesch, "Quality Control of Dehydroepiandrosterone Dietary Supplement Products" [Control de calidad de productos de suplementos dietéticos de dehidroepiandrosterona], *Journal of the American Medical Association* 280, no. 18, noviembre de 1998, pp. 1565.

Ricchini, William, "Cutting Through the Hype: Hormone Replacement Therapy with DHEA" [Penetración de la propaganda: Terapia de reemplazo hormonal con DHEA], *Advance for Nurse Practitioners* [Avance del practicante de enfermería] 6, no. 11, noviembre de 1998, pp. 73-74.

EFEDRA [EPHEDRA]

¿Qué es?

La efedra es uno de esos remedios herbarios que parecen estar en la lista de los "hay que usar" para todos desde los adultos jóvenes que buscan aumentar su trabajo, escuela y vidas íntimas con un mínimo de sueño, los padres de bebés recientes privados del sueño, hasta individuos mayores que esperan recuperar el vigor juvenil. Si debemos creer estas historias, la hierba sirve como un estimulante, aumenta el placer sexual y hasta ayuda a perder peso. De gran interés para los que padezcan de problemas respiratorios es el hecho de que efedra se ha relacionado durante mucho tiempo para tratar el asma, la bronquitis y hasta el catarro común. Algunos usuarios afirman que también parece aliviar la artritis.

La efedra también es conocida como la "hierba éxtasis" debido a su habilidad estimulante, "hierba fen-fen" por su presunta habilidad para ayudar a la persona a salir del peso indeseado, y por los nombres en chino Ma Huang y Ma Huanggen. El Ma Huanggen, hecho de rizomas y raíces de la efedra china *(Ephedra sinica)*, raramente se usa excepto por alguien que padezca de sudores nocturnos. El Ma Hang, hecho de los tallos y ramas de esta misma planta, ha sido la fuente de la mayoría de los presuntos beneficios de la efedra.

El género *efedra* contiene más de 40 especies diferentes de plantas, cada una con su propia mezcla específica de compuestos llamada alcaloides. El alcaloide más común es la efedrina. Además de la efedra china, las especies medicinales más comunes de efedra incluyen la efedra intermedia *(Ephedra intermedia)* y la efedra Mongol *(Ephedra equisetta)*.

Afirmaciones

Durante más de 5000 años la efedra se ha usado tradicionalmente en la China, sobre todo para el tratamiento del asma. Solo se usaban los tallos y las ramas, no la planta completa. Más tarde, en China, el Ma Huang se usó para el tratamiento de la bronquitis, fiebre del heno, el catarro común y otras dolencias.

La efedra alcaloide se usa ampliamente en la medicina convencional como un descongestionante y un remedio para el asma. Otros alcaloides de efedra que los médicos recetan comúnmente son seudefedrina y norefedrina. Las especies de *efedra* nativas de América del Norte (*Efedra nevadensis*), a menudo llamadas efedra americana o té mormón, no tiene ninguno de estos alcaloides y por lo tanto les falta los beneficios terapéuticos y los riesgos de las demás especias *efedra*.

Se dice que todos los preparativos de efedras ofrecen formas naturales para controlar el asma, perder peso, aumentar los niveles de energía y el placer sexual. Algunos dicen que se puede usar para extasiarse legalmente. Muchos fabricantes de efedra añaden cafeína a sus productos para aumentar los efectos. Algunos herbolarios la recomiendan para controlar el apetito y para estimular el sistema cardiovascular y el sistema nervioso central.

Resultado de las investigaciones

Décadas de investigaciones demuestran que la efedra y la seudoefedrina son descongestionantes nasales eficaces y alivian el asma bronquial. También incrementan la presión arterial, los latidos del corazón, la constricción de los vasos sanguíneos, la dilatación bronquial y los estímulos del sistema nervioso central. Estos también suprimen la tos y son antiinflamatorios en estudios de animales. Están a la disposición en un número de preparaciones farmacéuticas que se venden sin receta desde los años 1930. Estas drogas actúan estimulando el sistema nervioso central, lo cual explica por qué afectan simultáneamente a numerosos sistemas del cuerpo. Esto también significa que se deben supervisar con cuidado para asegurar que se tome la dosis correcta.

Sin embargo, los resultados positivos con efedra no necesariamente significan que sus derivados sean tan eficaces. Como el contenido del alcaloide varía en sus distintas especies, la cantidad de efedra en cualquier remedio herbario también variará, haciendo imposible cuidar la dosis de los remedios herbarios. Se hallaron muy pocos estudios clínicos con efedra y no se encontró ninguno que apoyara una función de beneficio. Uno (**✗✗**) informó que aumenta los latidos del corazón y la presión arterial, pero con mucha variabilidad entre ambas. Otro (**✗✗✗**) no encontró cambios bioquímicos que se pudieran esperar, dada las afirmaciones hechas de la efedra como un producto para perder peso. Diez de las otras 11 hierbas que generalmente se anuncian como productos naturales para perder peso tampoco pasaron este mismo examen.

Advertencias

Los productos efedra contienen drogas que demostraron (**✗✗✗✗**) tener una amplia gama de efectos en el cuerpo. Sus efectos secundarios incluyen el aumento de la presión arterial y de los latidos del corazón, palpitaciones del corazón, ansiedad, inquietud, dolor de cabeza, sicosis, embolias, ataques al corazón, arritmia cardiaca y muerte. Por esta razón, los productos efedra posiblemente interactúen con otras drogas que se toman para influenciar este sistema. Hasta 1998, 44 muertes se reportaron a la FDA (**✗✗**), junto con cientos de otros efectos adversos, que involucraban los productos efedra. Muchos de estos ocurrieron en adolescentes que usaban los productos para experimentar un éxtasis, perder peso o mejorar la actuación atlética. La efedrina es notoria por causar piedras en los riñones, lo cual también se ha informado (**✗✗**) después de ingerir la hierba efedra.

Motivo de preocupación también es la gran variabilidad de los productos efedras. Un estudio en 1997 examinó 9 productos llamados "Extracto de efedra". Dos no contenían efedrina. Si la gente seguía las instrucciones de las etiquetas de los otros productos consumiría cualquier cosa de 5 mg a 89 mg de alcaloides de efedrina a diario. Cualquiera que estuviera tomando una marca y que cambiara a otra fácilmente podría estar tomando demasiado.

Otro problema era descubrir cuándo 4 de los productos mostraban un patrón de alcaloides que no ocurría en ninguna otra especie conocida de *efedra*. La explicación más posible es que estos productos tenían droga sintética. Unos estudios similares que se publicaron en 1998 (con 9 productos Ma Huang) y en 2000 (con 20 productos efedra) encontraron los mismos problemas. En la mitad de los productos probados en el estudio del 2000, los investigadores notaron por lo menos un 20% de discrepancia entre la cantidad de alcaloide en el producto y la cantidad que decía la etiqueta. Un producto no contenía ningún alcaloide efedrina.

La Base de Información Natural clasifica la efedra como "Probablemente dañina" cuando se excede la dosis típica, si se usa por un largo período, si se usa en niños menores de 6 años de edad y cuando la madre está amamantando. Se califica como "Contraindicada" durante el embarazo porque puede inducir contracciones en el útero.

Recomendaciones

Los ingredientes activos en la efedra son drogas poderosas con una amplia gama de efectos en todo el cuerpo. Estas drogas están listas en preparaciones farmacéuticas normales. Usar remedios herbarios para obtener estos compuestos "naturalmente" solo agrega inseguridad y peligro. No hay razón para usar estos remedios.

Dosis

La FDA recomienda dosis que no se excedan de 8 mg en total de alcaloides efedrina cada 6 horas o 24 mg al día. Algunos productos recomiendan cantidades más altas. En la mayoría de los casos parece imposible saber cuánto material herbario contiene esta cantidad de drogas. Deben tomarse grandes cuidados con estos productos.

Categorías del tratamiento

Terapia convencional

En la forma de efedrina hecha de acuerdo a las normas farmacéuticas, para terapias a corto plazo:

Broncoespasmos agudos ☺☺☺☺

Asma ☺☺☺☺

Congestión nasal ☺☺☺☺

Terapia complementaria

En la forma de efedra o Ma Huang

Pérdida de peso ☹☹☹☹

Actuación deportiva ☹☹☹☹

Euforia ☹☹☹☹

Sin pruebas científicas

Pérdida de peso o actuación deportiva ☹☹☹☹

Otras indicaciones ☹☹☹☹

Lecturas sugeridas

Betz, Joseph M., Martha L. Gay, Magdi M. Mossoba, Sarah Adams, y Barbara S. Portz, "Chiral Gas Chromatographic Determination of Ephedrine-Type Alkaloids in Dietary Supplements Containing Má Huáng" [Determinación cromatográfica por gas chiral de alcaloides clase efedras en suplementos con *Má-Huáng*] *Journal of AOAC International* [Revista internacional de AOAC] 80, no. 2, marzo/abril de 1997, pp. 303-15.

Fetrow, Charles W., y Juan R. Ávila, *Professional's Handbook of Complementary and Alternative Medicine*, Springhouse, Springhouse, PA, 1999, pp. 239-42.

Gurley, B.J., S.F. Gardner, y M.A. Hubbard, "Content Versus Label Claims in Ephedra-Containing Dietary Supplements" [Contenido en contra de las afirmaciones de la etiqueta de suplementos dietéticas que contienen efedra], *American Journal of Health System Pharmacy* [Revista americana de la farmacia del sistema de salud] 57, no. 10, mayo de 2000, pp. 963-69.

Jellin, Jeff M., Forrest Batz, y Kathy Hichens, *Pharmacist's Letter/Prescriber's Letter: Natural Medicines Comprehensive Database*, Therapeutic Research Facility, Stockton, CA, 1999, pp. 44-45, 352-54.

EQUINACEA [ECHINACEA]

¿Qué es?

La equinacea era una medicina primordial para varias tribus de nativos estadounidenses que vivían en las llanuras centrales donde esta planta es silvestre. El tipo conocido como *Echinacea purpurea* era el tratamiento que se elegía para las picadas de insectos, picadas de serpientes, catarros, llagas, dolor de muelas y una variedad de infecciones.

En la actualidad hay 3 variedades de estas hierbas en uso, y se ha convertido en una de las hierbas más vendidas en los Estados Unidos. *Prevention Magazine* [Revista Prevención] informó que en 1999, era la quinta hierba más común que se tomaba en bases regulares en Estados Unidos (después del ajo, ginseng, ginkgo y corazoncillo). *Echinacea purpurea* es la especie equinacea más popular que se usa en los remedios herbarios. Sin embargo, *Echinacea angustifolia* y *Echinacea pallida* también se usan, a veces se intercambian, aunque tienen efectos un poco diferentes en el cuerpo, y nadie realmente sabe si son igualmente eficaces. Todas las especies crecen naturalmente en el centro y este de los Estados Unidos.

Afirmaciones

El conocimiento y uso de *Echinacea purpurea* pasó gradualmente de los nativos estadounidenses a los europeos estableciéndose más y más lejos en el oeste. Sin embargo, su uso disminuyó después del desarrollo de los antibióticos a mediados del siglo veinte.

El interés en la equinacea revivió después que surgieron unos informes de Alemania diciendo que un número de pruebas clínicas encontraron que ayuda a prevenir o tratar catarros y la gripe. Hoy, la equinacea se vende como una cura natural para los catarros comunes. Históricamente se ha usado para muchos problemas, incluso, pero no limitado a, la piorrea, amigdalitis, furúnculos, reumatismo, migrañas, dispepsia, heridas, eczema, picada de abeja, hemorroides, soriasis y úlceras varicosas.

Resultado de las investigaciones

Desde el punto de vista de la evidencia, el jugo expreso de la parte superior de la *Equinacea purpurea* y las raíces de *E. pallida* y *E. angustifolia* son las mejores preparaciones probadas, y posiblemente las más eficaces (*E.* es la abreviatura para *Equinacea*). Las otras partes de las varias especies de *Equinacea* pueden ser de ayuda, pero no conocemos ninguna investigación que apoye su uso.

El antiguo interés en la equinacea lo generaron un pequeño número de pruebas clínicas en Alemania (✔✔✔✔) que encontraron que la gente que tomaba la hierba tenían alrededor de un tercio menos de catarros que los que usaban un placebo. Los que tomaban equinacea en estos estudios también reportaron menos síntomas severos cuando les daba catarro, y que los síntomas desaparecían con más rapidez. Las pruebas de laboratorios hallaron que la equinacea estimula el sistema inmunológico para ayudar a la gente a combatir las infecciones. Sin embargo, todos estos resultados eran de un número relativamente pequeño de estudios que, aunque eran aleatorios y controlados, no se diseñaron tan rigurosamente como era posible.

Dos pruebas mayores aleatorias y doblemente ciegas (✗✗✗) no indicaron los mismos tipos de resultados positivos. El estudio de Melchart en 1998 usó los extractos de *E. purpurea* y de *E. angustifolia* y encontró que los 2 sujetos que la tomaron tenían ligeramente menos incidencias de catarro (aunque no era una disminución significativamente estadística). Basado en este y otros estudios, estimaron que ingerir equinacea puede reducir los riesgos de que alguien se enferme con catarro de un 10 a un 20%. El estudio de Grimm (✗✗✗) informó que un extracto de *E. purpurea* no redujo significativamente la incidencia de los catarros, tampoco redujo su duración o severidad.

Un repaso en *The Cochrane Library* [La Biblioteca Cochrane] de todos los estudios de equinacea hasta 1998 encontró 16 estudios controlados (✓✓✓✓). En general, todos llegan a la conclusión de que parece haber un beneficio constante, aunque pequeño, de ingerir equinacea. Mientras escribimos esto, hay una evidencia mejor de que la equinacea alivie y reduzca la duración del catarro o gripe (una infección de las vías respiratorias superiores), que la evidencia de que prevenga estas enfermedades. Por ejemplo, el estudio de Brinkeborn en Suecia encontró que 3 preparaciones de *E. purpurea* eran similarmente eficaces para reducir los síntomas del catarro de un 50 a 60%. Esto era significativamente diferente del placebo, el cual alivia los síntomas a un 30%.

Aún hay mucha incertidumbre respecto a la equinacea, en particular debido a las muchas plantas diferentes y preparaciones que están a la venta. Además, en los Estados Unidos la baja calidad del producto tal vez explique la pobre satisfacción del consumidor en cuanto a la equinacea. Aunque más de 14 millones de estadounidenses usan con regularidad la equinacea, la encuesta del *Consumer Reports* [Informe del consumidor] en mayo del año 2000 encontró que solo el 18% dijo que le había ayudado para sus alergias y solo el 21% dijo que los ayudó con las infecciones respiratorias.

Se han expresado preocupaciones acerca de la calidad y pureza de la equinacea vendida en los Estados Unidos. ConsumerLab.com planea examinar los productos equinaceos. Esta es una compañía independiente que permite a los promotores usar su sello de aprobación de los productos que pasan su criterio y que por lo general satisfacen las normas de las pruebas de Alemania respecto a la cantidad de los ingredientes activos en la preparación. Los resultados, cuando estén disponibles, podrán verse suscribiéndose a su sitio en el Internet (*www.consumerlab.com*).

Advertencias

Al tomar una dosis razonable, los efectos secundarios de la equinacea son relativamente ligeros. En pruebas clínicas, algunas personas informaron sentir náuseas o constipación. La reacción común más negativa es el mal gusto de la equinacea. Las especies de *equinacea* son miembros de la familia de las margaritas, así que las personas alérgicas a la ambrosía deben tener cuidado si toman esta preparación.

Algunas personas toman equinacea durante los meses de invierno para prevenir los catarros y la influenza. No se han hecho estudios sobre la seguridad del uso de la equinacea a largo plazo. Hay algunas evidencias (✗✗) de que al tomarla durante más de 8 a 10 semanas puede disminuir el sistema inmunológico, dejando la persona más susceptible a las infecciones. Los que ya tienen enfermedades del sistema inmunológico (como la esclerosis múltiple, SIDA o tuberculosis) podrían deteriorarse más si toman la equinacea durante más de 1 mes o 2. La equinacea se debe evitar durante el embarazo y si está dando de lactar ya que no hay información confiable sobre su seguridad para estos usos.

Recomendaciones

La equinacea puede ofrecer alguna ayuda para aliviar los síntomas de los catarros y la influenza. La mayoría de los estudios alemanes con resultados positivos se hicieron con un producto llamado Echincin®, que ahora hay en los Estados Unidos con el nombre Echinoguard®. Hay menos evidencias de que la equinacea prevenga las infecciones. Dada su aparente seguridad, tal vez sea una opción que ayude cuando comienza un catarro o influenza, aunque no debe usarse durante un tiempo prolongado. Las mujeres embarazadas o amamantando no deben usarlo.

Dosis

A veces se usa el jugo (6 a 9 ml al día), pero en forma de tableta, hasta cerca de 1 gramo de material seco se toma 3 veces al día. Hay una gran variabilidad en los tipos de preparaciones que se emplean.

Categorías del tratamiento

Terapia complementaria

Oralmente:

Estimulante inmunológico de corta duración para los catarros comunes ☺☺☺☺

Tratamiento de apoyo para los síntomas parecidos a la gripe que acompañan muchos catarros ☺☺

Uso externo:

Trauma menor de la piel ☺☺☺

Sin pruebas científicas

Prevención de catarros e influenza ☹☹

Cualquier otra indicación

Lecturas sugeridas

Brinkeborn, R. M., D.V. Shah, y F.H. Degenring, "Echinaforce® and other *Echinacea* Fresh Plant Preparations in the Treatment of the Common Cold" [Echinaforce® y otros preparativos frescos de equinacea para el tratamiento del catarro común], *Phytomedicine* [Fitomedicina] 6, no. 1, marzo de 1999, pp. 1-5.

Grimm, Wolfram, y Hans-Helge Muller, "A Randomized Controlled Trial of the Effect of Fluid Extract of *Echinacea Purpurea* on the Incidence and Severity of Colds and Respiratory Infections" [Una prueba aleatoria controlada del efecto del extracto líquido de la *Echinacea purpurea* en la incidencia y severidad de catorros e infecciones respiratorias], *American Journal of Medicine* 106, no. 2, febrero de 1999, pp. 138-43.

Jellin, Jeff M., Forrest Batz, y Kathy Hichens, *Pharmacist's Letter/Prescriber's Letter: Natural Medicines Comprehensive Database*, Therapeutic Research Facility, Stockton, CA, 1999, pp. 342-44.

Melchart, Dieter, Ellen Walther, Klaus Linde, Roland Brandmaier, y Christian Lersch, "Echinacea Root Extracts for the Prevention of Upper Respiratory Tract Infections" [Extractos de las raíces de la equinacea para prevenir las infecciones de las vías respiratorias superiores], *Archives of Family Medicine* 7, noviembre/diciembre de 1998, pp. 541-45.

Melchart, Dieter, K. Linde, P. Fischer, y J. Kaesmayr, "Echinacea for Preventing and Treating the Common Cold (Cochrane Review)" [Equinacea para prevenir y tratar el catarro común (Revista Cochrane)], *The Cochrane Library* [La Biblioteca Cochrane], no. 1, Update Software, Oxford, 2000.

EXTRACTO DE LA SEMILLA DE UVA [GRAPE SEED EXTRACT]

¿Qué es?

Un relativamente recién llegado entre los primeros 10 remedios herbarios de mejor venta es el extracto de la semilla de uva. El interés en este producto surge de lo que se ha llamado la "Paradoja francesa". Estudios en los años 1970 mostraron que cuando los ciudadanos de un país disfrutan una dieta que contiene relativamente altas proporciones de grasa, ellos también sufren de un promedio más alto de incidencia de muertes por causa de enfermedades cardiacas. La excepción extrema a todo esto fue Francia y, a un menor grado, otros países mediterráneos. Ellos han tenido cantidades relativamente grandes de grasa en su dieta, pero una incidencia relativamente baja de enfermedades cardiovasculares. Cuando los investigadores buscaron para ver cómo las comidas de los franceses ricas en grasa diferían de las comidas similares en países plagados por enfermedades cardiacas, la diferencia constante no estaba en el plato, sino en el vaso. Los hombres, mujeres y niños franceses tienden a ingerir uno o más vasos de vino con sus comidas, algo que los ciudadanos de otros países no hacen.

Sin embargo, la recomendación de un vaso de vino diario preocupa acerca de los efectos negativos y el potencial para abusar del mismo. Realmente el mito de la seguridad del consumo del vino decayó cuando se encontró que los franceses tenían una incidencia relativamente alta de alcoholismo. Por cierto, en Francia la tasa de mortalidad relacionada al alcohol elimina por completo cualquier beneficio debido a la baja tasa de muerte de enfermedades cardiovasculares. Ahora se están preguntando si la "Paradoja francesa" es realmente solo una anomalía estadística debido a la manera que se hizo la encuesta original. A pesar de todo esto, el interés en los productos de uva sigue siendo alto, con los extractos de semillas de uva identificados como el candidato que posiblemente tenga más potencial para los efectos de beneficio.

Pycnogenol es otro nombre que se usa para algunos productos del extracto de semilla de uva, aunque el nombre también se emplea para los extractos de la corteza del pino que contienen compuestos similares a los del extracto de semilla de uva. Es interesante que de nuevo se acredita a los franceses el descubrimiento de estos posibles remedios. En 1534, Jacques Cartier, un famoso explorador francés, estaba atrapado en el hielo en el río Saint Lawrence. Él y sus hombres tenían muchas reservas de galletas y carne salada para sobrevivir el crudo invierno. Aunque podían comer hasta llenarse, desarrollaron escorbuto, una enfermedad que causa la deficiencia de la vitamina C. Algunos de los hombres de Cartier murieron. Los que sobrevivieron se recuperaron cuando conocieron a los estadounidenses nativos que le aconsejaron tomar un té hecho de recina y agujas de los árboles de pino.

Nadie sabe por qué esto los ayudó, pero 4 siglos más tarde, el profesor Jacques Masquelier de la Universidad de Bordeaux en Francia determinó que la corteza del pino y las agujas contienen vitamina C. Entonces él encontró bioflavonoides y otros compuestos que llamó picnogenoles. El extracto de semilla de uva contiene estos mismos tipos de compuestos.

Afirmaciones

Los propulsores afirman que los extractos de semilla de uva mejoran la circulación, protegen contra las enfermedades cardiacas, tratan la artritis, reacciones alérgicas, las venas varicosas y combaten el cáncer. Se dice que todos estos efectos resultan de la actividad de los extractos antioxidantes. Estos efectos se trazaron en un grupo de compuestos llamados “flavonoides”. Los que en particular se encuentran en los extractos de semilla de uva también se llaman “procyanidins” o “OPC”. Estos están presentes en cantidades mucho más grandes en el vino rojo comparado con el vino blanco o jugo de uva. Se cree que estos trabajan por el mismo efecto de los antioxidantes generales como se explica en “Antioxidantes” (véase la p. 328).

Resultado de las investigaciones

Los extractos de semilla de uva contienen antioxidantes, y esto ha mostrado tener efectos de beneficio en el corazón de los animales que se alimentan con dietas ricas en grasa. Sin embargo, se hicieron muy pocos estudios con seres humanos. El único estudio (✔✔✔) doblemente ciego data de los años 1980 y muestra mejorías en la circulación. Un estudio reciente (✔✔✔) mostró que la concentración de antioxidantes en la sangre aumentó después de 5 días tomando los suplementos. No obstante, el más largo de estos estudios solo duró 1 mes. Ninguno de los estudios examinó si ingerir extracto de semilla de uva lleva a bajar la incidencia de enfermedades cardiovasculares o cualquiera de las otras enfermedades para las cuales se recomiendan los extractos.

Advertencias

No se han reportado efectos adversos o interacción con drogas de los extractos de semilla de uva. Las ratas y ratones que se alimentaron con grandes cantidades no sufrieron efectos secundarios. Una preocupación teorética es que el uso del extracto de semilla de uva pudiera aumentar el efecto anticoagulante de la warfarina (Coumadin) debido a la presencia de la vitamina E en el extracto. Este asunto no se ha investigado. Se recomienda ser cauteloso ya que el betacaroteno es otro antioxidante de origen natural que se promovió ampliamente hasta que estudios de larga escala mostraron que podía tener efectos dañinos para los fumadores de mucho tiempo.

Como sucede con todos los suplementos dietéticos, la calidad es preocupante. Un estudio examinó la calidad de 6 productos de semilla de uva y corteza del pino. El total de flavonoide que contenían estos productos era de 2 a 804 mg por gramo de extracto. Cuando los investigadores probaron la habilidad de estos productos para prevenir la oxidación, lo catalogaron de 16 a 8392 (en unidades técnicas de umol TE/g [micromole trolox equivalentes por gramo]), ¡una notable diferencia de 525 veces en potencia!

El extracto de semilla de uva debe evitarse en cantidades mayores que las que se encuentra en las comidas, en los niños y en mujeres embarazadas o amamantando, debido a la falta de información confiable de que se dispone.

Recomendaciones

Los antioxidantes parecen jugar un papel importante para prevenir enfermedades cardiacas y otras dolencias. La Biblia reconoce el valor de un poco de vino para problemas estomacales (1 Timoteo 5:23). El extracto de semilla de uva es un producto potencialmente útil de este tipo y parece ser muy seguro. Sin embargo, hay poca evidencia de que tomar antioxidantes de una fuente en particular tenga el mismo beneficio de comer una dieta rica en una variedad de antioxidantes. Hasta que pruebas diseñadas adecuadamente muestren que el extracto de semilla de uva previene la incidencia o severidad de las enfermedades cardiovasculares, solo se deben tomar como parte de una dieta balanceada rica en frutas y vegetales.

Dosis

La dosis varía considerablemente, se sugiere de 25 a 300 mg diarios hasta un máximo de 3 semanas. Después de esto, se recomienda 40 a 80 mg diarios.

Categorías del tratamiento

Terapia complementaria

Fuentes dietéticas para los ácidos grasos esenciales y tocoferoles
Tratamiento o prevención de enfermedades cardiovasculares

Sin pruebas científicas

Otras indicaciones

Lecturas sugeridas

Fetrow, Charles W., y Juan R. Ávila, *Professional's Handbook of Complementary and Alternative Medicine*, Springhouse, Springhouse, PA, 1999, pp. 310-12.

Jellin, Jeff M., Forrest Batz, y Kathy Hichens, *Pharmacist's Letter/Prescriber's Letter: Natural Medicines Comprehensive Database,* Therapeutic Research Facility, Stockton, CA, 1999, pp. 447-49.

Law, Malcolm, y Nicholas Wald, "Why Heart Disease Mortality Is Low in France: The Time Lag Explanation" [Por qué la mortalidad por enfermedades del corazón es baja en Francia: La explicación por el retraso del tiempo], *BMJ* 318, mayo de 1999, pp. 1471-80.

O'Mathúna, Dónal P., "Grape Seed Extract for the Prevention of Cardiac Disease" [Extracto de semilla de uva para prevenir la enfermedad cardiaca], *Alternative Medicine Alert* 2, no. 8, agosto de 1999, pp. 91-94.

Prior, Ronald L., y Cao Guohua, "Variability in Dietary Antioxidant Related Natural Product Supplements: The Need for Methods of Standardization" [Variabilidad en el antioxidante relacionado a productos de suplementos dietéticos naturales: La necesidad de métodos de normalización], *Journal of the American Nutraceutical Association* 2, no. 2, verano de 1999, pp. 46-56.

GINKGO BILOBA

¿Qué es?

Mire el interior de la bolsa de las personas mayores que compran en las tiendas naturistas y lo más probable es que vea más de 3 remedios herbarios, palmeto serrano para la próstata y las funciones sexuales, corazoncillo para depresiones menores y ginko biloba para la memoria. Por lo general, esto no se toma por sugerencia médica, aunque cada vez más se le está recomendando a los pacientes ingerir corazoncillo. Al contrario, la prensa popular ha fomentado hacer de estos "los 3 grandes" para ayudar, a una población de más y más ancianos, a vivir con sus temores y ansiedades.

Los comediantes y escritores que crearon y popularizaron la imagen de los ancianos como caducos y olvidadizos están ahora en los 60 y 70. Se mantienen activos, vibrantes y sin embargo todavía sintiendo que el mito tal vez sea una realidad. Los productos como *ginkgo biloba* son símbolos de que saben que el declive mental no es un estado natural de la edad, ni tampoco la norma de las últimas 2 ó 3 décadas de la vida de una persona. Quizás esto ayude a explicar por qué, de acuerdo a la revista *Prevention,* en 1999 cerca de 13 millones de estadounidenses tomaron ginkgo regularmente (la tercera hierba más común después del ajo y el ginseng).

Ginkgo biloba es un árbol nativo del sureste de Asia, donde estos árboles pueden tener cientos de años. Las hojas, que es la parte que se usa para hacer el remedio herbario, tienen una forma característica de abanico. Un extracto se hace de las hojas usando alcohol, se seca, y se hacen cápsulas. Este extracto es uno de los remedios herbarios más populares en Europa, recientemente aprobado en Alemania para el tratamiento de la demencia. En los Estados Unidos se ha convertido en el ingrediente principal en un número de "aumentadores de la memoria".

Afirmaciones

Los beneficios que afirman sobre el ginkgo se centran en la mejoría de la capacidad mental. Se recomienda para la pérdida de la memoria en general relacionada con la edad, el principio de la enfermedad de Alzheimer, y los problemas cognitivos que ocurren después de una embolia o por motivo de la depresión. También se ha usado para varios tipos de demencia, incluso la demencia vascular. El ginkgo contiene una variedad de compuestos que previenen las reacciones de oxidación (antioxidantes), los cuales se saben que juegan un papel en las enfermedades de los tejidos del cerebro. Se sabe que los herbolarios recomiendan el ginkgo para los dolores de cabeza, zumbido del oído, vértigos, dificultades para concentrarse, desórdenes del estado emotivo, enfermedades de la periferia vascular (especialmente la claudicación), pérdida de la audición relacionada a las enfermedades vasculares, PMS, enfermedades del corazón, colesterol alto y la disentería. El ginkgo también se ha usado para invertir la disfunción sexual que causan los antidepresivos (especialmente SSRI como Prozac®).

Resultado de las investigaciones

Una cantidad de estudios con animales ha encontrado que el ginkgo beneficia el aprendizaje y la memoria. Se han hecho muy pocos estudios con los humanos, y los resultados no han sido claros. La primera prueba clínica controlada (✔✔✔) en los Estados Unidos (de Le Bars) encontró que el extracto ayudaba a los pacientes con síntomas de ligeros a moderados relacionados a las enfermedades de Alzheimer o la demencia multi-infarto (vascular). Después de 6 meses a 1 año de ginkgo, los síntomas de los pacientes permanecieron estables o ligeramente mejor, mientras que empeoraron entre los que tomaron placebo. Sin embargo, en una de las 3 medidas, el ginkgo no fue mejor que el placebo. Una revisión en 1998 de 9 pruebas (✔✔✔✔) aleatorios y controladas, encontraron que el ginkgo fue más efectivo que el placebo al dilatar el comienzo de la demencia.

A fines del año 2000, se publicó otro estudio (✘✘✘) que encontró que la gente mayor con demencia ligera a moderada (debido a la enfermedad de Alzheimer u otras causas) no se beneficiaron al ingerir ginkgo. Este estudio contradice los hallazgos de estudios anteriores, y demuestra por qué más estudios de ginkgo son necesarios antes de hacer las recomendaciones firmes.

Se cree que el ginkgo es bueno para aumentar el fluido de la sangre a través de las arterias y venas en varios tejidos, incluyendo el cerebro y los brazos y las piernas. Y de acuerdo a esto, pequeñas pruebas clínicas (✔✔) mostraron que el ginkgo puede mejorar las funciones en conjunto de pacientes con la enfermedad arterial periférica, mejorar ciertos aspectos de la memoria en personas en sus 50, y hasta mejorar algunos síntomas asmáticos. Más de 15 pruebas europeas (✔✔✔✔) mostraron mejorías en la claudicación (dolor en los músculos de las pantorrillas que siente la gente con arterias estrechas o bloqueadas cuando caminan). También se ha demostrado (✔✔✔) que reduce la puna (el mareo que experimenta la gente que escala montañas).

Los efectos del ginkgo para la antidemencia son similares a las medicinas con recetas actualmente disponibles. No obstante, aunque este efecto es estadísticamente importante en los estudios clínicos, permanece inseguro si es suficiente para hacer una diferencia detectable en la vida de la gente. Hasta el momento, aunque el ginkgo ha mostrado dilatar el comienzo de la demencia, no se ha demostrado que prevenga o trate la demencia.

Advertencias

Las semillas de ginkgo pueden causar reacciones fatales neurológicas y alérgicas y nunca se deben ingerir. El extracto, que viene de las hojas, ha motivado relativamente pocos efectos secundarios. En la investigación Le Bars, sin embargo, el doble de los muchos pacientes que tomaron ginkgo informaron problemas intestinales comparados a los que tomaron el placebo. Han habido problemas de desangramiento (**✗✗**) en pacientes que también toman medicinas "anticoagulantes" (como aspirina o warfarina). También se cree que el ginkgo impide una enzima llamada "monoamina oxidasa" (MAO), lo cual significa que puede causar problemas con un número de otras medicinas antidepresivas que funcionan de la misma manera. Ya que la gente que toma ambos medicamentos tal vez esté preocupada acerca de la pérdida de la memoria, se debe consultar a su médico antes de ingerir ginkgo o cualquier otro remedio herbario.

La mayoría de los estudios clínicos se dirigieron con un extracto hecho de acuerdo a especificaciones alemanas en particular. Debido a que no hay normas precisas para la preparación de los productos herbarios vendidos en los Estados Unidos, lo que usted compra tal vez no se haga en la misma forma. La preparación afecta lo que contiene un producto y lo bien que este funcione. Por ejemplo, una prueba de un laboratorio independiente, ConsumerLab.com, compró 30 marcas predominantes de *ginkgo biloba* durante agosto de 1999 y las probó para determinar si tenían las cantidades adecuadas de los químicos correspondientes de la planta. Cerca de un cuarto de las 30 marcas no tenían los niveles declarados de los compuestos químicos indicados.

Todas las marcas que no pasaron la prueba tenían etiquetas que afirmaban la normalización del total de glucósido de flavona, y la mayoría también indicaron haber regularizado el total de terpeno lactona (químicas específicas que se consideran ser responsables de la actividad del ginkgo). Todos los productos tuvieron menos de los niveles adecuados de por lo menos una de las terpeno lactonas y 3 productos que tampoco tenían los niveles adecuados de por lo menos un glucósido de flavona. Algunas de las etiquetas tenían correctamente el total de las cantidades de los compuestos, pero los productos no satisfacían las normas de uno o más compuestos específicos. Los productos que pasaron la prueba se pueden ver suscribiéndose al sitio de Internet de la compañía *(www.consumerlab.com).*

No hay una información confiable según la cual se determine si es seguro usar el ginkgo con los niños o durante el embarazo o tiempo de lactar.

Recomendaciones

Se han hecho muy pocos estudios sobre el ginkgo, usando Kaveri® o Tebonin® para la mayoría de los estudios. El primer producto ahora está disponible en los Estados Unidos, siendo el segundo el componente principal en GinkoGold®, Ginkgoba® y Quanterra® ginkgo. Aunque el ginkgo parece prometedor como un medio para dilatar la pérdida de la memoria relacionada a una variedad de enfermedades, el estudio más reciente encontró que no tenía beneficios. Los estudios que observaron beneficios para la memoria solo mostraron aquellos durante cerca de 6 meses, y no se ha demostrado que estos beneficios sigan siendo efectivos durante más tiempo.

El ginkgo tal vez pruebe ser de ayuda para demorar la pérdida de la memoria relacionada a la edad, demencia, asma y enfermedades de la periferia arterial así como también un preventivo para las punas. Sin embargo, los efectos a largo plazo luego de tomar un extracto con una cantidad tan grande de compuestos activos no se ha examinado.

Dosis

La dosis usual es de 120 a 240 mg diarios, dividido en 2 ó 3 dosis.

Categorías del tratamiento

Terapia complementaria

Normaliza o mejora ligeramente la función cognitiva, por lo menos durante un corto término, en enfermedades de Alzheimer	☺☺☺
Mejora ligeramente la función cognitiva en la demencia multi-infarto (vascular)	☺☺☺
Mejora la memoria, concentración o aprendizaje o demora la pérdida de la memoria relacionada a la edad	☺☺☺
Síntomas cognitivos de otros tipos de demencia	☺☺
Espasmos bronquiales en el asma	☺
Aumento de la distancia que caminan las personas con la enfermedad arterial periférica o claudicación	☺☺
Claudicación o enfermedad vascular periférica	☺☺
Síntomas de vértigos	☺☺
Zumbido del oído	☺☺
Dolor de cabeza	☺☺
Prevención de puna	☺☺
Invierte la disfunción sexual asociada con antidepresivos SSRI	☺☺

Lecturas sugeridas

Ernst, E., y M.H. Pittler, "Ginkgo Biloba for Dementia: A Systematic Review of Double-Blind, Placebo-Controlled Trials" [Ginkgo biloba para la demencia: un repaso sistemático de pruebas aleatorias doblemente ciego placebo-controlados, *Clinical Drug Investigation* 17, no. 4, 1999, pp. 301-8.

Jellin, Jeff M., Forrest Batz, y Kathy Hichens, *Pharmacist's Letter/Prescriber's Letter: Natural Medicines Comprehensive Database,* Therapeutic Research Facility, Stockton, CA, 1999, pp. 418-22.

Le Bars, Pierre L., Martin M. Katz, Nancy Berman, Turan M. Itil, Alfred M. Freedman, y Alan F. Schatzberg, "A Placebo-Controlled, Double-Blind, Randomized Trial of an Extract of Ginkgo Biloba for Dementia" [Una prueba placebo-controlada, doblemente ciega y aleatoria de un extracto de ginkgo biloba para la demencia], *Journal of the American Medical Association* 278, no. 16, octubre de 1997, pp. 1327-32.

Martien, C. J.; M. van Dongen, Erik van Rossum, H. Kessels, G. Hilde, J. Alphons, G. Sielhorst, y Paul G. Knipschild, "The Efficacy of Ginkgo for Elderly People with Dementia and Age-Associated Memory Impairment: New Results of a Randomized Clinical Trial" [La eficacia del ginkgo para los ancianos con demencia e incapacidad de la memoria asociada a la edad: nuevos resultados de una prueba aleatoria clínica], *Journal of the American Geriatric Society* 48, no. 10, octubre de 2000, pp. 1183-94.

GINSENG

¿Qué es?

Si se pudiera decir que existe una "Fuente de la juventud" en una terapia herbaria, los promotores del ginseng podrían ser los primeros en la fila para reclamar el descubrimiento. En China, durante los tiempos de Jesús, los textos médicos identificaban al ginseng como fuente para la longevidad, sabiduría e iluminación. Aunque pocas empresas estadounidenses consideraran afirmar que usted puede obtener sabiduría de una botella, la conexión entre el ginseng y la longevidad se sigue haciendo tanto en los Estados Unidos como en muchas partes del mundo donde se ha usado la hierba. Por cierto, los chinos todavía se refieren al ginseng como la raíz de la inmortalidad. En 1976, se informó la venta de una raíz de ginseng de Manchuria que tenía 400 años al increíble precio de 10,000 dólares por onza.

Los preparativos de ginseng se hicieron de 5 plantas diferentes, siendo las más populares: Ginseng asiático (*Panax ginseng*) y ginseng americano (*Panax quinquefolius*). El ginseng siberiano se hace de la botánicamente inconexa *Eleutherococcus senticosus*, y contiene un grupo completamente diferente de químicos.

El ginseng rojo está curado a vapor antes de secarse, cuyas hojas son de un color rojizo en el producto. El ginseng blanco se produce cuando las raíces se destiñen y se secan con rapidez.

Afirmaciones

De acuerdo a la revista *Prevention*, en 1999 más de 14 millones de estadounidenses estaban usando el ginseng regularmente. El ginseng es la segunda hierba más popular en Estados Unidos (después del ajo) y se usa más extensamente como un "adaptógeno", un remedio herbario que declaradamente restaura a la normalidad una gran variedad de funciones del cuerpo. Se ha usado para el tratamiento de los desórdenes nerviosos, anemia, desvelos, disnea (dificultad para respirar), falta de memoria y confusión, sed prolongada, disminución de la libido, fatiga crónica, angina, diabetes y náuseas.

En la medicina china tradicional se creyó que restauraba las deficiencias en el *chi* de una persona, o energía vital. Se dice que el ginseng asiático tiene más *yin* y que es más apropiado para las mujeres, mientras que el ginseng americano se dice que es mejor para los hombres porque tiene más *yang* (véase la Medicina china tradicional, p. 241).

Resultado de las investigaciones

Se hicieron muchos estudios sobre el ginseng, pero los resultados no son constantes. Muchos estudios (**✗✗✗✗**) no encuentran beneficios del ginseng. Otros informan algunos resultados de ayuda. Una prueba (**✔✔✔**) de 3 meses aleatoria y controlada (PAC) mostró un aumento significativo en las calificaciones subjetivas respecto a la "calidad de vida" entre 625 usuarios del ginseng. Otra PAC en voluntarios de edad universitaria (**✔✔✔**) que tomaron 100 mg de ginseng 2 veces al día durante 12 semanas experimentaron una mejoría estadísticamente significativa en la velocidad a la cual podían hacer las matemáticas.

Pruebas clínicas (✔✔✔) han sugerido que el ginseng asiático tal vez sea efectivo en el tratamiento de la diabetes tipo 2. Una pequeña prueba canadiense (✔✔✔) evaluó el efecto del ginseng americano en los niveles de azúcar en la sangre después de alimentarse con glucosa. Los investigadores notaron que cuando las personas no diabéticas tomaron ginseng 40 minutos antes de la prueba de la glucosa, se observaban reducciones importantes en sus niveles de azúcar en la sangre. En personas con el diabetes mellitus tipo 2, sucedió lo mismo aunque las cápsulas se tomaran antes o junto con la prueba de la glucosa. Los investigadores llegaron a la conclusión de que para personas no diabéticas, para prevenir una hipoglicemia no intencionada sería importante que el ginseng americano se tomara con la comida.

Las referencias europeas, incluso los informes de la Comisión E Alemana, citan estudios humanos (✔✔✔) indicando que el ginseng mejora la viveza mental, memoria, resistencia física, patrón de dormir y el apetito. Estos informes también dicen que el ginseng puede ser de ayuda para la hiperlipidemia, tipo 2 de diabetes, ya que mejora la resistencia a la tensión, mejora la reacción inmunológica, protege contra algunas toxinas y para los individuos con insuficiencia cardiaca congestiva. Estas mismas fuentes de citas de estudios (✘✘✘✘) muestran que el ginseng es inefectivo para mejorar la actuación atlética en adultos jóvenes saludables.

No obstante, la mayoría de los estudios con seres humanos no muestran beneficios del ginseng. Por cierto, los estudios que tratan sobre la eficiencia del ginseng determinaron que aunque los estudios con animales muestran que el ginseng, o sus componentes activos, pueden prolongar la supervivencia bajo tensión física o química, existe una falta de investigación controlada que demuestre la habilidad del ginseng para mejorar o prolongar la actuación en humanos fatigados o no fatigados. Los resultados inconstantes de esta investigación se puede explicar, por lo menos parcialmente, en el pobre diseño metodológico de algunos de estos estudios, la falta de controles adecuados, y la falta para normalizar la administración del ginseng. Además, hay una considerable confusión en la literatura acerca de las especies diferentes de ginseng, con particular indiferencia al hecho de que el ginseng siberiano es un género de la planta completamente diferente. Entre las pocas pruebas humanas que son de buena calidad, los resultados se pueden considerar un indicio y no una conclusión.

Aún más, las fuentes de plantas de ginseng contienen una gran cantidad de compuestos estrechamente relacionados llamados "ginsenosides". Estos muestran tener propiedades antioxidantes, lo cual puede ser la razón fundamental de los efectos beneficiosos. Sin embargo, en estudios controlados, el ginseng no mejoró el ejercicio o actuación mental, aunque los sujetos informaron sentir menos fatiga. En general, ninguno de los otros beneficios específicos de la salud se verificó en las investigaciones.

Advertencias

Se notó una cantidad de efectos secundarios (✘✘) cuando la gente toma grandes dosis de ginseng durante períodos prolongados (en el pasado esto se llamaba el "síndrome de abuso del ginseng", aunque los expertos ahora descuentan la existencia de dicho síndrome). Los síntomas supuestos incluyen diarrea, flojera, temblores, palpitaciones, nerviosismo, disminución de la libido y presión arterial alta. Los efectos secundarios con el ginseng no son raros e incluyen insomnio, dolor de los senos, sangrado vaginal, latidos rápidos del corazón, falta de apetito, diarrea, dolor de cabeza, vértigos y reacciones de la piel. Algunos estudios (**✗✗**) médicos de los rusos motivaron a una cantidad de sus practicantes para que recomendaran que sus pacientes no usaran grandes cantidades de ginseng durante más de 2 semanas a la vez sin un descanso. Sin embargo, no se desarrolló ninguna fórmula específica para el uso y la abstinencia.

Las ginsenosides son como esteroides, las cuales pueden causar problemas menstruales tanto como el aumento de los niveles de las hormonas semejantes a la testosterona en el suero. La gente con diabetes debe tener mucha precaución al ingerir ginseng porque ha dado por resultado la hipoglicemia (niveles muy bajos del azúcar en la sangre). El ginseng también puede impedir coágulos de sangre, lo cual es especialmente problemático en los pacientes que toman anticoagulantes (como aspirina o warfarin).

Además, los productos de ginseng son notorios por estar mal rotulados y adulterados, lo cual puede causar una cantidad de otros problemas. Un estudio encontró que 1 de 4 productos de ginseng no contenían ginseng. En otro estudio de 54 productos de ginseng, el 85% se evaluó como "inútiles" conteniendo poco o ningún ginseng. También, *Eleutherococcus senticosus*, que por lo general se nombra como "ginseng siberiano", realmente contiene un ginseng que no es verdadero. Ahora existen bebidas y chicles hechos de esta hierba, pero se desconoce la cantidad y calidad de lo que contienen.

En abril y mayo de 2000, ConsumerLab.com compró un total de 22 marcas de productos ginseng de Asia y América que se venden en los Estados Unidos para determinar si tenían las cantidades que declaran y los tipos de ginseng. Solo 9 productos probados cumplieron con todos los requisitos de calidad y pureza. Más problemático aun, 8 productos contenían niveles inaceptables de 2 pesticidas llamados "quintoceno" y "hexaclorobenzeno". Dos productos tenían más de 20 veces los niveles de pesticidas de la cantidad permitida. Se cree que el hexaclorobenzeno causa cáncer en los humanos y se ha prohibido usarlo en la mayoría de los sembradíos comestibles en todo el mundo. El quintoceno es potencialmente causante de cáncer, también puede ser tóxico para varios órganos, y por lo general no se permite en producciones de comida en los Estados Unidos. Dos productos de ginseng también contenían más plomo del nivel aceptable.

Los consumidores estadounidenses han estado en riesgo cuando solo 9 de 22 productos pasaron las 3 pruebas de los requisitos del ConsumerLab.com (por ejemplo, niveles de ginsenosides, pesticidas y metales pesados). Cinco de los productos fallaron en 2 de los requisitos y 8 fallaron en un solo requisito. Ocho de los productos que contenían plomo o pesticidas decían tener ginseng "koreano". Por cierto, solo pasaron 2 de los 12 productos que contenían ginseng koreano. Los nombres de las marcas que pasaron las pruebas se pueden ver suscribiéndose al sitio en el Internet de ConsumerLab.com, *(www.consumerlab.com).*

No hay información suficiente para concluir que el ginseng sea seguro durante niñez, embarazo o tiempo de lactar, y por lo tanto estas personas deben evitar su consumo.

Recomendaciones

Si se ingieren en cantidades moderadas, los productos ginseng de calidad parecen ser relativamente inocuos para la mayoría de la gente, excepto para quienes tienen las condiciones mencionadas. Tal vez tenga algunos beneficios para ayudar a los diabéticos del tipo 2 y quizás ayude a alguna gente a sentirse mejor y con más energía, aunque ninguno de los beneficios para el "bienestar" se verificó en las investigaciones. Por lo tanto, la gente que toma ginseng se arriesga al pagar un alto precio sin beneficios probados, ya que las preparaciones cuestan hasta 20 dólares por onza y varían tremendamente en calidad. Si usted va a comprar ginseng, asegúrese de usar una marca de reputación que pueda demostrar que contiene la cantidad correcta de la planta adecuada y de que no tenga compuestos que causen cáncer.

Dosis

Para la mayoría de las indicaciones, 0.25 a 0.5 gramos de la raíz se toman 2 veces al día. Grandes cantidades, hasta alrededor de 3 gramos 2 ó 3 veces al día, se recomiendan, incluso para los diabéticos.

Categorías del tratamiento

Terapia complementaria

Se siente mejor o mejora la energía ☺
Diabetes tipo 2 ☺☺
Viveza mental ☺
Memoria ☺
Resistencia física ☺
Patrón del sueño ☺
Apetito ☺
Niveles altos de colesterol ☹
Mejorar la resistencia a la tensión ☺
Mejorar la reacción inmunológica ☺
Protección contra algunas toxinas ☺
Insuficiencia cardiaca congestiva ☺

Sin pruebas científicas

Mejorar la actuación atlética en adultos jóvenes saludables ☹☹
Cualquier otra indicación médica

Lecturas sugeridas

Bahrke, M.S., y W.R. Morgan, "Evaluation of the Ergogenic Properties of Ginseng: An Update" [Evaluación de las propiedades ergogénicas del ginseng: Actualizado], *Sports Medicine*, 29, no. 2, febrero de 2000, pp. 113-33.

rrest Batz, y Kathy Hichens, *Pharmacist's Letter/Prescriber's Letter: Natural Medi-*
hensive Database, Therapeutic Research Facility, Stockton, CA, 1999, pp.

avid, "Ginseng for the Improvement of Constitutional Symptoms" [Ginseng
los síntomas de la constitución], *Alternative Medicine Alert* 1, no. 4, abril de
1998, pp. 37-40.

GLUCOSAMINA

¿Qué es?

La glucosamina es un componente importante de los proteoglicanos y otros compuestos cuya función es hacer tejidos conectivos. Los proteoglicanos son lubricantes importantes de las articulaciones para hacer que los cartílagos sean saludables. La glucosamina se encuentra como ella misma o en un número de formas de sales, incluidas el sulfato de glucosamina y el hidrocloruro de glucosamina. Todos se convierten en glucosamina en el estómago y por lo tanto se cree que son equivalentes.

Afirmaciones

El sulfato de glucosamina atrajo la atención del público como parte del "milagro médico" que se anunció en el libro *The Arthritis Cure* [La cura de la artritis] (St. Martin's Press, New York, 1997). El subtítulo del libro afirmaba que una combinación de glucosamina y el sulfato de condroitina "puede detener, revertir y hasta curar la osteoartritis". Desde entonces, la glucosamina se puede conseguir en muchas fórmulas como una manera de tratar y curar la artritis. De acuerdo a la encuesta del *Consumer Reports* hecha en el año 2000, cerca del 36% de las personas encuestadas que tienen artritis usaban la glucosamina regularmente, con el 42% usando medicamentos sin recetas y el 64% usando medicinas con recetas.

Resultado de las investigaciones

Por lo menos se hicieron 12 pruebas aleatorias controladas usando el sulfato de glucosamina para la osteoartritis. Conocemos de solo 2 estudios clínicos con hidrocloruro de glucosamina, uno que usaba hidrocloruro de glucosamina comparado con un placebo y el otro que usaba un producto combinado (glucosamina, condroitina y manganeso) llamado Cosamine DS® comparado a un placebo.

Aunque algunos de estos (✔✔✔✔) incluyó números relativamente pequeños de personas y tuvo algunos problemas metodológicos, produjo resultados constantes. Estudios de alta calidad encontraron resultados positivos, aunque no al grado de los estudios pequeños. De cualquier forma, los estudios mostraron que hay beneficios de estos tratamientos. La glucosamina siempre fue más eficaz que el placebo para aliviar el dolor y promover el movimiento de las articulaciones y fue de eficacia comparable al ibuprofen. Un estudio (✔✔✔✔) en el año 2001 mostró con Rayos X la preservación de cartílagos en la rodilla de los pacientes con osteoartritis.

La mayoría de estos estudios se hicieron con un producto patentado de sulfato de glucosamina que se produce en Italia y todavía no existe en los Estados Unidos. En algunos de los estudios se usaron preparaciones inyectables y esto tampoco se encuentra en los Estados Unidos.

En Estados Unidos, la glucosamina se vende en muchas formas, incluyendo el sulfato de glucosamina, hidrocloruro de glucosamina y N-acetilglucosamina. De acuerdo a ConsumerLab.com, "no parece haber una evidencia concluyente de que una forma sea mejor que la otra". Sin embargo, 2 estudios (**XXX**) relativamente grandes publicados en 1999 y 2000 hallaron que el hidrocloruro de glucosamina no era mejor que un placebo para aliviar los dolores de la osteoartritis. En la prueba que usó el producto combinado Cosamine DS (**✔✔✔**), la combinación fue más eficaz que el placebo para disminuir el dolor de la artritis. No obstante, teóricamente el efecto pudiera pertenecer a la porción de la combinación de la condroitina. El hidrocloruro de glucosamina es más económico que el sulfato de glucosamina, que se usó en todas las pruebas y dio por resultado ser eficaz. La prueba del año 1999 también fue importante porque fue la primera que se hizo en los Estados Unidos y fue más prolongada (8 semanas) que la mayoría de las demás. Ya que la osteoartritis dura por muchos años, la gente tomará medicamentos durante períodos prolongados y es esencial la evaluación a largo plazo de los remedios.

Un problema potencial con los productos de la glucosamina obtenida en los Estados Unidos es la pobre calidad del producto. Si esto es cierto, los estadounidenses tal vez no puedan obtener los mismos resultados que se obtuvieron en los estudios de otros países. En diciembre de 1999 y enero de 2000, ConsumerLab.com compró un total de 25 marcas de glucosamina y productos combinados de glucosamina condroitina. Estos productos se probaron para determinar si tenían las cantidades mencionadas en la etiqueta de los ingredientes de glucosamina o condroitina. En general, casi un tercio de los productos no pasaron la prueba. Entre los productos de la combinación glucosamina condroitina, sin embargo, casi la mitad (6 de 13) no pasaron, todo debido a los bajos niveles de la condroitina. En contraste, 10 de los productos que solo tienen glucosamina pasaron la prueba. Los nombres de las marcas de los productos que pasaron la prueba están a la disposición en www.consumerlab.com, para la cual es necesario subscribirse. Una posible explicación para la baja calificación de los productos que contienen condroitina es la económica, la condroitina le cuesta a los fabricantes aproximadamente 4 veces más que la glucosamina.

El fallo de muchos de los fabricantes estadounidenses para satisfacer cierta normas de calidad puede explicar que en una gran encuesta en EE.UU. hallaron un alto grado de desagrado entre los consumidores respecto a la glucosamina para la artritis. En mayo de 2000, *Consumer Reports* hizo una encuesta de cerca de 47,000 estadounidenses. De los que tomaban glucosamina para los dolores de espalda, solo el 18% dijo que los ayudó "mucho" y el 51% dijo que los ayudó "poco o nada". De los que tomaban glucosamina regularmente para la artritis, solo el 24% informó que los ayudó "mucho" (más o menos lo que uno esperaría con un placebo) y un sorprendente 48% dijo que los ayudó "poco o nada".

Advertencias

Las reacciones adversas a la glucosamina han sido muy pocas e infrecuentes, los problemas gastrointestinales son los que con más frecuencia se han informado. Sin embargo, la glucosamina se incluyó en una cantidad de procesos metabólicos, lo cual justifica monitorear estrechamente a los pacientes que la toman durante largo tiempo. Por ejemplo, los estudios con animales y por lo menos un estudio con humanos (**✗✗**) encontró que la glucosamina puede jugar un papel al empeorar la resistencia a la insulina, lo cual puede ser la causa de algunos casos de diabetes. La gente con osteoartritis tienden a aumentar de peso, lo cual también los hace susceptibles a la diabetes mellitus tipo 2.

Por lo tanto, la gente con diabetes, o que tienen el riesgo de desarrollarla, deben ser cautos con el uso de la glucosamina y como mínimo deben informar a su médico que están tomando glucosamina. No se informaron problemas del azúcar en la sangre en las otras pruebas clínicas de la glucosamina, aunque estos problemas solo se esperan después de un uso prolongado.

Además, hay una preocupación teórica de que los derivados de la glucosamina de los exoesqueletos marítimos pueda causar reacciones alérgicas entre las personas alérgicas a los mariscos. No obstante, no se informaron tales reacciones. Por desgracia, la mayoría de los fabricantes de la glucosamina no enumeran la lista de las fuentes del producto en la etiqueta.

Una preocupación inesperada surgió cuando, en enero de 2001, el Instituto de Medicina emitió un nuevo "Nivel Máximo Tolerable de Consumo" (UL, por sus siglas en inglés) para el manganeso, que contiene el producto Cosamine DS que antes mencionamos. Con rapidez los fabricantes ajustaron sus fórmulas para cumplir con las nuevas regulaciones UL. Pero los adultos que toman el Cosamine DS que se fabricó antes de que esos ajustes se efectuaran podrían exceder el nuevo UL de manganeso de 11 mg por día. Esto señala la importancia de examinar la lista de todos los ingredientes en un remedio, y revisar la fecha en que se fabricó. Las series más viejas de Cosamine DS tienen mucho manganeso. Los vegetarianos deben ser particularmente cautelosos debido a que sus dietas probablemente incluyen más manganeso, presente mayormente en las nueces, legumbres, té y todos los granos enteros.

Hay insuficiente información de confianza acerca del uso de la glucosamina en los niños, mujeres embarazadas y las que estén amamantando y por lo tanto estas personas no la deben usar.

Recomendaciones

En general, existe algunas evidencias para sugerir que el sulfato de glucosamina puede brindar alivio para los síntomas de la osteoartritis. El análisis del año 2000 de McAlindon llegó a la conclusión que aunque los efectos positivos de la glucosamina son "exagerados", "aparece como posible algún grado de eficiencia". No hay evidencia para sugerir que cure la artritis, como se ha sugerido en la literatura popular.

Se recomienda el uso de la glucosamina en combinación con el sulfato de condroitina, pero hasta la fecha no se ha estudiado bien. La glucosamina sola parece producir menos beneficio que la condroitina sola. Sin embargo, con frecuencia los productos de condroitina en América son inferiores. Solamente deben usarse las marcas de prestigio, certificadas por laboratorios independientes. No hay información sobre la seguridad y eficacia de ingerir glucosamina durante períodos prolongados.

Dosis

La dosis que con más frecuencia se recomienda de glucosamina sola es 500 mg 3 veces al día. La dosis depende del peso de la persona y por lo general se combina con la condroitina. Una dosis diaria normal podría ser 1200 mg de condroitina y 1500 mg de glucosamina. Esto casi siempre se divide en dosis de 2 a 4, y se toma en las comidas.

Categorías del tratamiento

Terapia complementaria

Osteoartritis, cuando se usa el hidrocloruro de glucosamina en combinación con la condroitina y el manganeso ☺☺☺

Osteoartritis, cuando se combina con la condroitina ☺☺☺

Osteoartritis, cuando se usa sola ☺☺☺

Artritis reumática, cuando el sulfato de glucosamina se usa en combinación con la condroitina ☺

Sin pruebas científicas

El uso de el hidrocloruro de glucosamina o N-acetil glucosamina sola para la osteoartritis

Uso externo para artritis, oralmente para cualquiera otra indicación médica

Lecturas sugeridas

Delafuente, Jeffrey C., "Glucosamine in the Treatment of Osteoarthritis" [Glucosamina para el tratamiento de la osteoartritis], *Rheumatic Disease Clinics of North America* [Clínicas norteamericanas para la enfermedades de reuma] 26, no. 1, febrero de 2000, pp. 1-11.

Jellin, Jeff M., Forrest Batz, y Kathy Hichens, *Pharmacist's Letter/Prescriber's Letter: Natural Medicines Comprehensive Database*, Therapeutic Research Facility, Stockton, CA, 1999, pp. 430-32.

McAlindon, Timothy E.; Michael P. LaValley, Juan P. Gulin, y David T. Felson, "Glucosamine and Chondroitin for Treatment of Osteoarthritis: A Systematic Quality Assessment and Meta-analysis" [Glucosamina y Condroitina para el tratamiento de la osteoartritis: Una evaluación sistemática de calidad y metanálisis], *Journal of the American Medical Association* 283, no. 11, marzo de 2000, pp. 1469-75.

HINOJO [FENNEL]

¿Qué es?

El hinojo fue una de las hierbas más importantes para la gente aterrorizada por las brujas. Igual que el ajo creó la imagen defensiva contra los vampiros, el hinojo se podía usar para protegerse de cualquier hechicería. A Hipócrates, el médico famoso en la antigua Grecia, le gustaba el hinojo, notando mediante sus investigaciones anecdóticas que parecía ayudar a aumentar la producción de leche en mujeres que amamantan. A través de los siglos el hinojo se ha conocido como una hierba culinaria muy usada en las comidas, especialmente en guisados, sopas, ensaladas, bebidas y condimentos. También se empleaba como fragancia en ciertos cosméticos.

El nombre latín de la hierba, *Foeniculum vulgare,* significa literalmente heno fragante, reflejando las hojas suaves de la planta que crecen al final de un tallo alto. El fruto es lo que se usa medicinalmente, y es tan pequeño que a menudo se refieren a él como semillas. Este contiene aceites que son aislados y purificados o se usan como parte de todo el fruto seco.

Afirmaciones

La fruta y aceite del hinojo se usan para aliviar una variedad de problemas digestivos. Casi siempre se emplean como carminativos o agentes para aliviar la flatulencia. Otros usos incluye suprimir el apetito, como purgante y para eliminar la tos. El agua de hinojo se utiliza normalmente en Europa para aliviar los cólicos y calmar a los bebés. Los herbolarios la recomiendan para aumentar la lactancia, promover la menstruación, aumentar la libido (deseo sexual) y para el tratamiento de la bronquitis, dolor de espalda, mojar la cama, mordidas de serpientes y para mejorar el apetito.

Resultado de las investigaciones

Se han dirigido muy pocos estudios sobre los efectos clínicos del hinojo. Los informes de estudios de la Comisión E Alemana mayormente se realizaron en animales y tejidos, pero indicaron (✔✔) que el hinojo es posiblemente eficaz para tratar espasmos ligeros gastrointestinales, llenura e inflamación abdominal, gases, e inflamación de las membranas mucosas superiores de las vías respiratorias superiores. El jarabe de miel de hinojo se usó en Europa (✔) para infecciones respiratorias superiores en los niños. Los estudios en animales hallaron que los extractos de las semillas tienen actividad como estrógenos, y el hinojo se estudió extensamente durante los años 1930 como una fuente potencial de estrógenos sintéticos cuando comenzó esta área de investigación. Estos estudios no dieron resultados de productos viables.

Advertencias

El hinojo que se cocina o se hace té no produce problemas, excepto por una reacción alérgica. Sin embargo, el uso de grandes cantidades de "semillas" de hinojo, o el aceite volátil muy concentrado que se hace de ellas, puede tener efectos secundarios muy serios. Ingerir el aceite (✘✘) puede causar náuseas, vómitos, ataques epilépticos y problemas respiratorios. En los animales, el aceite ha causado daños al hígado. Otros problemas alérgicos incluyen la dermatitis y la reactividad cruzada con especies relacionadas como el apio, las zanahorias y artemisia.

A un componente de la fruta del hinojo se le llama estragol, un procarcinógeno. Esto significa que puede ser un precursor de sustancias que causan cáncer. Por lo tanto, la mayoría de los expertos recomiendan que se limite a cortos períodos el uso en cantidades mayores a las que se encuentran en las comidas.

Otro problema se observó con muestras de hinojo examinadas en Italia. Los investigadores hallaron que muchas estaban contaminadas con bacterias conocidas por causar enfermedades infecciosas gastrointestinales. La planta de hinojo es muy similar a la cicuta, que causa vómitos, parálisis y hasta la muerte en muy pequeñas cantidades. Por esta razón, asegúrese de que cualquier hinojo que use, hasta para cocinar, venga de una fuente confiable.

La Base de Información Natural califica cantidades de hinojo mayores a las que se encuentran en las comidas como "Posiblemente dañinas" cuando se usa oralmente durante un tiempo prolongado y "Dañinas" para usar durante el embarazo y tiempo de lactar. Ellos lo consideran "contraindicado" en el embarazo.

Recomendaciones

El hinojo tiene una larga tradición para agregar sabor y fragancia a la comida. Tal vez tenga también algún valor como ayuda digestiva. Hay poca evidencia para apoyar su uso en cantidades mayores a las que se usan en los condimentos. El riesgo asociado con ingerir grandes cantidades de aceite sugiere evitar cualquiera de estos usos potencialmente medicinales.

Dosis

Se recomienda una dosis de 5 a 7 gramos diarios de la fruta seca de hinojo o la semilla, o 0.1 a 0.6 ml de aceite de hinojo.

Categorías del tratamiento

Terapia complementaria

Terapia de corto término para leves desórdenes de espasmos de las vías GI ☺☺

Llenura abdominal y gases ☺☺

Tos y bronquitis ☺

Sin pruebas científicas

Cualquier otra indicación ☹

Lecturas sugeridas

DerMarderosian, Ara, ed., "Fennel" [Hinojo], en *The Review of Natural Products,* Facts and Comparisons, St. Louis, MO, agosto de 1994).

Foster, Steven, y Varro E. Tyler, *Tyler's Honest Herbal: A Sensible Guide to the Use of Herbs and Related Remedies,* 4ª ed., Haworth Herbal Press, NY, 1999, pp. 157-58.

Jellin, Jeff M., Forrest Batz, y Kathy Hichens, *Pharmacist's Letter/Prescriber's Letter: Natural Medicines Comprehensive Database,* Therapeutic Research Facility, Stockton, CA, 1999, pp. 44-45, 372-74.

JENGIBRE [GINGER]

¿Qué es?

El jengibre *(Zingiber officinale)* es una planta perenne con tallos gruesos, laterales y subterráneos llamados "rizomas" que se usan con propósitos médicos y culinarios. El tallo encima de la tierra puede crecer hasta una altura de 8 metros. El jengibre es nativo del sur de Asia, pero ahora se cultiva extensamente en el trópico. La mejor calidad de jengibre se dice que crece en Jamaica, pero se informa que más del 80% de lo que se importa a los Estados Unidos viene de China e India.

Afirmaciones

Las calidades medicinales que se perciben en el jengibre se documentaron ampliamente en culturas tan diversas como las de la India, China, Arabia, Grecia y Roma. Se cita en antiguos textos ayurvédicos, sánscritos y chinos tan temprano como en el cuarto siglo a.C. para condiciones como dolores de estómago, diarrea, cólera, dolores de dientes y náuseas. El herbolario romano del primer siglo, Dioscorides, incluyó el jengibre en su texto sobre hierbas, el cual se convirtió en la base para mucho de la práctica de la medicina a través de la Edad Media.

Además de sus aplicaciones medicinales, el jengibre también se utiliza mucho como especia en las comidas, las bebidas, los caramelos y los licores y se usa muy comúnmente en muchos productos cosméticos. Los chinos usan el jengibre fresco en muchos platos, no solo por su sabor y perfume como especia, sino también como un ingrediente *yang*, para balancear los platos fríos (o *yin*). (Véase la Medicina china tradicional, en la p. 241 donde encontrará una explicación de *yin* y *yang.)* Cinco polvos de especias y muchos curries contienen jengibre secos.

Se informa que el jengibre tiene muchos efectos farmacológicos beneficiosos, incluso propiedades antioxidantes; la prevención de coágulos de sangre y la disminución de los niveles de prostaglandina los cuales causan inflamaciones. También se usa para la pérdida del apetito y la indigestión. Los herbolarios también recomiendan jengibre para los cólicos, dispepsia, gases, artritis reumática, calvicie, picadas de serpientes y el reuma.

Resultado de las investigaciones

Un estudio (✔✔✔) reportó que el jengibre provee alivio al dolor e hinchazón en la osteoartritis y la artritis reumática. Sin embargo, la mayoría de las investigaciones (✔✔✔✔) examinaron la capacidad del jengibre para prevenir y tratar las náuseas en una variedad de ambientes clínicos, incluyendo las náuseas postanestésicas. Los estudios (✔✔✔) también se hicieron para los vómitos durante el embarazo, mareos que produce el movimiento del mar, tanto como para las náuseas por la (✘✘) aplicación de la quimioterapia.

La manera en que opera el jengibre para la prevención y el tratamiento de las náuseas no está claro. Los estudios mostraron aumentar la movilidad gástrica, pero no aumenta el vaciamiento gástrico. El jenjibre aumenta las secreciones gástricas y de la saliva y tiene efectos antiespasmódicos documentados. Al contrario de la mayoría de los medicamentos que tratan las náuseas, el jengibre no afecta al sistema nervioso central.

Por lo menos se realizaron 4 estudios del jengibre para reducir las náuseas y los vómitos postoperatorios, con resultados conflictivos. Los 4 se hicieron con mujeres que habían pasado procedimientos ginecológicos. En la investigación más antigua (✔✔✔) participaron 60 mujeres que recibieron al azar 1 gramo de jengibre, 10 mg de metoclopramide (Reglan®) o placebo. Las mujeres que recibieron el jengibre y el metoclopramide tuvieron muchos menos episodios de náuseas y usaron menos medicamentos intravenosos para los vómitos después de la cirugía. No había una diferencia significativa entre el grupo metoclopramide y el grupo jengibre, y los 3 tuvieron características idénticas en los efectos secundarios. En 1993 se realizó un estudio (✔✔✔) casi idéntico, con resultados similares.

En 1995 se realizó otro más al azar con 108 mujeres que recibieron un placebo, 500 mg de jengibre o 1000 mg de jengibre. Este (✘✘✘) observó un aumento en la incidencia de náuseas y vómitos moderadas o severas en ambos grupos que tomaron jengibre comparados con las del placebo. El riesgo de las náuseas o vómitos fue más alto con la dosis más alta de jengibre. Este fue el primer estudio negativo que se publicó.

La investigación (✘✘✘) más reciente que examinamos se publicó en 1998 y al azar usaron 120 pacientes con placebo, droperidol, 1000 mg de jengibre tomado, o jengibre además de droperidol. No hubo diferencias importantes en las náuseas o vómitos entre los 4 grupos del tratamiento; en esencia, el droperidol y el jengibre no mostraron más mejorías que el placebo. Las características de los efectos secundarios para los 4 grupos también fueron idénticas.

Los investigadores en la única prueba aleatoria, doblemente ciega, cruzada de jengibre para la hiperemesis del embarazo (una forma más seria de mareos en la mañana en los cuales las mujeres embarazadas tienen vómitos continuos e incontrolables) les dieron a los pacientes 250 mg de jengibre o placebo 4 veces al día durante 4 días. La medida del alivio fue mucho mayor con el jengibre.

Solo se reportó un estudio (✘✘) que evaluó el jengibre para las náuseas asociadas con la quimioterapia. Este análisis incluyó un protocolo no aleatorio ni ciego llamado “series de casos”. Once pacientes con una historia de náuseas por quimioterapia inducida estaban bajo quimioterapia por linfoma. A estos les dieron 1590 mg de jengibre 30 minutos antes de la quimioterapia y sus síntomas se monitorearon y grabaron cuidadosamente. A los que les dieron jengibre tuvieron ligeramente menos náuseas, pero esta no fue una diferencia significativa con relación al control.

Se realizaron estudios múltiples usando jengibre para prevenir mareos producidos por los movimientos. Dos pruebas (✘✘✘✘) experimentales aleatorias y controladas inducidas de mareos por movimientos no encontraron efectos del jengibre en la prevención o tratamiento para los mareos por causa de los movimientos. Un tercer estudio (✔✔✔) comparó 1 gramo de jengibre a 100 mg de Benadryl® o placebo. A cada grupo se le dio el examen de prueba media hora antes de provocar los mareos por movimientos inducidos en una silla giratoria. El grupo de jengibre toleró las vueltas que le dieron en la silla giratoria mucho mejor que los grupos de Benadryl o placebo.

La única prueba (✔✔✔) de jengibre para el tratamiento de los mareos producido por el movimiento del mar fue un estudio doblemente ciego, aleatorio, controlado por placebo de 80 cadetes de la marina en viajes al mar con mucho oleaje. A los cadetes que se quejaron de tener mareos se les dio 1 gramo de jengibre o placebo cada hora durante 4 horas. El jengibre redujo notablemente la medida de los mareos con vómitos y sudores fríos. Esta hierba también tiene la tendencia de disminuir las náuseas y el vértigo, pero esta disminución no fue tan notablemente diferente entre los 2 grupos.

Debemos señalar que la inconsistencia de los resultados comentados anteriormente también se encuentra en estudios de medicamentos convencionales para las náuseas y los vómitos. Esto se debe, en parte, a la dificultad para medir los síntomas como las náuseas. Además, el efecto de los medicamentos antináuseas y las hierbas a menudo es sutil y difícil de discernir excepto si se prueba en una población homogénea con una alta frecuencia de náuseas.

El jengibre es menos eficaz cuando se da a un paciente que ya tiene náuseas. Todas las formas de comidas de jengibre se pueden usar, pero son preferibles las cápsulas secas. El jengibre en caramelos por lo general no es lo suficientemente seco para ser terapéutico, y las formas de jenjibre encurtido y endulzado no se han probado formalmente. Las fuentes líquidas de jengibre (ginger ale o té de jengibre) por lo general tienen una concentración tan baja de jengibre que se requiere tomar muchas cantidades de líquido para consumir las cantidades adecuadas de jengibre.

Si va a comprar tabletas o cápsulas de jengibre, busque la cantidad de jengibre en cada cápsula, y busque el número de lote y la fecha de vencimiento. Aunque algunos productos son estándares, el olor y gusto del jengibre son las mejores guías para que sean frescos y, por lo tanto, eficaces. La Farmacopea de los Estados Unidos recientemente aprobó una monografía botánica sobre el jengibre para incluirse en el formulario nacional.

Advertencias

El uso del jengibre para la hiperemesis del embarazo es controversial entre los expertos botánicos. El efecto del jengibre sobre las hormonas de las mujeres y los coágulos de sangre justifican la precaución para recomendar el jengibre a las mujeres embarazadas. El riesgo de hemorragia es muy leve, pero existe. Sin embargo, las preocupaciones acerca de que el jengibre aumente la hemorragia no lo apoyó ni siquiera un estudio hecho con pacientes que están bajo el procedimiento laparoscópico de ginecología, el cual no muestra diferencia en las complicaciones por desangramiento intraoperativo o postoperativo.

En el único estudio de hiperemesis del embarazo no se informó pérdida del niño no nacido, y no está claro si los investigadores mantuvieron récord de esto. Dos fuentes autorizadas catalogan el jengibre como "no debe usarse durante el embarazo". Una nota del editor en la Comisión E de monografía alemana opina que no hay información que apoye esta admonición, pero la advertencia se basa en 2 estudios que los japoneses hicieron en 1980 mostrando los efectos del cáncer causado en células en el laboratorio con ciertos compuestos de jengibre. Estos estudios se deben balancear con un estudio anterior que no muestre estos efectos.

Ya que no existe una información concluyente acerca del jengibre durante el embarazo, debe prevalecer la precaución. La Base de Información Natural clasifica el jengibre "Probablemente seguro" durante el embarazo y el tiempo de lactar en cantidades normalmente encontradas en las comidas. Sin embargo, lo califica como "Probablemente dañino" en cantidades medicinales durante el embarazo y tiempo de lactar. Se informó un caso de aborto espontáneo a las 12 semanas con el uso del jengibre para los mareos de la mañana, y una planta relacionada *(Zingiber cassumunar)* causa contracciones en el útero de los animales.

El jengibre tampoco se recomienda para los pacientes con cálculos en la vesícula porque el jengibre aumenta el fluido de la bilis y puede motivar la obstrucción de los cálculos biliares o los cólicos. Por último, se ha sabido que grandes dosis de jengibre causan pirosis y pueden causar depresión en el sistema nervioso central y arritmias cardiacas. Estos últimos efectos llevaron a la Base de Información Natural a calificar el jengibre como "Posiblemente dañino" cuando se usa en grandes cantidades, pero "Posiblemente seguro" cuando la raíz seca o fresca se usa oralmente y adecuadamente para el uso medicinal.

Recomendaciones

El jengibre es una especie antigua reconocida por su fama de tener propiedades antináuseas en postanestesia, embarazo, hiperemesis del embarazo, quimioterapia, mareos producidos por movimientos y por el mar. La información no es conclusiva en ninguno de estos ambientes, pero parece razonable usar una prueba de jengibre para prevenir las náuseas postoperatorias o asociadas con la quimioterapia, mareos por el movimiento y por el mar por dos razones:

1. Hay datos para apoyar su eficiencia y seguridad.
2. Es relativamente económico y está disponible.

A pesar del uso común en la comida, los expertos debaten si el jengibre se debe recomendar para las náuseas durante el embarazo. Sin embargo, hay un acuerdo general de advertencia si la paciente embarazada tiene una historia de desórdenes de hemorragias, enfermedades de cálculos en la vesícula o abortos.

La información sobre el jengibre para prevenir y tratar las náuseas por la quimioterapia inducida y los mareos por los movimientos son muy pobres para sacar conclusiones definitivas. La información sobre la prevención de las náuseas postoperatorias es mixta.

Cualquiera que considere ingerir jengibre antes de aplicarse quimioterapia o una cirugía, debe hablarlo con su médico muy por adelantado. En algunos casos, los pacientes no deben tomar ninguna forma de medicamento antes de la cirugía u otro procedimiento médico.

Dosis

Se recomiendan dosis diferentes para los usos diversos del jengibre. La dosis usual para prevenir los mareos por el movimiento es de 1 a 2 gramos (tabletas o cápsulas) de polvo seco de la raíz del jengibre tomado oralmente 30 minutos antes de viajar.

Categorías del tratamiento

Terapia complementaria

Prevención de las náuseas causadas por el mar ☺☺
Prevención de las náuseas causadas por la quimioterapia ☺
Prevención de las náuseas causadas por la anestesia ☺
Prevención de las náuseas causadas por el mareo del movimiento ☺
Prevención de las náuseas causadas por el mareo matutino durante el embarazo (incluso hiperemesis) ☹
Dolor y aumento de la movilidad en la artritis reumática ☺

Sin pruebas científicas

Cualquiera otra indicación médica

Lecturas sugeridas

Ernst, E., y M.H. Pittler, "Efficacy of Ginger for Nausea and Vomiting: A Systematic Review of Randomized Clinical Trials", *British Journal of Anaesthesiology* 84, no. 3, marzo de 2000, pp. 367-71.

Fetrow, Charles W., y Juan R. Ávila, *Professional's Handbook of Complementary and Alternative Medicine,* Springhouse, Springhouse, PA, 1999, pp. 274-77.

Jellin, Jeff M., Forrest Batz, y Kathy Hichens, *Pharmacist's Letter/Prescriber's Letter: Natural Medicines Comprehensive Database,* Therapeutic Research Facility, Stockton, CA, 1999, pp. 416-18.

MANZANILLA [CHAMOMILE]

¿Qué es?

A veces parece que en la historia del mundo occidental existen dos constantes "medicinas de mamá". La primera es la sopa de pollo, preparada con mucho amor aunque no siempre de buen gusto. Puede ser grasienta o muy aguada. Puede tener una bola de masa hervida o fideos, carne o vegetales, o solo venir como un caldo claro. Cualquiera sea el caso, usted se siente mejor después de ingerirla porque, en muchos hogares representa todo el amor y la preocupación que usted necesitaba cuando se sentía mal con cualquier cosa desde catarros y fiebres hasta influenza y malestar general.

La segunda "medicina de mamá" es el té de manzanilla; una bebida que se hace de una flor como la margarita con perfume de manzana, cultivada en todo el mundo. La mayoría de los estadounidenses debe estar familiarizados con la forma conocida como la manzanilla alemana o genuina; los botánicos le tienen alrededor de una docena de nombres diferentes en latín, siendo los más comunes *Matricaria recutita* y *Matricaria chamomilla.* La manzanilla, romana o inglesa *(Anthemis nobilis)* es una planta completamente diferente. Pero no importa cuál sea la variedad, el uso siempre ha sido el mismo. Es la bebida que se sirve cuando usted está inquieto y dando vueltas en la cama o caminando ansiosamente incapaz de dormirse.

Los paganos anglosajones estaba tan encantados con la manzanilla que se convencieron de que era una de las 9 hierbas sagradas que el dios Woden les dio a los humanos. Lo que hace que la manzanilla sea diferente a los otros remedios de las mamás es que después de miles de años utilizándola, la evidencia anecdótica se evaluó científicamente y hasta cierto punto se convalidó, aunque no para todos los usos. La manzanilla romana, aunque se usa extensamente, contiene ingredientes que son similares, pero no idénticos, a la alemana. Hay poca información clínica sobre la hierba. La mayoría de la información existente concierne a la manzanilla alemana, pero muy a menudo también se aplica a la romana.

La manzanilla alemana es un ejemplo importante de cómo una preparación de una hierba afecta su actividad. La cabeza de la flor contiene numerosos compuestos, algunos son solubles en agua, otros no. Un té hecho de las cabezas de las flores mayormente contiene los compuestos que son solubles en agua. Según se dice, preparar el té en una vasija cerrada captura más de los aceites esenciales volátiles que no son muy solubles en el agua. Otros remedios se hacen empapando las cabezas de las flores en alcohol para obtener un extracto que contiene una mayor cantidad del compuesto que no es soluble en agua. Estos extractos de alcohol, o tinturas, tienen efectos muy diferentes en el cuerpo y solo se deben usar externamente.

Afirmaciones

En la cultura alemana contemporánea, la manzanilla se considera un curalotodo y se usa oralmente como un sedante y espasmolítico (para el tratamiento intestinal y los dolores de la menstruación), y tópicamente como un antiinflamatorio y agente curaheridas. El té, hecho de las pequeñísimas cabezas de las flores, puede suprimir los espasmos musculares y reducir la inflamación en el tubo digestivo. Se usó para los dolores de la menstruación, flatulencias y mareos. Externamente, el aceite de manzanilla o ungüento se puede aplicar como un antiinflamatorio para la piel y problemas de las membranas mucosas, hemorroides y úlceras en las piernas. Como un inhalador se ha usado para tratar dificultades respiratorias. El causante principal de los beneficios es un aceite volátil, así que el té debe hacerse de la hierba fresca. Cuando está fresco, se dice que huele como las manzanas; cuando es viejo, se dice que huele como el heno. Se debe sumergir suficiente tiempo para que libere el aceite, generalmente por lo menos 10 minutos en una vasija cerrada.

Resultado de las investigaciones

Las investigaciones con animales apoyan el uso tradicional de la manzanilla para sanar heridas y como agente antiinflamatorio, antiespasmódico y antiansiolítico. Un componente, la apigenina, amarra los mismos receptores que recetas de medicinas contra la ansiedad como el Valium®, crea efectos antiansiosos y ligeramente sedativos en los ratones y relaja los espasmos intestinales. El aceite principal actúa como un antioxidante y mata algunas bacterias (estafilococos) de la piel y fermento (especies *Candida*).

Sin embargo, muy pocos estudios con humanos evaluaron estos usos tradicionales. Se hicieron varios análisis (✔✔) en un producto alemán llamado Kamillosan®, pero a menudo los participantes estaban conscientes del estudio. Dada esta limitación, constantemente la preparación trajo mejorías para una variedad de desórdenes de la piel. No obstante, otras pruebas controladas tuvieron resultados menos conclusivos. Una prueba controlada reciente (✘✘✘) no encontró diferencia entre la manzanilla y un placebo para prevenir la inflamación de la boca en pacientes que recibieron quimioterapia. En otra prueba aleatoria y de placebo controlado (✘✘✘), las reacciones en la piel debido a las radiaciones recibidas fueron menos frecuentes y aparecieron más tarde en las áreas tratadas con la manzanilla, pero las diferencias no eran estadísticamente importantes.

Advertencias

La FDA considera que la manzanilla es inocua, sin efectos adversos conocidos durante el embarazo o tiempo de lactar o la niñez. Sin embargo, algunos expertos creen que la manzanilla alemana y romana pueden perjudicar el desarrollo de una criatura antes de nacer y estimula el útero, la Base de Información Natural ha calificado a ambas "Posiblemente dañinas". Ya que no hay virtualmente información alguna sobre el uso de la manzanilla durante el tiempo de lactar, no se debe usar durante este tiempo. Sin embargo, la manzanilla no causó reacciones adversas en ninguna de las pruebas humanas que ya comentamos anteriormente. Se debe advertir a los pacientes con alergias severas a la ambrosía la posibilidad de una reacción cruzada a la manzanilla y otros miembros de la familia áster (ej. equinacea, matricaria y cardo de leche). La manzanilla romana causa más problemas alérgicos que la alemana.

Recomendaciones

Aunque los efectos terapéuticos y la seguridad de la manzanilla definitivamente permanecen sin probar en pruebas humanas, sus efectos beneficiosos visto en animales y sus buenos informes de un seguro y amplio uso tradicional en los humanos la hace un remedio casero aceptable para aliviar irritaciones ligeras de la piel, dolor intestinal y para la agitación de los nervios. En los Estados Unidos, se consume comúnmente como un té o se aplica como una compresa. El té se debe sumergir por lo menos durante 10 minutos en una vasija cerrada para lograr el impacto medicinal máximo. No se debe ingerir con otros sedativos, como una benzodiazepina o alcohol. Las personas alérgicas a la ambrosía o flores de la familia de las margaritas pueden sufrir reacciones alérgicas. El extracto de alcohol solo se debe usar externamente.

Dosis

Si se toma oralmente, se debe usar alrededor de 3 gramos de las cabezas de las flores secas para hacer un té que se puede tomar hasta 3 ó 4 veces al día. Para uso externo, ungüentos con 3 a 10% de extractos se pueden usar 3 veces al día.

Categorías del tratamiento

Terapia convencional

Alivio para nervios ligeramente agitados	☺☺
Alivio para dolores intestinales	☺
Alivio para cólicos	☺
Inducir el sueño	☺☺

Terapia complementaria

Uso externo:

Alivio para la irritación de la piel	☺☺
Inflamación de las membranas mucosas	☺☺☺
Enjuague bucal para infecciones mucosas ligeras de la cavidad oral	☺☺
Aditivo al baño para inflamación anogenital	☺☺

Oralmente:

Protección contra úlceras gástricas	☺
Antioxidantes	☺
Inhalante para inflamación o irritación respiratoria	☺

Sin pruebas científicas

Otras indicaciones

Lecturas sugeridas

Foster, Steven, y Varro E., Tyler, *Tyler's Honest Herbal: A Sensible Guide to the Use of Herbs and Related Remedies,* 4ª ed., Haworth Herbal Press, NY, 1999, 105-8.

Jellin, Jeff M., Forrest Batz, y Kathy Hichens, *Pharmacist's Letter/Prescriber's Letter: Natural Medicines Comprehensive Database,* Therapeutic Research Facility, Stockton, CA, 1999, pp. 411-13, 1196-97.

Maiche, A.G., P. Gröhn y H. Mäki-Hokkonen, "Effect of Chamomile Cream and Almond Ointment on Acute Radiation Skin Reaction" [Efecto de la crema de manzanilla y el ungüento de almendras para reacciones agudas en la piel debido a la radiación], *Acta Oncoogica* 30, no. 3, 1991, pp. 395-96.

Schulz, Volker, Rudolf Hänsel, y Varro Tyler, *Rational Phytotherapy: A Physician's Guide to Herbal Medicine* [Fitoterapia racional: Una guía del médico a la medicina herbaria], 3ª ed., Springer-Verlag, Berlín, Alemania, 1998, pp. 253-56.

MARIHUANA

¿Qué es?

La marihuana casi no necesita introducción. Ya sea que se llame pot, hierba, hierba mala, hachís indio, o cualquier cantidad de otros nombres, la planta en cuestión es *Cannabis sativa* (a veces llamada *Cannabis indica*). De alguna forma se pudiera ver como el remedio herbario más popular de todos aunque es ilegal cultivar marihuana, es ilegal poseerla, es ilegal usarla y es ilegal venderla. Nos preocupa mucho *cualquier* uso de la marihuana porque, como acabamos de destacar, la marihuana es una sustancia ilegal. Cualquiera que la use o la recete está infringiendo la ley. Solo bajo estrictas restricciones hay un pequeño número de personas a las que legalmente se les permite usar la marihuana en investigación. Hemos incluido aquí la marihuana para explorar las afirmaciones médicas que se hicieron y para probar una evaluación científica de sus ingredientes activos.

El uso ilegal de la marihuana en los Estados Unidos llegó al máximo en los años 1960, pero sigue siendo popular. Se cree que casi la mitad de todas las personas que viven en los Estados Unidos han probado la marihuana (ilegalmente) alguna vez durante sus vidas. La encuesta nacional de familias acerca del abuso de las drogas descubrió que aproximadamente 5 millones de estadounidenses hacen uso ilegal de la marihuana semanalmente. Casi el 70% de los estudiantes de la escuela secundaria informaron haberla usado ilegalmente durante el mes anterior. Su uso cae dramáticamente cuando la gente entra en sus 30.

La marihuana difiere de todos los demás remedios herbarios que hemos explicado debido a su estatus ilegal. Ha sido muy difícil obtener la marihuana médicamente desde la promulgación, en 1937, de la ley de impuestos sobre ella. Actualmente está regulada en los Estados Unidos como una droga de la Lista 1, lo cual significa que se considera que tiene un alto potencial de abuso, no tiene un uso médico aceptable y es dañina para el uso bajo la supervisión médica. Esto quiere decir que la marihuana no está a la disposición ni siquiera para que un médico la recete.

Hace mucho tiempo, como en los años 1970, comenzaron los esfuerzos para reclasificar la marihuana como una droga de la Lista II, lo cual permitiría que los médicos la recetaran para ciertas condiciones. La *Drug Enforcemente Agency* [Agencia contra el uso de las drogas] anuló estos esfuerzos en 1992, lo cual llevó a los propulsores a ir directamente a los votantes para cambiar las leyes. En 1996, los votantes en California y Arizona pasaron iniciativas en la boleta que permitía el uso de la marihuana como medicina. El referéndum de Arizona se invalidó, pero en 1998 pasó allí otra iniciativa, junto con iniciativas similares en Alaska, Nevada, Oregón, Washington y Colorado. El voto de Colorado se descalificó ya que se determinó que no se habían reunido suficientes firmas válidas para poner la iniciativa en la boleta.

Sin embargo, en agosto del año 2000 todas estas iniciativas recibieron un retraso de la Corte Suprema de los EE.UU. En un fallo de 7 a 1, la Corte Suprema determinó que el potencial del beneficio para legalizar que los médicos distribuyeran la marihuana no justificaba violar la ley federal que prohíbe la distribución de la hierba. Este fallo vino en reacción a una apelación de emergencia de la administración Clinton para sostener la ley federal.

La marihuana tiene una muy larga historia de uso medicinal, que se ha mencionado en registros antiguos de la China y la India. Tanto su uso ilegal como el medicinal incluye fumar o comer las hojas sin purificar y las flores de arriba. Como con todas las hierbas, hay una gran variabilidad en la fuerza y calidad de los ejemplares. No obstante, es generalmente conocido que la potencia de la marihuana de la que disponemos hoy es mucho más alta de la que estaba a la disposición en la calle hace un par de décadas.

Los ingredientes activos de la marihuana son un grupo de casi 30 compuestos llamados “canabinoides”. El más abundante y activo de estos es Δ^9-THC (delta-9-tetrahidrocanabinol, o delta-9-THC). Desde 1985 existe una forma fabricada de Δ^9-THC como una droga de la Lista II llamada Marinol®, o dronabinol. La FDA aprobó el Marinol para el tratamiento de las náuseas y vómitos que produce la quimioterapia inducida, y la pérdida de peso que produce el SIDA. En 1999 este producto se volvió a asignar a la Lista III, queriendo decir que se consideraba tener menos potencial para el abuso y dependencia. (Las drogas Lista II incluyen narcóticos, anfetaminas y barbitúricos, los cuales se consideran como altamente susceptibles para el abuso con severa dependencia.) Algunas de las investigaciones de la marihuana se hicieron con pura Δ^9-THC y otros canabinoides, y se debe distinguir de la que se hizo con toda la marihuana en sí. Excepto si se declarara lo contrario, la “marihuana” en esta sección, se refiere a fumar o comer material de la planta marihuana.

Afirmaciones

Durante el siglo diecinueve, las revistas médicas y farmacopeas recomendaron la marihuana como un estimulante del apetito, relajante muscular, calmante para el dolor, agente hipnótico y anticonvulsionante. La mayoría del uso de la marihuana actual se concentra en su habilidad para inducir júbilo, relajación, estímulo sexual y dar una “euforia” general. Aunque a algunos les gustaría ver la legalización de la marihuana como una droga recreativa. solo vamos a explicar la controversia acerca de su uso médico.

Por otra parte están los que afirman que la marihuana debiera estar disponible bajo la supervisión médica para las náuseas y los vómitos asociados con la quimioterapia, para bajar la presión intraocular de la glaucoma, para estimular el apetito en los pacientes de SIDA que tienen dificultad para mantener su peso, como un relajante anticonvulsionante y relajante muscular con ciertos desórdenes espásticos y para aliviar el dolor crónico.

Por otra parte, en este asunto, están los que pueden estar de acuerdo en que la marihuana tiene algunos de estos efectos, pero argumentarán que no debe legalizarse por 3 razones.

- Existen tratamientos más eficaces disponibles para todas estas condiciones.
- La marihuana, especialmente la marihuana para fumar, puede tener efectos negativos, y la dependencia no es el menor de todos. Por esta razón, ellos prefieren que se use una sustancia purificada como Marinol, y no el cigarrillo de la marihuana.
- Se cree que la marihuana es una droga “puerta”. Quienes usan otras drogas ilícitas por lo general comienzan probando marihuana. La afirmación es que la marihuana actúa como una “puerta” para estas otras drogas, y disponer de ella médicamente motivará que los pacientes y otros prueben las drogas ilícitas.

El debate respecto a si la marihuana tiene un uso médico legítimo es muy similar al de otros remedios herbarios. Algunas personas dan informes anecdóticos convincentes de personas con cáncer o SIDA que recibieron ayuda al fumar marihuana, quienes entonces tienen que enfrentar la ansiedad y vergüenza de obtener la marihuana de los vendedores de drogas. Aunque su uso médico se legalizara, la pregunta consabida que surge es respecto a la calidad y consistencia. Pero este debate de la hierba se complica con la afirmación de que la marihuana es adictiva y dañina.

Existen historias igualmente convincentes de vidas de personas que se arruinaron usando la marihuana. Algunas de estas personas comenzaron por usar marihuana solo por curiosidad o debido a la presión de sus compañeros. Hay grandes temores de que si la hierba se legitimara de cualquier forma motivará que más personas se esclavicen. No importa cómo se resuelva la situación legal y política, el primer paso es resolver el debate médico, y esto se centra alrededor de los resultados de la investigación de la marihuana y sus canabinoides.

Resultado de las investigaciones

Después que los votantes de California legalizaron la marihuana médica en 1996, la "Oficina de la Casa Blanca sobre Normas del Control Nacional de las Drogas" le pidió al Instituto de Medicina que revisara la evidencia científica concerniente a la marihuana. El instituto es la misma organización que publica las porciones dietéticas recomendadas para las vitaminas y nutrientes (véase la p. 330). Es una organización privada, no lucrativa, que aconseja al gobierno federal en cuanto a los temas médicos, especialmente estos involucrados en controversias sobre la evidencia científica.

En marzo de 1999, el instituto publicó un informe, *Marijuana and Medicine: Assessing the Science Base* [La marihuana y la medicina: Evaluación de la base científica], que se ha convertido en el foco de muchas de estas controversias. El informe concluye: "Mientras no dispongamos de un sistema para aplicar la droga canabinoide sin fumarla, de efecto rápido, reconocemos que no hay una clara alternativa para la gente que padece de condiciones crónicas que se pudieran aliviar fumando marihuana, tales como los que padecen dolores o desgastes por el SIDA. Un método posible es tratar al paciente como pruebas clínicas 'n-de-1', en las cuales los pacientes están completamente informados de su condición como sujetos experimentales que usan un sistema de aplicación de la droga dañino, y en el cual están supervisados y documentados bajo la supervisión médica, por lo tanto se aumenta la base del conocimiento de los riesgos y beneficios del uso de la marihuana bajo dichas condiciones".

Para ser muy claros, tenemos serias reservas con respecto a muchas de las recomendaciones del instituto. Sin duda alguna, se lograron muchos progresos durante las décadas del 1980 y 1990 para entender cómo trabajaría la marihuana. Los investigadores descubrieron que Δ^9-THC interactúa con proteínas muy específicas en el cerebro llamadas "receptores". Otros receptores interactúan con los compuestos llamados "endorfinas", que producen nuestros cuerpos como anestesias naturales y que también causan euforia (se cree que juegan un gran papel en el muy mencionado "máximo de los corredores"). Los investigadores descubrieron que Δ^9-THC funciona en el cerebro en lo que ahora se llama un "receptor canabinoide". Naturalmente nosotros hacemos por lo menos un compuesto que interactúa con este receptor, llamado "anandamide" (el nombre viene de ananda, que significa "éxtasis" en sánscrito.)

Esta área muy nueva de investigación está mostrando que el cerebro humano tiene un sistema canabinoide que está naturalmente involucrado en el control del dolor, los movimientos y la memoria. La expectativa en esta área de investigación es similar a cuando se descubrieron los esteroides. Vemos que los usos tradicionales de la marihuana se basan en verdaderas interacciones entre los canabinoides y este sistema en el cerebro de la gente. Hay una buena oportunidad de que esta investigación pueda llevarnos a nuevos tratamientos. Sin embargo, en esta área hay mucho que permanece desconocido. El hecho de que nuestro cerebro tenga un sistema canabinoide significa que la marihuana puede influenciarnos en muchas maneras diferentes de las cuales no estamos conscientes o no entendemos.

La segunda área de investigación ha sido con puras drogas canabinoides, como Δ^9-THC, o Marinol, la cual aprobó la FDA para 2 indicaciones. Los pacientes anoréxicos de SIDA que tomaron Marinol en pruebas controladas, aleatorias, recuperaron mucho mejor su apetito en comparación a los que tomaban placebo. Ellos también tuvieron menos náuseas, mejoraron el ánimo y recuperaron algunas de las libras perdidas. El Marinol no fue tan eficaz como otras drogas farmacéuticas que se usaron para estimular el apetito (acetato de megestrol, o Megase®).

Otros estudios con pacientes de quimioterapia también mostraron una mejoría significativa en la disminución de las náuseas y los vómitos. Sin embargo, cuando los investigadores compararon Δ^9-THC con otra droga antiemética (metoclopramida, o Reglan®) los pacientes que recibieron metoclopramidas reportaron un alivio 3 veces más eficaz. Así que, aun cuando Marinol resulte, no es tan eficaz como otras drogas de las que se pueden disponer. Además, los investigadores notaron que diferentes personas respondieron de maneras muy distintas a la misma dosis de Marinol. Muchas personas también reportaron incomodidad cuando tomaban Marinol. Los usuarios recreativos de la marihuana informaron estos mismos efectos incómodos. Por lo tanto, esta droga tiene que supervisarse muy de cerca hasta que se determinen las dosis individuales.

El uso de Δ^9-THC para aliviar el dolor tiene muy poca investigación controlada. Los examinadores del instituto solo pudieron encontrar un estudio que se hizo en 1981 usando Δ^9-THC, y ninguno fue con marihuana. Los análisis anteriores a estos estuvieron pobremente diseñados. Los resultados de los estudios con dolor agudo fueron contradictorios, y en algunos casos los que tomaban Δ^9-THC reportaron que el dolor les aumentó. Los estudios de Δ^9-THC para el dolor crónico fueron más alentadores, aunque hasta un límite. Tres pequeños estudios doblemente ciegos reportaron mucho más alivio al dolor para los pacientes de cáncer.

Los estudios controlados de la marihuana fumada se hicieron con pacientes de cáncer como una forma para controlar las náuseas y vómitos. Una investigación observó que fumar marihuana es similar en eficiencia a tomar cápsulas de Δ^9-THC. Otros estudios que compararon la marihuana con drogas antieméticas hallaron que la marihuana fue eficaz en casi un cuarto de los pacientes y mucho menos eficaz que las drogas farmacéuticas. Durante los años 1970, cuando aumentó el interés en la marihuana médica, casi un 100% de los pacientes de quimioterapia tuvieron náuseas y vómitos agudos. Desde entonces, y especialmente en los años 1990, se han desarrollado drogas mucho más eficaces que controlan estos efectos secundarios del 70 al 80%

de los pacientes de quimioterapia. Sin embargo, algunos pacientes permanecen sin responder a estas drogas más nuevas.

Es probable que el uso de la marihuana médica se haya publicado más ampliamente en relación con el síndrome de desgaste que experimentan algunos pacientes de SIDA. No obstante se hicieron muy pocas investigaciones controladas en esta área y la mayoría de las afirmaciones se basan en informes anecdóticos. La única evidencia controlada es la del Marinol. En general, hay poca evidencia que apoye la creencia de que la marihuana es de utilidad médica. No obstante, una pequeña proporción de pacientes no responden bien a los agentes farmacéuticos. El efecto eufórico de la marihuana tal vez ayude a algunas personas a sentirse mejor, además de producir otros efectos directos. Estos factores se tomarán en consideración en nuestra conclusión.

Advertencias

Los que abogan por el uso de la marihuana medicinal señalan que nadie jamás ha informado una muerte por sobredosis. Estimados basados en animales han fijado la cantidad necesaria para matar a alguien en 20,000 veces la cantidad normal que se usa médicamente. Esto se compara con algunas drogas cuya dosis mortal es solo unas cuantas veces la cantidad que por lo general se receta. Aunque tal vez este sea el caso, sería análogo a decir que ya que son pocos los que mueren del envenenamiento por alcohol (de una sobredosis) no hay problemas serios con el uso del alcohol por debajo de sus niveles tóxicos.

El uso de la marihuana puede motivar problemas después del uso agudo y crónico. La euforia para la que se usa la marihuana como recreación tiene muchas similitudes a la intoxicación. La gente está sedada y tiene menos coordinación, haciendo que no sea sabio manejar u operar maquinarias mientras esté bajo su influencia. Los problemas de coordinación pueden durar hasta 24 horas, mucho después de que la persona ya deje de sentirse intoxicada. Muchas personas informan sentir euforia y sentimientos positivos del efecto, pero del 40 al 60% de las personas también informaron experiencias desagradables. Este ha sido el caso con fumar marihuana por razones médicas y con el Marinol.

El uso crónico de la marihuana puede llevar a la dependencia, aunque relativamente pocos usuarios la desarrollan. Cuando la gente deja de usar la marihuana, después de un uso crónico, puede sufrir sus efectos al dejarla. En comparación con el abuso de otras drogas, esto puede ser ligero y de corta vida, presentándose síntomas como inquietud, insomnio, náuseas y retorcijones musculares. El informe del Instituto de Medicina llegó a la conclusión de que no había evidencia conclusiva de que la marihuana sea una droga "puerta". El hallazgo frecuente de que los usuarios de las drogas duras e ilícitas informaron haber usado la marihuana con anterioridad, se puede explicar por el uso tan común de la marihuana. Fumar tabaco y tomar alcohol, entre los menores, actúan como drogas iniciadoras al igual que la marihuana. Al mismo tiempo, no hay evidencia de que permitir el uso médico de la marihuana no lleve a cambios indeseables en su uso ilícito.

Otros efectos físicos de fumar marihuana también son de preocupación significativa. El peligro de fumar tabaco es muy conocido, y todos los esfuerzos están en proceso para disminuir su uso. La marihuana que se fuma no contiene nicotina, pero tiene mucha más brea que por lo general no se filtra, excepto cuando se usa con una pipa de agua. El humo contiene carcinógenos y se ha asociado con un número de tipos de cáncer.

El primer estudio para documentar que la persona que fuma marihuana tiene un alto riesgo de contraer cáncer se publicó en diciembre de 1999. Este estudio epidemiológico comparó la proporción del uso de la marihuana entre los adultos con el cáncer de la cabeza y el cuello con personas similares sin cáncer. Solo se estudiaron personas menores de 55 años de edad porque este grupo incluía a los adolescentes cuando la marihuana ganó tanta popularidad (en los años 1960). Los investigadores notaron que luego de considerar otros factores de riesgos como fumar cigarro e ingerir alcohol, los que usaron marihuana en cualquier época tenían 2.6 veces el riesgo de estos cánceres comparados a los que nunca usaron marihuana. El riesgo aumentó con el uso frecuente, con los que fumaron marihuana más de una vez al día teniendo 4.9 veces el riesgo de estos cánceres comparados con los que se abstuvieron. Los fumadores actuales de marihuana y cigarros tenían 36 veces el riegos de tener cáncer en la cabeza y el cuello. Los que tuvieron cáncer de la laringe y la lengua tenían mayor frecuencia del uso de la marihuana. Previamente se sospechó que estos tejidos tenían más alto riesgo para el cáncer debido a las características de la inhalación rápida y profunda de la marihuana que deposita en la laringe y la lengua 4 veces más la brea que si se fumara cigarrillos.

Se reportaron otros efectos negativos. Los niños tienen un riesgo 10 veces mayor de tener leucemia si sus madres fumaron marihuana poco antes o durante el embarazo. Los estudiantes que usan marihuana con regularidad tienen calificaciones más bajas, más accidentes de tránsito, mayor uso de alcohol y sexo como mecanismos para enfrentarse a la vida y más problemas psiquiátricos que los que no la usaron. Estas conclusiones vienen de estudios epidemiológicos que no establecen causa y efecto, pero se citaron como evidencia de lo que se llama "síndrome de desganas". Más seriamente, hay una evidencia creciente de una conexión entre el uso de la marihuana y la sicosis. La relación es complicada, con inseguridad en cuanto a si la marihuana causa sicosis, o si la gente con sicosis tiende a experimentar con la marihuana.

Se expresaron una cantidad de preocupaciones respecto a que la marihuana impacte negativamente el sistema inmunológico, motivando un mayor riesgo de infecciones. Esto podría ser particularmente problemático ya que la gente para quienes con más frecuencia se recomienda la marihuana médica (pacientes de SIDA y quimioterapia) ya tienen un riesgo de infecciones muy alto. La investigación acerca de esta conexión todavía no es muy clara.

De acuerdo a la Base de Información Natural, la marihuana se clasifica como "Dañina" para las embarazadas debido a que puede causar una disminución en el crecimiento de los niños no nacidos y se asoció con la leucemia de la niñez. Es "Probablemente dañina" para el uso de mujeres que estén amamantando ya que el Δ^9-THC está concentrado y se excreta en la leche de pecho.

Recomendaciones

Obedezca la ley. Esto es lo primero y más importante. La marihuana es ilegal: cultivarla, poseerla, usarla o venderla. Nuestras recomendaciones de ninguna forma ignoran este aspecto más importante de cualquier discusión sobre la marihuana.

Las recomendaciones acerca del uso de la marihuana debe subdividirse cuidadosamente. Primero, hay una clara evidencia de que la marihuana contiene drogas poderosas con un gran potencial para aliviar las náuseas, vómitos, dolores crónicos y la falta de apetito, junto con elevar el ánimo y otros efectos de beneficio. Sin embargo, realmente existen muy pocos preparativos disponibles ahora para la entrega segura de estos componentes. La droga que aprobó el FDA (Marinol) es eficaz para algunas de estas condiciones, pero ya existen otros productos farmacéuticos mucho más eficaces. A los pacientes que estos productos eficaces no le funcionaron, o que no los toleraron bien, quizás se beneficien del Marinol.

Nuestra segunda recomendación es en cuanto a los pacientes que no toleren estos productos farmacéuticos. Por ejemplo, los pacientes que ya tienen náusea no serán capaces de tolerar ninguna medicina oral. ¿Deben tener los médicos la libertad de recetarle a estos pacientes fumar marihuana en estas situaciones? La evidencia no indica que grandes números de personas se beneficiarían de fumar marihuana, aunque quizás algunos, sí. Los serios efectos adversos de fumar marihuana también se deben tomar en consideración. Nos parece que el compromiso más razonable es dejar que los pacientes seriamente enfermos que no responden a las medicinas convencionales prueben la marihuana como parte de una prueba clínica de corto término.

Sin embargo, como cristianos debemos obedecer las leyes de nuestro gobierno, a no ser que estén en un serio conflicto con nuestra fe. Pablo lo expresó sucintamente: "Todos deben someterse a las autoridades públicas, pues no hay autoridad que Dios no haya dispuesto, así que las que existen fueron establecidas por él. Por lo tanto, todo el que se opone a la autoridad se rebela contra lo que Dios ha instituido. Los que así proceden recibirán castigo" (Romanos 13:1-2; véase también Mateo 22:21). Al considerar la disponibilidad de otros métodos médicos para la mayoría de los casos, no vemos la necesidad de que nadie viole la ley para proveer marihuana por razones médicas, y recomendamos encarecidamente que todos obedezcan la ley.

Entre 1978 y 1992 la FDA permitió un método de disponer de la marihuana en forma muy restringida para el uso médico en 36 estados en el programa de la aplicación compasiva investigadora de nuevas drogas (IND). Esta también es la recomendación final de la revisión del Instituto de Medicina, que añadió que además se debe informar al paciente completamente de que están participando en un estudio experimental y de que el sistema de aplicación de la droga es dañino. Mientras tanto, se necesita con urgencia investigaciones para desarrollar nuevos productos que apliquen los ingredientes activos de la marihuana en sistemas eficaces, regularizados y de efectos rápidos que son legales.

Nuestra tercera recomendación es que no se debe aprobar la marihuana como una droga médica. Reiteramos la conclusión de la revisión del Instituto de Medicina: "Si hay algún futuro para la marihuana como medicina, este yace en sus componentes aislados, los canabinoides y sus derivados sintéticos. Los canabinoides aislados brindarán efectos de más confianza que las mezclas crudas de las plantas. Por lo tanto, el propósito de las pruebas clínicas de la marihuana fumada no sería para desarrollar la marihuana como una droga aprobada, sino como un primer paso hacia el desarrollo del sistema de la aplicación rápida de los canabinoides". De esta forma, el asunto de la marihuana médica se convertiría con rapidez en una cosa del pasado. Nuestra cuarta recomendación es que se debe mantener un esfuerzo constante para desanimar todo uso de la marihuana, aunque en algún momento futuro se cambiara su estatus ilegal. Los riesgos de usar marihuana son grandes. Cada año, alrededor de 100,000 personas buscan ayuda para librarse del hábito de la marihuana. La iglesia pudiera jugar un papel importante en esto porque solo Jesucristo puede llenar el vacío que experimentan los que abusan del uso de la marihuana.

Dosis

Los médicos recetan Marinol en dosis de 5 a 15 mg cada 2 a 4 horas para las náuseas y vómitos debido a la quimioterapia, o 2.5 a 10 mg 2 veces al día para estimular el apetito a las personas que padecen SIDA.

Categorías del tratamiento

Terapia convencional

Oralmente como canabinoide puro (Marinol, no la planta de marihuana) para el alivio efectivo moderado de las náuseas y los vómitos con la quimioterapia y la pérdida de peso relacionada al SIDA.

Terapia complementaria

Cuando se inhala en instancias raras y muy específicas para enfermedades crónicas que causan náuseas y vómitos o falta de apetito relacionados con la pérdida de peso, *con tal que la marihuana sea legal en esta jurisdicción* y el paciente entienda por completo los riesgos mentales y físicos, y que los posibles beneficios exceden los riesgos.

Cuando se inhala para producir el efecto de euforia, en ocasiones raras, específicas de enfermedades terminales o severamente crónicas *con tal que la marihuana sea legal en esta jurisdicción* y el paciente entienda perfectamente los riesgos físicos y mentales, y que los posibles beneficios excedan los riesgos.

Cuando se inhala para la anorexia y la pérdida de apetito asociada con el desgaste por causa del SIDA, *con tal que la marihuana sea legal en esta jurisdicción* y el paciente entienda perfectamente los riesgos físicos y mentales, y que los posibles beneficios excedan los riesgos.

Sin pruebas científicas

Otras indicaciones

Lecturas sugeridas

Grinspoon, Lester y James B. Bakalar, "Marihuana as Medicine: A Plea for Reconsideration" [Marihuana como medicina: Un ruego para la reconsideración], *Journal of the American Medical Association* 273, no. 23, junio de 1997, pp. 1875-76.

Hubbard, John R., Sharone E. Franco, y Emmanuel S. Onaivi, "Marijuana: Medical Implications" [Marihuana: Implicaciones médicas], *American Family Physician* 60, no. 9, diciembre de 1999, pp. 2583-93.

Jellin, Jeff M., Forrest Batz, y Kathy Hichens, *Pharmacist's Letter/Prescriber's Letter: Natural Medicines Comprehensive Database*, Therapeutic Research Facility, Stockton, CA, 1999, pp. 619-20.

Joy, Janet E., Stanley J. Watson, y John A. Benson, *Marijuana and Medicine: Assessing the Science Base* [La marihuana y la medicina: Evaluación de la base científica], National Academy Press, Washington, D.C., 1999.

Physicians' Desk Reference [Referencia del escritorio del médico], "Marinol®", Medical Economics, Montvale, N.J., 2000, pp. 2709-11.

Zhang, Zuo-Feng, Hal Morgenstern, Margaret R. Spitz, Donald P. Tashkin, Guo-Pei Yu, James R. Marshall, T.C. Hsu, y Stimson P. Schantz, "Marijuana Use and Increased Risk of Squamous Cell Carcinoma of the Head and Neck" [Uso de la marihuana y el aumento del riesgo de los carcinomas escamocelulares de la cabeza y el cuello], *Cancer Epidemiology, Biomarkers & Prevention* 8, no. 12 [Epidemiología del cáncer, marcadores biológicos y la prevención], diciembre de 1999, pp. 1071-78.

MATRICARIA [FEVERFEW]

¿Qué es?

Si usted hubiera vivido en Grecia durante los tiempos de Jesús, habría encontrado que la matricaria era una medicina para inflamaciones ardientes. Los historiadores creen que este término se refiere a lo que hoy llamaríamos malestar en las articulaciones a causa de la artritis. Por lo tanto, esta es una planta con un uso legendario en la historia.

A través de los años, la matricaria ha tenido varios nombres botánicos, incluidos *Tanacétum parthenium* y *Chrysanthemum parthenium*. Es un miembro de la familia de la margarita, que se ve perennemente en los campos y a los lados de la carretera. Las flores tienen discos amarillos y de 10 a 20 rayos blancos dentados. La hoja, ya sea fresca o seca congelada, por lo general se usa en preparativos herbarios.

Afirmaciones

Durante siglos, la matricaria ha crecido en jardines de Europa. En la actualidad es un remedio herbario popular para la prevención y el tratamiento de la migraña. En el uso tradicional y folklórico, la matricaria se promueve como para ayudar a tratar la fiebre, artritis, dificultades menstruales, tos, catarros del pecho, "melancolía", "tristeza del espíritu", vértigo, dolor de cabeza, cólico, flatulencia, indigestión, parásitos, histeria y dificultad urinaria. También se ha promovido como un tratamiento externo para picadas de insectos y como un repelente de insectos cuando se planta alrededor de la casa o jardín. Pero su uso más común es como profilaxis y tratamiento para los dolores de cabeza causados por la migraña.

Resultado de las investigaciones

La revisión sistemática por Pittler y sus colegas localizó 4 pruebas aleatorias placebo controladas de matricaria para la prevención de la migraña. En una, los pacientes fueron aleatorios para recibir 50 mg de matricaria seca o placebo durante 6 períodos de 4 semanas cada uno. Los contenidos de ambas botellas, activa y placebo, se salpicaron con una pequeña cantidad de polvo de matricaria para que al abrir ambos tipos de cápsulas tuvieran el mismo olor. En este estudio (✔✔✔), el grupo que tomó placebo mostró significativamente más ataques de migraña. En otro estudio (✔✔✔), el grupo de tratamiento de los que padecían migraña recibió niveles normales del polvo de las hojas de matricaria. Hubo un 24% de disminución en el número de ataques durante el tratamiento de matricaria, pero no hubo cambios importantes en la duración de los ataques individuales. Había una disminución importante en las náuseas asociadas y vómitos y una tendencia sin importancia hacia la disminución en la severidad del ataque. Un tercer estudio (✔✔✔) también encontró más beneficios para los que tomaban matricaria que el placebo. Sin embargo, la cuarta prueba (✘✘✘) fue tanto la más grande como la mejor controlada, y no mostró beneficio del uso de matricaria para prevenir los dolores de cabeza de la migraña. Otra prueba (✘✘✘), que no se incluyó en la prueba anterior, tampoco encontró beneficio de la matricaria. Dada la variedad de los resultados, los críticos concluyeron que aunque la matricaria ha mostrado beneficios, estos "no se establecieron más allá de las dudas razonables". El "Consorcio de Dolores de Cabeza de los Estados Unidos", formado por numerosos profesionales de organizaciones médicas, en su bosquejo 2000 calificó la matricaria como un agente de segunda línea para la prevención de los dolores de cabeza de migraña.

Debe notarse que estos estudios se citan a veces para apoyar el tratamiento de matricaria para la migraña. No obstante, ninguno de estos estudios se interesó principalmente en el tratamiento de ataques agudos. Estos fueron estudios solo de la habilidad de la matricaria para reducir el número de ataques que sufren los que padecen de migraña. Hasta los que usan matricaria en ocasiones experimentaron una migraña, y aunque fue menos frecuente que los que no usaron matricaria, una vez que les comenzó, al paciente de la prueba le duró tanto como siempre. Las directrices del Consorcio de Dolores de Cabeza no incluyeron la matricaria en la lista de agentes para tratamientos de la migraña.

Aparte de estos estudios clínicos, también hubo una prueba aleatoria controlada (✘✘✘) mostrando que la matricaria no sirvió de ayuda para la artritis reumática.

Advertencias

Se reportaron (✘✘) úlceras de la boca ocasionales e irritación gástrica (en el 5 hasta el 15% de los usuarios) con el uso de hojas frescas de matricaria, pero no se informaron con el uso de hojas secas en cápsulas. Otros efectos adversos reportados incluyen la erupción de la piel, taquicardia, indigestión, cólicos y aumento de peso. La matricaria es un miembro de la familia de las margaritas, y las personas que sufren de alergias o sensibilidad a otros miembros como ambrosía, manzanilla o milenrama no la deben usar. Otro efecto adverso que se informó incluye mareos, menstruaciones un poco más fuertes, acedía, erupción de la piel y diarrea.

Los que hayan usado matricaria durante varios años y dejen de tomar la hierba abruptamente, experimentarán la reaparición de las migrañas incapacitantes (lo que se llama "dolores de cabeza de rebote").

Se ha informado que la matricaria puede (**✗**) causar abortos, aumentar el flujo menstrual y causar contracciones uterinas en mujeres en estado al final de su embarazo. Por lo tanto, se contraindica la matricaria durante el embarazo. Sin embargo, no hay información sobre la excreción de la matricaria en la leche materna. No hay información concerniente al uso de matricaria en los niños, pero algunos expertos dicen que no debe usarse en niños de 12 años o menores. La Base de Información Natural califica la matricaria como "Contraindicada" durante el embarazo y recomienda evitarla cuando se está amamantando.

Se informó (**✗✗**) que la matricaria disminuye la habilidad de la sangre para coagularse, así que es prudente para los pacientes que toman aspirina evitar la matricaria hasta que hayan estudios más seguros.

Como sucede con todos los remedios herbarios, los productos varían mucho en su calidad. Un estudio examinó 3 productos de matricaria *(Tanacétum parthenium)* y encontró que solo uno contenía el ingrediente activo de la matricaria, partenolide. Esta química puede ser el constituyente mayor para la antimigraña, pero si así no fuera, su ausencia indica que no había matricaria en esos 2 productos.

Recomendaciones

La evidencia de las pruebas clínicas sugieren que si se toma la matricaria diariamente durante 3 a 8 meses, puede ser eficaz y segura para disminuir la incidencia de los dolores de cabeza de migraña. Sin embargo, no se ha comparado con la receta normal de medicamentos que se usa para prevenir dolores de cabeza de migraña, ni tampoco se ha probado para el tratamiento de los dolores de cabeza de migraña.

Dosis

Los estudios emplearon dosis diarias de 50 a 100 mg de extracto de matricaria.

Categorías del tratamiento

Terapia convencional

Agente de segunda línea para prevenir dolores de cabeza de migraña ☺☺☺

Terapia complementaria

Tratamiento del dolor de cabeza de la migraña ☹

Sin pruebas científicas

Artritis reumática ☹☹

Otras indicaciones

Lecturas sugeridas

Awang, D., "Prescribing Therapeutic Feverfew" [Receta terapéutica de matricaria], *Internal Medicine* 1, 1998, pp. 11-13.

DerMarderosian, Ara, ed., "Feverfew" [Matricaria], en *The Review of Natural Products,* Facts and Comparisons, St. Louis, MO, septiembre de 1994.

Jellin, Jeff M., Forrest Batz, y Kathy Hichens, *Pharmacist's Letter/Prescriber's Letter: Natural Medicines Comprehensive Database,* Therapeutic Research Facility, Stockton, CA, 1999, pp. 377-78.

Pittler, M.H., B.K. Vogler, y E. Ernst, "Feverfew for Preventing Migraine (Cochrane Review)" [Matricaria para evitar migrañas], (Revista Cochrane), en The Cochrane Library, Update Software, Oxford, 2000, número 4.

ÑAME SILVESTRE [WILD YAM]

¿Qué es?

El ñame silvestre *(Dioscorea villosa)* es una viña trepadora que crece en los bosques húmedos de la América Central y del Norte. Históricamente fue muy importante como la única fuente de esteroides que se usó para hacer hormonas anticonceptivas, cortisona y hormonas anabólicas. Estas drogas farmacéuticas ahora se hacen de otras materias primas pero el ñame sigue siendo de interés como una fuente natural de esteroides. También se usan otras especies de ñame, incluyendo *Dioscorea floribunda, Dioscore composita, Dioscorea mexicana* (también llamada *Dioscorea macrostachya*).

Afirmaciones

Existen cientos de especies de ñame en todo el mundo y una cantidad de culturas han descubierto aplicaciones medicinales. Los chinos, por ejemplo, durante mucho tiempo usaron especies de ñame como tónico para el hígado, ayuda para la digestión y relajante muscular. Los practicantes ayurvédicos en la India usaron especies de ñame como un remedio para la impotencia y la infecundidad. El ñame también se conoce como una raíz cólica debido a su acción antiespasmódica. En algunas culturas es un remedio típico para la diverticulitis, náuseas durante el embarazo y la flatulencia.

Los usos modernos incluyen la disminución de los síntomas de SPM y para aliviar la incomodidad asociada con la menopausia. Con frecuencia se toma para aliviar los dolores de la menstruación o dolores uterinos. Se dice que el ñame promueve la secreción de las bilis y puede ayudar a aliviar dolencias del hígado. Algunos creen que la hierba tiene propiedades antiinflamatorias que la hacen útil contra la artritis reumática y otras condiciones. Otros usos es para prevenir o tratar la indigestión.

El ñame contiene DHEA, lo cual es el motivo de mucha publicidad y controversia en sí mismo (véase DHEA, p. 383). Se recomienda para muchas de las mismas condiciones de la DHEA, tales como el SIDA, cáncer, síndrome de fatiga crónica, síndrome de fibromialgia, esclerosis múltiple y varios desórdenes sicológicos.

Resultado de las investigaciones

Estudios de DHEA puro están comenzando a producir resultados interesantes que tal vez lo lleven a tener un papel en el tratamiento de algunas condiciones. Otro constituyente del ñame es el dioscin, que ha mostrado tener actividad antiinflamatoria.

La existencia de la DHEA y dioscin en el ñame no es lo mismo que usar cualquiera de sus constituyentes solos. Ingerir cualquiera de estos compuestos puros es muy diferente a consumir el ñame, y no podemos esperar los mismos resultados. Por ejemplo, es posible que la prueba a largo plazo muestre una forma que sea de valor y otra que no sea de valor.

Hace poco los científicos probaron un extracto de ñame para ver si aumentaba los niveles de DHEA en la sangre. Después de 3 semanas de suplementar *Dioscorea*, los investigadores no hallaron (✗✗) efecto alguno en los niveles de DHEA. Sin embargo, observaron (✔✔) que *Dioscorea* tiene una actividad antioxidante importante y se asoció con el aumento de los niveles del HDL, colesterol "bueno", y la disminución de los niveles de ciertas grasas sanguíneas.

Los científicos en Texas estudiaron (✔✔) 50 pacientes a los que se les diagnosticó fibromialgia o síndrome de fatiga crónica que habían recibido alguna forma de tratamiento médico sin experimentar éxito perdurable. Los pacientes que consumieron suplementos nutritivos incluyendo un complejo de *Dioscorea*, de acuerdo a los investigadores, "experimentaron una notable disminución en la severidad de los síntomas iniciales, con una mejoría continua en el período entre el inicio de la evaluación y el seguimiento". Sin embargo, no hay manera de saber si el efecto fue debido a *Dioscorea* o a los otros suplementos.

Aunque estos productos contienen esteroides activos, no se sabe con claridad cómo influyen mutuamente entre unos y otros e impactan el cuerpo como un todo.

Advertencias

Las preparaciones hechas de ñame muestran toda la variabilidad natural de cualquier remedio herbario y tienen la misma falta de normalización que los otros suplementos dietéticos. Dado que los esteroides son muy activos en el cuerpo, con frecuencia en concentraciones muy bajas, tomarlas en remedios herbarios es un riesgo debido a la variedad de las dosis. Estos productos han producido numerosos efectos secundarios, todos típicos de los esteroides: acné, pérdida del pelo, dolor de cabeza, irregularidad de la menstruación y (en las mujeres) desarrollo de la voz masculina y patrón del pelo masculino.

Se ha demostrado que las hormonas esteroides estimulan una cantidad de cánceres, así que cualquiera que tenga una familia con historia de cáncer del seno, en los ovarios, uterino o próstata, debe evitar el ñame por completo. El ñame no se debe ingerir oralmente durante el embarazo ya que los esteroides puede tener efectos adversos en el desarrollo del niño no nacido.

No hay información suficiente para determinar si el ñame es seguro cuando se aplica externamente durante el embarazo o dando de lactar, así que estas mujeres deben evitarlo.

Recomendaciones

El ñame ha jugado un papel importante en el desarrollo de esteroides farmacéutico. Los esteroides son drogas poderosas, activamente involucradas en muchas funciones diferentes del cuerpo. Estas también son activas en muy pequeñas cantidades. Hay mucha inseguridad acerca de cuánto esteroide en particular puede haber en cualquier producto de ñame. Dado que estos productos de ñame no mostraron ser eficaces para ninguna enfermedad en particular, el potencial de sus efectos secundarios no justifica su uso.

Cuando sea adecuado y necesario, los productos farmacéuticos de esteroides normalizados se deben usar ya que están disponibles y no son tan caros.

Dosis

Algunos productos recomendaron de 2 a 4 gramos 3 veces al día, aunque las recomendaciones varían extensamente.

Categorías del tratamiento

Terapia complementaria

Síndrome de fatiga crónica ☹

Fibromialgia ☹

Sin pruebas científicas

Otras indicaciones 

Lecturas sugeridas

Fetrow, Charles W., y Juan R. Ávila, *Professional's Handbook of Complementary and Alternative Medicine,* Springhouse, Springhouse, PA, 1999, pp. 666-68.

Jellin, Jeff M., Forrest Batz, y Kathy Hichens, *Pharmacist's Letter/Prescriber's Letter: Natural Medicines Comprehensive Database,* Therapeutic Research Facility, Stockton, CA, 1999, pp. 979-80.

OLMO ESCOCÉS [WITCH HAZEL]

¿Qué es?

El olmo escocés, o *Hamamelis virginiana,* es un pequeño árbol, originario de América del Norte. En el otoño, mientras los otros árboles están perdiendo sus hojas, este forma una banda de flores amarillas. El agua de hamamelis, un extracto del olmo escocés que se usa medicinalmente, se hace pasando vapor a través de las partes de la planta y agregando alcohol para mantener soluble el material frío.

Afirmaciones

Los nativos estadounidenses usaban extracto de olmo escocés para disminuir las inflamaciones y como astringente para el tratamiento de la diarrea, hemorroides y una variedad de condiciones de la piel. Todos los astringentes contraen los tejidos y por lo tanto disminuyen el fluido de las secreciones. En Europa se recomienda un extracto de alcohol olmo escocés para el tratamiento de las venas varicosas.

Los iroquois, cherokees, chippewas y otros nativos estadounidenses le daban múltiples usos al olmo escocés, empleándolo como una goma de masticar, para baños de vapor, como gárgaras y para hacer tés y cataplasmas. El té se toma o se hacen gárgaras con él para aliviar los catarros, la gripe y el dolor de garganta. El olmo escocés también se ingiere para la diarrea, hemorragia interna y dolores menstruales. Los remedios externos se usaban para detener sangramientos menores o aliviar las picadas de insectos, quemaduras del sol y de la hiedra venenosa. El olmo escocés también alivia el dolor e inflamación de la espalda y de los músculos.

Otro uso externo tradicional es agregar extracto de olmo escocés al agua fría para aliviar a las víctimas de insolación. También se usaba para hacer lavados de ojos. La hierba se convirtió en un ingrediente común en el siglo diecinueve y era el ingrediente activo principal del popular Extracto de Pond.

Muchos de los usos externos del olmo escocés siguen siendo populares en la actualidad. Se cree que los compuestos astringentes en el olmo escocés detienen el desangramiento, ya sea por arañazos o heridas menores como por cortadas durante la afeitada. Se dice que el olmo escocés disminuye el dolor y la inflamación de las hemorroides y moretones. Muchas personas usan parches de olmo escocés, pequeños pedazos de tela fina impregnados de solución de olmo escocés, para enfriar las quemaduras del sol y otras quemaduras menores, para ayudar a aliviar la picazón de picadas de insectos y de la hiedra venenosa y para secar los herpes. Se usaba también como remedio para las venas varicosas y otras condiciones afines. El personal del hospital usa parches de olmo escocés para aliviar la picazón y las quemaduras de los puntos de cirugía en el recto o la vagina.

Algunas compañías venden el olmo escocés en preparaciones para las encías (cuando van a salir los dientes). También se dice que el olmo escocés ayuda a prevenir o tratar las inflamaciones de la boca, eczema, úlceras de la piel y llagas en el cuerpo.

Resultado de las investigaciones

Se han realizado algunos estudios sobre los compuestos extraídos del olmo escocés. Los compuestos astringentes se llaman "taninos". Los extractos de alcohol de las hojas del olmo escocés contienen las concentraciones más altas de tanino. Sin embargo, las preparaciones más comúnmente disponibles se hacen de la destilación por vapor a la que luego se le agrega alcohol. Este no contiene tanino. Ya que el alcohol es un astringente, tal vez esta sea la razón de cualquier actividad astringente que se observe de estas preparaciones.

Los científicos alemanes determinaron que un extracto de olmo escocés mostró una actividad significativa antiviral contra los herpes simples de tipo 1. El olmo escocés también ha demostrado tener propiedades antioxidantes y antiinflamatorias. Los investigadores japoneses probaron 65 extractos de plantas (✔) buscando la actividad antioxidante. El olmo escocés era una de las 2 hierbas (la otra era el castaño de Indias) en la que encontraron una fuerte actividad para recoger los radicales libres.

Los investigadores llegaron a la conclusión de que estas hierbas eran posibles candidatas para usarse en productos anti-envejecimiento o anti-arrugas para proteger la piel, aunque no se completó ninguna prueba clínica. Un extracto de semillas de castaño de India *(Aesculus hippocastanum)* rápidamente se hizo popular en las preparaciones externas para mejorar el fluido sanguíneo en las venas. Algunos estudios (✔✔✔) apoyan esto.

En una de las pocas pruebas (✔✔✔) controladas en los seres humanos de las propiedades antiinflamatorias del olmo escocés, una loción para después del sol que contiene olmo escocés ha mostrado proteger la piel de la inflamación y el color rojo que provocan los rayos ultravioletas.

Advertencias

El uso externo del olmo escocés es muy seguro, aunque en muy raras ocasiones puede producir irritaciones menores de la piel. El "agua de olmo escocés" y otros productos comerciales a menudo son solo para el uso externo. Ingerir el té del olmo escocés se considera relativamente seguro, la única desventaja que posiblemente tenga se presenta cuando se toma internamente debido al alto nivel de tanino que puede causar náuseas, vómitos o constipación (✘✘). Existe alguna preocupación en cuanto a que también pueda causar daños en el hígado. Ya que no hay suficiente información confiable sobre la cual juzgar su seguridad, la Base de Información Natural recomienda que se evite durante el embarazo y el tiempo de lactar.

Recomendaciones

Los extractos de alcohol de olmo escocés tal vez tengan algún valor como astringentes, aunque no están disponibles entre los remedios. En un manual de farmacia del 1947 Varro Tyler citó: "El hamamelis (olmo escocés) está tan destituido de las virtudes medicinales que a penas merece un reconocimiento oficial". Afirmó que era mejor usar vino rojo como un astringente, ya que contiene tanino y casi tanto alcohol como el extracto del olmo escocés. Las preparaciones del olmo escocés parecen brindar alivio para diferentes heridas de la piel, aunque tenemos dudas si esto se debe al olmo escocés o a los otros ingredientes en las preparaciones, o incluso al mismo parche. Sin embargo, cuando se usa externamente, estos son seguros. Se debe recurrir a las terapias convencionales cuando la irritación persiste o se empeora en cualquier manera.

Dosis

Un té hecho de 2 gramos de hojas secas se toma 3 veces al día. El extracto se usa para hacer cremas y varias preparaciones y parches para la aplicación externa.

Categorías del tratamiento

Terapia convencional

Picazón y quemaduras de desórdenes anorectal y hemorroides externas ☺☺

Como un antiséptico para ligeras heridas de la piel ☺☺

Terapia complementaria

Herpes, quemaduras de sol, venas varicosas ☺

Sin pruebas científicas

Cualquier uso interno ☺

Otras indicaciones

Lecturas sugeridas

Foster, Steven, y Varro E. Tyler, *Tyler's Honest Herbal: A Sensible Guide to the Use of Herbs and Related Remedies*, 4ª ed., Haworth Herbal Press, NY, 1999, pp. 383-85.

Jellin, Jeff M., Forrest Batz, y Kathy Hichens, *Pharmacist's Letter/Prescriber's Letter: Natural Medicines Comprehensive Database*, Therapeutic Research Facility, Stockton, CA, 1999, pp. 988-90.

OLMO RESBALADIZO [SLIPPERY ELM]

¿Qué es?

El olmo resbaladizo *(Ulmus rubra* y *Ulmus fulva)* es un árbol que durante mucho tiempo se ha considerado como uno de los más versátiles que hay en la naturaleza. Es originario del este de América del Norte y se encuentra más comúnmente en las montañas de los Apalaches. A través de los siglos, los estadounidenses nativos y los primeros en establecerse usaron los árboles (incluyendo el olmo rojo, u olmo indio tanto como el olmo blanco, *Ulmus americana*) con propósitos de construcción y medicinales. Esto último incluyó hacer de ellos un ungüento para quemaduras, una cura para la piel agrietada, cataplasmas y bebidas.

Afirmaciones

El olmo resbaladizo se hizo extremadamente popular durante los años de 1700 y 1800 en la América colonial como un remedio para la tos y el catarro. Algunos estadounidenses primitivos también mezclaron la corteza molida y agua o leche para hacer una comida nutritiva como la avena. Los estadounidenses antiguos que curaban decían que esta gacha era especialmente de ayuda para comer mientras se recuperaban de enfermedades porque se digería con facilidad.

El olmo resbaladizo también se usó como tónico digestivo y se decía que era un tratamiento común para la disentería y la indigestión ácida. Era menos común venderlo como un remedio para la calvicie, fractura de los huesos, constipación, sífilis, hemorroides, úlceras estomacales y fiebre tifoidea.

Lo de "resbaladizo" en el nombre nos da una pista en cuanto a su uso medicinal más importante. Un material mucílago del olmo resbaladizo se hincha al hacer contacto con el agua y forma una capa babosa sobre la superficie. Esto se usó para cubrir tejidos irritados, heridas externas o internamente para el dolor de garganta o las úlceras. Se creía que servía de calmante para todos los tipos de tejidos inflamados y para extraer toxinas, astillas y otros irritantes de los tejidos.

Resultado de las investigaciones

El mucílago que se hace de la corteza del olmo resbaladizo contiene una cantidad de carbohidratos que se creen tener la fuente de los efectos calmantes. No se han realizado pruebas clínicas controladas que nos den una evidencia acerca de cómo funcionan estos productos. Sin embargo, en una ocasión los productos de olmo resbaladizo tuvieron un estatus oficial en la farmacopea de Estados Unidos y el formulario nacional. Durante mucho tiempo el olmo resbaladizo se ha consumido como una comida y no parece ser tóxico. La FDA considera que es seguro y un eficaz demulcente sin receta, un agente calmante para las membranas más sensibles en la boca, nariz y ojos.

Advertencias

Los productos de olmo resbaladizo por lo general han probado ser seguros, aunque algunas personas presentaron reacciones alérgicas. De más seria consideración es la tradición de usar toda la corteza del olmo resbaladizo para provocar el aborto. Aunque se desconoce su eficiencia, las mujeres en edad para tener hijos deben evitar estos productos. Las mujeres embarazadas y dando de lactar deben dudar mucho el tomar cualquier remedio herbario por lo poco que se sabe acerca de cómo pueden afectar el embarazo en su temprano desarrollo. La Base de Información Natural clasifica los productos de la corteza del olmo resbaladizo como "Probablemente dañinos" para el embarazo. Se clasifica como "Probablemente seguro" si la corteza interior se usa como una comida.

En años recientes la enfermedad holandesa que aqueja a esta especie ha acabado con los olmos resbaladizos, haciendo el producto más costoso de producir y algo más difícil de obtener. Debido a esto, es más fácil encontrar otras opciones menos caras.

Recomendaciones

Los productos del olmo resbaladizo tienen una larga historia de aliviar las irritaciones de la piel y gastrointestinales y aliviar llagas y heridas. Pueden brindar alivio adecuado para casos leves de irritaciones e inflamaciones. Aparte de los casos previamente mencionados, los productos parecen ser seguros y bien tolerados.

Dosis

No se puede hacer una recomendación confiable acerca de la dosis.

Categorías del tratamiento

Terapia complementaria

Irritaciones o heridas superficiales y externas en la piel 
Ligero dolor de garganta 
Irritación gastrointestinal

Sin pruebas científicas
Otras indicaciones

Lecturas sugeridas

DerMarderosian, Ara, ed., "Slippery Elm" [Olmo resbaladizo], en *The Review of Natural Products,* Facts and Comparisons, St. Louis, MO, febrero de 1999.

Fetrow, Charles W., y Juan R. Ávila, *Professional's Handbook of Complementary and Alternative Medicine* [Manual del profesional para la medicina complementaria y alternativa], Springhouse, Springhouse, PA, 1999, pp. 605-6.

Jellin, Jeff M., Forrest Batz, y Kathy Hichens, *Pharmacist's Letter/Prescriber's Letter: Natural Medicines Comprehensive Database,* Therapeutic Research Facility, Stockton, CA, 1999, pp. 846-47.

ONAGRA [EVENING PRIMROSE]

¿Qué es?

La onagra es una flor silvestre *(Oenothera biennis)* en América del Norte cuyos capullos amarillos brotan durante solo una noche y han servido para deleitar a caminantes y amantes que pasean al atardecer. Las vainas frutales contienen muchas semillas pequeñas de las cuales se extrae el aceite.

El aceite de onagra contiene una proporción relativamente alta de ácidos grasos esenciales. El aceite comercial de la flor contiene cerca del 72% de un ácido graso en particular llamado "ácido cislinolénico" (LA por sus siglas en inglés) y el 9% de ácido gammalinolénico (GLA, por sus siglas en inglés). La onagra es una de las plantas más ricas que produce GLA. Solo el aceite de borraja (24% de GLA) y el aceite de semilla de las pasas negras de Corinto (16% de GLA) contienen más. Estos 2 compuestos (GLA y LA) juegan un papel esencial en las reacciones inflamatorias e inmunes del cuerpo.

Afirmaciones

A la onagra se le ha llamado la reina de los curalotodos en Inglaterra, donde es muy popular y por buenas razones. En el Reino Unido está aprobada, "solo con recetas", para las eczemas relacionadas con la alergia. Los practicantes de la medicina herbaria, allí y en los Estados Unidos, la recomiendan para todo, desde calmante para niños hiperactivos hasta para curar heridas con rapidez y curar el cáncer. En Canadá se aprobó como suplemento dietético para mejorar los ácidos grasos esenciales que se toma. En la región de los Grandes Lagos, las tribus nativas americanas usan toda la planta para quitar dolores y como medicamento para dormir.

Lo que la ha hecho uno de los remedios herbarios más populares en los Estados Unidos ha sido la conexión establecida entre el GLA y las enfermedades inflamatorias. Así que la onagra se recomienda para el tratamiento de la artritis reumática, dermatitis, eczema, soriasis y el asma. También se promueve comúnmente para enfermedades cardiovasculares, síndrome premenstrual, enfermedad fibroquística de los senos y esclerosis múltiple. Otras recomendaciones son para el dolor de los senos, colesterol alto, fenómeno de Raynaud, síndrome de Sjogren, síndrome de fatiga postviral, neuropatía diabética, neurodermatitis y algunos problemas relativos al embarazo.

Resultado de las investigaciones

La investigación sobre la función de los ácidos grasos esenciales (EFA, por sus siglas en inglés) en la inflamación sigue a un nivel rápido y ha producido resultados interesantes. Los estudios demostraron que los suplementos de la dieta con ricas fuentes de ácidos grasos Omega-9 y Omega-3 pueden dar por resultado un aumento de los niveles de los EFA antiinflamatorios y una mejoría en la salud de la persona. Sin embargo, muchos de estos estudios eran pequeños y de pobre calidad y sus resultados se deben interpretar con cautela.

El EFA con la mayoría del efecto antiinflamatorio prometido es el ácido eicosapentenoico (EPA). Altos niveles de EPA se encuentran en peces de agua fría (como salmón, sardinas, bacalao y halibut) y en los aceites que se extraen de estos (como el aceite de hígado de bacalao). El EFA que mejor promueve las reacciones inflamatorias normales (y anormales) es el ácido araquidónico (AA). Este se encuentra en la grasa animal, grasa lactosa, mariscos y moluscos.

La función importante del GLA en la dieta se ha demostrado con claridad. Ciertas enfermedades son causadas, o se empeoran, si la dieta es baja en los EFA o hay impedimentos en el cuerpo para producir el GLA (por ejemplo, depresión, artritis, enfermedad cardiovascular, enfermedad de inflamación intestinal y resistencia a la insulina). En estudios de este tipo de condiciones, se espera que teóricamente la onagra traiga algún alivio.

Al momento de escribir este libro, hay muy pocos estudios de alta calidad respecto al uso de la onagra en los humanos. Pocos estudios (✔✔✔✔), que incluyen personas con artritis reumática y osteoartritis, encontraron que los pacientes usaron menos medicamentos para el dolor mientras tomaron onagra comparados con los que usaron placebo. Sin embargo, la onagra no modificó la severidad de la enfermedad.

Estudios de dietas de personas en culturas diferentes demostraron que mientras más pescado consuma la gente, más baja es la incidencia de la depresión. Además hay una correlación (✘✘) entre la depresión y el tipo de EFA que consume la gente. A medida que aumenta la proporción de AA a EPA, la incidencia de la depresión también aumenta. Aunque estos tipos de estudios (llamados estudios epidemiológicos) son intrigantes, y muy importantes para sugerir proyectos de investigaciones futuras, no demuestran que la depresión se pueda tratar eficazmente al cambiar los EFA en su dieta. Hasta donde sabemos, no se ha hecho estudio alguno donde se le haya dado onagra a humanos con depresión.

Los pacientes con dermatitis y eczemas relacionadas a las alergias demostraron mejorías en algunos estudios (✔✔✔✔), pero no en otros (✘✘✘✘), incluso el más grande y mejor diseñado. En estos estudios, por lo general, la onagra se aplica externamente, pero la onagra oral también ha demostrado ser eficaz. Aunque parece ayudar a las alergias relacionadas a la dermatitis, no parece tener efecto en el asma o soriasis alérgica. El GLA y el AA mostraron (✔✔) disminuir mucho los niveles de colesterol en la sangre, y se espera que sea de beneficio en pacientes preocupados en desarrollar enfermedades cardiovasculares. No obstante, de acuerdo a nuestro conocimiento, no se ha informado que la onagra haya causado efectos en enfermedades cardiacas. En por lo menos una prueba controlada aleatoria (✔✔✔) se informó que la onagra tuvo algunos ligeros beneficios en pacientes con colitis ulcerativa. Múltiples pruebas controladas aleatorias (✘✘✘✘) mostraron que la onagra no es mejor que un placebo para el tratamiento del síndrome premenstrual.

Pruebas europeas han considerado la onagra para un número de indicaciones médicas. Las pruebas humanas (✔✔✔) mostraron eficacia cuando se toma para el dolor de los senos. También se consideró eficaz (✔✔) para una variedad de condiciones crónicas, dolorosas, incluyendo el síndrome Sjogren, neuropatía diabética, artritis reumática y síndrome de irritación intestinal exacerbada por el síndrome premenstrual. También se informó (✔) que es eficaz para las enfermedades de Alzheimer. Se consideró ineficaz en 4 pruebas humanas (✘✘✘✘) para prevenir la preeclampsia. También se consideró ineficaz (✘✘✘) para acortar la duración del parto.

Advertencias

En general, la onagra (y otras fuentes de EFA “buenos” como las nueces, aceite de pescado de agua fría, y aceite de la pasa negra de Corinto) parece ser segura y tolerarse bien. La onagra a veces puede causar indigestión, náuseas, defecación suave, dolor abdominal y dolor de cabeza. Sin embargo, los efectos del uso a largo plazo, como se requeriría para muchas de las condiciones para las cuales se recomienda, no se han examinado. Los estudios en este aspecto del uso son especialmente importantes ya que con frecuencia se sugieren de 4 a 8 gramos diarios. Esta cantidad de aceite es además relativamente costosa y ha motivado esfuerzos para encontrar otra fuente de GLA. También existe cierta preocupación acerca de la calidad del producto.

Aunque el aceite de borraja contiene un más alto porcentaje de GLA que la onagra, también puede contener alcaloides pirrolizidina tóxicos. No se debe usar en lugar de onagra.

La Base de Información Natural clasifica a onagra “Posiblemente dañina” durante el embarazo y “Posiblemente segura” durante el tiempo de lactar.

Recomendaciones

Aunque ciertas personas se pueden beneficiar al suplir GLA en su dieta, esto no significa que todos necesitan tomar aceite de onagra. Por analogía, su carro no corre mejor cuando el tanque está lleno de gasolina que cuando solo tiene la mitad. Pero si no tiene gasolina, o si la tapa de la gasolina está cerrada, usted necesita otra forma para que el combustible llegue a su tanque de gasolina. De la misma manera, si su cuerpo no produce suficiente GLA, o usted consume muy poco en su dieta, probar suplementos de onagra será una buena opción si está sufriendo de cualquiera de las enfermedades inflamatorias que mencionamos.

Dosis

La dosis de 2 a 4 gramos diarios se usa comúnmente, aunque a veces se recomienda una dosis más alta.

Categorías del tratamiento

Terapia convencional
- En el Reino Unido: Eczemas relacionados a la alergia ☺☺
- En Canadá: Aumento de ácido grasos esenciales que se toman ☺☺☺

Terapia complementaria
- Dolor de seno cíclico y no cíclico (mastalgia) ☺☺☺
- Dolor asociado con osteoartritis y artritis reumática ☺☺☺
- Colesterol elevado en la sangre ☺
- Auxilio para el tratamiento de enfermedades de inflamación intestinal (colitis ulcerativa) ☺
- Síndrome Sjogren ☺
- Neuropatía diabética ☺
- Síndrome de irritación intestinal exacerbada por PMS ☺☺
- Enfermedad de Alzheimer ☺
- Disminución de la resistencia a la insulina en el Tipo 2 de diabetes ☺

Sin pruebas científicas
- Asma alérgica ☹☹☹
- Soriasis ☹☹☹
- Depresión ☹
- Prevención de enfermedades del corazón ☹
- Síntomas del síndrome premenstrual ☹☹☹
- Prevenir la preeclampsia ☹☹☹☹
- Acortar la duración del parto ☹☹☹☹
- Cualquier otra indicación médica

Lecturas sugeridas

Belch, Jill J.F., y Hill, Alexander, "Evening Primrose Oil and Borage Oil in Rheumatologic Conditions" [Aceite de onagra y aceite de borraja en condiciones reumatológicas], *American Journal of Clinical Nutrition* 71, suppl., enero de 2000, pp. 352S-356S.

DerMarderosian, Ara, ed., "Oil of Evening Primrose (OEP) (EPO)" [Aceite de onagra (OEP) (EPO)], en *The Review of Natural Products,* Facts and Comparisons, St. Louis, MO, agosto de 1997).

Fetrow, Charles W., y Juan R. Ávila, *Professional's Handbook of Complementary and Alternative Medicine*, Springhouse, Springhouse, PA, 1999, pp. 524-27.

Jellin, Jeff M., Forrest Batz, y Kathy Hichens, *Pharmacist's Letter/Prescriber's Letter: Natural Medicines Comprehensive Database,* Therapeutic Research Facility, Stockton, CA, 1999, pp. 368-70.

PALMETO SERRANO [SAW PALMETTO]

¿Qué es?

El palmeto serrano pudiera llamarse "la gran esperanza" de la población masculina envejecida. Se rumora que por lo menos mantiene y posiblemente mejora la vida sexual del hombre (algunos herbolarios consideran que esto es afrodisiaco), tiene una historia de uso para problemas de las vías genitales y urinarias. Esto fue especialmente cierto con los estadounidenses nativos que también usaron la baya para crear un tónico que se creía que mejoraba la salud nutritiva. En la primera mitad del siglo veinte, el té de palmeto serrano se incluyó en la *Farmacopea de Estados Unidos* y *el Formulario Nacional.*

El palmeto serrano es una palma pequeña que se encontró en las costas del sureste de los Estados Unidos y en las Antillas. También se le llama la palma americana enana, el arbusto palmeto o la *Cabbage Palm*. El nombre científico más común es *Serenoa repens;* sin embargo, los sinónimos científicos incluyen *Sabal serrulata* y *Serenoa serrulata*. A principios del invierno estas producen las bayas azulnegrosas, y el remedio herbario se extrae de esto.

Afirmaciones

El extracto del palmeto serrano tradicionalmente se ha usado como afrodisíaco, un tónico para el sistema reproductivo masculino, y remedio para las quejas respiratorias, condiciones urinarias, dolores de cabeza de migraña, problemas genitales y cáncer. También se ha dicho que restaura el crecimiento del pelo y aumenta el tamaño del busto. Actualmente se usa más comúnmente para problemas relacionados al engrandecimiento de las glándulas de la próstata. La hiperplasia benigna de la próstata (HBP) es el tumor no maligno más común en los hombres (lo cual significa que no se dispersa, y generalmente es menos serio que los cánceres metastáticos).

La mayoría de los hombres que tienen más de 60 años de edad tienen HBP dando por resultado numerosos problemas urinarios, que son irritantes, frustrantes y embarazosos. Aunque disponemos de medicinas convencionales, la mayoría de las medicinas llamadas "finasteride" (Proscar®) o "bloqueador alfa" (Hytrin®, Cardura®, Flomax®), tienen potencial para dar serios efectos secundarios como impotencia y mareos. Recientemente los bloqueadores alfa se han asociado con el aumento del promedio de muertes en pacientes con hipertensión o enfermedades del corazón. Un tratamiento natural y seguro que se compra sin receta es una opción muy atractiva para muchos pacientes.

Resultado de las investigaciones

Muchos de los estudios sobre el extracto de palmeto serrano se hicieron en Europa con preparaciones regularizadas llamadas Prostagult®. Muchos de estas usaron pequeñas cantidades de pacientes, pero los estudios recientes han sido mayores y mejor controlados. Un repaso de estas investigaciones encontró 18 pruebas controladas, 9 de las cuales se evaluaron como bien controladas. En términos generales, estos estudios (✔✔✔✔) hallaron que el extracto de palmeto serrano es casi 2 veces más efectivo que el placebo para mejorar el fluido urinario y aliviar los síntomas de la HBP.

Cuando los estudios (✔✔✔✔) compararon el extracto al finasteride, resultaron ser igualmente efectivos, pero la gente que tomó la preparación de baya informaron menos problemas de impotencia. No obstante, estos estudios usaron numerosos tipos de las preparaciones de palmeto serrano y duraron relativamente poco (casi todos durante menos de 6 meses).

Algunos expertos creen que el palmeto serrano puede ser más útil en las etapas I y II (las primeras etapas) de la HBP. La etapa I se caracteriza por el aumento de la frecuencia con que se orina durante el día y la noche, demora en orinar, y un flujo débil. La etapa II se caracteriza por los síntomas de la etapa I acompañados de la inhabilidad para vaciar por completo la vejiga.

Cómo el palmeto serrano puede afectar la HBP no se sabe con precisión. El extracto contiene un número de esteroides que de alguna forma actúan como estrógenos, las hormonas sexuales femeninas. Las más activa de estas, beta-sitosterol, se encontró (✔✔✔✔) que era tan efectiva como las medicinas de la farmacia usadas para la HBP. Se considera que inhibe la dihidrotestosterona (DHT). Se cree que el aumento de los niveles de DHT en las glándulas de la próstata es una causa de la HBP. Teóricamente, disminuir la DHT podría reducir los síntomas de la HBP. Además, el palmeto serrano puede inhibir una enzima (5-alfa-reductase) en las glándulas de la próstata que convierte la testosterona en DHT.

No existe una evidencia convincente de que el palmeto serrano sea eficaz para el tratamiento o prevención del cáncer en la próstata.

Advertencias

Los efectos secundarios que reportan las pruebas clínicas son relativamente ligeros e incluyen dolor de cabeza, náuseas y vértigos. Los compuestos en el palmeto serrano que pudieran ser de más beneficio para la HBP son insolubles en el agua así que los tés hechos del material de la planta posiblemente no tengan ningún beneficio. No se ha probado que sea cierta la preocupación de que el palmeto serrano tal vez eleve falsamente el nivel de APE (antígeno prostático específico) en los hombres.

Casi todas las investigaciones clínicas se hicieron de extractos europeos estándares, las cuales pueden diferir de los productos disponibles en los EE.UU. Por lo tanto, es necesario ser cautelosos para seleccionar productos de confianza. Por ejemplo, un grupo independiente, ConsumerLab.com, compró 27 de las marcas más populares del palmeto serrano en noviembre y diciembre de 1999 para determinar si tenían las cantidades mínimas de los ácidos grasos específicos y esteroles que comúnmente se encuentran en los productos palmeto serrano que se usan en las pruebas clínicas publicadas. Estos compuestos deben llegar a ser por lo menos el 85% del peso del material de la planta usada en un producto. Seis de los 27 productos de palmeto serrano no se probaron porque sus etiquetas declaraban que se habían estandarizados los niveles de ácidos grasos por debajo de este mínimo de 85%, algunos declaran tener solo del 20 al 25% de los ácidos grasos. Estos productos admitieron estar por debajo de los estándares reconocidos. De los 21 productos probados que restan, 4 no contenían la cantidad mínima que publicaron las pruebas clínicas.

Entre los 17 productos que pasaron, la mayoría contenían aceites adicionales que generalmente se identificaron como parte de una "fórmula prostática". Estas combinaciones pueden o no tener beneficio adicional, ya que por lo general no se probaron clínicamente. Solo 2 productos que pasaron parecían contener solo el extracto del palmeto serrano similar al que se usó en la mayoría de las pruebas clínicas. Los nombres de las marcas de estos productos se pueden ver suscribiéndose al sitio en Internet de ConsumerLab.com, (www.consumerlab.com).

Esta calidad aparentemente pobre del producto quizás explique el alto nivel de insatisfacción americana con el palmeto serrano. En mayo de 2000, *Consumer Reports* publicó una encuesta (**✗✗**) de casi 47,000 estadounidenses. Cerca del 37% de estos, con problemas de la próstata, informaron usar el palmeto serrano. De estos, el 46% informó que los ayudó "poco o nada" y solo el 21% informó que los ayudó "mucho".

La Base de Información Natural clasificó el palmeto serrano como "Probablemente dañino" para embarazadas y contraindicado si están amamantando por los esteroides.

Recomendaciones

Parece que el palmeto serrano es beneficioso para el alivio de las glándulas de la próstata dilatadas en muchos hombres. Sin embargo, la evidencia para esto se basó en un producto (alemán) llamado Prostagult. Ahora esto está a la disposición en EE.UU. como ProstActive® y un producto Quanterra®. La HBP es una condición para la que tal vez se necesite un tratamiento durante muchos años. No se ha hecho ningún estudio en personas que hayan tomado palmeto serrano durante un largo tiempo. Por lo tanto, es necesario ser cautelosos, además de supervisar las funciones vitales. Antes de usar el palmeto serrano, vea a un profesional de los cuidados de la salud para obtener un diagnóstico adecuado ya que los síntomas de la HBP pueden señalar otras condiciones más serias que requieran un tratamiento. Dado el bajo costo y los pocos efectos secundarios, el extracto de palmeto serrano puede ser de ayuda alternativa para personas con HBP de ligera a moderada.

Dosis

Se recomienda un extracto de una dosis de 160 mg 2 veces al día o 320 mg 1 vez al día.

Categorías del tratamiento

Terapia complementaria

Hiperplasia benigna de la próstata (HBP) 

Sin pruebas científicas

Cáncer de la próstata

Otras indicaciones

Lecturas sugeridas

Barrette, E. P., "Use of Saw Palmetto Extract for Benign Prostatic Hyperplasia" [Uso del extracto del palmeto serrano para la hiperplasia prostática benigna], *Alternative Medicine Alert* 1, no. 1, enero de 1998, pp. 1-4.

Jellin, Jeff M., Forrest Batz, y Kathy Hichens, *Pharmacist's Letter/Prescriber's Letter: Natural Medicines Comprehensive Database*, Therapeutic Research Facility, Stockton, CA, 1999, pp. 820-22.

Wilt, Timothy, Areet Ishani, Gerold Stark, Roderick MacDonald, Roderick Lau, y Cynthia Muirow, "Saw Palmetto Extracts for Treatment of Benign Prostatic Hyperplasia: A Systematic Review" [Extractos de palmeto serrano para la hiperplasia prostática benigna: Un repaso sistemático], *Journal of the American Medical Association* 280, no. 18, noviembre de 1998, pp. 1604-9.

PIRUVATO [PYRUVATE]

¿Qué es?

La mayoría de los consumidores estadounidenses de remedios herbarios que no están experimentando una enfermedad crónica o a corto plazo por lo general buscan influenciar 1 de 3 factores en sus vidas: peso, sexo y longevidad. Se podría escribir un libro cuyo título gire alrededor de *Cómo vivir por siempre enamorado de tu manera para ser más delgado.* Es por eso que cuando alguien puede promover un compuesto que influye en una de estas 3 áreas, usted verá con la rapidez que van a comprarlo en las tiendas de alimentos saludables. Los sitios en el Internet pregonarán la historia positiva de la pretendida terapia. Y los periódicos y las revistas dedicarán páginas completas de anuncios de una marca u otra.

Ese es el caso del piruvato (también llamado "ácido pirúvico"), uno de los compuestos que normalmente se forman cuando su cuerpo asimila la glucosa para obtener la energía de su dieta. En los años 1970 fue notable que los animales no aumentaban tanto de peso y tenían menos grasa en el cuerpo cuando sus dietas se suplían con piruvato y con un compuesto similar llamado "dihidroxiacetona" (DHA). El interés en el piruvato estalló a fines de 1997 después que el previo "gran cosa" para perder peso, una mezcla inapropiada de drogas popularmente llamada Fen-Phen, se sacó del mercado. Se esperaba que el Fen-Phen aumentara la pérdida de peso y pareció que así lo hizo en mucha gente. Además causó daños en las válvulas del corazón en algunos pacientes y se sospecha que causó la muerte de una mujer de 29 años de edad. Aunque cada droga por sí sola ha mostrado ser relativamente segura, usar 2 drogas en combinación ni se ha probado ni tampoco aprobado.

El piruvato con rapidez comenzó a reemplazar el Fen-Phen como el Santo Grial de los dietéticos.

Afirmaciones

En los sitios cibernéticos abundan las afirmaciones de que el piruvato es un poderoso "quemador de grasa". Se dice que se puede aumentar la pérdida de peso total en un

37% y se aumenta la pérdida de grasa en un 48%. Estos números se citan exactamente de uno de los estudios de investigación, que agrega mucha credibilidad imaginaria a los anuncios. También se cree que el piruvato baje los niveles del colesterol, mejore la salud del corazón y aumente la resistencia para hacer ejercicios en un 20% (haciendo que sea popular entre los atletas). Una página de Internet anuncia el piruvato para "inhibir el crecimiento de un tumor".

Resultado de las investigaciones

El sitio de la Internet que hemos visto declara que sus afirmaciones se basan en 25 años de investigación científica, publicada en revistas respetables. Esto es cierto. Lo que no se dice es que la mayoría de las investigaciones se hicieron en animales, lo cual es solo uno de los primeros pasos en el proceso de la evaluación. Estos resultados positivos motivan conclusiones esperanzadas y entonces a las pruebas en seres humanos, pero por desgracia con el piruvato, las pruebas con humanos no son extensas ni concluyentes.

Por ejemplo, antes de 1999 se publicaron 7 estudios con humanos y el mismo investigador los coordinó todos. Dos estudios (✔✔✔✔) encontraron que el piruvato ofreció alguna mejoría en la resistencia atlética, pero usaron pocos sujetos y todos eran masculinos y sin entrenamiento. Los efectos en atletas entrenados podría ser muy diferentes, y por lo general ellos son los que toman el suplemento para estos propósitos. Por ejemplo, un estudio (✘✘✘) que publicó el efecto del piruvato en los jugadores del fútbol americano determinó que era ineficaz para la actuación anaeróbica y la composición del cuerpo.

El efecto del piruvato para perder peso ha recibido la mayor parte de la atención, motivando la publicación de 4 estudios (✔✔✔✔). Sin embargo, se hicieron bajo condiciones muy diferentes a la vida diaria. Por ejemplo, 3 de los estudios incluían mujeres que pesaban más de 220 libras (como promedio), que estaban en dietas de líquido severamente restringidas mientras que estaban confinadas a la cama en una investigación especial en la unidad de un hospital. Se incluyeron los grupos de control en condiciones similares. Los que estaban tomando el suplemento recibieron entre 15 y 44 gramos de piruvato diario, junto a cantidades similares de DHA. Estas cantidades son mucho más grandes que las cantidades de 1 a 5 gramos de piruvato diario que recomiendan los promotores del suplemento, y los productos mayormente comerciales no contienen DHA. Por lo tanto, los productos comerciales son diferentes por completo a lo que se investigó en las pruebas.

Además, los resultados de la investigación no fueron impresionantes. Las mujeres que tomaban los suplementos perdieron entre 1.3 y 3.5 libras más que el grupo de control. Los valores del porcentaje que citaron los propulsores solo surgen debido a la *poca* pérdida de peso de todos los participantes. Este uso inapropiado de los porcentajes tal vez se vea mejor en un ejemplo de la vida diaria.

Imagínese que a usted le dijeran que le darán un dólar por pasar la próxima hora limpiando el garaje de un vecino. Usted se indigna. El garaje está sucio y lleno de basura que necesita arrastrar hasta la acera para que los basureros la recojan a la mañana siguiente. El dinero dista mucho de ser el pago mínimo.

"Está bien", dice la persona que quiere que le hagan el trabajo. "Le daré un aumento del 50%". Usted sigue indignado. El porcentaje parece magnífico, pero un 50% más de un dólar es solo 1.50 dólares, que sigue siendo una cantidad muy lejana al pago mínimo para un trabajo difícil.

Por otra parte, imagínese que la oferta fuera de 1,000 dólares. Si le ofrecen un aumento de un 50%, le pagarán 500 dólares más, un aumento sustancial.

Las estadísticas que usaron los propulsores del piruvato para la pérdida de peso se citan como el equivalente del ejemplo de un dólar. Los pacientes en ambos grupos solo perdieron unas cuantas libras, así que perder el 37% más con el piruvato hace prácticamente muy poca diferencia, especialmente ya que todas estas mujeres querían perder mucho más peso. Este es un buen ejemplo de un estudio que muestra una diferencia estadísticamente significativa, pero *no* clínicamente importante (ni significativa en el mundo real). Los propulsores no aclaran esto en sus anuncios. ¡Cuídese de los anuncios con porcentajes que tampoco incluyan los verdaderos números medidos!

Muy pocas pruebas (✔✔✔✔) clínicas informan que el suplemento dietético con dihidroxiacetona y piruvato aumenten la fortaleza de brazos y piernas para hacer ejercicios. Los estudios con animales sugieren que una dieta de líquidos que se suplemente con piruvato puede inhibir el crecimiento del tumor del seno. Un estudio (✔✔✔) encontró que el piruvato reduce los niveles del colesterol, pero otro estudio (✗✗✗✗) encontró que no se produjo ningún efecto en los niveles del colesterol.

Advertencias

Entre la mitad y las dos terceras partes de los pacientes investigados (✗✗) que recibieron piruvato tuvieron diarreas u otros problemas intestinales. Aunque no fueron tan dañinos, esto pudiera ser más serio si se continuara durante un largo tiempo. Otros efectos secundarios incluyen gases e hinchazón. Los suplementos para perder peso a menudo se toman durante largos períodos, y no se hicieron estudios respecto a la seguridad del piruvato durante un tiempo prolongado, ni de su eficiencia. El piruvato no se debe ingerir durante el embarazo ni si está amamantando ya que no hay suficiente información disponible para establecer su seguridad. No se debe dar piruvato a los niños porque no hay información para establecer su seguridad. Además, se informó que un niño murió luego de dársele piruvato vía intravenosa.

Recomendaciones

Cualquiera que esté luchando con el peso sabe lo complicado y difícil que puede ser perder peso. Mientras que las drogas y suplementos quizás tengan un lugar en los regímenes dietéticos de algunas personas, el éxito a largo plazo requiere cambios importantes en el estilo de vida, incluso la dieta y el ejercicio, tanto como consideraciones sicológicas y espirituales (véase Dietas y cómo hacerlas, p. 179). Las píldoras de curas rápidas no son una respuesta realista. Usted debe ser muy cauto al usar cualquier "píldora de dietas" sin la supervisión médica adecuada.

Dosis

Los estudios usaron de 22 a 44 gramos diarios junto con DHA, aunque los propulsores con frecuencia recomiendan dosis mucho más bajas.

Categorías del tratamiento

Terapia complementaria

Colesterol alto ☹
Promover pérdida de peso ☹☹
Mejorar el desempeño atlético ☹
Mejorar la fortaleza de brazos y piernas ☺

Sin pruebas científicas

Otras indicaciones médicas

Charlatanería o fraude

Pérdida de peso
Mejorar la actuación atlética

Lecturas sugeridas

Jellin, Jeff M., Forrest Batz, y Kathy Hichens, *Pharmacist's Letter/Prescriber's Letter: Natural Medicines Comprehensive Database,* Therapeutic Research Facility, Stockton, CA, 1999, pp. 772-73.

O'Mathúna, Dónal P., "Pyruvate for Weight Loss" [Piruvato para perder peso], *Alternative Medicine Alert* 2, no. 3, marzo de 1999, pp. 31-34.

Sukala, William R., "Pyruvate: Beyond The Marketing Hype" [Piruvato: Más allá de la propaganda del mercadeo], *International Journal of Sport Nutrition* 8, 1998, pp. 241-49.

POLEO [PENNYROYAL]

¿Qué es?

La gente que cultiva su propia menta para usarla como ingrediente para ensaladas o para hacer té ocasionalmente conoce demasiado bien la hierba poleo. Tanto esta como la menta provienen de la variedad de plantas científicamente conocidas como el género *menta*. Sin embargo, aunque la menta no es dañina, el poleo, conocido oficialmente como *Hedeoma pulegioides* o *Mentha pulegium*, puede causar envenenamiento al consumirse (como a veces ocurre cuando se confunde con el té de menta).

Afirmaciones

Normalmente el poleo se encuentra como remedio herbario para enfermedades dérmicas en los niños así como para controlar las pulgas en los animales. En el pasado se empleaba para tratar cólicos, gases, estimulación intestinal, dolor de estómago, catarros, desórdenes digestivos, dolencias respiratorias y como diurético. Pero lo más problemático es que el poleo se ha recomendado desde los tiempos romanos como una forma para inducir abortos a pesar de sus potenciales efectos mortíferos en el hígado.

Resultado de las investigaciones

Ningún estudio apoya el uso de poleo. Su aceite contiene un número de compuestos llamados "monoterpenos". Uno llamado "pulegone" está presente en mayores cantidades en el poleo que en cualquier otro aceite de menta. El pulegone es muy tóxico para el hígado, los pulmones y el sistema nervioso. Se ha informado que el poleo causa dolor abdominal y retortijones, fiebre, náuseas y vómitos, confusión, delirio, convulsiones, pérdida de conciencia, alucinaciones, alta presión arterial y latidos del corazón, congestión en los pulmones, insuficiencia del hígado, insuficiencia renal, hemorragia, insuficiencia respiratoria y muerte.

Advertencias

El envenenamiento por poleo (**✗✗**) se registra usualmente en los centros de tratamiento alrededor de los Estados Unidos. Personas han muerto por tomar poleo, incluyendo a muchas mujeres que trataron de provocarse un aborto. Cuando se toma en grandes cantidades, la gente experimenta daños severos del hígado, los cuales pueden motivar múltiples insuficiencias de los órganos. El envenenamiento también ocurre con pequeñas cantidades cuando la gente por error usa el poleo para hacer té de menta. Los síntomas son menos severos para los adultos en estos casos, aunque en niños jovencitos hasta las cantidades pequeñas de té de poleo han sido fatales.

Recomendaciones

El poleo es muy tóxico y *no* debe usarse bajo ninguna circunstancia. Las consecuencias de usar el material de una planta errada debe hacer que la gente sea muy cuidadosa al seleccionar su menta y tener cuidado al dar cualquier forma de té de menta a los niños.

Dosis

Evítelo por completo. Es venenoso.

Categorías del tratamiento

Sin pruebas científicas
ADVERTENCIA: ES MORTÍFERO ☹☹☹☹

Lecturas sugeridas

Anderson, Ilene B., W.H. Mullen, J.E. Meeker, S.C. Khojasteh-Bakht, S. Oishi, S.D. Nelson, y P.D. Blanc, "Pennyroyal Toxicity: Measurement of Toxic Metabolite Levels in Two Cases and Review of the Literature" [Toxicidad del poloe: Medidas de los niveles tóxicos metabólicos en dos casos y repaso de la literatura], *Annals of Internal Medicine* 124, 1996, pp. 726-34.

Jellin, Jeff M., Forrest Batz, y Kathy Hichens, *Pharmacist's Letter/Prescriber's Letter: Natural Medicines Comprehensive Database*, Therapeutic Research Facility, Stockton, CA, 1999, pp. 716-18.

REGALIZ [LICORICE]

¿Qué es?

Cuando pensamos en el regaliz, enseguida la mayoría de nosotros recuerda los caramelos rojos y negros (en forma de soga). Sin embargo, el caramelo no es regaliz, sino un "palito" con sabor a anís. Es mucho más posible que el regaliz europeo sea el "verdadero". En Estados Unidos, el uso más común para el regaliz es como un ingrediente en los productos de tabaco para contrarrestar el sabor amargo y agregar alguna dulzura.

El regaliz comercial se extrae principalmente de las raíces y rizomas de lo que se llama el regaliz italiano o español *(Glycyrrhiza glabra typica)*, junto a una cantidad de otras especies estrechamente relacionadas, incluyendo el regaliz de Persia y Turquía *(Glycyrrhiza glabra riolacea)*, el ruso *(Glycyrrhiza glabra glandulifera)* y el chino *(Glycyrrhiza uralensis)*. La planta crece en áreas subtropicales, y la mayoría del regaliz comercial procede de los países del este del Mediterráneo.

Afirmaciones

El regaliz se ha usado durante siglos en China, Egipto, Grecia y Roma como expectorante y carminativo (agente antiflatulento). También se ha usado para cubrir el sabor amargo (todavía se agrega a las preparaciones farmacéuticas para la tos y el catarro). El uso medicinal primordial fue un tratamiento natural para las úlceras pépticas. Otros recomiendan el regaliz para la bronquitis, gastritis, cólicos, artritis, lupus, tuberculosis, hepatitis y en fórmulas para aumentar la fertilidad en mujeres con síndrome de ovarios poliquísticos. Se ha usado intravenosamente para el tratamiento de la hepatitis B y C y externamente como un champú para varios desórdenes del cuero cabelludo.

Resultado de las investigaciones

La raíz del regaliz contiene entre 5 y 9% de glicirrizina, un compuesto 50 veces más dulce que la glucosa (una forma de azúcar). La glicirrizina se descompone (químicamente o durante la digestión) convirtiéndose en ácido glicirrético, el cual no es dulce. Estos 2 compuestos tienen efectos ligeros antiinflamatorios y estimulan la secreción de la mucosa en el estómago. Una cantidad de pruebas (**✗✗✗✗**) aleatorias y controladas buscaron el efecto del regaliz sin glicirrizina para el tratamiento gástrico y de úlceras pépticas. En general, no era más eficaz que el placebo, aunque tenía menos efectos secundarios significativos que la glicirrizina. El potencial de la glicirrizina para el tratamiento de las úlceras ha motivado muchas investigaciones y hasta el desarrollo, en los años 1960, de un derivado semisintético llamado "carbenoxolone". Aunque los estudios (**✔✔✔✔**) clínicos mostraron que los derivados de regaliz eran eficaces, estos eran menos eficaces que las drogas normales como cimetidine. La glicirrizina también tiene muchos más serios efectos secundarios (**✗✗✗✗**), incluyendo el edema, la presión arterial alta y la secreción excesiva del potasio.

Por lo menos existen 2 pruebas (**✔✔✔✔**) aleatorias, controladas de la glicirrizina intravenosa en pacientes con hepatitis C. En ambos estudios, la glicirrizina bajó los niveles de las enzimas del suero del hígado (una señal de que tal vez esté aliviando algunos de los daños del hígado que causa la hepatitis C). Las pruebas clínicas (✔✔✔✔) también mostraron beneficios en pacientes con hepatitis B. Sin embargo, durante el tratamiento no se notaron cambios en los niveles del virus de la hepatitis en la sangre. En estas pruebas la droga pareció ser segura y bien tolerada.

Advertencias

Se hallaron otros efectos secundarios, además de los mencionados, cuando la gente ingiere grandes cantidades de regaliz durante períodos extensos. Se notaron dolores de cabeza, letargo, retención de líquido, desequilibrio electrólito, alta presión arterial y fallos cardiacos (✘✘) entre las personas que consumen alrededor de 1 gramo de glicirrizina diario. Estos síntomas ocurrieron en personas que comen diariamente un cuarto de libra de algunos caramelos de regaliz europeo, o se tragan su saliva mientras mastican tabaco.

En teoría, el regaliz, si se consume crónicamente, puede interactuar con un número de medicinas que se venden sin recetas (como la aspirina, NSSIDA, esteroides, hormonas femeninas, diuréticos, medicinas del corazón, insulina e inhibidores MSO). Los individuos que estén tomando medicinas recetadas no deben tomar regaliz sin primero consultar con su médico.

Más recientemente (✘✘), 7 jóvenes a los que cada día se les dio 0.5 gramos de glicirrizina disminuyeron los niveles de testosterona y sufrieron otros cambios en los niveles de esteroides. Esto podría llegar a tener efectos en la salud de largo alcance.

La Base de Información Natural ha calificado el regaliz "Contraindicado" para las embarazadas, porque puede tener abortivos, estrógenos y efectos esteroides en los humanos y ha mostrado estimular el útero en los estudios con animales. El regaliz, en cantidades mayores que las que tienen las comidas, no se recomienda si está dando a lactar, debido a que no hay información sobre la seguridad de consumirlo mientras se está amamantando.

Recomendaciones

Los caramelos de regaliz en los Estados Unidos tendrán mucho más azúcar que regaliz. Si usted disfruta del regaliz, tal vez sea el sabor a anís lo que a usted le guste. No debe usar los productos que contienen verdadero extracto de regaliz durante un tiempo prolongado. El extracto puede tener algún expectorante y efectos antiúlceras, pero hay otros productos a la disposición los cuales no conllevan ninguno de estos riesgos. El uso de la glicirrizina para la hepatitis B o C se debe coordinar con un hepatólogo (experto en enfermedades del hígado).

Dosis

Una dosis típica de regaliz es cualquiera que le dé a la persona 200 a 600 mg de glicirrizina. Un té hecho de 1 a 4 gramos de raíz en polvo aproximadamente da esta cantidad de glicirrizina.

Categorías del tratamiento

Terapia complementaria

Inflamación de las membranas mucosas de las vías respiratorias superiores ☺☺
Algunas formas de tos ☺☺
Enfermedad de úlceras pépticas ☺
Úlceras gástricas ☺
Úlceras duodenales ☺
Indigestión ☺
Hepatitis B ó C ☺

Sin pruebas científicas

Todos los demás usos

Lecturas sugeridas

Fetrow, Charles W., y Juan R. Ávila, *Professional's Handbook of Complementary and Alternative Medicine*, Springhouse, Springhouse, PA, 1999, pp. 393-96.

Foster, Steven, y Varro E. Tyler, *Tyler's Honest Herbal: A Sensible Guide to the Use of Herbs and Related Remedies*, 4ª ed., Haworth Herbal Press, NY, 1999, pp. 241-43.

Jellin, Jeff M., Forrest Batz, y Kathy Hichens, *Pharmacist's Letter/Prescriber's Letter: Natural Medicines Comprehensive Database*, Therapeutic Research Facility, Stockton, CA, 1999, pp. 580-82.

REMEDIOS DE BACH CON FLORES

¿Qué son?

Edward Bach (1880-1936) fue un hombre poco convencional aunque intensamente compasivo que comenzó su carrera como médico, luego cambió a la homeopatía cuando consideró que la medicina convencional no era la ayuda adecuada para sus pacientes. Sin embargo, la homeopatía tampoco era la respuesta que Bach buscaba. Dejó su trabajo en un hospital homeopático de Londres para buscar mejores tratamientos que las preparaciones farmacéuticas u homeopáticas. Cada vez más convencido llegó a creer que todas las enfermedades eran causa de problemas emotivos: "nuestros temores, ansiedades, avaricias, nuestros gustos y disgustos". Creyó que si podía encontrar una manera de cambiar las emociones de un paciente, vendría la buena salud.

Bach se mudó a Gales y disfrutaba caminar por los bosques. Le gustaban las flores silvestres y notó su reacción cada vez que veía una nueva flor. Llegó a la conclusión de que las flores diferentes provocan reacciones emocionales diferentes.

El médico estaba convencido de tener una gran intuición. Se dice que usaba su habilidad síquica para determinar cuáles plantas afectaban cuáles emociones. Por ejemplo, si se sentía preocupado cuando comenzaba a caminar, pasaba la mano sobre las plantas diferentes que encontraba a su paso para sentir cuáles le aliviaban sus preocupaciones. Si estaba bravo, seguía el mismo método para encontrar la planta que aliviaba su tensión. De vez en cuando aislaba 38 plantas diferentes que decía que constantemente afectaban sus emociones. Esto formó las bases para sus fórmulas curativas.

Bach asumió que lo que lo afectaba podía funcionar con los demás. Él analizó cómo obtener mejor el poder sanador de la planta y decidió recoger el rocío que se había acumulado en los pétalos de las flores exactamente antes de la aurora. Creía que los tempranos rayos del sol transferían el poder sanador de las flores en el rocío.

La colección del rocío era lenta y limitada. Cuando la práctica de Bach comenzó a crecer, necesitó una manera de tratar a más pacientes. Optó por la idea de suspender flores en agua clara de manantial y exponerlas directamente a la luz del sol. Este método sigue en uso hasta el día de hoy.

Los remedios se suplen en soluciones concentradas preservadas en alcohol. Estas se diluyen y 4 veces al día se aplican en la lengua 4 gotas del remedio de la flor adecuada para operar un cambio emocional.

Con el tiempo, se desarrollaron otros métodos de aplicación. Algunas flores se hierven en una vasija con 1 litro aproximadamente de agua de manantial. El líquido se vierte, filtra a través de 3 capas de papel secante y se mezcla en una proporción 1 a 1 con brandy. El líquido final se puede dar en gotas sobre la lengua o diluir y tomar en un vaso parcial de jugo o agua. También se puede frotar sobre las rodillas o muñecas, detrás de las orejas, sobre los sentidos, o hasta atomizar en la boca con un atomizador. Se dice que todo funciona igualmente bien.

Las habilidades síquicas de Bach también se usaron para determinar los problemas emocionales fundamentales de la enfermedad de una persona. Él decidía intuitivamente que la soledad o soberbia o luto o cualquier otra emoción causaba la enfermedad del paciente. Entonces escogía el remedio de la flor respectivo, ofreciendo las gotas y advirtiéndole al paciente que se imaginara que una luz sanadora le estaba penetrando su ser, aliviando su problema emocional. Bach creyó que el remedio de las flores funcionaba porque el sol causó la transferencia de la energía curativa de las flores al rocío o solución de agua en la cual se habían sumergido. Estas energías, creía él, ayudaban a restaurar la falta de balance en la "energía vital" de la gente que según él estaba detrás de todos los desórdenes emocionales.

Afirmaciones

Los propulsores tienen largas listas de testimonios (✔) de los beneficios de los remedios. Creen que los remedios de Bach usando flores curan todas las enfermedades ya que todas ellas son causadas por los problemas emocionales. Dicen que los remedios usando flores en particular alivian problemas específicos. Por ejemplo, las personas comunicadoras están obsesionadas con sus propios problemas y experiencias. Ellos necesitan flores de brezo para sentirse mejor. Alguien que está experimentando grandes cambios en la vida, ya sean bioquímicos, como la pubertad o la menopausia, o sicológicos, como un divorcio o mudándose a un nuevo hogar, querrá flores de nueces. Alguien que está impaciente con otros se beneficiará de la planta impaciencia. Alguien con temores vagos que constantemente molestan debe usar aspen, aunque los que tienen terrores extremos requerirán rosa de la roca. Si está abrumado con su trabajo, quizás se está deprimiendo con todo lo que tiene que hacer, tendrá ayuda del olmo.

Hasta hay un remedio de una combinación de 5 flores (Rescue Remedy®) que está hecho para usarse como una fórmula de emergencia para la tensión, por ejemplo, luego de pasar un accidente o una pérdida repentina de un ser querido. La fórmula está disponible en la forma tradicional y como una crema, la última se puede usar para músculos tensos, dolores de cabeza, quemaduras, picadas de insectos, morados, cortadas y torceduras.

Resultado de las investigaciones

Ninguna evidencia de investigación apoya el uso de los remedios de Bach de las flores para curar enfermedades o resolver problemas emocionales. Muy pocas pruebas clínicas han examinado los remedios de Bach. La mayor fue una aleatoria en 1999, doblemente ciega (**XXX**). A 100 estudiantes universitarios saludables se les dio el Remedio Rescue o placebo, y sus niveles de ansiedad antes de los exámenes se medían usando procedimientos de pruebas regulares. No se hallaron diferencias significativas entre los que tomaron los remedios de flores y los que usaron placebo.

Análisis clínicos de los remedios revelan solo agua de manantial y alcohol. Bach reconoció la función importante de las influencias de la mente sobre el cuerpo para la salud, que es responsable de mucha de la popularidad de la medicina alternativa actual. Tomar el tiempo para reconocer y tratar los asuntos emocionales de uno puede beneficiar a muchas personas, ya sea que usen o no estas medicinas.

Advertencias

Desde una perspectiva médica, el verdadero peligro con estos remedios es que la gente pueda usarlos en lugar de buscar ayuda médica eficaz o ayuda sicológica. Desde una perspectiva teológica, los remedios parecen estar infundidos por el misticismo síquico. El uso de estos puede exponer al paciente a enseñanzas y prácticas que son contradictorias al cristianismo. En realidad, si usted usó sin cuidado los remedios de Bach en el pasado, no tiene que temer haberse contaminado con espíritus malignos. La respuesta de Pablo a preguntas acerca de si los cristianos deben comer carne sacrificada a los ídolos se aplica aquí: "Coman de todo lo que se vende en la carnicería, sin preguntar nada por motivos de conciencia, porque 'del Señor es la tierra y todo cuanto hay en ella'" (1 Corintios 10:25-26). No obstante, no vemos razones por las cuales los cristianos a sabiendas usen los remedios de Bach.

Recomendaciones

Los asuntos emocionales sin resolver tal vez jueguen un papel en las enfermedades de algunas personas. Estos asuntos se deben dirigir de maneras apropiadas. Algunos serán capaces de enfrentar estos asuntos informalmente, por su cuenta o con familiares o amigos, mientras que otros necesitarán más ayuda formal de profesionales capacitados.

Los creyentes deben establecer profundas relaciones dentro del cuerpo de Cristo de manera que podamos ayudarnos entre nosotros con estos asuntos emotivos y relacionales. Como a menudo esto involucra áreas de crecimiento espiritual, debemos reconocer el deseo de Dios para ayudarnos a madurar en estas áreas. No debe haber razón alguna para que usemos los remedios de las flores para alcanzar lo que el Espíritu de Dios nos promete. Pablo dio gracias por sus amigos cristianos: "Estoy convencido de esto: el que comenzó tan buena obra en ustedes la irá perfeccionando hasta el día de Cristo Jesús" (Filipenses 1:6).

Categorías del tratamiento

Científicamente cuestionable

Para cualquier indicación 

Medicina energética

Charlatanería o fraude

En manos de algunos practicantes

Lecturas sugeridas

Ankerberg, John, y John Weldon, *Can You Trust Your Doctor?* [¿Puede usted confiar en su médico?], Wolgemuth & Hyatt, Brentwood, TN, 1991, pp. 260-61.

Armstrong, N.C., y E. Ernst, "A Randomised, Double-Blind, Placebo-Controlled Trial of a Bach Flower Remedy" [Una prueba aleatoria, ciega doble, placebo controlada de un remedio de Bach usando flores], *Perfusion* 12, 1999, pp. 440-46.

Cassileth, Barrie, "Flower Remedies" [Remedios de flores], W.W. Norton, New York, 1998, pp. 82-85.

SÁBILA (ÁLOE)

¿Qué es?

La sábila o *áloe vera* es una de las hierbas más conocidas entre las medicinales. Se considera que de más de 300 especies de sábila, solo 4 tienen propiedades medicinales. Los efectos curativos más potentes se cree que proceden de *Áloe vera* (también llamada *Áloe barbardensis*) que con frecuencia se produce en forma de gelatina.

La sábila es una planta resistente a la sequía (retiene jugos en las hojas y tallo) que se encuentra en regiones calientes. Se conoce por sus propiedades medicinales desde por lo menos el 2100 a.C. Los informes muestran que entonces se usaba en Mesopotamia, la región este del antiguo Israel.

La sábila o áloe que se menciona en la Biblia (Números 24:6; Salmos 45:8; Proverbios 7:17; Cantar de los Cantares 4:14; Juan 19:39) realmente son maderas fragantes quemadas como incienso, sin relación a lo que ahora llamamos sábila o áloe.

Afirmaciones

Las lociones para las manos con frecuencia contienen sábila o áloe. Algunas cuchillas de afeitar tienen una capa fina de áloe; además, es un ingrediente común en muchas cremas de afeitar. Una razón: el uso externo de la sábila suaviza la piel. Se ha usado durante siglos en casi cada región caliente del mundo, en primer lugar como una preparación tópica para cortadas en la piel y quemaduras, enfermedades dérmicas incluyendo acné, soriasis y úlceras de la piel así como para hidratar la piel. La sábila disminuye la inflamación, la picazón y la urticaria.

Los informes históricos sugieren que la sábila fue una parte importante de la salud de la piel para las mujeres egipcias y, en particular, las reinas egipcias Cleopatra y Nefertiti. Dice la leyenda que Aristóteles convenció a Alejandro Magno de que capturara la isla de Socotra, en el Océano Índico, en el año 333 a.C., por la abundancia de sábila que había en ella, la cual luego se usó para tratar las heridas de los soldados. Muchos curanderos antiguos y famosos escribieron acerca de la sábila o áloe, incluidos Dioscorides, Plinio el Viejo, Galeno y Celsus. La sábila fue por primera vez importado a Londres en 1693. Durante los siglos dieciocho y diecinueve, fue una de las medicinas recetadas más populares, aunque también se vendía sin receta.

La sábila se consume para limpiarse internamente (la gelatina o el jugo), para el síndrome de irritación intestinal y una variedad de desórdenes gastrointestinales (cólicos y colitis), asma, congestión nasal o catarros, depresión, diabetes, esclerosis múltiple, ataques epilépticos, quejas de menstruación y artritis. Se usa como laxante (áloe látex), como ayuda para la eliminación cuando un paciente sufre de fisura anal o hemorroides, y como un alivio después de la cirugía del recto.

Resultado de las investigaciones

En estudios con humanos y animales (✔✔), las preparaciones tópicas de sábila eliminaron una variedad de bacterias de la piel y hongos de levadura. La sábila ha demostrado inactivar la bradiquinina, produciendo efectos antiinflamatorios y analgésicos. Contiene un número de vitaminas, incluyendo A, C y E y ha mostrado contener lactato de magnesio, que bloquea la histamina (causa dolor y picazón en la piel). También contiene ácido salicílico, el constituyente principal de la aspirina.

Advertencias

La sábila está contraindicado para el uso interno de la gente con obstrucción abdominal, enfermedades de Crohn, colitis ulcerosa, gastroenteritis, apendicitis, úlcera o hemorroides. Se ha informado que su uso oral a largo plazo (✘✘) causa la pérdida de un número de electrolitos y, en raros casos, ha motivado arritmia del corazón, edema, neuropatía o pigmentación de los intestinos. No debe usar la sábila oralmente en combinación con los medicamentos del corazón o la presión sanguínea, excepto si lo hace bajo una estrecha supervisión médica. La sábila puede cambiar los efectos de estas drogas porque afecta la manera en que el cuerpo maneja el potasio y esto puede llevar a crisis de enfermedades serias.

La sábila no se debe tomar internamente durante el embarazo. Se relaciona (✘) con la causa de los abortos.

Una dosis muy grande de sábila puede producir dolores abdominales (✘✘). Aunque no sean muy serios, en el futuro la persona debe usar una dosis más baja.

Nota: La gelatina de la sábila no es igual al jugo. Es más probable que el jugo de sábila cause efectos adversos si se toma oralmente.

Recomendaciones

La sábila parece (✔✔) ser inocuo y eficaz como gelatina tópica para una variedad de condiciones de la piel.

Hay poca información científica disponible sobre el uso oral de sábila o áloe (jugo o gelatina). Se conoce por ser potencialmente peligroso para la gente con presión arterial alta o enfermedades del corazón, y cualquiera que padezca de estas condiciones lo debe usar bajo una estrecha supervisión médica. Nunca lo deben ingerir los niños menores de 12 años ni mujeres que estén embarazadas o dando de lactar o que tengan posibilidades de salir embarazadas. La Base de Información Natural califica al jugo áloe como "Probablemente dañino" durante un uso oral de largo término. La gelatina es calificada como "Posiblemente dañina", indicando que su uso oral no es tan problemático.

Dosis

Uso tópico, la gelatina de la sábila se aplica liberalmente de 3 a 5 veces al día, según se necesite. El uso oral no es recomendado.

Categorías del tratamiento

Terapia complementaria

Tópica para traumas de la piel ☺☺☺

Oral como un laxante estimulante ☺☺☺☺

Sin pruebas científicas

Uso tópico para acné, psoriasis y úlceras de la piel ☹☹☹☹

Uso interno para síndrome de irritación de los intestinos, asma, congestión nasal, ataques epilépticos, diabetes, depresión, esclerosis múltiple, quejas de la menstruación, artritis y cólicos ☹☹☹☹

Lecturas sugeridas

Atherton, Peter, "Aloe Vera Revisited" [Volver a considerar el áloe vera], *British Journal of Phytotherapy* [Revista Británica de Fitoterapia] 4, no. 4, mayo de 1998, pp. 85-92.

Blumenthal, M., J. Gruenwald, T. Hall, C. Riggins, y R. Rister, *German Commission E Monographs: Medicinal Plants for Human Use* [Monografías de la Comisión E Alemana: Plantas para el uso humano], American Botanical Council, Austin, TX, 1998.

Foster, H.B., H. Niklas, y S. Lutz, "Antispasmodic Effects of Some Medicinal Plants" [Efectos antiespasmódicos de algunas plantas medicinales], *Planta Médica* 40, no. 4, diciembre de 1980, pp. 309-19.

Jellin, Jeff M., Forrest Batz, y Kathy Hichens, *Pharmacist's Letter/Prescriber's Letter: Natural Medicines Comprehensive Database,* Therapeutic Research Facility, Stockton, CA, 1999, pp. 30-32.

SELENIO [SELENIUM]

¿Qué es?

El selenio es un mineral natural. La fuente más abundante de lo que se conoce como selenio orgánico (químicamente vinculado a los aminoácidos) son los pescados, granos de cereales, hígado y nueces del Brasil. La última es la fuente más rica. Los aminoácidos son los elementos de construcción química de todas las proteínas. El selenio también se encuentra en formas inorgánicas (como las sales) y es esta, en muchas maneras, similar al azufre. Se requiere en la dieta, con un número de enfermedades vinculadas a su deficiencia. El selenio juega un papel en el sistema de los antioxidantes del cuerpo, y este puede ser la manera en que impacte la salud. Se adhiere a ciertas enzimas (que son proteínas) que están involucradas al sistema antioxidante natural del cuerpo.

Afirmaciones

La declaración principal en cuanto al selenio es que ayuda a prevenir el cáncer. Esto lo ha hecho uno de los suplementos dietéticos mejor vendidos. También se informa que protege contra enfermedades del corazón, infecundidad, distrofia muscular, artritis reumática, depresión y envejecimiento. Algunos practicantes alternativos recomiendan el selenio para el tratamiento del SIDA y para prevenir las enfermedades del corazón, aterosclerosis, degeneración macular del ojo y canas prematuras. Se dice que el selenio también protege la piel de los efectos dañinos de la luz ultravioleta.

Resultado de las investigaciones

Desde hace mucho tiempo la gente ha creído que el selenio protege contra el cáncer, dolencias del corazón y otras enfermedades. Pero los estudios informan conclusiones conflictivas. Los estudios de animales demostraron con claridad que el selenio reduce el riesgo del cáncer. Estudios no controlados (✔✔) hallaron que quienes tienen niveles bajo de selenio en la sangre tienen mayores incidencias de cáncer. Sin embargo, en los estudios controlados, los resultados han sido menos positivos, aunque se encontraron algunas disminuciones en las tasas del cáncer en comparación al placebo.

Por ejemplo, en 1996, un estudio de la Universidad de Arizona que usó el selenio causó una gran conmoción. El Centro Canceroso de Arizona comenzó una prueba aleatoria para estudiar las habilidades de los suplementos del selenio para proteger a los seres humanos de los cánceres de la piel basal-celular y escamocelular. Los investigadores reclutaron 1,312 pacientes del este de los Estados Unidos, donde los niveles del selenio en la tierra y arbustos son bajos y la tasa de cáncer en la piel es alta. Todos los pacientes tenían una historia de cáncer en la piel. La mitad del grupo recibió unas píldoras placebo todos los días durante un promedio de 4.5 años, y la otra mitad tomó píldoras con 200 microgramos de selenio todos los días.

El estudio (✘✘✘), publicado en la Revista de la Asociación Médica Americana, encontró que los suplementos del selenio no había afectado los cánceres de la piel, sin embargo, a la mitad del estudio (✔✔✔), los investigadores decidieron mirar a otros tipos de cánceres y la mortalidad del cáncer. Encontraron algunos resultados sorprendentes. La gente que había tomado selenio tenían 63% menos de cáncer en la próstata, 58% menos de cáncer colorrectal y 46% menos de cánceres en los pulmones que el grupo tratado con el placebo.

En general, había 39% menos de cánceres nuevos entre los que tomaron selenio y la mortandad por motivos del cáncer se redujo a la mitad. Ya que el selenio pareció ser de tanto beneficio, los investigadores detuvieron antes de tiempo la fase del placebo de la prueba para que todos se beneficiaran.

Una prueba clínica (✔✔✔) evaluó una combinación de la vitamina E con el selenio y encontró que alivia el dolor de las coyunturas y la tiesura de las mañanas en pacientes con artritis cuando se comparó al placebo. Sin embargo, no está claro si el efecto se debió a uno o ambos compuestos.

Había muchas faltas en el estudio de Arizona que acabamos de mencionar. Por ejemplo, se incluyeron muy pocas mujeres. Además, los resultados no eran consistentes con los de otros estudios, aunque estos estudios usaron dosis más bajas del selenio. Por lo tanto, los investigadores y otros especialistas de cáncer están pidiendo más pruebas antes que se haga cualquier recomendación nacional acerca de suplementos de selenio para prevenir el cáncer.

Advertencias

Una condición llamada selenosis ocurre (✘✘) cuando la gente toma más de 1 mg (1000 microgramos) de selenio diariamente. Los efectos varían desde un olor como de ajo en el aliento hasta la pérdida del pelo y uñas, diarrea, lesiones en la piel, náuseas, vómitos, fatiga, irritabilidad, dolores musculares, temblores, ligeros dolores de cabeza, enrojecimiento de la cara, disfunción del hígado y los riñones y, hasta el extremo, la muerte. Los que tienen problemas de la tiroides están particularmente propensos a estos efectos secundarios.

El selenio influye mutuamente con muchas drogas y otras vitaminas, como las vitaminas E y C. La mayoría del selenio que se encuentra en la dieta tiene forma orgánica, pero los suplementos comerciales con frecuencia usan el selenio inorgánico. Los 2 no actúan en la misma forma, siendo preferible el selenio orgánico.

La Base de Información Natural clasifica al selenio como "Probablemente dañino" cuando se usa en dosis que exceden 400 microgramos al día. Sin embargo, para los practicantes que recomiendan hasta 1000 microgramos al día, se pueden monitorizar los niveles sanguíneos para evaluar el riesgo de intoxicación anterior al comienzo de los síntomas. El selenio se clasifica "Probablemente seguro" en dosis hasta de 400 microgramos al día. Para las mujeres que estén embarazadas o dando de lactar, las dosis por encima del consumo diario recomendado (65 microgramos para embarazadas, 75 microgramos para las que están amamantando) no deben excederse. En el caso de las embarazadas, dosis más altas tal vez den por resultado recién nacidos con defectos o pérdida de la criatura.

Recomendaciones

Nos parece que existe suficiente evidencia para justificar el suplemento del selenio en la dieta. Si usted prefiere obtener sus suplementos en la comida, entonces puede obtener 120 microgramos de selenio en solo una nuez del Brasil. Sin embargo, recuerde comprar la clase que no tiene cáscara ya que se cultivan en la región del Brasil donde la tierra es rica en selenio. Otra buena fuente está en la tuna, los pescados, el germen de trigo y el salvado.

Aunque se necesitan más estudios, especialmente para los efectos de los suplementos a largo término, el selenio parece proteger a la gente contra algunos tipos de cánceres. No obstante, debe ejercitar la cautela porque este es un mineral que produce toxicidad a un nivel relativamente bajo. Si usted toma selenio y nota algunos cambios en la fuerza o apariencia de sus uñas, especialmente las uñas del pulgar, inmediatamente debe dejar de tomarlo y comente el problema con su médico.

Dosis

El informe del Instituto de Medicina a principios de 2000 acerca de los antioxidantes fijó el consumo diario que se recomienda de selenio a 55 microgramos al día (65 microgramos para embarazadas y 75 microgramos para las que amamantan). El antiguo nivel era 70 microgramos para hombres y 55 microgramos para mujeres. Las fuentes en las comidas incluyen mariscos, hígado, carnes y granos. El informe también estableció el máximo nivel de selenio a 400 microgramos al día. Este nivel máximo se basó en nutrientes de todas las fuentes. Más de esta cantidad podría, de acuerdo a un informe, causar selenosis, la reacción tóxica descrita bajo advertencias.

Categorías del tratamiento

Terapia convencional

En dosis hasta de 75 microgramos al día como un antioxidante ☺☺☺☺

Terapia complementaria

En dosis hasta de 200 microgramos al día para prevenir la mortalidad del cáncer, total de incidencia del cáncer y la incidencia de cánceres en el pulmón, colon, recto y próstata. 

En dosis hasta de 200 microgramos al día para el dolor de artritis y tiesura ☺

Sin pruebas científicas

Otras indicaciones

Lecturas sugeridas

Cirigliano, Michael D., y Philippe O. Szapary, "Selenium Supplementation for Cancer Prevention" [Suplemento de Selenio para la prevención del cáncer], *Alternative Medicine Alert* 2, no. 1, enero de 1999, pp. 3-7.

Clark, L.C., B. Dalkin, A. Krongrad, G.F. Combs, Jr., B.W. Turnbull, E.H. Slate, R. Witherington, J.H. Herlong, E. Janosko, D. Carpenter, C. Borosso, S. Falk, y J. Rounder, "Decreased Incidence of Prostate Cancer with Selenium Supplementation: Results of a Double-Blind

Cancer Prevention Trial" [Disminución de incidencia del cáncer en la próstata con suplemento de selenio: Resultados de una prueba doblemente ciega de la prevención del cáncer], *British Journal of Urology* 81, no. 5, mayo de 1998, pp. 730-34.

Clark, Larry C., Gerald F. Combs Jr., Bruce W. Turnbull, Elizabeth H. Slate, Dan K. Chalker, James Chow, Loretta S. Davis, Renee A. Glover, Gloria F. Graham, Earl G. Gross, Arnon Krongrad, Jack L. Lesher Jr., H. Kim Park, Beverly B. Sanders Jr., Cameron L. Smith, y J. Richard Taylor, "Effects of Selenium Supplementation for Cancer Prevention in Patients with Carcinoma of the Skin: A Randomized Controlled Trial" [Efectos del suplemento de selenio para prevenir el cáncer en pacientes con carcinoma de la piel: Una prueba aleatoria controlada], *Journal of the American Medical Association* 276, no. 24, diciembre de 1996, pp. 1957-63.

Jellin, Jeff M., Forrest Batz, y Kathy Hichens, *Pharmacist's Letter/Prescriber's Letter: Natural Medicines Comprehensive Database,* Therapeutic Research Facility, Stockton, CA, 1999, pp. 833-34.

SEN [SENNA]

¿Qué es?

El arbusto sen conocido técnicamente como *Cassia senna* (sinónimos científicos incluyen *Senna alexandrina* y *Cassia acutifolia*), durante mucho tiempo fue una parte de la medicina en el Medio Oriente y el norte de África. La planta se cultiva a lo largo del Río Nilo en el Sudán y Egipto donde se halló que las hojas y las bayas eran un laxante suave. Otra forma, llamada casia, *Cassia angustifolia*, se encuentra en la India y tiene propiedades similares.

Las naciones de Arabia introdujeron el sen a través de Europa alrededor de los siglos noveno o décimo. Desde entonces ha permanecido como un popular laxante natural y está a la disposición en muchos productos farmacéuticos sin recetas.

Afirmaciones

El sen se ha usado durante mucho tiempo para tratar la constipación y sigue siendo un laxante popular. Además, el sen se ha empleado tradicionalmente como un catártico para expulsar las toxinas de los intestinos. Los estadounidenses nativos utilizaron especies indígenas de casia *(Cassia marilandica)* al este de América del Norte para disminuir la fiebre. En algunas culturas el sen se ha usado para matar parásitos intestinales, aliviar la indigestión y tratar la tiña y las hemorroides. Los curanderos tradicionales de África del Norte la usaron para curar varios tipos de dolores de estómago. Un uso tradicional, pero inesperado dado que el sabor de el sen es horrible, era usarse como un enjuague bucal para refrescar el aliento.

En la actualidad, casi se usa exclusivamente para el tratamiento de la constipación y desórdenes relativos como hemorroides y fisuras anales. El sen se considera más potente que otros laxantes estimulantes muy usados, como la corteza de la cáscara sagrada (del árbol *Rhamnus purshiana*). El sen a veces se combina con hierbas tales como jengibre o cilantro para evitar el dolor intestinal. El sen se incluye por sus propiedades laxativas en algunos tés dietéticos; sin embargo, la mayoría de los médicos consideran dudoso el valor de un laxante para promover la pérdida de peso.

Resultado de las investigaciones

Los compuestos de sen llamados "antracenos" estimulan la contracción del colon con más frecuencia, moviendo el material más rápido a través de los intestinos. Estos compuestos también causan la secreción de los electrolitos y el agua en los intestinos para facilitar el movimiento. Una pequeña cantidad de pruebas (✔✔✔✔) aleatorias y controladas apoyan el uso del sen como un laxante efectivo, relativamente seguro cuando se usa ocasionalmente.

Dos estudios recientes compararon el sen con otros laxantes para el tratamiento de la constipación que sufren los pacientes con cáncer avanzado que toman drogas con narcóticos. En un estudio (✔✔✔), investigadores españoles determinaron que casia tenía una eficiencia similar y efectos adversos cuando se comparó con la droga laxante lactulosa recetada, pero recomendaron el sen debido a su bajo costo. En otro estudio (✘✘✘), los investigadores en la India hallaron una eficacia similar con el uso de el sen y un líquido de preparación herbaria ayurvédico, pero recomendaron este último debido a su mejor sabor y menos efectos secundarios.

Los investigadores en Francia compararon el sen con el polietileno glicol para limpiar los intestinos antes de una cirugía del colon o el recto. En la prueba aleatoria controlada (✔✔✔), los cólones de los pacientes que tomaron sen estaban más limpios y esos pacientes informaron que fue más fácil de tomar que tomar el polietileno glicol. Los científicos en Egipto probaron (✔✔✔) unas especies de sen *(Cassia italica)*, encontrada en África y partes de Europa, por sus efectos potenciales en el sistema nervioso central. Hallaron que el extracto tenía efectos ligeramente calmantes para el dolor, además de sedativos.

Advertencias

Los efectos secundarios potenciales (✘✘) del sen incluyen diarrea, náusea y dolores abdominales. Debido a ellos, la mayoría de los practicantes recomiendan tratar laxantes más ligeros antes de recurrir al sen.

Las mujeres embarazadas o dando de mamar deben evitar el sen, como cualquier otra persona con enfermedades agudas o crónicas de los intestinos y personas tomando diuréticos, esteroides o regaliz porque el sen interfiere con su absorción intestinal. La Base de Información Natural clasifica al sen como "Posiblemente dañino" para las embarazadas y las que amamantan. Los niños menores de 12 años de edad deben usar el sen con precaución y los niños menores de 6 no deben usarlo de ninguna forma; sin embargo, se clasifica como "Probablemente seguro" cuando los productos sin recetas normalizados se usan oralmente y a corto término siguiendo las instrucciones de la etiqueta. La mayoría de los practicantes recomiendan que el sen no se tome durante más de 7 días a la vez porque después de eso la gente puede perder la habilidad de tener movimientos del intestino sin la ayuda de un laxante que los estimule.

El uso extendido puede causar efectos secundarios más serios por deshidratación, pérdida de potasio y desequilibrio electrólito, incluso dolencias musculares y del corazón. En efecto, en 1996, California se convirtió en el primer estado que requería etiquetas de advertencia para los productos que contenían sen y otros laxantes estimulantes. El uso crónico también se sospecha que aumente las oportunidades de padecer de cáncer del colon.

Recomendaciones

El sen es un laxante que está disponible y es económico. Sin embargo, sus efectos tal vez no ocurran durante un número de horas y ¡entonces puede ser más bien dramático! Productos menos drásticos se consiguen con frecuencia. Los tés de sen varían en las cantidades de ingredientes activos, mientras que los resultados con preparaciones de laxantes normalizados son mucho más predecibles y confiables. Como con cualquier laxante, el sen no debe usarse durante más de una semana y no es una forma segura de perder peso.

Dosis

Las tabletas generalmente contienen 187 mg de extracto, a los adultos se les recomienda tomar 2 tabletas antes de acostarse.

Categorías del tratamiento

Terapia complementaria

Tratamiento a corto plazo de la constipación y los desórdenes relacionados a la constipación como son las hemorroides y fisuras anales 

Terapia complementaria

Evacuación del intestino por indicaciones y procedimientos médicos 

Dolores ligeros ☺

Efectos sedantes ☺

Sin pruebas científicas

Otras indicaciones

Lecturas sugeridas

Agra Y., A. Sacristan, M. González, M. Ferrari, A. Portugués, y M.J. Calvo, "Efficacy of Senna Versus Lactulose in Terminal Cancer Patients Treated with Opioids" [Eficacia de el sen en contra de la lactulosa en pacientes de cáncer terminal tratados con opioides], *Journal of Pain Symptom Management* 15, no. 1, enero de 1998, pp. 1-7.

Foster, Steven, y Varro E. Tyler, *Tyler's Honest Herbal: A Sensible Guide to the Use of Herbs and Related Remedies*, 4ª ed., Haworth Herbal Press, NY, 1999, 355-57.

Jellin, Jeff M., Forrest Batz, y Kathy Hichens, *Pharmacist's Letter/Prescriber's Letter: Natural Medicines Comprehensive Database*, Therapeutic Research Facility, Stockton, CA, 1999, pp. 836-37.

Valverde, Alain, Jean Marie Hay, Abe Fingerhut, Marie Jeanne Boudet, Roberta Petroni, Xavier Pouliquen, Simon Msika, e Yves Flamant, "Senna vs Polyethylene Glycol for Mechanical Preparation the Evening Before Elective Colonic or Rectal Resection: A Multicenter Controlled Trial" [El sen contra el polietileno glicol para la preparación mecánica la noche anterior al colónico electivo o resección rectal: Una prueba multicentro controlada], *Archives of Surgery* 134, no. 5, mayo de 1999, pp. 514-19.

SULFATO DE CONDROITINA

¿Qué es?

El sulfato de condroitina se produce naturalmente en el cartílago humano y en otros organismos, incluyendo el pepino de mar y el cartílago de tiburón. Es una molécula muy grande formada de carbohidratos modificados. El sulfato de condroitina es uno de una cantidad de compuestos llamados "proteoglicanos" (antes conocidos como mucopolisacáridos) el cual actúa como un lubricante en las coyunturas. Los preparativos están hechos de extracto de condroitina de cartílago animal, más comúnmente de la tráquea del ganado.

Afirmaciones

El interés público en el sulfato de condroitina subió a los cielos después que se publicara el libro inmensamente popular *The Arthritis Cure* [La cura de la artritis] (St. Martin's Press, NY, 1997). La osteoartritis es una enfermedad degenerativa en la cual el cartílago y los huesos se descomponen, causando dolor, rigidez, inflamación de las coyunturas y deformidad. El tratamiento principalmente se limitó a hacer ejercicios y aliviar el dolor. Sin embargo, el sulfato de condroitina es por lo general una combinación con sulfato de glucosamina, que ahora algunos pregonan como una verdadera "cura" para la artritis, aunque su literatura muestra que realmente solo quieren decir la osteoartritis. También se dice ser capaz de revertir algunos de los daños del cartílago que ya está mal. En algunos países se usa como una inyección intramuscular.

El sulfato de condroitina también se usó para enfermedades de isquemias coronarias, osteoporosis y niveles elevados de colesterol. La aplicación del uso externo es para los ojos secos y como un medio para transplantes de córnea.

Resultado de las investigaciones

La pérdida de proteoglicanos y los cambios en la estructura del sulfato de la condroitina sucedieron durante el desarrollo de la osteoartritis. Durante los años 1990, se informaron pruebas clínicas controladas (✔✔✔✔) del uso del sulfato de condroitina para la osteoartritis. Un estudio en 1998 (✔✔✔) mostró, con rayos X, lo que pareció ser la preservación del cartílago en las rodillas de los pacientes, con osteoartritis moderada a severa, que tomaban sulfato de condroitina durante más de 1 año. Otro estudio en 1998 (✔✔✔) usó rayos X mostrando que la condroitina había protegido a los pacientes de los daños severos en las coyunturas de los dedos. Una revisión de la investigación en esta área encontró varios estudios que mostraban beneficios, pero mientras más alta era la calidad del estudio, más baja era la cantidad de los beneficios encontrados. De todas formas, constantemente estos estudios muestran que a los pacientes que toman sulfato de condroitina se les alivia el dolor, usan menos medicamentos para los dolores y mejoran el movimiento, comparados con los que toman un placebo. Las personas en todos estos estudios continuaron el uso acostumbrado de sus analgésicos.

Una prueba controlada en humanos (✔✔✔) comparó un producto (Cosamine

DS®) que contiene sulfato de condroitina, sulfato de glucosamina y manganeso ascorbato con un placebo. Los que tomaron Cosamine DS informaron significativamente menos dolor en la rodilla con osteoartritis. No obstante, ya que la prueba comparó solo la combinación al placebo, no tenemos forma de saber cuál componente en la Cosamine fue el que más ayudó.

La condroitina es una molécula muy grande y los estudios muestran que solo del 8 al 18% de una dosis ingerida oralmente se absorbe en el fluido sanguíneo. Sin embargo, debido a los estudios que muestran su eficacia, se formuló la teoría de que se puede descomponer en el tubo digestivo llegando a ser compuestos médicamente activos más pequeños y fáciles de digerir.

Muchos productos de condroitina vendidos en Estados Unidos tal vez sean inferiores. En diciembre de 1999 y en enero de 2000, ConsumerLab.com compró marcas de condroitina y productos de glucosamina y condroitina combinados. Luego se probaron esos productos para determinar si contenían las cantidades de glucosamina y condroitina que mencionaba la etiqueta. Cerca de un tercio de todos los productos no pasaron la prueba. Entre los productos que combinaron la glucosamina y la condroitina, casi la mitad (6 de 13) no pasaron, todo debido a los bajos niveles de condroitina. Los 2 productos de solo condroitina tampoco pasaron. En contraste, 10 de los productos que solo contenían glucosamina pasaron la prueba. El factor económico es una posible explicación para la baja tasa de calificación de los productos que contienen condroitina, porque la condroitina cuesta al fabricante 4 veces lo que le cuesta la glucosamina. El nombre de la marca de los productos que pasaron la prueba se puede ver suscribiéndose al sitio de Internet de ConsumerLab.com *(www.consumerlab.com)*.

Los estudios mostraron que los beneficios de la condroitina son lentos. Tal vez aparezcan hasta 3 meses después que se comienza a tomar el producto. Sin embargo, existe también un efecto prolongado de hasta 3 meses de beneficio después de dejar de ingerir el producto.

Advertencias

En los estudios (***XXX***) que se realizaron fueron poco frecuentes los efectos secundarios. Se informaron algunas náuseas y molestias estomacales e intestinales.

Cuando el sulfato de la condroitina se inyecta, puede ser muy doloroso. Algunos se han preocupado al tener desangramiento debido a que el sulfato de condroitina es similar en estructura a la heparina, que previene coágulos de sangre. En las pruebas clínicas esto no se informó como un problema.

En enero de 2001, el Instituto de Medicina publicó un nuevo Nivel Máximo Tolerable de Consumo (UL) para el manganeso, que el producto mencionado antes, Cosamine DS, lo contiene. El fabricante ajustó rápidamente su fórmula para cumplir con el nuevo UL. Pero los adultos que toman Cosamine DS fabricada antes de hacerse el ajuste estarán excediendo el nuevo nivel UL de 11 mg de manganeso al día. Esto señala la importancia de examinar la lista de todos los ingredientes en un remedio y revisar la fecha de su fabricación. La serie antigua de Cosamine DS tiene demasiado manganeso. Los vegetarianos deben tener cuidados particulares ya que su dieta por lo general incluye más manganeso, presente mayormente en las nueces, legumbres, té y granos completos.

Recomendaciones

Aunque las investigaciones con sulfato de condroitina son relativamente nuevas, los primeros resultados son prometedores. El análisis de McAlindor, en el año 2000 determinó que aunque los efectos positivos de condroitina son "exagerados, algún grado de eficacia parece probable". La artritis es una condición común y dolorosa que afecta a millones de estadounidenses. Por lo general, los tratamientos más comunes para la osteoartritis incluyen los analgésicos para el dolor, que tienden a causar serios efectos adversos. Un remedio eficaz y seguro dirigido a la causa fundamental de la enfermedad sería muy bienvenido.

Los estudios a largo plazo son necesarios para asegurar que los beneficios del sulfato de condroitina que se han visto en los pasados meses, duren años. Estas investigaciones también ayudarían a determinar si causa algún efecto dañino tomar condroitina durante un tiempo prolongado.

La glucosamina, junto al sulfato de condroitina, se recomienda ampliamente, pero esta combinación no se ha estudiado bien en las pruebas clínicas. Ya que el sulfato de condroitina se vende como un suplemento dietético, los productos de diferente calidad siguen la disposición. Elija solo las marcas reconocidas.

Dosis

La dosis depende del peso de la persona y por lo general se da junto con la glucosamina. Una dosis diaria promedio podría ser de 1200 mg de condroitina y 1500 mg de glucosamina. Esto por lo general se divide de 2 a 4 dosis y se toma con las comidas.

Categorías del tratamiento

Terapia complementaria

Osteoartritis 

Tópico para ojos secos

Sin pruebas científicas

Enfermedades del corazón, colesterol alto, osteoporosis, uso con glucosamina

Cualquier otra indicación

Lecturas sugeridas

Jellin, Jeff M., Forrest Batz, y Kathy Hichens, *Pharmacist's Letter/Prescriber's Letter: Natural Medicines Comprehensive Database,* Therapeutic Research Facility, Stockton, CA, 1999, pp. 251-52.

Leeb, Burkhard F., Harald Schweitzer, Karin Montag, y Josef S. Smolen, "A Metaanalysis of Chondroitin Sulfate in the Treatment of Osteoarthritis" [Un metanálisis del sulfato de condroitina en el tratamiento de la osteoartritis], *Journal of Rheumatology* [Revista de la reumatología] 27, no. 1, enero de 2000, pp. 205-11.

McAlindon, Timothy E., Michael P. LaValley, Juan P. Gulin, y David T. Felson, "Glucosamine and Chondroitin for Treatment of Osteoarthritis: A Systematic Quality Assessment and Meta-analysis" [Glucosamina y condroitina para el tratamiento de osteoartritis: una evaluación y metanálisis sistemáticos], *Journal of the American Medical Association* [Revista de la Asociación Médica Americana] 283, no. 11, marzo de 2000, pp. 1469-75.

TERAPIA DE MEGAVITAMINAS

¿Qué es?

La terapia de megavitaminas, también llamada "ortomolecular", consiste en tomar grandes dosis de vitaminas, minerales y aminoácidos para tratar una variedad de enfermedades físicas y sicológicas. La terapia se basa en la creencia de que cuando a un grupo se le da una dieta idéntica, rica en nutrientes y todo lo necesario para la buena salud, algunas personas del grupo realmente absorben menos nutrientes que otras. Esta falta de habilidad para absorber los nutrientes adecuados provenientes de solo una dieta adecuada se cree que sea la causa del desarrollo de las diferentes enfermedades.

Algunos de los propulsores de la terapia de megavitaminas mantienen que las vitaminas y minerales pueden curar enfermedades de la misma manera que las medicinas. En lugar de pensar en ellas como nutrientes que se requieren para el metabolismo normal, los practicantes recetan vitaminas y minerales ajustados a lo que consideran ser necesidades médicas. Las dosis que se recomiendan son mucho más altas que la Porción Dietética Recomendada (RDA, por sus siglas en inglés). La RDA para las vitaminas originalmente eran en gran parte una medida arbitraria. Si usted compara la RDA original para varias vitaminas con la misma cantidad actual, verá diferencias en algunos casos. Durante los años ha aumentado nuestro conocimiento acerca de los suplementos de las vitaminas, nuestras necesidades para la nutrición del cuerpo y el impacto a largo alcance de varias cantidades de nutrientes. Debe haber evidencia sólida de lo que una vez se consideró seguro y que realmente es causa de problemas para algunos. Y otras sustancias, como el cromo, se añadieron a la lista de los nutrientes requeridos. La terapia de megavitaminas va más allá de las recomendaciones de la RDA.

Por ejemplo, en los años de 1960, el ganador del Premio Nobel, Dr. Linus Pauling, un bioquímico, promovió su creencia de que el uso de megadosis de la vitamina C podría hacerlo todo, desde curar el catarro común hasta tratar algunas formas de cáncer. En ese tiempo, él estaba tomando por lo menos 10 gramos (10,000 mg) de vitamina C al día. Más tarde, los estudios indicaron muchos beneficios de la vitamina C, pero no validaron sus comentarios anecdóticos o esas dosis tan altas. Por cierto, se cree que la megadosis que Pauling estaba consumiendo causa un aumento del riesgo, entre algunas personas, de padecer cálculos en los riñones.

La RDA fue desde un número a menudo arbitrario a uno que es más científicamente refinado. Aunque todavía no es perfecto, las dosis dramáticamente más altas que las de la RDA ponen a los usuarios potencialmente en riesgo de serios problemas. Los propulsores de la terapia de megavitaminas, cuando explican por qué consideran que se debe ignorar la RDA destacan la naturaleza anterior de la misma RDA como un "estimado educado" y no como la realidad presente.

Afirmaciones

Los primeros usos de la terapia de megavitaminas estaban presentes en el tratamiento de la esquizofrenia, para la cual se recomendaba la vitamina B_3 (niacin). Poco después de esto, el Dr. Linus Pauling hizo sus recomendaciones acerca de la vitamina C.

La terapia de megavitaminas se hizo popular en los años 1970 para niños anormales, especialmente aquellos con déficit de la atención por desórdenes hiperactivos (ADHD, por sus siglas en inglés). La popularidad de la terapia parece ir y venir, afirmando eficiencia en una amplia escala de condiciones desde el acné y la depresión ligera hasta la artritis y el síndrome de Down.

Resultado de las investigaciones

Algunas enfermedades se causan debido a la drástica reducción de las habilidades para absorber o usar las vitaminas. Sin embargo, estas no son muy comunes y los médicos las conocen bien. La vasta mayoría de las enfermedades para las cuales se recomiendan la terapia de megavitaminas de ninguna forma se relaciona a las deficiencias de las vitaminas. Aunque las vitaminas fueran activas debido a algún mecanismo desconocido, los estudios no observaron que la terapia de megavitaminas fuese eficaz.

Un número de estudios controlados (✗✗✗✗) en los años 1980 examinaron la terapia de megavitaminas en niños con ADHD y constantemente encontraron poca evidencia de cualquier tipo de mejoría. Algunos niños tenían una conducta más mala cuando estaban en la terapia. De la misma forma la evidencia es muy poco convincente en otras áreas.

Una encuesta (✗✗) de *Consumer Reports* en mayo de 2000 entre casi 47,000 estadounidenses investigó la terapia de las megavitaminas. Entre los problemas para los cuales se informó que las megavitaminas "ayudaron mucho", los desórdenes de alergia solo recibieron ayuda el 32% de las veces, mientras que las recetas de drogas ayudaron "mucho" el 51% de las veces y "algo" el 32% de las veces. Las infecciones respiratorias recibieron ayuda "mucho" solo el 25% de las veces, mientras que las recetas de drogas ayudaron "mucho" 60% y "algo" 23% de las veces. Para la artritis, las megavitaminas ayudaron "mucho" solo el 27% de las veces. Las reacciones a las megavitaminas son más o menos las que esperábamos con un efecto placebo.

Una de las explicaciones para esta pobre reacción tal vez sea la mala calidad del producto. Se presentaron las preocupaciones acerca de la calidad y pureza de las multivitaminas vendidas en los Estados Unidos. ConsumerLab.com es una compañía independiente de pruebas que permite a los propulsores usar su sello de aprobación para promover los productos que pasan su criterio, por lo general satisfacen las normas concernientes a la cantidad de los ingredientes activos en la preparación. Esta publicó los resultados de las pruebas de los productos de multivitaminas en el 2001, el cual se puede ver suscribiéndose a la compañía. Se probaron 27 productos de multivitaminas, de los cuales fallaron 9 por no tener las cantidades de vitaminas enumeradas en la etiqueta. Otras 4 tenían cantidades de algunas vitaminas que excedían el Nivel Máximo de Consumo Tolerable (UL), aunque los productos se hicieron antes de que se establecieran algunos UL nuevos. A pesar de todo, la mitad de los productos no pudieron satisfacer las normas aceptadas. Los que toman megadosis de vitaminas deben estar conscientes de esta falta de calidad.

Advertencias

Las recomendaciones de la Referencia Dietética para el Consumo publicada en 2000 para las vitaminas antioxidantes incluyeron el UL. Este es el nivel más alto sin probablemente tener un riesgo de efecto adverso para la salud de casi todos. Los consumidores que excedan el UL aumentan los riesgos de efectos adversos. El UL para la vitamina C se estableció en 2000 mg al día basándose en el riesgo de serias diarreas y la posibilidad de los efectos pro-oxidantes. El UL para la vitamina E es 1000 mg al día basándose en al aumento del riesgo de hemorragias debido a sus propiedades anticoagulantes.

Se conocen los efectos tóxicos que tienen una cantidad de otras vitaminas en dosis altas. La vitamina D en grandes cantidades puede provocar debilidad muscular, dolor en los huesos y presión arterial alta. La sobredosis crónica de la vitamina A puede dar por resultado dolor en las coyunturas, piel rasgada, anormalidades en los huesos y anemia. Solo una sobredosis puede ocasionar náuseas, vómitos, dolor de cabeza, visión borrosa, y falta de coordinación muscular. Grandes dosis de vitamina A pueden provocar problemas visuales en los niños, y se sospecha que cause deformidades en los bebés no nacidos. En enero del año 2001, el UL para la vitamina A se estableció en 3 mg al día.

Un número de vitaminas, especialmente del grupo B, pueden interferir con la absorción de unas y otras. Altas dosis de una puede motivar deficiencias en las demás. Lo mismo sucede con ciertos minerales. El uso de la terapia de megavitaminas en los niños es particularmente popular, pero no justificado. La revista de febrero 2000 de pediatría informó (✗) la muerte de un niño de 2 años debido al exceso de magnesio por causa de una terapia de megavitaminas que recomendó un dietético, sin consultarlo con el médico del niño.

Recomendaciones

Las vitaminas (derivadas de la combinación de los términos "vital" y "aminas") son una parte esencial de nuestra dieta, pero las cantidades adecuadas están a la disposición en una dieta saludable y balanceada. Una preparación general de multivitaminas es más que adecuada para reemplazar cualquier deficiencia que pueda tener la mayoría de la gente en países desarrollados. La terapia de megavitaminas se ha probado como un tratamiento para condiciones numerosas, que van desde ADHD y retraso mental en los niños hasta la influenza y el cáncer en los adultos, y se ha encontrado que tiene poco o ningún beneficio. Los riesgos de sobredosis en algunas de las vitaminas son significativos, justificando que se evite esta terapia. Esto es frecuente con los niños.

Algunas de las condiciones para las cuales se recomienda la terapia de megavitaminas son crónicas y difíciles de tolerar. Los pacientes están deseosos de probar cualquier cosa, especialmente algo "natural" que parezca seguro. Estos productos no son más naturales que los de la farmacia y no están regulados para asegurar su calidad. Por desgracia, los tratamientos son ineficaces y no brindarán alivio. Cualquiera que pruebe este método debe informárselo a su médico para poder supervisar cualquier reacción relacionada a esto.

Categorías del tratamiento

Sin pruebas científicas

Para cualquier indicación ☹☹

Científicamente cuestionable

Charlatanería o fraude

Según la promoción de algunos propulsores

Lecturas sugeridas

Institute of Medicine, *Dietary Reference Intakes for Vitamin C, Vitamin E, Selenium, and Carotenoids*, National Academy Press, Washington, D.C., 2000.

Nutrition Committee, Canadian Pediatric Society [Comité de nutrición, Sociedad canadiense pediátrica], "Megavitamin and Megamineral Therapy in Childhood" [Terapia de Megavitaminas y Megaminerales en la niñez], *Canadian Medical Association Journal*, 143, no. 10, noviembre de 1990, pp. 1009-13.

VALERIANA

¿Qué es?

Tanto los gatos como los seres humanos durante mucho tiempo se han deleitado con el uso de la valeriana. Las raíces y rizomas de la valeriana común *(Valeriana officinalis)* conforman el número 1 de las ventas sin recetas de sedantes en Alemania, con una química similar al calamento o nébeda. Otras variedades de valeriana se cosechan, incluso la de la India *(Valeriana jatamansii,* sinónimo de *Valeriana wallichii),* la mejicana *(Valeriana edulis)* y la del Pacífico *(Valeriana sitchensis).* Los seres humanos usan la valeriana para dormir bien. Algunas tribus de nativos estadounidenses también la usan para el tratamiento de cortadas y heridas y los antiguos griegos la utilizaban para las vías urinarias y desórdenes digestivos. A los gatos sencillamente les gusta "la euforia".

La valeriana de flores rosadas perennes crece extensamente en áreas templadas de América y Eurasia. La raíz, que potencialmente se describe como "fuerte" o "maloliente" tiene un olor terrible, excepto para los gatos.

Afirmaciones

La valeriana se ha usado como un sedante y para el tratamiento de la ansiedad. Se dice que actúa como depresivo del sistema nervioso central, adhiriéndose a los receptores de benzodiazepina. Este último es el ingrediente activo en el fármaco Valium®, el tranquilizante más comúnmente recetado en los Estados Unidos. Sin embargo, a diferencia de las drogas recetadas como el Valium, la valeriana se dice que no es tóxica ni influye mutuamente con el alcohol.

Hipócrates y otros médicos antiguos griegos aparentemente usaron la valeriana para una variedad de dolencias. Algunos de estos antiguos usos (particularmente como un remedio para aliviar los trastornos digestivos) han sobrevivido a los tiempos modernos, mientras que otros no (como los tratamientos para los desórdenes de las vías urinarias y la epilepsia). Hasta hace relativamente poco la valeriana no se reconocía bien como sedante o relajante muscular. En los siglos dieciocho y diecinueve, la valeriana era indispensable como tratamiento para los varios tipos de condiciones nerviosas, no solo el insomnio sino también la ansiedad, los dolores de cabeza nerviosos, el agotamiento o la histeria. A menudo los médicos la recomendaban para las mujeres que sufrían de agotamiento nervioso inducido por las emociones. La asociación entre mujeres, condiciones nerviosas y la valeriana fue tan fuerte que a la valeriana la llamaban el "Valium del siglo diecinueve".

Ahora es el remedio herbario más prominente para el insomnio y también para las condiciones nerviosas relativas a la ansiedad y la tensión. Se cree que funciona bien como tónico para las personas que sufren de agotamiento nervioso, ataques de pánico y trastornos emotivos. Se usa como sedante para aliviar en condiciones como los dolores de cabeza relacionados con la tensión, dolor de los nervios y dolores menstruales. Algunos consideran que la valeriana alivia el sistema digestivo y la indigestión, constipación, irritación de los intestinos y las contracciones de estómago, especialmente las que se deben al exceso nervioso.

Algunos usan la valeriana para prevenir o tratar la presión arterial alta, la tos (a menudo en combinación con otras hierbas como el regaliz), los desórdenes del déficit de atención (DDA y ADHD), y enfermedades causadas por las alturas.

El aspecto menos placentero de la valeriana tal vez sea su olor. Se dice que huele como a queso, uno tan malo que hasta una rata muriendo de hambre evitaría comer. Se puede usar como un té, tintura (solución basada en alcohol), o extracto en cápsulas.

Resultado de las investigaciones

El ingrediente activo en la valeriana se cree que sea el ácido isovalerénico, pero esto no se ha establecido por completo. La valeriana se ha estudiado en varias pruebas (✔✔✔✔) clínicas pequeñas y doblemente ciegas que muestran mejorar la calidad del sueño. Una revisión de estas investigaciones encontró 9 estudios controlados de solo valeriana utilizada para ayudar a dormir. Tres de estos (✔✔✔✔) examinaron, entre los que tienen dificultad para dormir, los efectos de ingerir valeriana durante una cantidad de semanas. Todos mostraron un patrón mejor para dormir después de 2 semanas, en comparación con los que tomaron el placebo. Los otros 6 estudios dieron una dosis sencilla de valeriana a la gente que no tenían problemas para dormir. Tres de ellos (✔✔✔) hallaron que la valeriana mejoró su sueño, pero 3 (✘✘✘) hallaron que no había diferencia con el placeo. Un estudio riguroso que se publicó después del repaso anterior midió los patrones del sueño objetivamente en la gente con insomnio luego de darles valeriana. Después de una dosis sencilla (✗✗✗), no se notaron diferencias, pero después de 2 semanas (✓✓✓), mejoraron el sueño notablemente.

Una cantidad de otros estudios (✓✓✓✓) examinaron la valeriana usada en combinación con el lúpulo corriente para hacer cerveza *(Humulus lupulus)* y el corazoncillo. En una prueba clínica controlada, una fórmula herbaria que contenía lúpulo y valeriana fue tan efectiva como una benzodiazepina (la clase de tranquilizantes que incluyen el Valium y el Xanax®) para los pacientes que sufren de desórdenes no crónicos y no psiquiátricos para dormir. La preparación de valeriana y la benzodiazepina obtuvieron la misma calificación de los pacientes para la calidad del sueño y la calidad de vida, aunque solo con el benzodiazepina fueron evidentes los síntomas de supresión.

En los experimentos de laboratorio, los extractos compuestos de valeriana influyen mutuamente con una sustancia llamada ácido gamma- aminobutírico (AGAB). AGAB es un neurotransmitor que juega un papel importante en el ánimo, para relajarse y dormir. La habilidad para afectar los niveles de AGAB es una de las maneras en que funcionan las benzodiazepinas. Los compuestos de valeriana actúan en forma similar, aunque con efectos más débiles.

Los oficiales de la salud en Alemania aprobaron la valeriana para usarse como un sedante ligero y una ayuda para dormir, basándose en varias pruebas clínicas (✓✓✓✓) europeas que demuestran estos efectos. En contraste, la Farmacopea de EE.UU. en 1998 decidió que había demasiada información conflictiva para recomendar el uso de la valeriana como un tratamiento a corto plazo para el insomnio.

Advertencias

En los Estados Unidos, la valeriana se aprobó para dar sabor a las comidas y para las bebidas como la *root beer*. No se informaron serios efectos secundarios. Sin embargo, en dosis medicinales (✗✗) los efectos secundarios poco usuales incluyen sueño en la mañana, dolor de cabeza, trastornos cardiacos y dificultad para caminar. Uno de los hallazgos constantes en la pruebas clínicas (✓✓✓✓) es que la gente menos efectos secundarios con la valeriana que con las medicinas farmacéuticas, con menos residuos de sedante en la mañana. Por razones desconocidas, una pequeña minoría de personas encuentra que la valeriana estimula en lugar de calmar, causa insomnio, inquietud o incomodidad. Estas personas se inquietan y sienten palpitaciones, particularmente con el uso prolongado. No se ha informado adicción, pero en casos raros se ha informado toxicidad del hígado y síntomas de supresión.

No se ha decidido si la valeriana influye mutuamente con el alcohol o no. La mayoría de los expertos recomiendan que no se tome la valeriana junto con alcohol. Se ha informado que la valeriana ha disminuido el proceso de metabolizar los barbitúricos y no se debe usar con estos medicamentos. Unas cuantas personas se quejaron de malestares estomacales luego de tomar la valeriana.

En el laboratorio, algunos componentes mostraron la actividad que causa cáncer; sin embargo, estos efectos no se reprodujeron en pruebas con animales, incluso en dosis extremadamente altas. De todas formas, la mayoría de los expertos advierten que probablemente la valeriana no debe usarse para mujeres embarazadas. Tampoco se debe dar valeriana a los niños menores de 12 años de edad.

Recomendaciones

La valeriana tiene pocos efectos secundarios, según los informes, y puede ser un tratamiento eficaz, sin receta, para el tratamiento de problemas para dormir o ansiedad, ya que parece tener efectos ligeros de sedante y tranquilizante. Parece que demora 1 ó 2 semanas antes de que la mayoría de la gente note sus efectos, así que no funcionará tan bien entre aquellos que solo en ocasiones tienen problemas para dormir como sucede entre los que padecen de insomnio crónico. Ningún estudio ha examinado los efectos secundarios al tomar la valeriana por un tiempo prolongado. La valeriana no se debe ingerir con otros sedantes o antes de manejar un automóvil o en otras situaciones en que se requiere estar alerta.

Dosis

Los estudios usaron una variedad de dosis, que fluctúan desde 60 mg hasta 1200 mg (lo cual es un problema para evaluar los efectos generales). Una dosis de 400 a 450 mg de valeriana 1 ó 2 horas antes de dormir es lo que más comúnmente se usa.

Categorías del tratamiento

Terapia complementaria

Acelerar la disposición de dormir y mejorar la calidad del sueño después de tomarla por lo menos durante una semana ☺☺☺

Acelerar la disposición de dormir y mejorar la calidad de sueño luego de tomarla en una sola ocasión ☹☹☹

Falta de descanso y desórdenes para dormir causados por condiciones nerviosas o desórdenes de la conducta ☺☺

Insomnio asociado con ansiedad ☺☺

Ansiedad o desórdenes del ánimo ☺

Sin pruebas científicas

Otras condiciones

Lecturas sugeridas

Donath, F., S. Quispe, K. Diefenbach, A. Maurer, I. Fietze, e I. Roots, "Critical Evaluation of the Effect of Valerian Extract on Sleep Structure and Sleep Quality" [Evaluación crítica del efecto del extracto de valeriana en la estructura y calidad del sueño], *Pharmacopsychiatry* [Farmacosiquiatría] 33, no. 2, marzo de 2000, pp. 47-53.

Foster, Steven, y Varro E. Tyler, *Tyler's Honest Herbal: A Sensible Guide to the Use of Herbs and Related Remedies,* 4ª ed., Haworth Herbal Press, New York, 1999, pp. 377-79.

Jellin, Jeff M., Forrest Batz, y Kathy Hichens, *Pharmacist's Letter/Prescriber's Letter: Natural Medicines Comprehensive Database,* Therapeutic Research Facility, Stockton, CA, 1999, pp. 926-28.

Stevinson, Clare, y Edzard Ernst, "Valerian for Insomnia: A Systematic Review of Randomized Clinical Trials" [Valeriana para el insomnio: Un repaso sistemático de pruebas clínicas aleatorias], *Sleep Medicine* [Medicina para dormir] 1, 2000, pp. 91-99.

VENENO DE ABEJA [HONEYBEE VENOM]

¿Qué es?

El veneno de abeja difiere del polen, el cual se consigue en tiendas naturistas como un suplemento nutritivo. Se ha informado que la terapia veneno de abeja (TVA) se conoce desde los tiempos de Aristóteles. Incluso, se dice que Carlomagno e Iván el Terrible se curaron de sus enfermedades con picadas de abejas.

Afirmaciones

La verdadera cantidad de usuarios de TVA en los Estados Unidos se desconoce. Se dice que la TVA es común en Rumania igual que en la China y Rusia. La Sociedad Americana de Apiterapia se estableció "para avanzar la investigación de la apiterapia" tanto como para supervisar las reacciones adversas de la TVA.

Muchos propulsores señalan los beneficios de la TVA, afirmando que posee un efecto antiinflamatorio. Declaran haber tenido éxito en el tratamiento de una vasta variedad de enfermedades como la artritis, esclerosis múltiple, parálisis de Bell y síndrome de irritación de los intestinos. Otros la usan para la artritis reumática, neuralgia cervicobraquial, fibromiositis y síndrome de fibromialgia, endurecimiento anormal de los músculos (miogelosis), tendinitis, tenosinovitis y para la desensibilización a las picadas de abejas. Sin embargo, los críticos señalan los efectos secundarios que son potencialmente dañinos y advierten su potencial para ser una forma de charlatanería.

Los informes anecdóticos de la TVA sobre síntomas de esclerosis múltiple (✔) han llevado a muchos pacientes a buscar una terapia haciéndose picar por las abejas repetidamente, se informa que de 25 a 30 picadas por sesión, una práctica que ha sido común en muchos países del Oriente durante siglos; aunque la mayoría de los practicantes usan inyecciones subcutáneas, intradérmicas o intraarticulares (en la articulación) de una toxina estéril de abeja llamada "apitoxina". En China, el veneno de abeja se administraba a través de la piel usando electroforesis, ultrasonoforesis o acupuntura.

Resultado de las investigaciones

El veneno de abeja está compuesto de varias sustancias que se dice que reducen la inflamación. Los estudios de animales sugieren que el veneno de abeja puede trabajar estimulando las glándulas suprarrenales para liberar esteroides naturales. Informes de casos (✔) citan mejoría en pacientes con artritis reumática, esclerosis múltiple, neuralgia cervicobraquial, fibromiositis o síndrome de fibromialgia, miogelosis y tendinopatías. Por lo tanto, una fuente respetuosa, la Base de Información Natural, anteriormente calificó el veneno de la abeja como "Posiblemente eficaz" para la artritis reumática, neuralgia cervicobraquial, fibromiositis, miogelosis, tendinitis y tenosinovitis. Esto cambió a "Posiblemente ineficaz" a medida que salieron los nuevos estudios. No conocemos ninguna prueba controlada que esté buscando la eficacia de la TVA sobre la artritis en los humanos. Tampoco hay una información de confianza que pudiera indicar que la TVA administrada oralmente (tabletas, cápsulas o gotas) es segura o tiene algún efecto.

Dos organizaciones no lucrativas, la Asociación de Esclerosis Múltiple de América y la Sociedad Nacional de Esclerosis Múltiple, están financiando nuevas investigaciones en el posible uso de veneno de abeja inyectable para el tratamiento de la esclerosis múltiple.

Aunque no se han realizado pruebas clínicas controladas en seres humanos, numerosos estudios evaluaron el efecto de la TVA sobre la artritis inducida por adyuvante en roedores lo cual se considera ser un modelo experimental cercano para la artritis reumática humana. Estos estudios sugieren que la TVA puede ejercer un impacto beneficioso sobre la artritis inducida por adyuvante. El veneno de abeja purificado (en comparación con el veneno entero de la abeja) tal vez no sea tan efectivo como el veneno entero de la abeja para suprimir la artritis inducida por adjutor.

Advertencias

Es obvio que la administración del veneno de abeja tiene el riesgo de producir una reacción alérgica y no debe darse sin la inmediata posibilidad de inyectar epinefrina y antiestamínicos vía oral. Las inyecciones de la TVA causaron inflamaciones en el lugar donde se inyectó, inflamación, dolor, picazón, fatiga, congestión, dolor de cabeza, náusea, vómitos, desmayo, presión arterial baja, fiebre y escalofríos. Además puede causar anafilaxis, la cual puede ser mortal. El cúmulo de picadas de muchas abejas también puede provocar cualquiera de estas reacciones. La Sociedad Americana de Apiterapia supervisa las reacciones adversas y pide que se les envíe los informes de dichas reacciones.

No existe información concerniente a la administración del veneno de abeja para los niños y para mujeres que estén embarazadas o amamantando. Por lo tanto, la TVA debe evitarse en estos individuos.

Recomendaciones

Existen muchos informes anecdóticos acerca de los beneficios de usar la TVA para la artritis y la esclerosis múltiple, enfermedades que afectan a muchos estadounidenses y causan considerables incapacidades y gastos para los cuidados de la salud. Los estudios de laboratorio proveen evidencia de que la TVA tal vez tenga un impacto beneficioso para la artritis, por lo menos en los animales.

No se hicieron estudios en seres humanos y falta mucho que aprender acerca de la TVA, incluyendo su eficacia y dosis adecuada. Los usuarios deben entender la posibilidad de las reacciones alérgicas severas a las picadas de abeja y también cómo reconocer y tratarlas. Además, los usuarios de la TVA deben tener lo necesario para combatir la alergia (por ejemplo: EPI-PEN) muy a la mano y se les debe enseñar cómo usarlo. Todas las reacciones alérgicas a la TVA deben informarse a la Sociedad Americana de Apiterapia. Los individuos que padezcan condiciones crónicas en particular (ejemplo: hipertensión y enfermedades del corazón) deben ser muy cautelosos al empezar con la TVA sin hablar con su médico acerca de los riesgos.

Dosis

Hay poca información disponible sobre la dosis adecuada del veneno de la abeja. La reacción de las personas al veneno es muy variable. Casi siempre el veneno se inyecta, por lo cual se recomienda solo recibir dosis de los médicos que están bien capacitados en la terapia.

Categorías del tratamiento

Terapia complementaria
- Artritis reumática ☺
- Neuralgia cervicobraquial ☺
- Fibromiositis o síndrome de fibromialgia ☺
- Miogelosis ☺
- Tendinopatías ☺

Sin pruebas científicas
- Esclerosis múltiple ☹
- Cualquier otra indicación médica

Charlatanería o fraude
- En manos de algunos practicantes

Lecturas sugeridas

Jellin, Jeff M., Forrest Batz, y Kathy Hichens, *Pharmacist's Letter/Prescriber's Letter: Natural Medicines Comprehensive Database*, Therapeutic Research Facility, Stockton, CA, 1999, p. 497.

Somerfield, Stanley D., "Bee Venom and Arthritis" [El veneno de abeja y la artritis], *Journal of Rheumatology* [Revista de reumatología] 13, 1986, p. 477.

Yoirish, N., *Curative Properties of Honey and Bee Venom* [Propiedades curativas de la miel y el veneno de la abeja], New Glide Publications, San Francisco, CA, 1977.

VITAMINA C

¿Qué es?

La vitamina C, también llamada "ácido ascórbico", se encuentra más comúnmente en las frutas cítricas, aunque existen grandes cantidades en las fresas, la fruta kiwi y los tomates. Como una vitamina, se requiere una cierta cantidad en la dieta de cada persona para mantener la salud. La falta de la vitamina C en la dieta motivará el escorbuto, como James Lind demostró en una de las primera pruebas controladas en el siglo dieciocho (véase la p. 132). Se requiere de la vitamina C para muchas funciones del cuerpo, incluyendo reparar los tejidos, el metabolismo de los carbohidratos y la síntesis de las proteínas.

Afirmaciones

La importancia de la vitamina C en la dieta está bien entendida y se ha probado científicamente. La única controversia es la cantidad que necesitamos, de día en día y cuando nuestros cuerpos están expuestos a la tensión poco usual. Algunas personas afirman que ingerir altas dosis diariamente previene los catarros.

Linus Pauling, un ganador de dos Premios Nobel, por química y por la paz, fue el propulsor más franco de este punto de vista recomendando que cada persona tome un gramo de vitamina C diariamente, y que aumente esto a 2 gramos al día tan pronto como sienta que le va a caer catarro. El mismo Pauling tomaba cantidades mucho mayores apareciendo con frecuencia en programas hablados de la televisión con un bolsillo lleno de vitaminas, una o más de las cuales se tomaba durante una entrevista. Pauling afirmaba que hasta el final de su vida se estaría tomando 18 gramos de vitamina C al día, lo que aumentaba a 40 gramos cuando se sentía que le iba a comenzar un catarro. También afirmaba que la vitamina C era buena para todo tipo de tratamiento, desde el cáncer hasta la esquizofrenia. Aunque su brillantez era en otros campos diferentes a la medicina, su estatura en el campo de la ciencia llevó a muchos estudios independientes de sus teorías. Además de su uso con los catarros, algunos afiliados creen que grandes cantidades de vitamina C mejoran la actuación atlética, el ánimo, y la salud cardiovascular. Algunos creen que la vitamina C previene el cáncer, aumenta la longanimidad, previene las cataratas y mejora las funciones del cerebro.

En el pasado, la dosis recomendada de vitamina C era de 60 mg al día, el equivalente de un vaso de jugo de naranja. Hace poco, el Instituto de Medicina (IM) incrementó un poco esta recomendación. El instituto, una organización privada y no lucrativa que aconseja a los oficiales federales de la salud, es parte de la Academia Nacional de Ciencias, la que desde el 1941 ha establecido las porciones dietéticas recomendadas (RDA por sus siglas en inglés) para los nutrientes. La administración de Comidas y drogas (FDA, por sus siglas en inglés) usa estas recomendaciones para establecer los "valores diarios" que aparecen en las etiquetas de las comidas. El IM recomendó que las mujeres debieran consumir 75 mg al día y los hombres 90 mg. Debido a que los fumadores tienen más posibilidades de sufrir procesos biológicos que dañan células y agotan la vitamina C, ellos necesitan 35 mg adicionales al día. Los investigadores dicen que estos niveles se pueden satisfacer con facilidad sin tomar suplementos, y las personas pueden obtener la vitamina C si comen frutas cítricas, papas, fresas, bróculi y vegetales de hojas verdes. Un vaso de 8 oz de jugo de naranja produce alrededor de 100 mg de vitamina C. Es posible que el cuerpo elimine cualquier cantidad de la vitamina que exceda la RDA.

El informe también establece el nivel máximo de consumo para la vitamina C, tanto de la comida como de los suplementos, a 2000 mg al día para adultos. El consumo por encima de esta cantidad puede causar un número de problemas médicos.

Resultado de las investigaciones

En 1992, investigadores de la Universidad de California, en Los Ángeles (UCLA), informaron que se hizo una encuesta de 11,000 participantes durante un período de más de 10 años (✔✔), los que obtuvieron la mayor cantidad de vitamina C (300 mg al día) tuvieron el promedio más bajo de enfermedades del corazón, cáncer y vivieron más. Estos hallazgos tomaron en cuenta las diferencias en ejercicios, dieta y modo de vivir.

Aunque la vitamina C parece tener solo un pequeño efecto para prevenir el catarro común, si se toma al principio se puede disminuir la duración y severidad del catarro. Linus Pauling hizo sus afirmaciones originales acerca de la vitamina C y el catarro común en un libro que se publicó en 1970. Él basó sus conclusiones en 4 estudios (✔✔✔✔). (Véase la p. 144 para ver un comentario detallado de los problemas en su revisión.)

Desde entonces, se han realizado docenas de otros estudios clínicos de alta calidad sobre la vitamina C. Hay 3 hallazgos constantes de estos estudios.

- Un gramo de vitamina C diario no disminuye las posibilidades de que alguien padezca un catarro (**XXXX**).
- Tomar 1 ó 2 gramos diarios tan pronto como alguien tiene un catarro puede acortar la duración de este catarro en la persona y reducir la severidad de los síntomas (✔✔✔✔). Sin embargo, el beneficio no es tan grande, la duración del catarro mejora por un promedio de más o menos medio día.
- La megadosis de vitamina C (más de 2 gramos diarios) no tiene ningún efecto de beneficio (**XXXX**).

Los niveles óptimos de vitamina C se sugieren en un número de estudios (✔✔) para beneficiar una amplia gama de las condiciones de salud, incluyendo las cataratas, diabetes, eczema, enfermedades periodontales, glaucoma, gota, colesterol alto, menopausia, menstruación fuerte, heridas menores, enfermedad de la mañana, infecciones de los oídos recurrentes, e (✔✔✔) infección de las vías urinarias. La vitamina C también ayuda a reciclar el antioxidante vitamina E y promueve la absorción de otros nutrientes (como el hierro).

De acuerdo a unos estudios anteriores de la población, un estudio de 247 mujeres viejas (✔✔) determinó que el suplemento de la vitamina C que se usaba durante un período de 10 a 12 años se asociaba con una disminución dramática de las cataratas que prevalecía entre las personas en edad de padecerlas. Otro estudio con seres humanos (✔✔) confirmó unas investigaciones anteriores con animales para encontrar que 8 días de la combinación de las vitaminas C (2000 mg al día) y E (1000 IU al día) protegía la piel de las quemaduras del sol. Otro estudio (✔✔) más reciente que se realizó en una comunidad de retirados en Australia encontró que consumir los suplementos de vitamina C estaba asociado con un porcentaje más bajo de severos impedimentos cognitivos, aunque no con cualquier efecto en las pruebas de afluencia verbal.

La vitamina C viene en una gran variedad de formas, incluyendo tabletas, cápsulas, polvos, líquidos y galletas. La vitamina C amortiguada ofrece la añadidura del calcio y magnesio, los cuales ayudan a disminuir la irritación del aumento de ácidos estomacales, y las tabletas masticables amortiguadas protegen los dientes del ácido ascórbico, un aspecto especialmente importante para los niños y cualquiera que tenga un esmalte suave. La vitamina C "sin maíz" se diseñó para aquellos que son sensibles al maíz (a diferencia de la mayoría de las vitamina C, esta se deriva de la palma sagú en lugar del maíz).

La vitamina C se puede extraer de fuentes naturales (escaramujo, acerola), ninguna investigación ha probado diferencias nutritivas entre las formas sintéticas y la "natural" de la vitamina C. La vitamina C con frecuencia se combina con bioflavonoides de plantas (ejemplo rutin, hesperdin, quercetin) para aumentar la absorción o actividad, pero esta afirmación del efecto biológico no se ha probado. No existe prueba de que la vitamina C sublingual en atomizador o tabletas (los cuales son más caros) tenga cualquier beneficio adicional.

Las células del cuerpo rutinariamente transforman la vitamina C dietética en otras formas llamadas "metabolitos". Algunas investigaciones indican que los suplementos que combinan la vitamina C con sus metabolitos tal vez permiten que esta se absorba mejor y más rápido en la sangre y células inmunes, y dure más tiempo en los tejidos del cuerpo. Un suplemento patentizado llamado Ester-C® está compuesto de ésteres de vitamina C y sus metabolitos (un ester es una forma ligeramente modificada de cualquier grupo de ácido, uno de los cuales está en la vitamina C, o el ácido ascórbido). Sin embargo, no sabemos de ningún beneficio clínico probado de esta forma más cara de la vitamina C.

Además, puede haber una gran variabilidad en diferentes productos. Por ejemplo, en marzo de 2000, ConsumerLab.com probó un total de 26 marcas de vitamina C. Siete de estos productos declaraban tener la calidad USP en sus etiquetas. Los 26 productos se probaron para determinar si poseían el 100% de las cantidades que decían tener de vitamina C y suficientemente desintegradas en solución. Cuatro de los productos no pasaron esta prueba. Uno no se disolvió con rapidez suficiente para liberar su vitamina C, y 3 no tenían suficiente vitamina C en las píldoras. Entre esos 3, uno indicaba que era de la calidad de USP pero parece que contenía solo 88% de la cantidad de vitamina C que declaraba tener. El 15% de los productos no pasaron la prueba. Fue sorprendente que la tasa de aprobación fue la misma para los productos con el sello USP como para las que no tenían el sello USP. Además, los productos con el sello USP que pasaron la prueba tendían a tener cantidades algo menores que el 100% de la cantidad declarada mientras que los productos que no tenían el sello USP que pasaron la prueba tendían a tener algo más que un 100% de las cantidades que declaraban de la vitamina C. Los nombres de las marcas de estos productos se pueden ver en el ConsumerLab.com suscribiéndose al sitio en Internet *(www.consumerlab.com)*.

Un número de estudios en los humanos (**✗✗**) demostraron que es muy poco posible que altas dosis de vitamina C puedan beneficiar a la gente. Una dosis mayor de 200 mg se absorbe bien de las vías digestivas. En una dosis más alta, algo de la vitamina C no se absorbe. Por ejemplo, solamente se absorberá en el cuerpo alrededor de la mitad de la vitamina C de una dosis de 1000 mg, y el resto se excreta. Ingerir 1000 mg por día hace que la cantidad máxima posible se disuelva en el plasma sanguíneo. El resto se excreta en la orina. En general, esto significa que tomar algo más de 500 mg de vitamina C al día dará por resultado que casi nada de la vitamina C adicional llegará a sus células. El resto se irá por la tubería.

Advertencias

La vitamina C no causa serios efectos adversos, aunque se tome en dosis muy altas.

Sin embargo, alguna gente informa (✗) náuseas, pirosis, diarrea y otros problemas intestinales. Las personas con probabilidades de tener cálculos en los riñones deben tener cautela acerca de la cantidad de vitamina C que toman porque las dosis altas (2000 mg al día o más) pueden causar cálculos en los riñones y se puede asociar con coágulos de sangre profundos en las venas (trombosis). Algunos investigadores consideran que las cantidades de vitamina C que exceden los 1000 mg al día puedan realmente producir un efecto oxidante, en lugar de un efecto antioxidante. Por ejemplo, por lo menos un estudio (✗✗) ha mostrado un aumento de aterosclerosis en personas que toman solo 500 mg al día de vitamina C.

La Base de Información Natural clasifica la vitamina C según la RDA de 70 mg al día para las embarazadas y 90 a 95 mg al día para las que están dando de lactar como "Probablemente segura".

Recomendaciones

Si alguien siente que le está comenzando un catarro, tome 1 a 2 gramos de vitamina C al día durante unos cuantos días, esto tal vez lo ayude a pasar el catarro un poco más rápido. Ya que esta es una vitamina generalmente segura y económica, quizás no moleste probarla, especialmente para la gente que por lo general tienen muy poca vitamina C en su dieta. Sin embargo, no existe evidencia de que tomar la vitamina durante largos períodos evitará los catarros o el cáncer y a largo plazo puede provocar otros efectos secundarios.

Dosis

La recomendación dietética permite 75 mg al día para las mujeres y 90 mg al día para los hombres. Los fumadores deben ingerir 35 mg adicionales al día. La RDA para niños se aumenta gradualmente desde 15 mg al día para niños de 1 a 3 años de edad hasta 45 mg al día para niños de 9 a 13 años de edad, hasta los niveles de adultos de 18 años de edad. Los que recomiendan la vitamina C para el tratamiento de los catarros comunes por lo general toman de 1 a 3 gramos al día.

Categorías del tratamiento

Terapia convencional

Suplemento 2 veces al día en dosis de 75 mg a 200 mg al día
Como un antioxidante ☺☺☺☺
Para prevenir el escorbuto ☺☺☺☺
Para aumentar la absorción del hierro en las vías gastrointestinales ☺☺☺☺
Cuando se ingiere en fuentes de comidas que contienen 200 mg o más al día para prevenir cánceres de la boca, esófago, estómago, pulmones y colon ☺☺☺

Terapia complementaria

Suplemento 2 veces al día en dosis de hasta 200 mg al día como un antioxidante para prevenir cánceres de la boca, esófago, estómago, pulmones y colon ☺

En dosis de 200 a 500 mg al día como un antioxidante ☺☺
En dosis de 500 a 2000 mg al día como un antioxidante ☹
En dosis de 2000 mg o más al día como un antioxidante ☹☹
En dosis altas (1000 mg 2000 mg al día) durante corto períodos para prevenir el catarro común ☹
En dosis altas (1000 mg 2000 mg al día) durante corto períodos para el tratamiento del catarro común ☺☺
Para prevenir quemaduras del sol ☺

Sin pruebas científicas
Megadosis (mayores de 2 gramos al día) para cualquier indicación ☹☹☹☹
Otras indicaciones

Lecturas sugeridas

Gorton, H. Clay, y Kelly Jarvis",The Effectiveness of Vitamin C in Preventing and Relieving the Symptoms of Virus-Induced Respiratory Infections" [La eficacia de la vitamina C para prevenir y aliviar los síntomas de infecciones respiratorias inducidas por virus], *Journal of Manipulative and Physiological Therapeutics* 22, no. 8, octubre de 1999, pp. 530-33.

Hemilä, Harri, "Vitamin C and the Common Cold" [Vitamina C y el catarro común], *British Journal of Nutrition* 67, 1992, pp. 3-16.

Jellin, Jeff M., Forrest Batz, y Kathy Hichens, *Pharmacist's Letter/Prescriber's Letter: Natural Medicines Comprehensive Database*, Therapeutic Research Facility, Stockton, CA, 1999, pp. 939-41.

Levine, Mark; Steven C. Rumsey, Rushad Daruwala, Jae B. Park, y Yaohui Wang, "Criteria and Recommendations for Vitamin C Intake" [Criterio y recomendaciones para tomar la vitamina C], *Journal of the American Medical Association* 281, no. 15, abril de 1999, pp. 1415-23.

VITAMINA E

¿Qué es?

La vitamina E es una mezcla de 8 compuestos diferentes, aunque muy similares, llamados "tocoferoles". Estos hacen la vitamina soluble en la grasa que se encuentra en los aceites vegetales, nueces, granos completos y verduras. El aceite de germen de trigo es la fuente más rica de la vitamina. Sin embargo, la cantidad presente naturalmente en las comidas es mucho más baja que lo necesario para obtener los beneficios de salud que dicen tener los que toman un suplemento de por lo menos 100 UI al día. (UI significa unidades internacionales; 100 UI de vitamina E = 67 mg). Mucho de la vitamina que se absorbe termina en partículas de lipoproteína de baja densidad (LDL, por sus siglas en inglés), las cuales juegan un papel central para transportar el colesterol a todo el cuerpo. El resto forma parte de las membranas de las células en todo el cuerpo.

Afirmaciones

La vitamina E es un antioxidante (véase Antioxidantes, p. 328). La oxidación de LDL es un paso importante en el desarrollo de la aterosclerosis, o endurecimiento de las arterias. Se dice que la vitamina E previene esta reacción química, además de jugar un papel para prevenir las enfermedades del corazón. También se dice que la vitamina ayuda a resistir infecciones, tratar la hepatitis B, revertir la pérdida temprana de la memoria debido a la demencia y prevenir algunos cánceres. Han habido otras historias anecdóticas de la vitamina E usada para restaurar el impulso sexual en personas que fueron pacientes psiquiátricos y de los cuales se creyó que tenían una libido dañada temporalmente por las drogas.

Resultado de las investigaciones

Los estudios de laboratorios mostraron que la vitamina E previene la oxidación de LDL. Basándonos en cuestionarios (✔✔) que se hicieron a decenas de miles de personas, los que tomaron las cantidades mayores de la vitamina E tenían niveles menores de enfermedades del corazón; los que tomaron menos vitamina E tenían mayores problemas cardiacos. Sin embargo, los resultados de estudios más controlados no son completamente positivos, motivando algunas dudas acerca de los beneficios de la vitamina E. En el área de la resistencia a las infecciones, un estudio controlado (✔✔✔) encontró que los pacientes ancianos que tomaban 200 mg de vitamina E al día tenían cerca de un tercio de las infecciones comparados a los que tomaban un placebo. El estudio sobre los deseos sexuales (✔) no tuvo un grupo de control para demostrar si el impulso sexual se había recuperado naturalmente sin siquiera tomar la vitamina E.

A principios del año 2000, el Instituto de Medicina publicó un informe sobre las vitaminas E y C y otros antioxidantes. Este informe, y la investigación que le sirvió de base, es un buen ejemplo de lo confuso que pueden ser las investigaciones médicas. También demuestra la importancia de la paciencia antes de hacer recomendaciones acerca de los suplementos dietéticos. El informe determinó que sigue siendo muy temprano para hacer declaraciones firmes acerca de la habilidad de la vitamina E, o cualquiera otro de los antioxidantes dietéticos, para prevenir o tratar cualquier enfermedad.

Los efectos de la vitamina E para las enfermedades del corazón han recibido la mayoría de las investigaciones en esta área. Un estudio en 1993 en China (✔✔✔) encontró que voluntarios saludables que tomaron una combinación de vitamina E (30 mg), betacaroteno y selenio durante 5 años tenían un 9% de menos muertes de enfermedades del corazón comparados a los que tomaron el placebo. No obstante, un estudio en 1994 en Finlandia (✘✘✘) encontró que no tenía efectos en las enfermedades coronarias del corazón para los fumadores a quienes se les dio 50 mg diarios de vitamina E durante 5 a 8 años. Luego, el estudio (✔✔✔) CHAOS británico en 1996 encontró una impresionante disminución de un 77% en ataques del corazón no fatales entre los que tomaban 400 u 800 UI de vitamina E diariamente durante poco más de un año. Sin embargo, las muertes por causas cardiovasculares permanecieron iguales. Y en un estudio (✘✘✘) en Italia, en 1999, no hallaron beneficio cardiaco para los pacientes que tomaban 300 mg de vitamina E durante 3 a 5 años.

El primer estudio (✘✘✘) grande en los Estados Unidos se publicó en enero de 2000 en *The New England Journal of Medicine* [La revista de medicina de Nueva Inglaterra]. Casi 10,000 personas que tenían un alto riesgo para problemas cardiovasculares se asignaron al azar a 1 de 4 grupos. Después de 4 a 6 años, no se encontraron diferencias importantes entre los que tomaban 400 UI (267 mg) de vitamina E o el placebo cuando se midió una variedad de sucesos cardiovasculares, tales como ataques del corazón, embolias, o muertes causadas por problemas cardiovasculares. Otros grupos en el estudio estaban recibiendo una enzima inhibidora angiotensina-convertidora (ACE, por sus siglas en inglés) (ramipril). Estos resultados no fueron mucho mejores (del 20 al 25% mejoraron en todas las áreas), la revista tomó el paso poco usual de prepublicar los resultados en su sitio de Internet para que los médicos pudieran hacer cambios en sus recomendaciones tan pronto como fuera posible.

La evidencia que apoya el uso de los suplementos de la vitamina E para cualquier otra enfermedad crónica es hasta más escaza y conflictiva. Algunos estudios (✔✔✔) sugieren que la vitamina E puede proteger la retina de los efectos dañinos de los radicales libres, y que la terapia de la vitamina E tal vez sea una estrategia más económica para promover la salud del corazón.

Algunos estudios (✔✔✔✔) también muestran que la vitamina E mejora la circulación sanguínea en las extremidades. La mejoría de la circulación sanguínea puede mejorar la habilidad del cuerpo para curar tejidos de los músculos, heridas de la piel y disminuir la formación de cicatrices. Las deficiencias de la vitamina E se han relacionado con las cataratas y debilidad de las células en los pulmones, el corazón y el hígado igual que con la infecundidad. Las altas concentraciones de la vitamina E se encuentra en los testículos del hombre, pero su función en la fertilidad no se ha comprendido por completo, y hay poco apoyo para la vitamina E con respecto a aumentar la potencia sexual.

De acuerdo al IM, la vitamina E que se consume debía ser "alfatocoferol", el único tipo que puede mantener la sangre humana y transferir a las células cuando es necesario. Otros expertos contienden que es preferible ingerir suplementos que ofrecen "tocoferoles mezclados", incluyendo *d*-beta, *d*-gamma, *d*-delta-tocoferoles, tocotrienoles y otros. Ellos mantienen que cada forma de la vitamina E ofrece diferentes propiedades antioxidantes y que la vitamina E se encuentra en las comidas como tocoferoles mezclados. No hay una clara evidencia para hacer una recomendación definitiva.

El Nivel Máximo Tolerable de Consumo de la dosis de vitamina E, basándose solo en lo que se ingiere de los suplementos de la vitamina, se fijó en 1000 mg de alfatocoferol al día para los adultos. Esta cantidad es equivalente a más o menos 1500 UI de "*d*-alfa-tocoferol", a veces llamado "fuente natural" de vitamina E o 1100 UI de "*dl*-alfa-tocoferol", una versión sintética de la vitamina E. La gente que consume más del límite máximo encara grandes riesgos de embolia y hemorragia incontrolable porque la vitamina previene los coágulos de sangre.

Advertencias

Los efectos adversos de la vitamina E son raros. Sin embargo, puede interferir con los mecanismos de coágulos sanguíneos, así que no lo deben tomar aquellas personas que ya estén tomando anticoagulantes (como aspirina o warfarin). En marzo de

2001, ConsumerLab.com publicó los resultados de pruebas sobre la calidad de los productos de la vitamina E en los Estados Unidos. De 28 productos solo 3 no pasaron la prueba de las normas.

Recomendaciones

La evidencia de que la vitamina E es capaz de proteger a las personas de enfermedades cardiovasculares es conflictiva. Sin embargo, más estudios están en camino, los cuales podrían ayudar a determinar exactamente si es o no de beneficio, si beneficia a algunas personas y no a otras, y cuánto se necesita para que haga efecto. Existe alguna evidencia de que la vitamina E tal vez sea de beneficio para algo más que el corazón, especialmente dada sus propiedades demostradas como antioxidante y estimulante-inmunológico. Dado que está muy disponible como un suplemento y en muchas comidas de vegetales, nos parece un buen consejo agregar más vitamina E a su dieta.

Dosis

La nueva recomendación del IM sobre el nivel que se debe ingerir de la vitamina E tanto para mujeres como para hombres es 15 mg (22 UI). El antiguo nivel era 8 mg para los hombres y 6.4 mg para las mujeres. Las fuentes entre los alimentos incluyen nueces, semillas, hígado y vegetales de hojas verdes. Otro grupo nacional, la *Alliance for Aging Research* [La alianza para la investigación del envejecimiento] (una organización no lucrativa de investigaciones) recomendó de 100 a 400 UI para los adultos. La RDA, aseveran ellos, se creó solo para prevenir las deficiencias, y una dieta normal no permitirá que los niveles del consumo pasen aproximadamente de 20 a 30 UI. Aunque los estudios muestran que 22 UI prevendrán las deficiencias, muchos de los beneficios antioxidantes no se lograrán en niveles tan bajos. Por lo tanto, las recomendaciones para los niveles de 100 UI a 800 UI se encuentran en la literatura médica. Estas dosis permanecen bajo los Niveles Máximos Tolerables de Consumo.

Categorías del tratamiento

Terapia convencional

Como antioxidante hasta 22 UI al día ☺☺☺☺

Hasta 400 a 800 UI al día para la enfermedad fibroquística del seno ☺☺

Hasta 400 UI al día para promover un corazón saludable ☺☺

Para la salud de los ojos ☺☺

Terapia complementaria

Prevenir la enfermedad de Alzheimer ☺☺

Prevenir el declive cognitivo en pacientes de Alzheimer ☺

400 a 800 UI como un antioxidante (hasta 1500 UI de *d*-alfa-tocoferol ó 1100 UI de *dl*-alfa-tocoferol) al día para prevenir enfermedades del corazón, aterosclerosis, cáncer de la próstata (en los fumadores) ☺

Sin pruebas científicas

Prevenir cáncer de los pulmones en fumadores masculinos ☹☹

Cualquier otra indicación ☹☹

Lecturas sugeridas

Heart Outcomes Prevention Evaluation Study Investigators [Investigadores del estudio de la evaluación de los resultados para prevenir (enfermedades) del corazón], "Vitamin E Supplementation and Cardiovascular Events in High-Risk Patients" [Suplemento de la Vitamina E y los eventos cardiovasculares en pacientes de alto riesgo], *The New England Journal of Medicine* 342, no. 3, enero de 2000, pp. 154-60.

Institute of Medicine, *Dietary Reference Intakes for Vitamin C, Vitamin E, Selenium, and Carotenoids* [Referencia dietética de los que toman Vitamina C, Vitamina E, Selenio y Carotenoides], National Academy Press, Washington, D.C., 2000.

Jellin, Jeff M., Forrest Batz, y Kathy Hichens, *Pharmacist's Letter/Prescriber's Letter: Natural Medicines Comprehensive Database*, Therapeutic Research Facility, Stockton, CA, 1999, pp. 944-47.

VITAMINA O

¿Qué es?

Si los anuncios en los periódicos y revistas estuvieran sujetos a las mismas normas de los artículos de los periódicos y revistas, no estaríamos escribiendo acerca de este producto. Por desgracia, el anuncio engañoso que lo promueve tal vez salga durante días, semanas o meses antes de que se tome cualquier acción para detener las declaraciones fraudulentas que se hicieron.

La Vitamina O® es un producto de esta índole. Disponible en los que producen suplementos nutritivos que se ordenan por correo, la vitamina O se anunciaba como "una manera fácil y económica de darle a su cuerpo el oxígeno extra que necesita". En marzo de 1999, *USA Today* [*Hoy EE.UU.*] y otros periódicos tenían un anuncio de página completa de la vitamina O. Un volante de 30 páginas que contenía testimonios de clientes satisfechos se distribuyó casi al mismo tiempo mediante el correo. El sitio en la Internet de la compañía proclamó que la vitamina O era lo último en "terapias basadas en oxígeno". Se dice que ella fue desarrollada por su inventor, el médico William F. Koch, usándose en el programa espacial de EE.UU. para asegurarse de que los astronautas reciban suficiente oxígeno para mantener su salud mientras están en el espacio. El precio era de 20 a 25 dólares por una botella de 2 onzas. Según la dosis recomendada de 15 a 20 gotas tomadas 2 a 3 veces al día, una botella de 2 oz duraría alrededor de 1 mes.

¿Qué obtiene el comprador? El sitio en Internet explicaba que el producto contiene moléculas de oxígeno altamente estabilizadas que de alguna forma permiten una mayor concentración de oxígeno de lo que es usualmente posible. Cómo se logra esto es "un secreto cuidadosamente guardado" creado por un "ingeniero del proceso controlado de la NASA". Los componentes químicos de la vitamina O se enumeraron en el Internet como "agua destilada, cloruro de sodio, oxígeno disuelto y vestigios de minerales". En otras palabras: ¡Agua salada! A 25 dólares por 2 onzas.

Otro producto BiOxygen™, afirmaba que su versión de la vitamina O contenía agua, cloruro de sodio (sal corriente que se sirve en la mesa) y "moléculas de oxígeno activado". Esto último dicen que es "O_4 ó 2 moléculas O_2 unidas en una unión muy estable" usando la "tecnología avanzada de la física cuántica".

Afirmaciones

Las afirmaciones hechas en cuanto a la vitamina O no son menos que increíbles. El anuncio de *USA Today* advertía que sin la cantidad adecuada de oxígeno, su cuerpo "puede sufrir serias consecuencias en la salud". El flujo sanguíneo absorbe la vitamina O, el cual "lleva el oxígeno puro directo a sus células y tejidos. Allí, aumenta sus nutrientes, purifica el flujo sanguíneo y elimina las toxinas y venenos".

Los testimonios en los anuncios por correo declaraban que la gente se había curado de asma, hemorroides, artritis, lupus, alergias, enfermedades crónicas de obstrucción pulmonar, bronquitis, fatiga, dolores de cabeza, enfisema, dolor de espalda, aterosclerosis y muchas otras enfermedades. Hasta el cáncer del pulmón de un hombre comenzó a decrecer de tamaño después de comenzar a ingerir la vitamina O, informó el sitio en la Internet.

Resultado de las investigaciones

Los que producen la vitamina O afirmaron tener muchas investigaciones para apoyar sus afirmaciones, pero no se ha dispuesto de nada de esto para hacer las evaluaciones independientes. Después de publicar el anuncio en *USA Today,* la Comisión Federal de Comercio (FTC, por sus siglas en inglés), una agencia independiente del gobierno federal responsable de poner en rigor la legislación que se relaciona con anuncios injustos, engañosos o falsos para alimentos, medicinas, suplementos dietéticos o cosméticos, acusó a los que hicieron la vitamina O por hacer anuncios falsos y engañosos.

La FTC alegó que los anuncios de la "Vitamina O" eran falsos en 5 asuntos:

1. El oxígeno tomado no funciona como se afirma porque no importa qué forma tengan los moléculas de oxígeno, estas no pueden absorberse de la vía intestinal.
2. La vitamina O no previene ni trata ninguna enfermedad o dolencia física.
3. La vitamina O no tiene beneficio alguno en la salud de los seres humanos.
4. La investigación médica o científica no ha establecido que la vitamina O funcione.
5. El Dr. William F. Koch no inventó la vitamina O ni nunca se usó para los astronautas de la NASA durante ninguna misión espacial.

En mayo de 2000, los fabricantes decidieron llegar a un acuerdo con la FTC, que los multó por 375,000 dólares. Como parte del acuerdo, a los fabricantes se les prohibió afirmar que la vitamina O ni ningún otro producto similar era un tratamiento eficaz para cualquier enfermedad como el cáncer, enfermedades cardiovasculares o de los pulmones. También se les prohibió declarar que ninguna investigación médica o científica o estudio apoyaba la eficiencia de la vitamina O.

Un mes después del acuerdo con la FTC, la vitamina O todavía estaba a la venta en el mismo sitio del Internet del fabricante, junto a los mismos testimonios (aunque no con las afirmaciones de la "investigación" que los metió en el problema con la FTC). La empresa sigue anunciando la vitamina O por correo junto con otras compañías que vendían productos similares, ofreciendo solo evidencia anecdótica para apoyar sus declaraciones.

Advertencias

La vitamina O demuestra la importancia de examinar las declaraciones que hacen las terapias alternativas. Incluso el poder del gobierno federal no podría detener esta venta. Todo lo que la FTC podía hacer era prohibir que los fabricantes hicieran afirmaciones falsas. La FTC no podía detener la evidencia anecdótica que la compañía ofrecía en su panfleto de 30 páginas.

¿Cómo puede el consumidor reconocer este tipo de producto inútil antes de perder su dinero? En el capítulo 8 nosotros les damos un número de guías generales sobre el fraude y la charlatanería. Pero vamos a ver la vitamina O como un ejemplo específico.

- Al evaluar cualquier afirmación médica, es importante usar el sentido común. En la medicina, como en todas las demás áreas de la vida, si algo suena demasiado bueno como para ser verdad, probablemente es demasiado bueno para ser verdad.
- Cualquier producto que afirme que cura a la gente de literalmente todo, es muy posible que sea fraude.
- Los anuncios con un exceso de anécdotas, es decir, un testimonio tras otro (¡en 30 páginas!), deben advertirle que se cuide.
- Siempre lea las letras pequeñas. Los fabricantes ponen suficientes banderillas rojas en sus materiales para advertir los riesgos. La vitamina O, en sus declaraciones negadoras hasta advirtió que no había "componentes o evidencias científicas confiables para sugerir que las experiencias de los testimonios se debía al uso de nuestros productos". El negador también prosiguió advirtiendo que la compañía "no estaba haciendo afirmaciones médicas en cuanto a los beneficios de ninguno de nuestros productos para mejorar las condiciones médicas".
- Averigüe acerca de las investigaciones hechas. Los estudios que se realizaron sobre la vitamina O dijeron estar "en los archivos del autor". Los artículos enumerados eran de publicaciones oscuras. El sitio en Internet hasta se refería a los escritos de Joseph Priestley, que descubrió el oxígeno en 1774, aunque lógicamente esto no tenía nada que ver con cómo la vitamina O está supuesta a funcionar.
- No permita que lo engañe alguna explicación que suene científica. Los anuncios de la vitamina O se referían a su nueva forma de oxígeno como "moléculas de oxígeno monoatómicas" compresos de 2 átomos de oxígeno. Una sustancia "monoatómica" solo contiene un solo átomo y no puede ser una "molécula", que por

lo menos tiene 2 átomos unidos. Algunas de las explicaciones de la vitamina O sonaban muy técnicas, pero cualquiera que las comparara con el contenido de algún curso científico elemental podía ver que eran falsas.

- El uso innecesario del lenguaje técnico debe advertirle que sea cauteloso. Con esquemas médicos fraudulentos el lenguaje se usa para impresionar a los clientes, y no para informales.

Recomendaciones

Si usted desea tener más oxígeno en su cuerpo, respírelo. La vitamina O y sus productos relacionados no le darán oxígeno extra. No se deje engañar con este tipo de medicina de "cura rápida" para las muchas enfermedades difíciles y con frecuencia dolorosas de la vida. Este producto y los materiales de promoción demuestran la importancia de evaluar críticamente cualquier producto antes de gastar su dinero para comprarlo.

Categorías del tratamiento

Charlatanería y fraude

Lecturas sugeridas

BIO2 International, Inc. Technical White Paper: "Vitamin O® Fact Sheet" [Vitamina O® Hoja de factores], *www.rgarden.com/vitamino.htm* (consultado el 23 de marzo de 2001).

Federal Trade Commission press release [Anuncio de la Comisión federal de comercio para la prensa], (1 de mayo de 2000) en *wwwftc.gov/opa/2000/05/ rose-creek2.htm* (consultado el 23 de marzo de 2001).

Jellin, Jeff M., Forrest Batz, y Kathy Hichens, *Pharmacist's Letter/Prescriber's Letter: Natural Medicines Comprehensive Database*, Therapeutic Research Facility, Stockton, CA, 1999, pp. 950.

"Vitamin O and False Advertisment" [*sic*] [Vitamina O y el anuncio falso], *FDA Dietary Supplements* 1, no. 2, marzo de 1999, pp. 5-8.

ZINC

¿Qué es?

El zinc es un mineral que existe en forma natural y que se requiere en la dieta. En el cuerpo se incorpora a un número de enzimas que están incluidas en una variedad de reacciones a través del cuerpo. Las deficiencias del zinc son raras y existen primeramente cuando otros problemas previenen la absorción del zinc desde los intestinos. Las deficiencias motivan problemas de la piel, diarrea, problemas con el sistema inmunológico y que los bebés no se desarrollen bien. El zinc está presente en las legumbres, los granos, maní y muchas carnes. Tanto los comedores de carnes como los vegetarianos por lo general obtienen suficiente de este mineral en sus dietas.

Afirmaciones

Los suplementos del zinc se recomendaron para el acné, la diabetes, presión arterial alta, úlceras, próstata dilatada y para combatir las infecciones. El interés más reciente en el zinc consiste en unas pastillas para curar el catarro común, pero antes de esto, la gente que tenía VIH positivo tomaba mucho de estos suplementos de zinc.

Resultado de las investigaciones

Comúnmente las pastillas de zinc se anunciaron como una manera efectiva de tratar el catarro común. Sin embargo, numerosas pruebas clínicas (✗✗✗✗) no apoyaron estas afirmaciones, por lo menos cuando las pastillas se usaban en una dosis baja (menos de 5 mg). Los metanálisis en 1997 y de nuevo en 2000 llegaron a la conclusión de que los resultados eran muy débiles, mientras que había por lo menos 8 pruebas aleatorias y controladas en estas áreas. Debido a los efectos secundarios discutidos anteriormente, ambos análisis determinaron que las pastillas de zinc no se debían recomendar para el catarro común.

Sin embargo, un pequeño número de estudios continúan informando los resultados positivos de las pastillas de zinc, incluyendo el más reciente (✔✔✔) que examinamos a fines del año 2000. Los efectos positivos parecen ser más claros para disminuir los síntomas de la tos. En estos estudios con efectos positivos, las pastillas de zinc contenían de 13.3 hasta 23 mg de zinc, pero en contraste los estudios negativos usaron pastillas que contenían alrededor de 5 mg cada una. Aunque la evidencia todavía no está clara, las dosis más alta de las pastillas parecen de alguna forma disminuir la duración de los síntomas del catarro.

Hay evidencias mucho más claras de que el zinc es de beneficio para apresurar la curación de las heridas. En numerosos estudios (✔✔✔✔) los suplementos del zinc demostraron que tomándolos antes y después de la cirugía se apresura el tiempo de la recuperación y se disminuye la incidencia de complicaciones luego de la operación, como las infecciones en las heridas. En algunos estudios (✔✔✔✔), la estadía en el hospital se reduce a más de la mitad. El zinc puede ser de ayuda para apresurar la curación después de las quemaduras o heridas. Los resultados son más notables cuando hay una deficiencia de zinc antes del tratamiento. En muchos de los estudios de curación de heridas, se usó la dosis de zinc de 150 mg al día. Es posible que cantidades menores, incluso de 30 a 60 mg al día, produzcan estos efectos.

Se ha dicho que el zinc es útil en los tratamientos para los problemas de la piel como las ampollas, dermatitis en general, y acné; sin embargo, la investigación (✔✔✔) sobre el zinc y el acné muestran resultados variables. Las úlceras de las piernas se curan más rápidamente con el tratamiento del zinc en una dosis de 150 mg al día. Las úlceras gástricas han respondido favorablemente al zinc en una dosis similar. Incluso la psoriasis (✔✔) a veces ha reaccionado al suplemento del zinc. Las manchas blancas en las uñas de los dedos de la mano, las cuales pueden ser un resultado de la deficiencia del zinc, también pueden reaccionar al tratamiento del zinc. En algunos individuos las cataratas se asocian con la deficiencia del zinc y han recibido ayuda con el tratamiento.

Para los problemas de la próstata masculina no hay evidencia científica (✗✗) convincente de que el zinc funcione. Hay algunas sugerencias de que la próstata dilatada que viene con la edad y que se llama hiperplasia benigna de la próstata esté relacionada a la escasez de zinc (y toxicidad del cadmio), y que suplir el zinc regularmente puede prevenir estos problemas comunes. Es necesario hacer más investigaciones para evaluar con claridad las relaciones del zinc con la salud de la próstata.

El zinc también puede ser de beneficio para la artritis reumática, para la cual se ha señalado (✔✔) que reduce los síntomas en algunos pacientes. El tratamiento del zinc puede ayudar (✔) con la pérdida de la sensación del gusto que viene por la deficiencia del zinc.

El uso del zinc se hizo popular entre la gente infectada con VIH después que se notó que muchas personas infectadas tenían los niveles del zinc más bajos que lo normal. Ya que la deficiencia de zinc se conoce por producir efectos adversos al sistema inmunológico, era lógico concluir que los suplementos tal vez ayudaran a los que padecen de VIH. Sin embargo, los estudios ahora han demostrado (✘✘✘) que los pacientes de VIH que toman suplementos de zinc tienen el doble de las posibilidades de desarrollar el SIDA y son más propensos a morir antes. Las razones para estas conexiones no se conocen.

Advertencias

Las pastillas de zinc realmente tienen mal gusto, sin embargo, deben tomarse cada 2 horas más o menos. El gusto es tan malo que alrededor de un tercio de los sujetos investigados tenían náuseas, y alrededor del 10% tenía diarrea.

Se cree que las dosis altas de zinc impactan negativamente en el sistema inmunológico, bajan los niveles de HDL (lo que puede motivar que suban los niveles del colesterol en la sangre), e impiden la absorción del cobre (otro elemento esencial). El Nivel Máximo Tolerable de Consumo es 40 mg al día para los adultos, el cual se puede exceder con rapidez tomando altas dosis de pastillas cada 2 horas. El límite máximo para los niños se considera que debe ser desde 4 mg al día, durante los primeros 6 meses, hasta 23 mg para los niños de 9 a 13 años de edad y 34 mg para los adolescentes.

La Base de Información Natural ha clasificado el zinc como "Probablemente seguro", cuando se usa según lo permite la dieta recomendada (RDA) durante el embarazo y cuando se está dando de lactar. Es "Dañino" cuando se toma en dosis grandes durante el embarazo.

Recomendaciones

No existe evidencia para sugerir que las dosis bajas (menos de 10 mg) de suplementos de zinc ayuden a aliviar o acortar los síntomas del catarro. Tomar mucho zinc también puede tener efectos adversos, especialmente entre los pacientes infectados de VIH. Ingerir más zinc del que está presente en una dieta saludable realmente no se garantiza. Sin embargo, el suplemento del zinc puede ser de ayuda para una variedad de desórdenes entre las personas que tienen una deficiencia de este elemento.

Dosis

La mayoría de las pastillas contienen de 9 a 24 mg de zinc, y se ha recomendado una cada 2 horas. La nueva recomendación de la RDA, por el Instituto de Medicina en el año 2001, es 11 mg al día para los hombres y 8 mg al día para las mujeres. Los vegetarianos requieren 50% adicional porque las químicas comúnmente encontradas en las plantas impiden la absorción del zinc. Las mujeres embarazadas y dando de lactar deben aumentar su consumo del zinc por unos pocos miligramos al día, pero esta dosis se debe comentar con el médico.

Categorías del tratamiento

Terapia convencional

Deficiencia de zinc ☺☺☺☺

Terapia complementaria

Pastillas de zinc en dosis mayores de 13.3 mg para disminuir la duración de los síntomas del catarro común en los adultos ☺

Suplementos orales para prevenir o tratar BPH ☺

Aumentar la curación de las heridas ☺☺

Uso externo con el antibiótico eritromicina para el acné ☺

Síntomas de artritis reumática ☺

Pastillas de zinc en dosis de menos de 5 mg para tratar el catarro común en los adultos ☹☹

No se debe dar pastillas de zinc a los niños ni adolescentes en ninguna de las dosis para tratar el catarro común ☹☹

Sin pruebas científicas

Otras indicaciones

Lecturas sugeridas

Jackson, Jeffrey L., Cecily Peterson, y Emil Lesho, "A Meta-Analysis of Zinc Salts Lozenges and the Common Cold" [Un metanálisis de pastillas de sales de zinc y el catarro común], *Archives of Internal Medicine* 157, 1997, pp. 2373-76.

Jellin, Jeff M., Forrest Batz, y Kathy Hichens, *Pharmacist's Letter/Prescriber's Letter: Natural Medicines Comprehensive Database*, Therapeutic Research Facility, Stockton, CA, 1999, pp. 1012-14.

Marshall, I., "Zinc for the Common Cold (Cochrane Review)" [Zinc para el catarro común (repaso de Cochrane)], en *The Cochrane Library*, Update Software, Oxford, 2000, Artículo 4.

14

Eficacia de las terapias: Enumeradas por enfermedades o síntomas

Esta tabla muestra el análisis de los autores de acuerdo a la eficacia de cada terapia, hierba, vitamina o suplemento, enumerado en orden alfabético por enfermedad, condición o síntoma.

Para obtener más información respecto a cualquiera de las terapias que los autores evaluaron, véase la sección de esa terapia. En esta no se incluyeron las terapias o remedios sobre los cuales no hay suficientes evidencias para una recomendación confiable. Antes de seguir estas recomendaciones, por favor lea el artículo completo. El objetivo de este capítulo es guiarlo a la evidencia que se analiza en cada una de las secciones.

La clave: Guía del lector

Ya que la prueba de cualquier terapia puede incluir evidencias que no solo apoyen sus beneficios sino que también muestren su potencial dañino, hemos compilado una sola guía que esperamos sea útil. Esta evaluación es "la mejor estimación" de los beneficios o daños de cualquier terapia determinada para cualquier indicación en particular. Otras podrían (y a menudo lo hacen) ver las mismas evidencias y derivar diferentes conclusiones:

☺☺☺☺ 75%-100% confianza en que la terapia es potencialmente beneficiosa
☺☺☺ 50%-74% confianza en que la terapia es potencialmente beneficiosa
☺☺ 25%-49% confianza en que la terapia es potencialmente beneficiosa
☺ 0%-24% confianza en que la terapia es potencialmente beneficiosa
☹ 0%-24% terapia no beneficiosa o potencialmente dañina
☹☹ 25%-49% terapia no beneficiosa o potencialmente dañina
☹☹☹ 50%-74% terapia no beneficiosa o potencialmente dañina
☹☹☹☹ 75%-100% terapia no beneficiosa o potencialmente dañina

Enfermedad, condición o síntoma

Acné

☺ aceite de cayeputi (uso externo), olmo escocés, zinc
☹☹☹☹ sábila o áloe

Alergias

☹☹ terapia de megavitaminas
☹☹☹ kinesiología aplicada, colónico, homeopatía
☹☹☹☹ iriología, Qigong, Reiki, chamanismo

Alta presión sanguínea

☺☺☺☺ bioretroalimentación, meditación
☺☺☺ dieta y nutrición, Tai Chi
☺ Coenzima Q_{10}, ajo
☹☹ cromo, terapia de megavitaminas
☹☹☹ colónico, homeopatía, Toque Terapéutico
☹☹☹☹ quelación, iriología, Qigong, reflexología, Reiki, chamanismo

Angina

☺☺ Coenzima Q_{10}
☹☹ arándano, terapia de megavitaminas
☹☹☹ homeopatía
☹☹☹☹ quelación, consuelda, iriología, Qigong, Reiki, chamanismo

Ansiedad

☺☺☺☺ aromaterapia, bioretroalimentación, masaje terapéutico, meditación, masaje Shiatsu, visualización
☺☺☺ cubeba, reflexología, Tai Chi, yoga
☺☺ manzanilla, corazoncillo
☺ valeriana
☹☹ terapia de megavitaminas
☹☹☹ colónico, homeopatía
☹☹☹☹ iriología, Qigong, Reiki, chamanismo

Aprendizaje, incapacidades para el

☹☹ terapia cráneoscral, terapia de megavitaminas
☹☹☹ colónico, homeopatía
☹☹☹☹ quelación, iriología, Qigong, reflexología, Reiki, chamanismo

Artritis

☺☺☺☺ capsaicin (uso externo), sulfato de condroitina
☺☺☺ aceite de onagra, glucosamina
☺☺ corteza del sauce
☺ jengibre, veneno de abeja, selenio
☹ terapia magnética
☹☹ arándano, cohosh negro, terapia craneosacral, terapia de megavitaminas

☹☹☹ colónico, homeopatía
☹☹☹☹ sábila o áloe, chaparral, iriología, Qigong, Reiki, chamanismo

Artritis reumatoidea (véase artritis)

☺☺☺ aceite de onagra
☺☺ corteza del sauce
☺ jengibre, glucosamina, veneno de abeja, zinc
☹☹ matricaria

Asma

☺☺ yoga
☺ ginkgo biloba
☹☹ acupuntura, terapia de megavitaminas
☹☹☹ aromaterapia, colónico, aceite de onagra, homeopatía
☹☹☹☹ sábila o áloe, iriología, Qigong, reflexología, Reiki, chamanismo

Cáncer

☺☺☺☺ dieta y nutrición (preventivos)
☺☺☺ selenio (para prevención), vitamina C (en fuentes de comidas, como preventivo para el cáncer)
☺ vitamina C (suplemento, como preventivo para el cáncer), vitamina E
☹ terapia magnética
☹☹ terapia de megavitaminas
☹☹☹ dieta terapéutica Gerson, homeopatía, dieta macrobiótica
☹☹☹☹ chaparral, consuelda, iriología, Qigong, Reiki, chamanismo, cartílago de tiburón

Cataratas

☹☹ arándano

Catarros

☺☺☺ equinacea (para aliviar los síntomas)
☺ vitamina C (para aliviar los síntomas), zinc (dosis altas de pastillas en los adultos)
☹ vitamina C (para prevención)
☹☹ cohosh negro, equinacea (para prevenir), terapia de megavitaminas
☹☹☹ botón de oro, homeopatía
☹☹☹☹ chaparral, consuelda, iriología, reflexología, Reiki, chamanismo

Claudicación

☺☺ ginkgo biloba

Colesterol, alto

☺☺☺☺ dieta y nutrición, arroz rojo con levadura
☺ cromo, aceite de onagra, ajo
☹ ginseng, piruvato
☹☹ Tai Chi

Cólicos

☺ manzanilla
☹☹☹☹ sábila o áloe

Colitis

☺ aceite de onagra (colitis ulcerativa)
☹☹ terapia de megavitaminas
☹☹☹ colónico, homeopatía
☹☹☹☹ iriología, Qigong, reflexología, Reiki, chamanismo

Constipación

☺☺☺☺ sábila o áloe, colónico, dieta y nutrición, sena

Convulsiones

☹☹ terapia de megavitaminas
☹☹☹ colónico, homeopatía
☹☹☹☹ sábila o áloe, iriología, Qigong, Reiki, chamanismo

Degeneración macular

☺☺ arándano

Dejar de fumar

☹☹☹ acupuntura, homeopatía, hipnosis
☹☹☹☹ Reiki, chamanismo

Depresión

☺☺☺☺ terapia de la luz, corazoncillo
☺ aceite de onagra
☹ DHEA, terapia magnética
☹☹ terapia craneosacral, terapia de megavitaminas
☹☹☹ colónico, homeopatía, Toque Terapéutico
☹☹☹☹ sábila o áloe, iriología, Qigong, reflexología, Reiki, chamanismo

Desórdenes de la piel

☺☺☺☺ terapia de la luz (en enfermedades seleccionadas, especialmente la psoriasis)
☺☺☺ sábila o áloe
☺☺ manzanilla, aceite de cayeputi, olmo escocés (hamamelis)
☹☹ terapia de megavitaminas
☹☹☹ colónico, homeopatía
☹☹☹☹ iriología, Qigong, reflexología, Reiki, chamanismo

Diabetes

☺☺☺☺ dieta y nutrición
☺☺☺ cromo
☺☺ ginseng
☺ arándano, bardana, aceite de onagra
☹ Coenzima Q_{10}
☹☹ terapia de megavitaminas
☹☹☹ homeopatía
☹☹☹☹ sábila o áloe, iriología, Qigong, reflexología, Reiki, chamanismo

Diarrea

☺☺ arándano
☹☹☹ botón de oro, homeopatía
☹☹☹☹ consuelda

Disfunción eréctil

☹ DHEA
☹☹☹☹ reflexología, Reiki, chamanismo

Disfunción sexual asociada con SSRI (por sus siglas en inglés) [Inhibidor Selectivo de la Recapitación de Serotonina] antidepresivo

☺☺ ginkgo biloba

Distrofia muscular

☺ Coenzima Q_{10}

Dolor de garganta

☺☺ arándano
☺ olmo resbaladizo
☹☹☹☹ consuelda

Dolor de los senos (mastalgia)

☺☺☺ aceite de onagra

Dolor de espalda

☺☺☺☺ quiropráctica, terapia de masajes, masaje Shiatsu
☺☺ bioretroalimentación, meditación
☺ reflexología
☹☹ acupuntura, terapia craneosacral, terapia magnética, terapia de megavitaminas
☹☹☹ colónico, homeopatía
☹☹☹☹ iriología, Qigong, Reiki, chamanismo

Dolor (agudo o crónico)

☺☺☺ hipnosis, terapia de masajes, meditación
☺☺ aromaterapia, bioretroalimentación, terapia de masajes, masaje Shiatsu, corteza del sauce, yoga
☺ reflexología, sena
☹ terapia magnética
☹☹ terapia craneosacral, terapia de megavitaminas
☹☹☹ homeopatía
☹☹☹☹ iriología, Qigong, Reiki, chamanismo

Dolor de parto

☺☺☺ hipnosis

Dolor muscular

☺☺ corteza del sauce
☺ corazoncillo (uso externo)

Dolor dental

☺☺☺☺ acupuntura
☹☹ corteza del sauce

Dolor de cabeza (varios)

☺☺☺ acupresión, bioretroalimentación, hipnosis, terapia de masajes, meditación, masaje Shiatsu
☺☺ acupuntura, ginkgo biloba, corteza del sauce
☺ reflexología
☹ terapia magnética
☹☹ terapia de megavitaminas
☹☹☹ colónico, homeopatía

☹☹☹☹ iriología, Qigong, Reiki, chamanismo

Eczema

☺☺ aceite de onagra
☹☹☹☹ sábila o áloe

Embolia

☹☹ terapia craneosacral, terapia de megavitaminas
☹☹☹☹ iriología, Qigong, reflexología, Reiki, chamanismo

Enfermedad de la altura (véase enfermedad de montaña)

Enfermedad de la arteria coronaria

☺☺☺☺ dieta y nutrición
☺☺ Coenzima Q_{10}, acerolo o espina oxiacanta
☹☹ terapia de megavitaminas
☹☹☹ homeopatía
☹☹☹☹ quelación, iriología, Qigong, reflexología, Reiki, chamanismo

Enfermedad del corazón

☺☺☺☺ dieta y nutrición
☺☺ acerolo o espina oxiacanta
☺ aceite de onagra, ginseng, extracto de la semilla de uva, vitamina E
☹☹ arándano, terapia de megavitaminas
☹☹☹ quelación, colónico, homeopatía
☹☹☹☹ irilogía, Qigong, reflexología, Reiki, chamanismo

Enfermedad del mareo

☺ jengibre

Enfermedad de Huntington

☹ Coenzima Q_{10}

Enfermedad de la arteria periférica

☺☺☺ ginkgo biloba
☹☹ terapia de megavitaminas
☹☹☹☹ quelación, iriología, Qigong, Reiki, chamanismo

Enfermedad de la mañana

☺☺☺☺ acupresión
☹ jengibre

☹☹ terapia de megavitaminas
☹☹☹ homeopatía

Enfermedades de Alzheimer

☺☺☺ ginkgo biloba
☺☺ cardo de leche, vitamina E (prevención)
☺ aceite de onagra

Enfermedad de Sjogren

☺ aceite de onagra

Envenenamiento con mercurio

☺☺☺☺ quelación

Envenenamiento con metal pesado

☺☺☺☺ quelación

Esclerosis múltiple

☹ veneno de abeja
☹☹☹☹ sábila o áloe

Fibromialgia, síndrome de

☺☺ corteza del sauce (para el dolor)
☺ veneno de abeja
☹ ñame

Fiebre

☺☺ corteza del sauce (en adultos)
☹☹☹ colónico, homeopatía, Toque Terapéutico
☹☹☹☹ corteza del sauce (en niños con infecciones virales)

Gota (véase artritis)

Gripe

☺☺ equinacea
☺ baya de saúco
☹☹ terapia de megavitaminas
☹☹☹ botón de oro, homeopatía
☹☹☹☹ reflexología, Reiki, chamanismo, corteza del sauce (para niños)

Hemorroides

☺☺☺☺ sena (para la constipación)
☺☺ olmo escocés (para quemaduras y picazón)

Hepatitis

☺☺ cardo de leche
☺ regaliz

Heridas menores de la piel

☺☺☺ sábila o áloe, equinacea (uso externo), caléndula
☺☺ manzanilla, olmo escocés, zinc
☺ olmo resbaladizo, corazoncillo (uso externo)
☹☹ consuelda

Hiperplasia benigna de la próstata

☺☺☺☺ palmeto serrano
☺ zinc
☹ terapia magnética
☹☹ terapia de megavitaminas
☹☹☹☹ Reiki, chamanismo

Sofoquina

☺☺☺ cohosh negro
☹ DHEA

Incontinencia

☺☺ bioretroalimentación

Infección de las vías urinarias

☺☺ arándano agrio

Infección en las uñas (fongos)

☺☺ aceite de cayeputi (uso externo)

Insuficiencia cardíaca (congestiva)

☺☺ Coenzima Q_{10}
☺ ginseng

Mareos

☺☺ jengibre

Mejoría de la actuación atlética

☺☺☺ creatina (durante breves ejercicios anaeróbicos de alta intensidad)
☺ creatina (posible aumento de la masa muscular)
☹ piruvato
☹☹ Coenzima Q_{10}, DHEA, ginseng
☹☹☹ androstenedione, cromo, creatina (para ejercicios recreativos o aeróbicos o para mejorar la resistencia o el desempeño en la mayoría de los atletas muy entrenados)
☹☹☹☹ efedra

Mejoría de la energía

☺☺☺☺ dieta y nutrición
☺ ginseng
☹☹ cromo
☹☹☹ androstenedione

Migraña (dolor de cabeza)

☺☺☺ bioretroalimentación, matricaria (para prevención), hipnosis, meditación, masaje Shiatsu
☺☺ corteza del sauce
☺ reflexología
☹ matricaria (para el tratamiento), terapia magnética
☹☹ terapia de megavitaminas
☹☹☹ colónico, homeopatía
☹☹☹☹ Reiki, chamanismo

Morados

☺ corazoncillo (uso externo)
☹☹☹☹ consuelda (uso externo)

Músculos, fortalecerlos o hacerlos crecer

☺ creatina
☹☹ DHEA
☹☹☹ androstenedione

Náuseas

☺☺☺☺ acupuntura
☺☺☺ acupresión
☺ jengibre
☹☹ terapia de megavitaminas
☹☹☹ homeopatía, Toque Terapéutico

☹☹☹☹ iriología, Qigong, reflexología, Reiki, chamanismo

Náusea postoperatoria

☺ jengibre

Náuseas producida por la quimioterapia

☺ jengibre

Neuropatía

☺☺☺☺ capsaicín (uso externo)

☺ aceite de onagra (neuropatía diabética)

Osteoartritis (véase artritis)

Osteoporosis

☹ DHEA

Pérdida de peso a propósito

☺☺☺☺ dieta y nutrición, ejercicio, apoyo social

☹☹ hipnosis, terapia de megavitaminas, piruvato

☹☹☹ colónico, homeopatía

☹☹☹☹ acupuntura, cromo, efedra, iriología, Qigong, reflexología, Reiki, chamanismo

Pérdida de memoria, relativo a la edad

☺☺☺ ginkgo biloba

☺ ginseng

Picadas de insectos

☺☺☺ sábila o áloe, caléndula

Pie de atleta

☺☺ aceite de cayeputi

Prevención de la enfermedad de la montaña

☺☺ ginkgo biloba

Problemas respiratorios

☺☺ regaliz, terapia de masajes

☹☹ terapia de megavitaminas

☹☹☹☹ consuelda

Problemas de la próstata (véase hiperplasia benigna de la próstata)

Problemas de menstruación

☺☺ cohosh negro
☹ DHEA

Quemadura de sol (véase quemaduras leves)

Quemaduras (leves)

☺☺☺ sábila o áloe
☺ corazoncillo (uso externo) y olmo escocés

SIDA

☹☹☹ corazoncillo, Toque Terapéutico
☹☹☹☹ chaparral

Síndrome premenstrual

☺☺ cohosh negro
☹☹☹ aceite de onagra
☹☹☹ Toque Terapéutico

Síndrome de fatiga crónica

☹ ñame

Síndrome de irritación del intestino (SII)

☺☺ aceite de onagra (cuando SII se empeora por el síndrome premenstruación)
☹☹☹☹ sábila o áloe

Síntomas de la menopausia

☺☺☺ cohosh negro
☹ DHEA

Soriasis

☺☺☺☺ terapia de la luz
☺ capsaicín, zinc
☹☹☹ aceite de onagra
☹☹☹☹ sábila o áloe

Sueño

☺☺☺ valeriana (para el insomnio crónico)

☺☺ manzanilla
☺ ginseng
☹☹☹ valeriana (para problemas ocasionales de sueño)

Tensión (contracción muscular)

☺☺☺☺ aromaterapia, bioretroalimentación, terapia de masajes, meditación
☺☺☺ reflexología, masaje Shiatsu, Tai Chi
☺☺ cubeba, valeriana
☹☹ terapia de megavitaminas
☹☹☹ colónico, homeopatía
☹☹☹☹ iriología, Qigong, Reiki, chamanismo

Tensión, mejorar su reacción a la

☺☺☺☺ aromaterapia
☺☺ cubeba
☺ ginseng

Tiña

☺ aceite de cayeputi (uso externo)

Úlcera (intestinal)

☺ manzanilla, aceite de onagra, regaliz, olmo resbaladizo, zinc
☹☹☹☹ consuelda, botón de oro, corteza del sauce

Vértigos asociados con la enfermedad vascular

☺☺ ginkgo biloba

Visión, problemas

☺☺ condroitina, vitamina E
☺ vitamina C
☹☹☹☹ arándano

Vómitos

☺☺☺☺ acupuntura
☺☺☺ acupresión
☹☹☹ homeopatía
☹☹☹☹ iriología, Reiki, chamanismo

Zumbido del oído (tinnitus) asociado con la enfermedad vascular

☺☺ ginkgo biloba

Índice temático bíblico

Vino

Visiones

Nos agradaría recibir noticias suyas.
Por favor, envíe sus comentarios sobre este libro
a la dirección que aparece a continuación.
Muchas gracias.

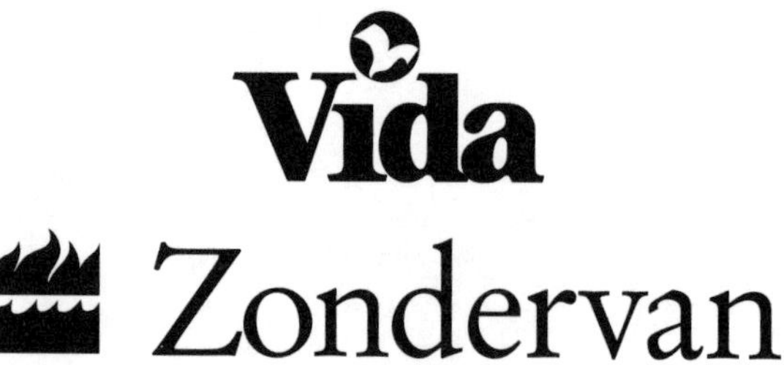

EDITORIAL VIDA
8325 NW 53rd St., Suite: 100
Miami, Florida 33166-4665

Vidapub.sales@harpercollins.com
http://www.editorialvida.com